Wolfgang Schade

Leben, auch wenn es weh tut

Wolfgang Schade

Leben, auch wenn es weh tut

Tag für Tag die Depression besiegen

Ein autobiographisches Sachbuch

Haag + Herchen

Bibliografische Information der Deutschen Nationalbibliothek
Die Deutsche Nationalbibliothek verzeichnet diese Publikation in der Deutschen Nationalbibliografie; detaillierte bibliografische Angaben sind im Internet über http://dnb.d-nb.de abrufbar.

ISBN 978-3-89846-599-1

Schwarzwaldstraße 23, 63454 Hanau

Produktion: Herchen + Herchen & Co. Medien KG
Satz: kb
Herstellung: nl
Printed in Germany

Verlagsnummer 3599

Ich denke an all' die Menschen, die nicht nur oberflächlich nach dem Sinn des Daseins fragen und dadurch an die Grenzen des Erträglichen gelangt sind.

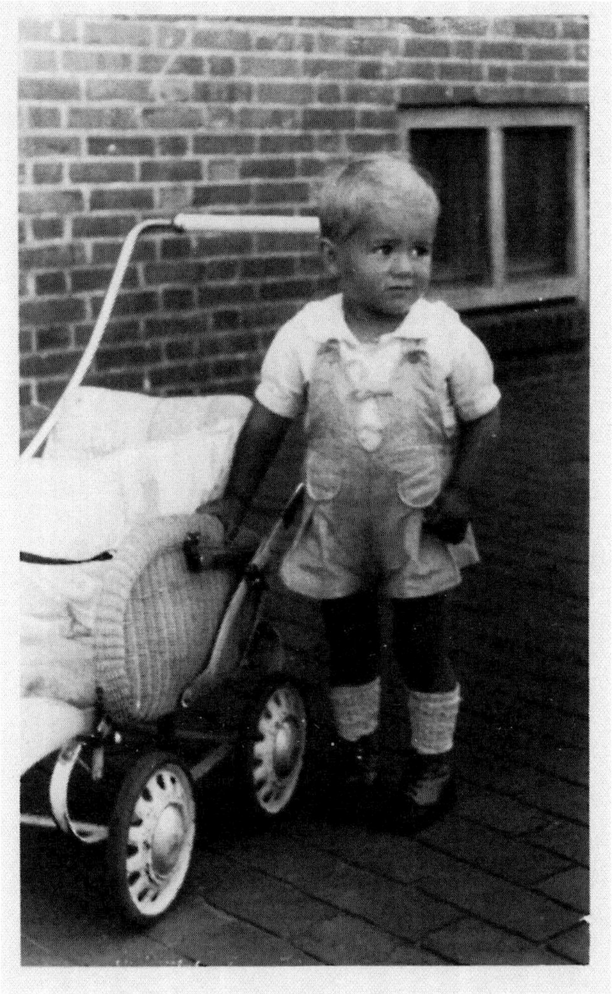

Ich wollte ja nichts als das zu leben versuchen,
was von selber aus mir heraus wollte.
Warum war das so schwer?
(Hermann Hesse, Demian)

Einerseits …

»Indem die Natur den Menschen zuließ,
hat sie ein Attentat auf sich selbst
begangen«
(Emile M. Cioran)

… und andererseits

»Die Kraft zu lieben,
sich, das Leben,
Freundschaft und Geist zu genießen
und zu erwidern,
ist der Zauber,
der alles bezwingt.«
(Ludwig Tieck)

Inhalt

Für meine Kinder

Henning,
Holger
&
Kathrin

Vorwort

Angst und depressive Störungen werden in der Öffentlichkeit zunehmend wahrgenommen. In schonungslos ehrlicher Auseinandersetzung mit sich selbst und seiner Krankheit lässt Wolfgang Schade den Leser an seiner Biographie, an seinem Alltag und an Grenzerfahrungen teilhaben.

In zahlreichen Bezügen zu Literatur, Philosophie, Neurophysiologie und Neurochemie und in der Auseinandersetzung mit drängenden Themen dieser Zeit ringt der Autor um seelisches Gleichgewicht und um letzten Sinn in unsinnig erscheinenden Gemütszuständen. Polarität und Ambivalenz in Streben und Erleben stellt er authentisch, facettenreich und plastisch dar.

So könnte auch beim Leser die Erkenntnis des Autors reifen: »Besser am Leben teilnehmen, auch wenn es weh tut.« Solidarität mit den Betroffenen soll dieses Buch signalisieren, Hoffnung wecken und um Verständnis werben. In diesem Sinne möge es viele Leser erreichen.

Dr. med. Wolf Palmer
Facharzt für Neurologie und Psychiatrie

Begrüßung

Liebe Leserin, lieber Leser, ich begrüße dich mit einem herzlichen ostfriesisch-norddeutschen Moin! Dieses Moin bedeutet, jemandem einen »mojen Dag« zu wünschen, also einen »schönen Tag«. Und damit falle ich gleich mit der Tür ins Haus: Was ist ein »schöner Tag«?
Ein Tag ohne dunkelste Depression.
Ein Tag ohne riskant-überschwängliche Manie.
Ein Tag ohne Herbeisehnen des erlösenden Todes.

Von der Publizistin Maria-Theresa Radloff stammt diese Aphorisme:

> *Die Verzweiflung lässt den Blick für eine klare Sicht trüben; aber die Zuversicht sieht immer einen Weg des Weitergehens.*

Mindestens einer dieser vier Beweggründe veranlasste dich, dieses Buch in die Hand zu nehmen:
Du selbst bist depressiv.
Du pflegst einen persönlichen Bezug zu einer depressiven Person.
Du hast ein grundsätzliches Interesse an diesem erschreckend-faszinierenden Seelenzustand.
Du sehnst dich danach, im Labyrinth des Lebens einen Weg des Weitergehens zu finden.
Sicher führt dich dein Motiv in eine geistige Welt, die dir sonst verschlossen geblieben wäre. Denn ein Depressiver begleitet dich in das Schattenreich der Schwermut und Melancholie, gibt authentisch seine Befindlichkeiten wieder, beschreibt schonungslos sein Gefühlschaos, forscht nach den Ursachen des psychischen Ungleichgewichts, fragt nach dem Sinn dieser Krankheit und zeigt selbstbefreiende Wege auf.
Die Depression ist zwar ein individuelles Schicksal, kann aber durch ein deprimierendes gesellschaftliches Umfeld ausgelöst oder verstärkt werden, denn der Depressive ist ein sensibler Mensch, der negative Schwingungen seismografisch erfasst, verinnerlicht und in die Tiefe

des Universums »Gehirn« passieren lässt. Das bedeutet, dass er unter psychosozialen, spirituellen, kulturellen, ökonomischen und ökologischen Dissonanzen unverhältnismäßig leidet.
Eine andere Pein resultiert aus seinem Verhalten der familiär-sozialen Umwelt gegenüber:
Seiner Lebensgefährtin ist er kein achtsamer Partner.
Seinen Kindern kein beständig sorgender Vater.
Seinen Freunden kein verlässlicher Gefährte.
Seinen Kollegen kein vertrauenswürdiger Mitarbeiter.
Seinen Eltern kein berechtigter Stolz.
Das müssen aber durchaus keine realen zwischenmenschlichen Schwierigkeiten sein – der Depressive neigt auch dazu, sich diese Defizite einzureden. Zudem ist es sogar möglich, dass er Konfliktsituationen (unbewusst?) herbeiführt, um sich zu beweisen, welch schlechter Mensch er ist.
Wenn du immer tiefer in psychische Ausnahmesituationen vordringst, wirst du in der Lage sein, Verständnis für das depressive Verhaltensmuster aufzubringen, depressives Gebaren nachzusehen und dich nicht schuldig an der Gemütslage deines Gegenübers zu fühlen.
In manischen oder depressiven Phasen hervortretende Verhaltensweisen mögen boshaft, verletzend, verbittert, zornig, undankbar, rabiat, lieblos, egoistisch und arglistig erscheinen, und es gehört eine außerordentliche Kraft dazu, Geduld mit dem Depressiven zu haben, doch glaube mir, dein depressiver Mitmensch will nicht hässlichböswillig sein. In der Depression fehlt es ihm an Einsicht, Selbstdisziplin und Einfühlungsvermögen.
Seine Gene, seine Sozialisation, seine Biochemie, seine Motivstruktur sowie andere endogene und exogene Faktoren formen die Persönlichkeit dieses Menschen, der sich in deiner Nähe befindet. Und er befindet sich vielleicht deswegen in deiner Nähe, weil er irgendwie auch liebenswert ist.
Es ist gut zu wissen, dass man mit seinen Problemen nicht alleine ist. Wenn du selbst manisch-depressiv sein solltest, wirst du erleichtert sein, in diesem autobiografischen Sachbuch von den kleinen und großen Katastrophen eines Leidensgefährten zu erfahren. Nicht schadenfroh wirst du reagieren, vielmehr bist du erleichtert deswegen,

dass sich tatsächlich jemand mit seinen Unzulänglichkeiten an die Öffentlichkeit traut. Denn es ist leider trotz hunderttausender Betroffener immer noch so, dass wir psychisch Leidenden stigmatisiert sind. Die Depression ist nach wie vor ein Tabuthema. Insofern ist diese bekennende Selbstauskunft zugleich ein Akt der Selbstbefreiung.
Wie kann ich einem Gesunden das depressive Gefühl so eindringlich schildern, dass er dieses Leiden nachempfinden kann? Lange suchte ich nach einer passenden Ausdrucksmöglichkeit. Und plötzlich war da dieses Bild:

Eine Herde Kühe mit ihren Kälbern auf einer sommerlich-blühenden, duftenden Almwiese. Unbeschwert toben die Kälber unter blauem Himmel. Eines Tages aber näherte sich die grabesdüstere Depression in Gestalt eines Kälbermästers. Brutal griff er sich eines der Kälber, zerrte es in den gruselig-dunklen maroden Stall und sperrte es unbarmherzig in eine Gitterbox mit schmutziggrauem, stinkendem Betonboden. Der unüberwindbare Pferch war so eng, dass sich das ehedem freiheitsgewohnte Tier überhaupt nicht mehr rühren konnte.
Das einst so lebenslustige Kälbchen sah durch einen winzigen Mauerspalt zwar seine glücklichen Artgenossen, war aber zu ängstlich-apathisch, um Kontakt zu ihnen aufzunehmen. Das nunmehr willenlose und abgestumpfte Tier vegetierte fortan einsam und tieftraurig vor sich hin. Es begann, sich minderwertig zu fühlen und an sich selbst und am Sinn seiner Existenz zu zweifeln.
In seltenen Momenten brachte es die Kraft zu etwas Zuversicht auf – da war die Eingebung, durch den Mauerspalt könnte vielleicht doch noch Hilfe kommen. Aber im Grunde genommen bestand sein Trost in der Depression darin, dass bald der erlösende Metzger kommen würde.

Nichts auf der Welt scheint sinnlos zu sein. Zumindest lässt sich aus allem eine Erkenntnis ableiten. Ist das Leben nicht befriedigender und erhöht sich nicht das Wohlbefinden, wenn sich uns etwas erklärt? Indem wir uns mit einer Depression auseinandersetzen, er-

schließt sich uns ihr vorstellbarer und nicht auszuschließender Sinn: Der melancholisch-depressive Mensch ist tiefsinniger als so mancher Luftikus.
Mit frommen Lügen braucht man dem Grübelnden nicht zu kommen – indem er den Dingen auf den Grund geht, erschließen sich ihm wesentlich mehr Facetten dieser Welt. Depressive und Philosophen stellen ganz entschieden die Sinnfrage – mit der Suche nach Antworten ergeben sich Lebensentwürfe, die ausdrucksvoller und angereicherter sind als Lebensspuren ohne Tiefe.
Das Buch soll ermutigen, sich zu der Qual Depression zu bekennen und helfen, die kräftezehrende »immer-gut-drauf-sein«-Fassade nach und nach einzureißen. Depression und Optimismus scheinen so unverträglich wie Feuer und Wasser. Aber die Frage nach dem Sinn der Depression kann einen Hauch von Hoffnungsfreude generieren.
Ich wünsche dir einen mojen Dag!

Wolfgang Schade

Das Problem

»Na, mein Lieber, wie geht's heute morgen?«
»Hab' heut' morgen wieder weinen müssen.«
»Wieso denn nur?
Du bist relativ gesund, ich mein' körperlich;
ich liebe dich,
wir verstehen uns,
die Kinder sind o.k.
mit dem Geld kommen wir hin,
wir wohnen wunderbar,
Deiner Ex geht's gut,
im Job läuft's zur Zufriedenheit aller,
wir planen unseren Traumurlaub,
Du hast gute Freunde,
Du bist kreativ, oft witzig,
Du bist zur Freude fähig,
unser Sex ist gut und wir sind
zärtlich zueinander,
Du hast Hobbys.«
Könnt' ich das nur auch so sehen
»Ich kann freilich nicht sagen,
ob es besser wird,
wenn es anders wird.
Aber so viel kann ich sagen,
es muss anders werden.«
(Quelle unbekannt)

Empfindungen und Befindlichkeiten in der Depression

Du fühlst dich:

verbittert	verzagt
geknickt	pessimistisch
niedergedrückt	mutlos
flügellahm	gehemmt
unglücklich	minderwertig
enttäuscht	beladen
niedergeschlagen	unattraktiv
deprimiert	entmutigt
traurig	trübselig
bedrückt	des Lebens müde
schwarzseherisch	als Häufchen Elend
trübsinnig	freudlos
	klein

Du möchtest so unentdeckt bleiben wie ein Schwarzer im Tunnel.
Du liebst alle dunklen, unauffälligen Farben.
Du verspürst den Wunsch, dich selbst zu schädigen.
Du bist lebendig, aber in dir selbst begraben.
Du hasst das offene Gelände, weil nichts dich schützt.
Du fühlst dich daher wohl im verbergenden Wald.
Du wünschst, du wärest nicht geboren.
Du definierst dich über die Anerkennung durch andere.
Du liebst dich nicht und fürchtest, von anderen nicht geliebt zu werden.
Du liebst die Berge: Der Tod gehört zum Leben, erst recht in den Bergen.
Du magst nicht in den Spiegel schauen.
Du liebst dich nicht und ängstigst dich, andere nicht lieben zu können.
Du quälst dich, um selbstbewusst zu wirken.
Du überforderst dich durch deinen Ehrgeiz, weil dein Selbstwertgefühl so gering ist.
Du willst Haltung bewahren, obwohl dein schwaches Selbstbewusstsein dich krümmt.
Du leidest, weil dein Seelenkrebs geächtet ist.

Du magst keine Autoritäten, weil sie dir die letzte Würde nehmen.
Du suchst die Schuld stets bei dir.
Du sehnst dich nach Freiheit im Tod.
Du bist süchtig nach Harmonie.
Du bist so verletzlich, weil du so verletzbar bist.
Du sehnst dich nach Selbstsicherheit.
Du leidest sehr unter dem Leiden anderer – auch unter dem, was der Natur angetan wird.
Du erhoffst Humanität.
Du sehnst dich nach Gerechtigkeit.
Du verlangst von dir, die Erwartungen anderer stets und vollkommen zu erfüllen.
Du fürchtest dich davor, Räume, in denen sich andere befinden, zu betreten.
Du ängstigst dich jedoch auch vor Einsamkeit.
Du verspürst den Zwang, dich ständig beweisen zu müssen.
Du bist abhängig von der Zuneigung anderer.
Du suchst zwar nach Anpassung, bewunderst aber Exzentriker.
Du leidest unter Widersprüchen und neigst zum Trotz, um deine Selbstachtung zu wahren.
Du suchst verzweifelt nach dem Schönen und Lebenswerten und vergisst darüber deine (finanziellen) Möglichkeiten.
Du sehnst dich nach dem, was du nicht bist und nicht bekommen kannst.
Du arbeitest mit so vielen Menschen, dabei wärst du so gerne der einsame Leuchtturmwärter, der Förster eines Reviers, Pfleger von Tieren, der Naturschutz-Ranger, der Reiseschriftsteller …
Du freust dich über jedes Jahr, das du älter wirst; denn du näherst dich dem Ende des Leistungsprozesses, dem Ende der Abhängigkeiten und dem Ende des qualvollen Lebens.
Du fürchtest dich vor jeder neuen Aufgabe und nimmst doch immer neue Aufgaben an, die dich unweigerlich mit neuen vielen Menschen und Anforderungen zusammenbringen.
Du suchst ständig neue Herausforderungen, obschon du auch ohne jedes Tun mit einem Riesengewicht auf den Schultern belastet bist.

Du leidest unter Grübelzwang.
Du verzweifelst an dem Aggressionspotential der (Mit-) Menschen.

Wie drückend auch die Sorge sei,
kein menschliches Leben solcherlei
sehnt ehrlich sich den Tod herbei.
(Alfred Lord Tennyson)

Vom Schlaf und dessen Bruder, dem Tod

Der Tod ist nur ein langer, traumloser Schlaf, vor dem die Sterblichen nichts zu fürchten haben.
(Szene aus dem 16. Gesang der Ilias)

Schlafen will ich!
Schlafen mehr denn leben!
In einem Schlaf sanft wie der Tod.
(Charles Baudelaire)

Schlaf ist ein genossener Tod.
(Friedrich Hebbel)

Vor Mitternacht kroch ich ins Bett, schloss die Augen, die Bettdecke um mich herum wie ein schützender Panzer. Die Außenwelt kann mir nichts mehr tun.

»Der Schlaf ist der Waffenstillstand
im Kampf ums Dasein.«[1]

Morgendämmerung. Unbarmherziges, unvermeidbares Erwachen des Tages. Unentrinnbar. Verpflichtungen. Menschen. Beweispflicht. Der Tag bringt Kampf und Anpassung. Leben wird wieder einmal ein hoher Aufwand für recht wenig Freude sein. Sich traurig ergeben aus dem Nest zu quälen, ist wie die eiskalte ungewollte Geburt erleben. Heraus aus dem Behüteten in die fordernde Menschenwelt. Sich einfügen wie ein Rädchen in das unerbittliche Daseinsuhrwerk. Funktionierst du nicht, störst du die Mechanik des Ganzen. Du bist dir selbst eine Last und den anderen eine Belastung. Du bist ein Individuum – darfst aber als Teil des Räderwerkes keine Ecken und Kanten haben. So wird der Tag wieder nur eine Vorbereitung auf den Schlaf sein. Schlaf ist Trost. *»Schlaf ist ein Hineinkriechen des Menschen in sich selbst«* (F. Hebbel).[2] Viele Depressive leiden unter Schlaflosigkeit oder können wegen ihres Zwangs zum Grübeln nicht in den Schlaf finden: Mir ist der Schlaf eine Wohltat, weil ich hier endlich meine Ruhe vor den Angriffen der Depression habe – der Schlaf ist Schonraum für den geforderten Geist und die geschundene

Seele. Schlafstunden sind die einzigen Stunden, in denen ich vollkommen entspannt sein und in mir ruhen kann. Ja, mit einem Lächeln krieche ich in mich hinein. Im Schlaf brauche ich keine Angst zu haben, und Angstfreiheit ist eine Voraussetzung für Glückseligkeit.

Einschlafen dürfen, wenn man müde ist, und eine Last fallen lassen dürfen, die man sehr lange getragen hat, das ist eine köstliche, eine wunderbare Sache.

(Hermann Hesse)

Im Meer des Lebens, im Meer des Sterbens, in beiden müde geworden, sucht meine Seele den Berg, an dem alle Flut verebbt.

(Autor unbekannt)

In mir geht es widersprüchlich zu, d. h. einerseits sehne ich den langen, langen Schlaf herbei, andererseits möchte ich am prallen Leben teilhaben. Das ist ein Spagat, der einen zu zerreißen droht. In der Depression ist es schon schwer genug, überhaupt am Leben teilzunehmen – warum muss es denn das pralle Leben sein?! Weil das grelle Pralle die Schwärze der Depression absorbieren kann. Weil es allemal besser ist, schnell und intensiv zu brennen als quälend langsam zu glimmen! Die Schwere der Depression sucht die Leichtigkeit des Genusses, der Freude, der Euphorie. Die Sehnsucht nach dem Tode, die Lebensmüdigkeit, die Verzweiflung über das hier Sein lässt mich zugleich nach Belebendem Ausschau halten. Nur dieses Mal noch …

Niedergeschlagenheit, Todessehnsucht wechseln sich ab mit Phasen, in denen ich für Lustvolles empfänglich bin und in denen ich über soviel Energie verfüge, dass ich mit Begeisterung Pläne in die Tat umsetzen kann. Die Psychologie/Psychiatrie bezeichnet diesen Charakterzug als manisch-depressiv.

Heute kann ich mit diesen Stimmungslagen recht gut umgehen, doch in der Vergangenheit hatte ich in einer depressiven Phase nur den Suizid vor Augen und in der manischen Stimmungslage – vor allem in Verbindung mit Alkohol – neigte ich zu kaum kontrollierbarem überschwänglichem Verhalten (derbe Scherze, sexuelle Abenteuer, Flüchten aus dem Berufs- und Familienalltag).

Disstress und Eustress

An anderer Stelle werde ich noch näher auf die Affektstörung »Depression« eingehen, doch soviel sei an dieser Stelle gesagt: Weil ich eine Psychoanalyse nicht durchgestanden habe, kann ich mir nicht sicher sein, ob ich nicht doch unter einer exogenen Depression leide. Im späteren Verlauf werde ich noch auf die Möglichkeit eingehen, dass belastende Situationen in der Kindheit und Pubertät zu dieser Depressionsform geführt haben könnten.
Demnach ist aber auch nicht ausgeschlossen, dass meine Depression auf neurophysiologische Defekte zurückführbar wäre. Schaltkreise im Gehirn regulieren mit Hilfe von Botenstoffen unser Gefühlsleben. Diese Hormone, die so genannten Neurotransmitter, leiten an den Synapsen im Nervengewebe den Nervenimpuls auf chemischem Wege an die nächsten Nervenzellen weiter.

So kann beispielsweise Traurigkeit dadurch zustande kommen, dass bestimmte Zellgruppen im Gehirn nicht in der Lage sind, ausreichend Botenstoffe herzustellen; d. h. die Schaltkreise, die im Gehirn die Gefühle regulieren und im Gleichgewicht halten, funktionieren nicht störungsfrei. Ein gestörter Stoffwechsel von Botenstoffen im Gehirn wirkt bis in die fernsten Nervenzellen und Muskeln des Körpers. Zu der Traurigkeit, der Antriebslosigkeit und dem Sinnverlust können Bewegungsstörungen hinzukommen. Der Depressive erstarrt an Leib und Seele. Diese Stoffwechselstörung kann genetisch bedingt sein. Sie ist medikamentös behandelbar.
Neben der genetisch bedingten Stoffwechselstörung spielen soziale Erlebnisse eine bedeutende Rolle: Kindheitsträume, Primär- und Sekundärsozialisation in Familie und Schule, gesellschaftliche Phänomene oder besondere Stresssituationen.
Ein klarer Zusammenhang zwischen alltäglichem Stress und (chronischen) seelischen Schädigungen ist nachgewiesen: Kummer, Angst und Zorn (jeweils auf sich und andere bezogen) werden durch negativen Stress verstärkt.
Zum Disstress, also langandauerndem, starkem und als belastend empfundenem Stress, fällt mir sofort die tägliche Unterrichtssituation

ein: das Grummeln beginnt am Vorabend, ruht in der Schlafpause und kollabiert am Morgen, die Angst will mich daran hindern, das Haus zu verlassen und erreicht den Zenit beim Drücken der Klinke der Tür des Unterrichtsraumes und dem Abschreiten des Weges zum Lehrerpult. Dort angelangt, die Unterrichtsutensilien auf dem Pult in Position bringend, zieht sich die Angst soweit zurück, dass eine leichte Anspannung verbleibt. Bei geringster Störung oder Unsicherheit macht sie einen jähen Satz direkt ins Nervenzentrum. Ich kann dann nur hoffen, dass diese Attacke unbemerkt bleibt, denn nichts fürchte ich mehr als Schwächen in meiner Deckung: Fachkompetenz und Souveränität. Ein Löwendompteur befindet sich in ähnlicher Situation: die Raubtiere dürfen seine Schwäche nicht bemerken.

Anhaltender, anregender Stress, Eustress, der den täglichen Disstress kompensieren könnte, der dazu beitrüge, dass ich in Balance gerate, ist mir nahezu unbekannt. Früher versuchte ich, euphorische Zustände durch Eskapaden im Alkoholrausch oder »Frauengeschichten« noch zu verstärken. In extrem melancholischen, schwermütigen Zuständen folgte ich dem unwiderstehlichen Drang, ins Wasser zu gehen: das war am erregendsten, als ich mich bei nächtlichem Gewitter im pechschwarzen Gardasee immer weiter vom Ufer entfernte. Geradezu manisch war auch mein Verhalten, bei Minusgraden Schlaftabletten mit Alkohol einzunehmen und mich dann fernab von Menschen der Kälte auszusetzen. Alles Vabanquespiele, die mich erregten und mir den Trost gaben, mein als unerträglich empfundenes Leben jederzeit beenden zu können.

Diese Macht über mich gab und gibt mir die Kraft, durchzuhalten.

Vorbemerkungen zu *meiner* Depression

Wenn ich in höher gelegenen Stockwerken zu unterrichten hatte, hielt ich mich immer in der Nähe des Fensters auf. Wenn ich die Anspannung des Eingesperrtseins mit den vielen Schülern kaum noch ertrug, half mir der Gedanke, ich könne mich ja hinunterstürzen.

So befand ich mich in einem Zustand ständiger Spannung und Ent-

spannung: Weil aber die Spannung immer weniger auszuhalten war, wurde die Sucht nach Entspannung immer extremer und gipfelte schließlich in der Harz-Reise und in der Trennung von der zweiten Familie. Doch dazu später. Für meine Frau und meine Kinder muss mein damaliges Verhalten eine Riesenbelastung gewesen sein. Zwar spielte sich alles ab, als die Kinder noch unter sechs Jahre alt waren, doch gespürt hatten sie den familiären Kummer ganz gewiss. Zumindest einmal sah mich meine Tochter sturzbetrunken eines Morgens auf der Terrasse liegen. Ich schämte mich unendlich. Aber der Teufel ritt mich immer wieder – und ich legitimierte mein Verhalten mit einer Textstelle von Hermann Hesse: *»Vernünftig zu leben ist schön – aber kein Leben!«* Dieses Motto hatte mir den Freifahrtschein gelöst: Mein Laissez-faire nahm keine Rücksicht auf Menschen, die mir vertrauten, nämlich die meiner ersten und zweiten Familie. Meine Depression zwang mich – und ich ließ mich gerne gehen – exzessiv zu leben: Wenn ich schon leben musste, dann in aller Intensität: »cigarettes, woman and wine«.
Vor einiger Zeit, ich war mal wieder in der Sache »Finale« unterwegs (Bier und Schlaftabletten und Kälte), schrieb ich vorher diese Zeilen:

Es ist Seelenkrebs,
er umrahmt mein Leben mit garantierter Zuverlässigkeit,
ich kann den Rahmen nicht sprengen,
die extremen Gefühle,
die Pein des Unterrichtens,
das Sich-nicht-selbst-lieben-Können
machen das Leben unerträglich,
ich hasse den Alltag,
das Schlimmste, was ich mir antun konnte,
war die Schule;
das Schlimmste, es immerfort
machen zu müssen.
Mir haben Menschen vertraut,
auch in finanziellen Dingen,
wie soll ich sonst genug Geld verdienen?

Aber ich kann nicht mehr,
möchte die »Große Ruhe«,
ungeachtet der Blumen, der
Zärtlichkeiten, der Sonne, der Freunde,
der Kinder.
Alles Schöne zusammen
kann mich nicht mehr aufrichten!

Wo mögen die Ursachen für diese elendige Depression liegen?! Ist es eine Stoffwechselstörung im Gehirn? Können die Verbindungen im Geflecht der Milliarden Nervenzellen nicht optimal geschaltet werden? Stimmt etwas mit der Biochemie nicht? Sind Serotonin, Dopamin, Noradrenalin nicht in der Waage? Bringt das die Gefühle aus dem Lot? Herrschen deshalb Angst, Traurigkeit und Gefühle der Minderwertigkeit? Fehlt es an Nestwärme? Muss ich mir Zuneigung erkaufen? Ja, fühle ich mich überhaupt erwünscht? Merkte ich nicht schon sehr früh, dass mich die Anforderungen des Alltags überlasten? Waren nicht immer die anderen schlauer, stärker, wohlhabender, selbstbewusster und sozial erfolgreicher? Wurden die Klassenkameraden und Freunde von ihren Eltern auch so gedemütigt wie ich? Als ob bislang ein Stigma fehlte, bekam ich im kritischen Alter von 14 oder 15 Jahren die Weißfleckenkrankheit (Vitiligo). Es war, als ob sich meine seelische Qual auf der Haut ausdrücken wollte!
Ich war von klein auf fixiert auf zwei Dinge: auf das weibliche Geschlecht und auf Anerkennung zunächst vor allem durch den Vater. Es fing damit an, dass ein Mädchen aus dem Turnverein (war ich acht oder elf Jahre alt?) mit mir »fieken« wollte, und es hörte damit auf, dass ich auch als Verheirateter keine Gelegenheit zum Fremdgehen ausließ! Es fing damit an, dass ich höchste Baumspitzen erklomm, um zu riskieren und zu imponieren, und dass ich mein Diplom machte, um mich zu beweisen.
Meine depressive Neurose, wie einmal eine Klinik diagnostizierte, rührt bestimmt auch daher, dass ich – kaum meiner Selbst bewusst – schon überfordert war. Glücklich und entspannt war ich nur dann, wenn ich mich zu Naturbeobachtungen in den Stadtpark oder auf die Salzwiesen des Wattenmeeres zurückziehen konnte. Und was wurde

aus mir? Ein verklemmter kaufmännischer Angestellter, der sich hinter Zahlenkolonnen oder Akten verkroch und dem nichts abgewinnen konnte. Weil das aber nicht angehen durfte, wurde ich zu solch einem guten Lehrling und Jungangestellten, dass mich die Firma mit Segellehrgängen belohnte und mit einem begehrten Auslandsaufenthalt auszeichnete. Tatsächlich aber fühlte ich mich fehl am Platz und überfordert.

Was bedeutet das alles? Ich befinde mich nicht in einer Lebenskrise und auch nicht zeitweilig in einem Stimmungstief. Ich bin beruflich nicht unbedingt erfolglos und auch nicht privat äußerst enttäuscht worden. Meine Hautkrankheit war bis vor wenigen Jahren meine einzige körperliche Krankheit. Dann allerdings plagten mich zunehmend Parodontose (mit heftigen Zahnverlusten), eine chronisch-obstruktive Bronchitis und das Lungenemphysem. Aber Auslöser der psychiatrischen Depression können das nicht sein. Denn in der Krise befinde ich mich seit meiner Grundschulzeit und über ein Basis-Stimmungstief (eine Traurigkeit, eine Verzagtheit, eine Minderwertigkeit, eine Sozialphobie) verfüge ich von Kindesbeinen an.

Spätestens ab dem Besuch der Realschule, vielleicht nach dem zweiten Jahr, ist in mir das Gefühl entstanden, ich müsse mich von mir befreien. Es dauerte aber noch Jahre bis zu meinem ersten (äußerst ernsthaften) Suizidversuch, und zwar nachdem die Fachhochschule erfolgreich absolviert war (jetzt hatte ich ja bewiesen, dass ich »was drauf habe«). Nach dem Misslingen des Selbsttötungsversuches begann meine Exzesskarriere: Alkohol, Frauengeschichten, weitere Selbstbeschädigungen.

Ein ganz anderes Phänomen in meiner Depression: Nicht selten wurde ich sehr traurig (bis hin zum Weinkrampf), wenn wir mit Freunden zusammen waren und die Stimmung nicht besser hätte sein können; auch andere Situationen drückten mich eher nieder, als dass sie mich aufbauten: aus Urlaubsfreuden wurden Urlaubsleiden, an freien Wochenenden kam der Weltschmerz, aus einem sonnigen Frühlingstag wurde im Nu eine novemberähnliche trübe Befindlichkeit. Heute weiß ich es: ich ahnte, ja, ich wusste und bedauerte, dass diese herrlichen Momente nur ein vorübergehender Zustand sein werden; dass dem Hauch Glückseligkeit ein zerstörerischer Sturm folgen würde.

»Das Leben ist halt ein großer Aufwand für ein wenig Freude« (H. Hesse in »Demian«)[3].
Sehe ich mir die Ursachen einer exogenen Depression an: Hirntumor, Hirnaderverkalkung, Hirnentzündung, Hormonstörungen, Vergiftungen etc., dann liegt bei mir keine organische (somatogene) Depression vor – wurde in den vergangenen fast 40 Jahren auch nie diagnostiziert. Demzufolge wird auf eine endogene Depression geschlossen. Die Symptome, die auf mich mehr oder weniger zutreffen:

- traurige Grundstimmung ohne äußeren Anlass
- Hoffnungslosigkeit
- Darniederliegen der Lebensgefühle
- frühes Erwachen
- Gefühl der inneren Leere
- Brustbeklemmung
- Angst- und Schuldgefühle
- Kleinheits- und Verarmungswahn
- Selbstvorwürfe
- starke Suizidneigung
- Interesselosigkeit

Zum Symptom »Antriebslosigkeit« muss ich noch erklären: Ganz tief in mir herrscht ein Antagonismus zwischen Sehnsucht nach absoluter Ruhe und Passivität einerseits und Streben und Erleben und Teilhabe an der Welt andererseits. Dass ich mich täglich aufs Neue damit quäle, aktiv zu sein und Interessen nachzugehen, ist eine Art Trotzreaktion: Wenn ich schon lebe, dann möchte ich die Welt in ihrem Facettenreichtum kennenlernen. Ich schlüpfe in meinen Siegfried-Panzer, übe den aufrechten Gang und stürze mich ins Dasein. Gott sei Dank bin ich mit einer Prise Humor ausgestattet. Nicht nur, dass Humor ist, wenn man trotzdem lacht – Humor gestattet ein gewisses Verhältnis zum Leben. So, wie Siegfried sich mit Drachenblut zu schützen versuchte, so versuche ich es mit Humor, oft genug allerdings auch mit »schwarzem« oder mit Sarkasmus. Dass das nicht vor Verletzungen schützt, wissen wir aus dem Nibelungenlied.
Ich suche in meinem Aphorismen-Schatz und finde drei passende Erkenntnisse:

Besser kurz brennen als lange glimmen
Um die Wahrheit zu finden, musst du ganz nah rangehen. Wenn du ganz nah rangehst, gehst du drauf (zu beiden ist der Autor nicht bekannt)
Humor ist der Versuch, sich selbst nicht ununterbrochen wichtig zu nehmen.

Mit anderen Worten:
- Besser am Leben teilnehmen, als sich in Passivität verkriechen, auch wenn es wehtut.
- Das Leben und die Begegnungen sind die Wahrheiten – beide sind nur eigenhändig erlebbar, will ich Authentizität, dann laufe ich Gefahr, mich zu verbrennen
- Humor so gesehen und praktiziert lässt mich am Gefühl der Minderwertigkeit nicht zerbrechen

So widersprüchlich es auch klingen mag, die Bürde des Lebens und die Schwere des Alltags ertrage ich nur, weil ich die Chance habe, meinem Leben selbst ein Ende setzen zu können. Oft war ich schon ganz nah dran am Unerträglichen – aber ich habe erlebt, dass ich die Grenze des »Nicht-mehr-ertragen-Könnens« noch nicht erreicht habe. Ob ich diese Grenze definieren kann? Ich glaube, ja: Wenn mir keine Maske mehr passt, die meine Unzulänglichkeiten verdecken könnte und wenn ich eines (nahen) Tages entdecken sollte, dass ich die Idealvorstellung eines Lebens in jedweder Form von Freiheit nicht mehr realisieren kann. Dann gebe ich (mich) auf! Ich möchte nämlich bald so leben, wie ich denke, dass es sein müsste. *»Erkenne dich selbst, werde der, der du bist«* (Sokrates). Die Depression hat den Kessel in mir im Laufe der vielen Jahre enorm unter Druck gesetzt. Wenn ich nicht in naher Zukunft den Druck über Ventile ablassen kann, dann muss es zur Zerstörung meiner selbst kommen.

Ich erhoffe nichts
Ich fürchte nichts
Ich bin frei
(Nikolaus Kazantzakis)

Um so zu leben, wie ich denke, dass es sein müsste, bedarf es der Freiheit. Bin ich frei? Kann ich überhaupt frei sein? Der Freiheitsbegriff hat für mich deshalb eine so überragende Bedeutung, weil ich große Schwierigkeiten damit habe, Autoritäten zu akzeptieren. Meine Eltern, vor allem mein Vater, übten so sehr ihre Machtstellung aus, dass mir kaum Luft zum Atmen blieb. Dieser Würgegriff, gegen den ich wegen des psychischen Drucks, der in der Familie ausgeübt wurde, nicht ankam, hinterließ eine unstillbare Sehnsucht nach Freiheit. Weil es die totale Freiheit aber nicht geben kann, sehe ich die vollkommene Freiheit erst im Tode. Unfreiwillig bin ich auf die Welt gekommen und natürliche Notwendigkeiten (z. B. Hunger stillen, Sehnsucht nach Nähe) bedeuten Unfreiheit. Die menschlichen Grundbedürfnisse haben uns alle fest im Griff. Der Mensch als Naturwesen ist durch seine Neigungen, Triebe und Affekte geleitet. Zwar könnte ich durch Selbstgenügsamkeit die Abhängigkeit von äußeren Dingen auf ein Mindestmaß reduzieren, doch bedingt durch das Hier und mein Ich wäre es mir unmöglich, wie Diogenes in der Tonne zu leben. Diogenes trieb sein Freiheitsverständnis bis zur äußersten Konsequenz, indem er alles verschmähte, was die natürlichsten Bedürfnisse überstieg.
Kindheit und Jugend waren bei mir dadurch bestimmt, dass ich unbedingt vor allem psychische Bestrafung vermeiden wollte. Meine Freiheit war in dem Maße eingeschränkt, wie ich mich anpasste, um rigiden Sanktionen zu entgehen. Mit Freiheit im Sinne von Selbstbestimmung war ich nicht groß geworden! Freiheit als Nichtvorhandensein von Zwängen konnte ich nur aus der Ferne bei Alterskameraden erleben. Diese früh zu übende Selbstbeherrschung war die Wurzel aller Versäumnisse und der Anfang eines unglücklichen und unzufriedenen Erwachsenendaseins: Von später Jugend an bis in die Vierziger suchte ich die Freiheit im Finden eigener Spielräume. War das »frei« im Sinne von Aristoteles, nach dem der Kluge aus Freiheit handelt, indem er sich von vorgegebenen äußeren Zwängen und Zwecken nicht leiten lässt?
Nein, ich war und bin unfrei, weil mich die Sucht nach Anerkennung und Zuwendung in ihren Klauen hält.

Als Naturwesen ist der Mensch unfrei. Frei ist er im Bereich des Sittlich-Moralischen, zumindest grundsätzlich! Sitte, Moral und Anstand ziehen (notwendig?) Grenzen. Über zweieinhalb Jahrzehnte war ich getrieben, diese Grenzen zu überschreiten. Eine Rücksichtslosigkeit, die mich im Nachhinein beschämt. Der im Elternhaus implantierte Dämon wuchs und wuchs. Skrupellos nahm ich mir Freiheiten heraus.
Selbst als ich mir des kategorischen Imperativs bewusst wurde, konnte und wollte ich nicht moralisch handeln: *»Handle so, als ob die Maxime deiner Handlung durch deinen Willen zum allgemeinen (Natur-) Gesetz werden sollte«* (Kant).[4] Mein Handeln hätte keinesfalls »Gesetz« werden dürfen! Freiheit galt und gilt nur als Bedingung des Willens, der sich seine Gesetze selbst gibt. Diese Freiheit wird mehr und mehr begrenzt von meinen Ängsten. Idealerweise (und auch wohl »reifer«) bestünde Freiheit aber in der Einsicht in Notwendigkeiten. Aus Angst, meinen Lebenspartner zu verlieren oder aus Angst, meine Erwerbsquelle zu verschütten, verhalte ich mich so und nicht anders – aber auch aus Einsicht? Und gemäß meines Wesens? Für Sokrates war anstelle der Natur (der Triebe, der Affekte) die Vernunft als Quelle aller Tugend für die menschliche Freiheit maßgeblich; für ihn war Freiheit durch das Erhabensein über alles Sinnlich-Natürliche gekennzeichnet! Es ist diese Dominanz der Vernunft, die Anpassung aus rationalen Gründen, die mir zu schaffen machen. Pablo Neruda spricht mir aus der Seele: Sein Protagonist war *»ausgestattet mit der wertvollen Fracht unüberlegter Verrücktheit«*[5] (man sagt, das Irrenhaus sei der einzige Ort, an dem man sein könne, der man ist). Wenn ich weiß, dass »Verrücktheit«, also verrückt und abseits vom gesellschaftlich Akzeptierten – wertvoll ist, und wenn ich mir sicher bin, dass ein zweckrational geführtes Leben am eigentlichen Leben vorbeigeht, warum habe ich nicht längst einen anderen Lebensweg/Lebensstil gewählt? Jeder Mensch ist, wenn man so will, zur Freiheit verurteilt: Er handelt aus Freiheit und ist insofern für das, was er tut, verantwortlich. Mit anderen Worten und ganz krass: Ich darf mich nicht darüber beklagen, mich in dieser Lebenssituation zu befinden, denn ich hätte zu jeder Zeit auch die Freiheit zum Tod gehabt.

Samuel Beckett schrieb u.a. das Theaterstück *»Eleutheria«* (griech. »Freiheit«). Die Freiheit, nach der seinem Protagonisten zumute ist, besteht lediglich darin, *die Welt und sein eigenes Ich loszuwerden. Diese Freiheit wird er nie erlangen. Das leise Klirren seiner aneinander reibenden Ketten wird das Äußerste an Freiheit sein, das ihm erreichbar ist.*[6] Dieses Paradoxon weist auf eine höhere Wahrheit hin. Sehe ich das Leben als lichtloses Gefängnis, dann liege ich in Ketten, die dieser Kerker mit sich bringt. Angesichts dieses Unglücks könnte ich wie versteinert abwarten, bis die Lebensuhr abgelaufen ist. Ich kann aber auch nach Licht suchen, indem ich mich in einem Radius bewege, den die Ketten zulassen. Kämpfe ich so gegen die beharrlich lauernde Resignation an, dann klirren die Ketten, d.h. ich nutze meine (begrenzte) Freiheit und entdecke sogar in der Depression einen Schimmer von Licht. Die allerhöchste Freiheit jedoch würde ich durch den Freitod erreichen und für dieses Nicht-Tun bin wirklich nur ich verantwortlich.
Wenn ich »verantwortlich« bin, dann trage ich Verantwortung für mich und für diejenigen, die mir vertrauen. Und wenn ich Verantwortung trage, dann kann ich auch von »Schuld« sprechen. Ich bin mir und anderen etwas schuldig. »Schuldigsein« ist die Grenze, der mir grundsätzlich offen stehenden Möglichkeiten – insofern ich aber immer nur eine Möglichkeit wahrnehmen kann, schulde ich die andere. Zwingt mich mein Gewissen, Verantwortung für andere zu bedenken, könnte ich u. U. etwas unterlassen, was mir nutzen würde. Diese innere Haltung verlangt nicht nur Liebe, sondern auch Geduld. Becketts Helden dulden (erdulden?) zwecklos. Ich weiß nicht, wie lange ich noch die Kraft zum Erdulden haben werde.

Vom Über-Ich, vom Ich und vom Es

Aber bin ich mir nicht selbst der Nächste? Muss ich mich nicht positiv zu mir selbst verhalten? Wie löse ich das Spannungsverhältnis zwischen der Notwendigkeit, für andere da zu sein, bei gleichzeitiger Möglichkeit, sich eventuell selbst zu schädigen? Um diese Qual zu mindern (und wohl auch, um Verantwortung zu teilen), suche ich

die Hilfe bei Therapeuten und Theologen: Zumindest, so hieß es, trüge ich keine Verantwortung für mündige, erwachsene Mitmenschen. Rein rational betrachtet mag es so sein, doch in Phasen der Niedergeschlagenheit kommen auch die Schuldgefühle. Der Psychoanalytiker Sigmund Freud[7] sieht die Ursache dafür im Über-Ich: Es legt den strengsten moralischen Maßstab an das ihm hilflos preisgegebene Ich an. Das moralische Schuldgefühl ist der Ausdruck der Spannung zwischen Ich und Über-Ich. Im Beispiel meiner Scheidung drückt sich das so aus: Mein Verstand sagt, meine frühere Lebenspartnerin sei grundsätzlich für sich selbst verantwortlich – eine Trennung sei moralisch und objektiv vertretbar, solange ich mich auch um die Kinder kümmere und Unterhalt im Rahmen meiner Möglichkeiten leiste.
Nun kommt mir das Über-Ich in die Quere; es ist die höchste Instanz der Persönlichkeit und hat gegenüber dem Ich die Rolle des Zensors oder Richters. Das »Es« dagegen stellt den unteren triebhaften Pol der Psyche dar, wobei seine Inhalte unbewusst bleiben. Diese Inhalte sind beherrscht von Triebregungen und Wunschtendenzen – Konflikte mit dem Ich und Über-Ich sind vorprogrammiert. Alles in mir sehnte sich nach Trennung von der Familie. Das Über-Ich verwarf diesen Wunsch gemäß der gegebenen Maßstäbe, die meine moralischen Grundlagen bilden. Diese Maßstäbe wirkten hier als Vertretung moralischer Beschränkung und als Anwalt des Strebens nach Vollkommenheit: Du darfst deine Familie nicht im Stich lassen, denn sie ist ja die vollkommenste Form menschlichen Zusammenlebens. Ich will das »Es« als das Böse in mir bezeichnen, dem ich dauerhaft nicht widerstehen konnte. Meine Depression ist sicherlich auch eine Folge des Kampfes zwischen dem »guten« Über-Ich und dem »Ich«, das dem bösen »Es« nachgegeben hat. Ich habe dem System in mir, in dem das Lustprinzip uneingeschränkt regiert, zum wiederholten Male nicht getrotzt (auch Todessehnsucht und Selbstmordphantasien, die mich unentwegt quälen, haben hier ihren Sitz). Das »Ich«, der Träger aller seelisch-geistigen Akte, hatte verloren!
Schuldgefühl und Minderwertigkeitsgefühl bedingen sich. Dieses Empfinden minderer Wertigkeit kann nach Freud durch einen Mangel an Liebeserfahrung verursacht sein. Der Hauptanteil des Min-

derwertigkeitsgefühls stammt nach seinen Erkenntnissen aus der spannungsgeladenen Beziehung des Ichs zu seinem Über-Ich. Das »Ich« beendete die Beziehungen, das »Über-Ich« kann diese Handlungen nicht gutheißen und verurteilt mich zu einem Gefühl der Schlechtigkeit. Die Schuld- und Minderwertigkeitsgefühle sind dem Misserfolgserlebnis an einer schwierigen oder unlösbaren Aufgabe vergleichbar. Freud sah es als Ziel an, Schuldgefühle und zu harte Forderungen des Über-Ich (Gewissen) abzubauen und das Ich zu stärken. Aber dieses Gefühl, sowieso in mir, hat mich nun total durchdrungen, hat mich verseucht, ich kann keine Abwehrkräfte dagegen entwickeln, es ist wie ein Fluch.
Schuldgefühle und Schlechtigkeitskomplexe – einmal von Mitmenschen wahrgenommen – können ausgenutzt und missbraucht werden; weil ich dankbar bin, dass man sich überhaupt mit mir abgibt, bin ich wie Wachs in Händen der Mitmenschen. Da ist eine tüchtige Angst, bei Bitten abgewiesen oder als Mensch nicht gemocht zu werden – Letzteres vor allem gegenüber dem anderen Geschlecht. Harmoniesucht, konsequentes Einhalten von (zu schnellen) Versprechungen, die Schwierigkeit, um etwas zu bitten und überzogene Dankbarkeit sind nur einige Beispiele, die meinen Alltag prägen. Und da ist ein großer Widerspruch: Wenn ich trotz meines »lieben« Verhaltens enttäuscht werde, ziehe ich mich brutal zurück und stoße damit meine Mitmenschen, die nichts von meiner Not wissen, schnell vor den Kopf. Damit erreiche ich, was ich zugleich befürchte: Man zieht sich von mir zurück.
Abgesehen davon, dass ich ja gar nicht in meiner Haut stecken möchte: Wenn ich nicht wäre, hätte ich keine Schuld auf mich geladen – ich sorge jedoch stets dafür, dass andere Kummer haben (was ich auch auf meinen Beruf beziehe – doch dazu an anderer Stelle). Ich bin schädlich und überflüssig (»Schade« ist folglich mein Name!).

Mantras, magische Formeln,[8] sollen dieses Kapitel abschließen.
Seine wahre Heimat hat der Mensch dort, wo ihm die Natur Bereitschaft und Mut zu sich selbst gibt.

(Laslo Nemeth)

Leidenschaft sind die Pferde am Wagen des Lebens; aber wir fahren nur gut, wenn der Fuhrmann »Vernunft« die Zügel lenkt.

(Karl-Julius Weber)

Wenn ein Leben, das völlig frei von Sünde, realisierbar wäre, so würde es leer sein, dass man sich davor entsetzte.

(Cesare Pavese)

Die Fehler gehören zum Leben wie der Schatten zum Licht.

(Ernst Jünger)

Vom Ich und vom Selbst

Es ist ja nicht vermeidbar. Wie oft habe ich auf den vorangegangenen Seiten das Wörtchen »Ich« verwenden müssen (sehr oft hätte ich stattdessen gerne das anonyme »man« eingesetzt!).
Der Umgang mit dem Pronomen »selbst« dagegen fällt mir bedeutend leichter: Selbstbewusstsein, selbstsicher, Selbstwertgefühl, Selbstbefriedigung, Selbstbeschädigung, Selbstbeschuldigung, Selbstbestimmung, Selbsterfahrung, Selbstentspannung, Selbsterhaltungstrieb, Selbstliebe, Selbstmordmanie, Selbstsicherheit, Selbstverwirklichung, Selbstwertneurose, Selbstunsicherheit, Selbstbeherrschung …
Nein, so einfach ist das mit dem »selbst« doch nicht! Sehnsucht bei »Selbstbestimmung«, Hoffnungslosigkeit bei »Selbstliebe«, Traurigkeit bei »Selbstwertneurose«, Spannung bei »Selbstsicherheit«, Neugierde bei »Selbsterfahrung«, Wehmut bei »Selbstverwirklichung«, Angst bei »Selbstbeschädigung«, Unsicherheit bei »Selbsterhaltungstrieb«, Beklemmung bei »Selbstbeschuldigung«, eine leichte Erregung bei »Selbsttötung«, Irritation bei »Selbstbeherrschung«.
Wenn es der Zusammenhang erfordert, werde ich auf einzelne »Selbst«-Begriffe inhaltlich eingehen; so z. B. beim Kontext »Recht auf aktive Sterbehilfe« und der mir vorstellbaren »Selbsttötung«.
Doch zunächst zum »Ich«. Das »Ich« ist der Mittler zwischen mir und der Umwelt; zwischen dem Es und dem Über-Ich. Dem Ich ob-

liegen die Wahrnehmung der Außenwelt und die Anpassung daran. Zum Funktionssystem des Ichs gehören auch Denken, Gedächtnis, Bewegungskontrolle und Affekte. Das Ich ist zudem ein mehr oder weniger gut funktionierender Regulator, der vor unzeitigem Einfluss der Triebe und gegen zu starken Druck eines schlechten Gewissens schützt. Diese Ich-Funktionen entwickeln sich im Laufe des Lebens. Bemerkenswert und auch ein wenig unheimlich ist, dass es zum Ich auch Unterpersönlichkeiten gibt, zum Beispiel den »Schatten«. Diese Unterpersönlichkeit kann ihre Beziehung zum Ich im Laufe des ganzen Lebens wandeln – ich weiß jedoch nicht, ob das bei mir noch zum Guten möglich ist. Der Schatten ist der Persönlichkeitsanteil, den ein Mensch vor sich und anderen zu verbergen sucht. Diese meist negativen Anteile der Persönlichkeit gehören im Prinzip zum Unterbewussten – bei mir ist es so, dass ich mich über Jahre dem Schatten hingewendet und ihn mir bewusst gemacht habe.

Beispiel 1: Ich verhalte mich wie ein guter, hilfsbereiter Mensch. Tatsächlich aber ist es so, dass mir Hilfsbereitschaft eine oft lästige Pflicht bedeutet (das entspricht dem negativen Anteil).

Beispiel 2: Ich trete als einfühlsamer, geduldiger Lehrer auf. Tatsächlich ist es Eigennutz, weil ich darauf aus bin, geliebt zu werden.

Beispiel 3: Trotz Scheidung sehe ich mich als recht guten Vater. Ich übersehe, dass die Kinder das Gefühl haben müssen, ich hätte sie im Stich gelassen.

Die in mir ablaufenden Vorgänge, das Icherleben, sehe ich als dem eigenen Ich zugehörig. Allerdings habe ich in der Ausübung meines Lehrerberufes äußere psychische Erlebnisse, die meinem eigenen Ich fremd sind: Mich vor eine Gruppe Mitmenschen zu stellen, denen ich auch noch Unangenehmes abverlangen muss, ist mir gänzlich wesensfremd. Letztes Beispiel: Ich gebe an, offen und selbstkritisch zu sein; wenn ich allerdings kritisiert und mit Vorwürfen konfrontiert werde, ziehe ich mich beleidigt in mein Schneckenhaus zurück und bewerte die gemachten Vorhaltungen als Liebesentzug und illoyales Verhalten.

Ob hier klassische ich-fremde Attitüden vorliegen, kann ich nicht beurteilen; auf jeden Fall befürchte ich eine unterschiedliche Selbst- und Fremdeinschätzung. Das ist nicht ganz richtig ausgedrückt: Ich

sehe mich mit den Augen anderer und meine zu erleben, dass ich durchschaut bin. Ist es mir nicht möglich, mich so zu verhalten, wie ich sein müsste, damit man mich mag?
Irgendwie fehlt es an einer stabilen Ich-Identität. Bedingt durch dieses jahrzehntelange Schauspiel weiß ich wenig um meine eigene Identität. Ich spiele eine soziale Rolle, d. h. ich übe eine soziale Rolle aus, die überwiegend fremdbestimmt ist. Ich habe von Beginn an keine eigene Identität entwickeln oder mir bewusst machen können. Wie kann ich mich mögen, wenn ich nicht wahrhaftig bin? Wie kann ich mich lieben, wenn ich mich selbst verleugne? In zahlreichen bedeutenden Rollen bin ich bemüht, den aktuellen Ansprüchen gerecht zu werden: als Ehemann, als Liebhaber, als Vater, als Nachbar, als Lehrer, als Kollege, als Kind, als Schwager, als Bruder. In allen Situationen strebe ich ein Idealverhalten an. Das überfordert mich total. Ich habe Angst; zu versagen und Angst vor sozialer Isolation. Da ich keine Selbstliebe verspüre, bin ich auf die Zuneigung anderer angewiesen. Wenn ich mir dann einrede, dass man mich trotz meiner Anstrengungen nicht mag, reagiere ich mit Trotz, Rückzug und Kälte. Einerseits gefalle ich mir in der Rolle des Rächers und spüre Entlastung; andererseits bin ich traurig und verzweifelt, weil sich bewahrheitet, dass man mich nicht mögen kann.
Das Schlimme ist nun, dass ich ständig auf der Hut bin: Jede Menge Antennen sind ausgefahren, um Signale, die von meinen Mitmenschen ausgehen, aufzufangen. Mimik, Gestik, Worte, die Akzente dieser Worte und Verhaltensweisen werden registriert und dahingehend überprüft, ob das Gegenüber mir wohlgesonnen ist. Und das Radar erfasst alle: vom Ehepartner bis zum x-beliebigen Verkäufer stehen alle auf dem Prüfstand!
Diese angstbesetzte Kontrollarbeit, dieses Gefühl, nie zu wissen, wem ich trauen kann, macht lebensmüde:

Einschlafen dürfen, wenn man müde ist, und eine Last fallen lassen dürfen, die man sehr lange getragen hat, das ist eine köstliche, eine wunderbare Sache.

(Hermann Hesse)

Weil ich ein Faible für die Philosophie habe, kann ich gar nicht anders, als das Phänomen des »Selbst« zumindest andeutungsweise vom Ich abzugrenzen. Dass ich als Individuum ein »Ich« bin, also der Träger von geistigen Akten und körperlichen Vorgängen, liegt auf der Hand. Aber wenn ich etwas sage, interpretiere oder tue, woher weiß ich dann, ob ich das »selbst« will? Möglicherweise richte ich mich nur danach aus, was von mir erwartet wird. Auf dieser Jagd nach Anerkennung geht das »Ich« verloren.
Nach Sartre[9] und Jaspers[10] bin »ich« durch vielfältige Bezüge zur Um- und Mitwelt festgelegt – ich kann mich daraus nur aus mir »selbst« heraus befreien und zwar durch Handeln. Mit anderen Worten: Ich bleibe solange im verpuppten Zustand, bis ich mich traue, ein Schmetterling zu werden. Ich könnte dann fliegen. Ich könnte frei sein!
Was ist aus Sicht der Philosophie Voraussetzung für eine erfolgreiche Verpuppung? Selbstbewusstsein ist das Bewusstsein vom Bewusstsein selbst, d. h. ich muss eine Vorstellung von mir selbst haben. Ob allerdings das »selbst-bewusst-Sein« durch Reflexion des Bewusstseins auf sich selbst erreicht werden kann, bleibt in der Philosophie umstritten.
Fatal ist, dass ich mich mit einem idealisierten Ich identifiziere – ich glaube, ich müsste so und nicht anders sein. So habe ich Verhaltensmechanismen entwickelt, die meine Identifikation mit dem idealisierten Selbstbild aufrecht hält. Das führt mich vom realen zentralen Selbst weg, denn das, was ich jeden Augenblick eigentlich bin, wird außer Acht gelassen.
Durch Arbeit an mir selbst, durch Reflexion, möchte ich zum Icherleben gelangen, d.h. ich will die eigenen seelischen Vorgänge auch als dem eigenen Ich zugehörig erleben. Ich will keine psychische Instanz in mir haben, die zwar einem Gewissen ähnelt, aber nicht mit dem eigenen Selbst tatsächlich identisch ist. Mit anderen Worten: Ich darf keinem Ideal, keiner Fiktion und keinem Wohlwollen nachjagen, sondern muss das leben, was aus mir selbst hinaus will.

Das Urteil der Menge mache dich immer nachdenklich, aber niemals verzagt. (Plato)

Von der Verzagtheit

»Verzagt« klingt wie – na ja – kleines, ängstliches Hasenherz. Schaut man sich jedoch bedeutungsgleiche Wörter an, dann erschließt sich einem der dramatische Inhalt dieses Eigenschaftsworts. Jemand, für den die Depression ein Buch mit sieben Siegeln ist, wird die Tiefe und Last der Verzagtheit kaum ermessen können. Weil das Verzagen eine Grundhaltung des depressiven Menschen ist, will ich versuchen, dieses schlimme Lebensgefühl mit einer Auswahl von Beschreibungen auszudrücken:

alle Hoffnungen begraben
trostlos
aussichtslos
eingesargte Hoffnung
Verzweiflung
sich in die Ecke verkriechen
von Furcht ergriffen werden
verlegen
Schüchternheit
Albdrücken
Unmännlichkeit
schmerzerfüllt
trübselig
wie ein Fisch auf dem Trockenen
Marter
fressendes Geschwür
kummervolles Dasein
zu Boden drücken
alle Übel dieser Welt
in Sack und Asche
sich zu Herzen nehmen
den Kopf hängen lassen
an die Nieren gehen
verdüstert

dem Verderben preisgeben
sich aufgeben
Sumpf der Verzweiflung
trübe Ahnungen
es ist ein Graus
in ein Mäuseloch kriechen
ganz klein und hässlich werden
versteinert
Zweifel
Beklemmung
dem Kummer erliegen
mutlos
verzweifelt

Zerrissenheit
Weltschmerz
das Leben eine Last
nagender Kummer
Stachel im Fleisch
Jammer
mit der Welt zerfallen sein
Blick auf den Boden heften
ein Schatten seiner selbst
freudenleer
verbittert

zu Tode betrübt
Selbstquälerei
gebrochen an Leib und Seele
aussichtslos
im Hintergrund bleiben
im Staube liegen
sein Licht unter den Scheffel stellen
Selbstunterschätzung
Selbstverkleinerer

Entmutigung
entschwundenes Lebensglück
düster wie das Grab
von Furcht ergriffen werden
sich schämen
blind für eigene Verdienste

peinlich
Unbeholfenheit
Selbsterniedrigung

Landschaft – Versuch einer Assoziation

Verzagt, klein, im Staube liegend, sich eine Existenzgrundlage suchend.

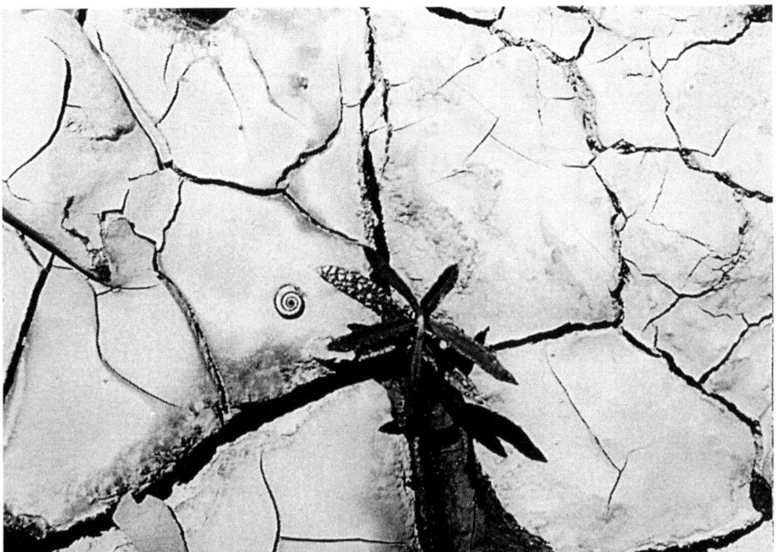

Die Pflanze, weißgefleckt und mickrig, stellt mich dar; trotz der Lebensumstände überlebensfähig; der karge, ausgetrocknete Boden:

Elternhaus, Depression, soziale Ängste, ständig knappe Mittel, Qualen während der Ausbildungen und im Beruf …
Ich habe Durst. Durst nach Nähe, Anerkennung, Respekt, Liebe …
Zuversicht? Trotz allem könnte ich nützlich sein: der Schnecke Schatten und Nahrung bieten …
Angesichts des ausgetrockneten Morasts fällt mir Friedrich Schiller ein: *»Der Mensch entsteht aus Morast, und watet eine Weile im Morast, und gärt wieder zusammen im Morast, bis er zuletzt an den Schuhsohlen seines Urenkels unflätig anklebt.«*[11]

Von der Psychosomatik

An manchen Umschreibungen ist der Zusammenhang zwischen Psyche und Körper, eben das Psychosomatische, erkennbar: den Kopf hängen lassen, gebrochen an Leib und Seele, fressendes Geschwür, Stachel im Fleisch, an die Nieren gehen. Viele organische Krankheiten sind durch seelische Not verursacht – ein chronisch gewordener emotionaler Konflikt kann über das vegetative Nervensystem zu somatischen Veränderungen im Organsystem führen.
Die körperlichen Erscheinungen können als unmittelbarer Ausdruck einer ins Körperliche verdrängten Angst oder eines anderen Affektes verstanden werden. Typische Störungen sind z. B. Migräne, Magengeschwür, Bronchialasthma, Hautekzem, Herz-, Kreislauferkrankungen usw.
Die Medizin hat versucht, einzelne Erkrankungen mit bestimmten Konfliktkonstellationen in Zusammenhang zu bringen. Danach entspricht z. B. der Asthmaanfall einem Tränenausbruch, der Bluthochdruck einem zurückgehaltenen Wutausbruch, das Magengeschwür einem ständigen Konflikt zwischen Aggressions- und Fluchttendenzen. Es ist allerdings bis heute nicht möglich gewesen, sich auf eine einheitliche Zuordnung von bestimmten Konflikten zu den entsprechenden Organen zu verständigen.
Ansätze zu psychosomatischer Medizin sind bereits bei Hippokrates (griech. Arzt 460–370 v. Chr.) erkennbar. Bei dieser ganzheitlichen Betrachtung des Patienten spricht man auch vom Konzept der ro-

mantischen Medizin. Diese Auffassung versteht sich als Gegenbewegung zur rein naturwissenschaftlich-materialistischen Medizin.[12]

Vom »Kleinsein«

Bei dieser Gemütsbewegung muss ich an ein ganz besonderes Erlebnis denken, das ich vor vielen Jahren während eines Klinikaufenthaltes hatte. Bevor ich diese Begebenheit schildere, will ich einige treffende »Verzagtheiten« wiederholen: sich in die Ecke verkriechen, zu Boden gedrückt, in ein Mäuseloch verkriechen, ganz klein und hässlich werden und Selbstverkleinerer.
Ich glaube, dass sich in diesen »Verkleinerungen« das Minderwertigkeitsgefühl ausdrückt. In diesem Zusammenhang steht das oben angedeutete Ereignis: Während meines mehrwöchigen Aufenthaltes im Fachkrankenhaus »Klinik Wittgenstein« in Bad Berleburg traf ich mich zu einem Krisengespräch mit meiner damaligen Frau. Wir nutzten einen Patientenausflug nach Marburg, um über die wahrscheinliche Trennung zu sprechen. Weil ich eine andere Frau kennen- und lieben gelernt hatte, war die Situation recht brenzlig. Ich fühlte mich schuldig, gemein, fies, ekelig, skrupellos, schmutzig. Wir saßen uns in einem griechischen Restaurant gegenüber. Plötzlich diese Metamorphose. Unglaublich. Ich wusste nicht, wie mir geschah. Ich schrumpfte zusehends und verwandelte mich in einen kleinen unansehnlichen Zwerg, dessen Nase in Tischhöhe war. Ich stürmte in Panik vom Tisch und flüchtete aus dem Lokal. So etwas hatte ich vorher nicht erlebt und später niemals wieder. Das Phänomen: Ich spürte die Umgestaltung tatsächlich körperlich.
Ich weiß jetzt, was es bedeutet, sich vor Angst und Scham in ein Mäuseloch verkriechen zu wollen! Die eiskalte Klammer der Angst, Schuld und Scham kann einen lähmen und alles unterdrücken, was andere Menschen für selbstverständlich halten: Sich selbst ein bisschen zu mögen, ein wenig zu sich selbst zu stehen, sich nicht zu fühlen wie ein widerlicher Parasit. Wenig später erhielt ich einen Brief von »gemeinsamen« Freunden (d. h. er war ein Studienfreund): Diese »Freunde« wünschten mir, da ich zum zweiten Male bereit

war, die Kinder zu verlassen, von ganzem Herzen den Tod. Warum ich das hier erwähne? Ein depressiver Mensch entwickelt eine Eigendynamik, um für die gequälte Seele etwas »Luft zu bekommen«. Die oft tragischen Aktionen des Neurotikers sind für Verwandte, Freunde, Kollegen kaum nachvollziehbar. Ihre rationalen Empfehlungen sind so (wirkungslos), als wenn man einen Blinden auffordern würde, die Schönheit der Farben endlich wahrzunehmen.

Von der Selbstliebe und der Liebesfähigkeit

Vor einigen Jahren ließ ich mir – ich glaube, es war anlässlich einer Messe – ein Horoskop erstellen. Nicht, dass ich sternengläubig wäre, aber ich war neugierig, weil es so professionell und gar nicht überhöht esoterisch wirkte (die Zeitschriftenhoroskope interessieren mich nicht). Einige zentrale Aussagen dieser Sternendeutung trafen ziemlich exakt meinen Wesenskern:

1) *»Geborgenheit, Wärme und uneingeschränkte Zuneigung Ihrer Familie und Freunde sind im wahrsten Sinne des Wortes lebensnotwendig für das Sternzeichen Krebs.*
2) *Als typischer Vertreter dieses Sternzeichens haben Sie vielleicht auch schon mal das Gefühl gehabt, als seien Sie aus dem Schutz der kosmischen Ordnung herausgefallen und so mehr aus ›Zufall‹ in dieses Leben getreten.*
3) *Dieses Gefühl der Ungeborgenheit mag Sie manchmal dazu veranlassen, sich erst sehr langsam und zögerlich auf andere Mitmenschen oder das Leben überhaupt einzulassen.*
4) *Innerer Schutz ist für Sie wichtig. Sie haben einen herzensguten und kostbaren Kern in sich, der aber auch leicht verletzlich ist.«*

Das seelische Phänomen »Depression« besetzt einen Großteil meiner Gedanken, erzeugt Gefühle und beeinflusst meinen Kontakt zur Außenwelt. Esoterik und Spiritismus, wozu ich die Astrologie zähle, könnten mich möglicherweise als Ersatzreligion zusätzlich zur Neurose dominieren. Daher schotte ich mich gegen diese Einflüsse ab. Dennoch beschäftigten mich »die Treffer« dieses Horoskops:

Zu 1) Ja, ohne intensive soziale Kontakte könnte ich das Leben nicht ertragen. Dafür, dass man mir Nähe gewährt, strenge ich mich an, meine Depression nicht zu einer Belastung werden zu lassen. Davon profitieren, so hoffe ich, während der Ehezeit vor allem meine Frau und meine Kinder. Nicht immer kann ich diese Selbstdisziplin durchhalten. Ich reagiere bei Differenzen gereizt oder ziehe mich zurück, kapsle mich ein.
Je weniger nah mir Menschen sind, desto mehr entspanne ich mich, d. h. ich gebe die Selbstdisziplin zwar nicht ganz auf, lasse meinen Gefühlen aber eher freien Lauf. Das ist allerdings nicht die ganze Wahrheit. Die Menschen, die mir nicht nahe sind, zu denen ich aber Kontakte des Alltagslebens habe, möchte ich für mich gewinnen. Ich bemühe mich, sie zu meinen »Freunden« zu machen. Da habe ich mir einen zweckmäßigen Charme zugelegt. Es wird immer komplizierter: Weil ich so »lieb« bin, erwarte ich Gegenliebe: Bekomme ich sie nicht, trifft mich das tief. Ich bin verletzt und fange an, mir einen dicken Eispanzer zuzulegen.

Zu 2) Im letzten Halbsatz heißt es »… aus dem Schutz der kosmischen Ordnung herausgefallen und mehr aus ›Zufall‹ in dieses Leben getreten«. Ja, aus dem Schutz der Gebärmutter in dieses ziemlich grässliche Leben geworfen! Ich bin nicht in dieses Leben getreten, ich bin getreten worden! Gerade aus diesem Grunde plädiere ich so leidenschaftlich für die aktive Sterbehilfe: Dann sterben dürfen, wenn man für sich die Zeit gekommen sieht! Leider ist dieses Ansinnen mit dem Begriff »Euthanasie« negativ besetzt. Das ist abscheuliche Euthanasie im politischen Sinne, ist Handeln verbrecherischer Diktatoren und Fanatiker der »gesunden« Rasse. Ich meine jedoch die barmherzige individuell beabsichtigte Herbeiführung des Todes: Erleichterung des Sterbens angesichts eines ungeliebten schmerzvollen Lebens. Hierzu an anderer Stelle mehr.

Zu 3) Das echt beschissene Gefühl der Minderwertigkeit (ist es »nur« eine Einbildung oder ist es tatsächlich so?!) macht sehnsüchtig nach Geborgenheit und Anerkennung, das mangelnde

Selbstwertgefühl unsicher und ängstlich. In neuen Situationen mit neuen Gesichtern fühlst du dich nicht geborgen, sondern klassifiziert. Wo ich mich gut aufgehoben fühle, ist überall dort, wo es warmherzig zugeht. Insofern gehe ich mit hochempfindlichen Sensoren ausgestattet langsam und zögerlich auf Mitmenschen zu: Ich muss ein »Gesichertsein« spüren. In dem Maße, wie ein Geborgenheitsgefühl vorhanden ist, gewinne ich Selbstbewusstsein. Das Leben ist ja deswegen unerträglich, weil ich so ängstlich und grundtraurig bin. Liebe Menschen sind mir wie ein sicherer Hafen, in dem ich kurz vor Anker gehen kann, um mich auf etwas Leben (= Freude) einzulassen.

Zu 4: Ich brauche diesen inneren Schutz, und ich bin sehr verletzlich. Herzensgut? Ja, möchte ich sein, bin ich aber – glaube ich – nicht, weil ich zu sehr an meinen Schutz denke. Habe ich einen kostbaren Kern in mir? Vielleicht ist es mein Gespür für Ungerechtigkeiten, vielleicht ansatzweise meine Empathie.

Ich kann mir gut vorstellen, dass du jetzt annimmst, ich wäre ein kindlicher, zumindest aber naiver Hedonist. Natürlich ist mir die philosophische Lehre des Hedonismus, nach der das höchste ethische Prinzip das Streben nach Sinneslust und Genuss ist, nicht unsympathisch. Realistischer aber ist, dass da, wo die Sonne scheint, auch Schatten sein muss. Die Crux aber ist, dass ich zuviel Schatten spüre, dass die Sonne für mich überwiegend hinter dunklen Wolken versteckt ist.

> *Der meiste Schatten in unserem Leben rührt daher, dass wir uns selbst in der Sonne stehen.* (Ralph Waldo Emerson)

Aber das lässt mich zu einem »kleinen« Hedonisten werden: Wenn ich schon lebe, dann aber mit einem ordentlichen Spaßfaktor! Dass das zu Frustrationen führen muss, liegt auf der Hand. Und dass das nun zu vermehrtem Konsum von Anti-Stress-Pillen zusätzlich zu den Psychopharmaka führen muss, ist in meinem Fall auch zwangsläufig (dafür ist heute der vormals exzessive Alkoholkonsum eingestellt).

Wenn ich mich selbst nicht liebe, wenn ich nicht in meiner Haut stecken möchte, kann ich dann andere lieben? Wie können Menschen lieb zu mir sein, wenn ich nicht mal mich selbst lieben kann?

> *»Es war leicht, ihm wehzutun,*
> *weil er sich selbst nicht besonders mochte.«*[13]

Da ist ein schlimmes Misstrauen im Verhältnis zu anderen. Mit jedem »falschen« Wort, mit jeder »falschen« Mimik und mit jedem »falschen« Verhalten wird diese Skepsis genährt. Wie soll man auch jemanden lieben können, der das Leben nicht liebt? Wie soll man dem Partner verständlich machen, dass er zwar geliebt wird, das Leben im Allgemeinen aber nicht?!

> *Wie ungeheuer tröstlich, wenn die Menschen lieb zu einem sind.* (Autor unbekannt)

Mit »Selbstliebe« meine ich nicht den eitlen Narzissmus oder gar die narzisstische Neurose!

> *Seine wahre Heimat hat der Mensch dort, wo ihm die Natur Bereitschaft und Mut zu sich selbst gibt.* (Laslo Nemeth)

In mir selbst müsste ich mich heimisch fühlen. In schweren depressiven Phasen fühle ich mich verpflichtet, mir Ruhe zu schenken und werde noch trauriger, weil mir der Mut verloren gegangen ist, meinem Leben selbst ein Ende zu setzen. Dafür verachte ich mich. Bereitschaft und Mut zu mir selbst zu finden ist auch aus einem weiteren Grund äußerst schwierig: Wie soll ich mich lieben, wenn das Gefühl der Minderwertigkeit so stark ist? Der Minderwertigkeitskomplex hat aber noch eine Konsequenz. Diese beschreibt Val McDermid in ihrem Roman »Ein kalter Strom«.[14] Eine ihrer Romanfiguren leidet: *»Er hatte mit einem Minderwertigkeitsgefühl gelebt, das es ihm unmöglich machte, zu lieben, denn zur Liebe gehört, dass man überzeugt ist, verdientermaßen wiedergeliebt zu werden. Aber er war nie imstande gewesen, dies von sich selbst zu glauben, und hatte sich eine ganze Reihe von Masken gebastelt, hinter denen er sich verstecken und der Gemeinschaft anpassen konnte.«*
Ob ein depressiver Mensch, dessen Gefühlsleben einer Achterbahn

gleicht, überhaupt liebesfähig ist? Liebe heißt Hingebung: Kann ich mich noch hingeben, wenn ich bereits von der Neurose genommen worden bin? Wie andere Depressive wohl auch, bin ich ein Gefühlsmensch. Ich kann mitfühlend sein und andere Menschen ins Herz schließen. Meine Frau wusste von Beginn an um mein Leiden und sie wusste, dass ich in zwei vorherigen Ehen nicht ewig treu geblieben bin. Von Anfang an herrschte Aufrichtigkeit. Dafür, dass sie mir vertraut, will ich mich liebenswürdig verhalten, d. h. gütig, respektvoll und möglichst aufrichtig sein. Was verletzen könnte, versuche ich zu unterdrücken. Aufmerksam nehme ich meine Partnerin wahr und versuche, auf ihre Gefühle einzugehen, denn ich möchte von unserem Zusammenleben nicht einseitig profitieren.

Wir kommunizieren nicht nur verbal und mit Mimik, wir suchen auch körperliche Nähe: sich herzen, küssen, in die Arme nehmen, miteinander schlafen und sich aneinander kuscheln – ja, auch insofern bin ich liebesfähig.

Am liebsten würde ich jetzt davon schreiben, dass wir ein Herz und eine Seele sind. Oder dass meine Frau mein zweites Selbst ist. Das kann ich jedoch auch nach zwanzig Jahren Zusammensein nicht wissen und vielleicht auch gar nicht wollen. Jeder von uns beiden soll autonom bleiben – zur Liebe gehört auch, dass man loslassen kann.

Soll sie nun mein zweites Selbst sein? Quasi ein Seelen-Zwilling? Nein, das Phantastische in einer Beziehung ist doch gerade der Umstand, dass sich zwei Individuen zusammentun! Die Bereicherung ergibt sich – so man tolerant und guten Willens ist – aus den Unterschieden. In der Ökonomie spräche man von einem Synergieeffekt: das »Glück« verdoppelt sich nicht, sondern wird vervielfacht. Voraussetzung allerdings ist, dass niemand von beiden eine Fusion möchte, sondern eher eine Symbiose. Der gegenseitige Nutzen und das gegenseitige Glück bei minimaler Abhängigkeit müssen Ziele sein. Liebesfähig bin ich dann, wenn ich von Herzen willens bin, meine Frau glücklich zu machen. Ich muss mich anstrengen, um für sie anziehend zu bleiben. Sobald ich beanspruchte, als Depressiver ein besonderer Fall zu sein, hätten wir ein »betreutes Wohnen«, aber keine starke Gemeinschaft zweier unabhängiger Liebender. Ich möchte nicht, dass meine Frau eine sich aufopfernde Mutter Teresa wird. Und weil ich ihre Zuneigung und Liebe nicht ausbeuten will, möchte ich die Depression weitestgehend »mit mir abmachen«. Auch das verstehe ich unter Liebesfähigkeit.

Von der Treue und Untreue

In der Depression gibt es kein »ohne Wenn und Aber«. Weil es so unglaublich schwer ist, den Druck der Depression zu verringern, ist man immer auf der Suche nach Kompensation und Alternativen. Der Depressive ist ein wankelmütiger Gefühlsmensch. Er ist sich seiner Unzulänglichkeit bewusst. Weil »Leben« immer auch »Konkurrenz« bedeutet, willst du stark sein in diesem Kampf. Du suchst nach Beweisen dafür, dass du nicht schwach, unattraktiv und wenig begehrt bist: du suchst also nach Anerkennung und Liebesbeweisen. Liebenswert sein – das ist dein Traum, denn du fühlst dich klein, hässlich, pessimistisch und auf der untersten Sprosse der sozialen Leiter stehend.
Ein höherer Bildungsabschluss, Verantwortung im Beruf und Teilhabe am Konsum bedeuten mir deshalb viel. Viel mehr aber bedeutet mir, Aufmerksamkeit durch das andere Geschlecht zu erhalten. Für Liebesbeweise war ich immer so dankbar, dass Verstand und Gewissen regelrecht aussetzten. Und der höchste Beweis war immer die Bereitschaft, mich eindringen zu lassen. Wenn eine Frau mich aufnahm, fühlte ich mich als vollwertiger Mitmensch. Mich seelischen Krüppel so intim heranzulassen, war immer die höchstmögliche Bestätigung. Das »Gefährliche« daran war, dass ich mich verliebte, weil ich diese Zuneigung als Liebe sah, und ich war extrem eifersüchtig auf diejenigen, die zuvor intim mit der jeweiligen Partnerin waren.
Nur der, der sich selbst nicht lieben kann, kann nachvollziehen, was es heißt, von jemandem so tief gemocht zu werden, dass es zu intensivsten Intimitäten kommen kann. »Du kannst nicht treu sein, auch wenn dein Mund mir wahre Liebe verspricht«. Ich schlage im Wörterbuch sinnverwandter Wörter[15] nach und lese unter »Treulosigkeit«

folgendes: Gewissenlosigkeit, Hinterhältigkeit, Charakterlosigkeit, Verrat, Haltlosigkeit, Rückgratlosigkeit. Mir wird vor so vielen dieser schlechten Eigenschaften ganz übel, weil ich doch »gut« sein möchte! Mein Gott, wie sehr hatte ich Menschen, die mir als Ehefrauen und Kinder vertrauten, betrogen und verletzt! Eines scheint mir jedoch wichtig: ich war nicht sex-, sondern anerkennungssüchtig – und das mindestens seit Beginn der Pubertät. Ich »liebte« (?) jeweils »mit Haut und Haar« – ich war ja so dankbar!

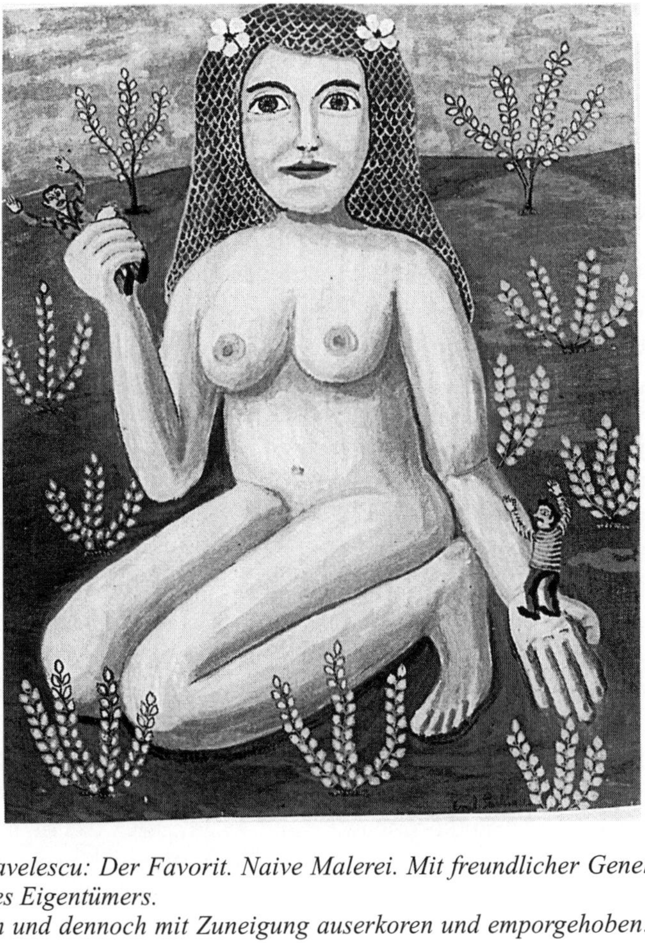

Emil Pavelescu: Der Favorit. Naive Malerei. Mit freundlicher Genehmigung des Eigentümers.
So klein und dennoch mit Zuneigung auserkoren und emporgehoben: ich bin ja so dankbar!

Wie ist es jetzt, da ich doch älter und erfahrener bin, ich mich doch mehr selbstkritisch hinterfrage und den Mechanismus der Depression durchschaue? Körperlich bin ich seit vielen Jahren treu. In Gedanken war ich es nicht immer, vielleicht ist das aber menschlich-männlich! Vielleicht sehe ich das als Älterer jetzt rationaler als in den Jahren zuvor; vielleicht habe ich den Einfluss der Depression umgepolt? Ich will für meine Frau begehrenswert sein, sie jeden Tag durch »mich selbst« erobern. Vielleicht hat ja lediglich die Kraft zum Fremdgehen nachgelassen?! Das Fürchterliche an dieser Neurose: Der Betroffene kann sich selbst nicht trauen. Es ist wie bei dem »es schlagen zwei Herzen in meiner Brust«: Ich will treu sein, also zuverlässig, verlässlich, unverführbar, standhaft, loyal und unbeirrbar. Treue hat etwas eisern unmenschlich Monogames. Wohl bereitete mir das Fremdgehen elendige Schuldgefühle, doch bei jeder sich bietenden Gelegenheit folgte ich dem Lustgefühl.
Das Motto lautete: Wenn ich schon leben muss, dann nur exzessiv – wie ich schon sagte, war es mir lieber, lichterloh zu brennen, als erlebnisarm zu schmoren! Ich will mein rücksichtsloses Verhalten nicht schamlos mit dem Minderwertigkeitskomplex rechtfertigen, aber immerhin um Verständnis bitten: Als die ältere Schwester einer Berufsschülerin mir das vergessene Lehrbuch im Lehrerzimmer überreichte und mich beim ersten Sehen fragte, ob ich mit ihr schlafen würde, konnte ich nicht »nein« sagen! Im Gegenteil: Ich wurde euphorisch und zumindest die nächsten Unterrichtsstunden ließen mich nicht zusammenbrechen! Ich beziehe all meine Kraft durch Lob, Anerkennung und Beachtung. Die himmlischste Bestätigung aber erfuhr ich durch die Zuneigung einer Frau. Danach war ich süchtig und dagegen kämpfte ich nicht an.

Der Philosoph Hermann Krings sagt, dass das moralische Gesetz die notwendige Bedingung unseres Handelns sei, nicht aber der Grund. Wenn wir Gutes wollten, dann aus unserer Freiheit. Die Moral gäbe uns keine Handlungsanweisung; wir müssten das richtige Tun überlegen und mit Klugheit handeln. Die Situation ist verzwickt, ja dramatisch: Ich weiß, dass mein Verhalten unmoralisch gegenüber der Ehefrau ist; ich weiß, dass ich unklug handle, weil »Haus und

Hof« gefährdet sind; ich weiß, dass die Kinder im Falle des Scheiterns der Beziehung leiden würden; ich weiß, dass ich durch mein triebhaftes Verhalten nur kurzfristig Befriedigung und Besänftigung erhalte und ich weiß, dass die Qualität einer Partnerschaft ausschlaggebend für das persönliche Glück ist. Die Depression ist so übermächtig, dass ich gar nicht die Freiheit hatte, mich »gut« zu verhalten; ich war nicht in der Lage, zu überlegen und klug zu handeln. Ich lief sehenden Auges ins offene Messer: Ich wollte um jeden Preis Anerkennung! Dieses Spannungsverhältnis drückt sich in folgenden aphoristischen Weisheiten aus:

Das moralisch Gute?
Treue ist die dauernde Hinwendung zur Seele eines anderen, um in ihr oder mit ihr konstant gewollte Lebenswerte zu verwirklichen.
(E. Spranger, deutscher Philosoph)

Das moralisch Schlechte?
Die Leute, die nur einmal im Leben wirklich lieben, sind die wirklich Oberflächlichen. Was sie ihre Treue nennen, nenne ich entweder die erschlaffende Wirkung der Gewohnheit oder einen Mangel an Einbildungskraft. Treue ist für das Leben der Gefühle dasselbe wie Konsequenz für das Leben des Intellekts – nämlich das Eingeständnis des Misserfolgs. (Oscar Wilde, irischer Dichter)

Das moralisch Schlechte?
Treue ist – meist nur noch – die zur Moral erstarrte Liebe von gestern. (H. Lohberger, österreichischer Lyriker)

Depression ist immer auch große Unsicherheit. Wenn der Depressive im pechschwarzen Tunnel eine Lichtgestalt, ein an ihm interessiertes weibliches Wesen wahrnimmt, wäre es ein Wunder, würde er nicht untreu! Zwar therapiert er sich nicht mit diesem wenig disziplinierten Verhalten, doch ist es wie das Lecken einer juckenden Wunde! Wie bei allen Lebenslagen gibt es auch hier – bei gebundenen Untreuen – die Kehrseite der Medaille: Die Konfusion in seiner Person selbst und in seinem Umfeld wird zu einem ernsthaften Problem. Weil dieses egoistische Nachgeben zugunsten eines Zwanges die emotionale und soziale Stabilität des Betroffenen gefährdet, sollte durch Therapien versucht werden, diese Art Befriedigung der Sehnsucht nach Anerkennung zu überwinden. Dem Lebenspartner des Depressiven, der sich nicht zuletzt wegen der Suizidgefährdung sorgt, ist ein Zusammenleben bei ständiger Untreue nicht zuzumuten. In lichten Momenten, in denen Einsichtsfähigkeit vordringen kann, ist zu verdeutlichen, dass man nicht wie ein Bonobo, der sanfte, geile Zwergschimpanse, herumvögeln kann. Es ist gemeinsam zu erarbeiten, was ein Wort wie »Liebe« im Leben des Menschen bedeutet. Beispielsweise:

Die Liebe ist das Wohlgefallen am Guten; das Gute ist der einzige Grund der Liebe. Lieben heißt: jemandem Gutes tun wollen.
(Thomas von Aquin)

Lieben heißt, in dem anderen sich selbst erobern.
(Friedrich Hebbel, deutscher Dichter)

Einen Menschen lieben heißt, sich um einen Menschen sorgen. Vielleicht, dass aus diesem Grunde in jeder Liebe ein Zug von Schwermut ist. (H. Margolius, deutscher Philosoph)

Also, bin ich liebesfähig? Sofern »Liebe« mit »Treue« verbunden wird, war ich es wohl lange Zeit meines Lebens nicht! Ich weiß, dass Depression peu à peu Selbstvernichtung bedeuten kann, und ich habe eingesehen, dass der ehedem geführte Lebenswandel das Verschwinden des Selbst beschleunigt. Wenn ich mit jemandem dauerhaft zusammenleben will, muss ich mein Selbst erhalten.
Insofern gilt die Aphorisme des englischen Essayisten H. Jackson: *»Liebe ist eine feinere Form des Eigennutzes.«* Im Sinne einer Definition des französischen Schriftstellers J. Giraudoux bin ich liebesfähig: *»Die Liebe ist der Wunsch, geliebt zu werden.«* Und endlich habe ich gelernt, die Zuneigung meiner Lebenspartnerin durch ehrliches Wohlverhalten zu erwidern, denn sie ist bereit, trotz meiner Depression mit mir zusammen zu leben: *»Geliebt wirst du einzig,*

wo du schwach dich zeigen darfst.« (Th. L. Adorno, deutscher Philosoph).
Ja, ich denke, dass ich zur Liebe fähig bin – vor allem, seitdem ich versuche zu verstehen, wie sich mein Handeln auf meine Partnerin auswirken könnte. Diese Einfühlung ist Voraussetzung für eine liebevolle Freundschaft von Dauer.

Von der Macht der Hormone

Befund 1: Männer stehen unter dem Joch der Hormone.
Befund 2: Die ideale Beziehung, auf Liebe und Treue basierend, wird durch den Sexualtrieb gefährdet.
Befund 3: Der Hypothalamus, das Lustzentrum im Gehirn, ist bei Männern größer als bei Frauen.
Befund 4: Auf sexuelle Signale reagieren Männer – aus psychologischer Sicht – viel schneller als Frauen.

Wie reflektiert ein depressiver Mensch Erkenntnisse der Neurowissenschaft? Dem depressiven Neurotiker ist es fast nicht möglich, im Nebel der Depression einen klaren »undepressiven« Willen zu bilden und ein »undepressives« Verhalten zu realisieren. Wenn ich dann noch lese, dass viele Neurobiologen und Neurophilosophen vermuten, dass wir Menschen komplexe Biomaschinen sind, die sich ihre Autonomie nur einbilden, bin ich vollkommen verunsichert.
Seit René Descartes, 1596–1650, französischer Philosoph, Mathematiker und Naturwissenschaftler, heißt es: *»Ich denke, also bin ich«.* Moderne Neurowissenschaftler fragen sich mittlerweile, ob »Ich« es tatsächlich bin, der da denkt! Die Neurobiologen gehen davon aus, dass der freie Wille gar nicht existiert – das Gehirn gaukele dem Selbst seine Freiheit nur vor! Wenn wir akzeptieren, dass alles Hirngeschehen auf Prozessen in den Neuronen basiert, dann ist die Vorstellung eines freien Willens tatsächlich eine Illusion. Der deutsche Philosoph und Psychiater H. Walter[16] wagt denn auch die Aussage, der Mensch könne allein mit der Kraft der Vernunft bei gleichen Umständen keine unterschiedlichen Entscheidungen frei fällen. Dem-

zufolge wären wir auf bestimmte Verhaltensweisen biochemisch festgelegt (bestimmte sexuelle Signale erzwingen zumindest Untreuephantasien!). Walter gesteht dem Individuum allerdings eine »natürliche Autonomie« zu, die Platz lasse für verantwortliches Handeln: Zumindest der »normal-gesunde« Mann ließe u. U. aus der Untreuephantasie keine Untreuerealität werden.
Noch konsequenter als H. Walter ist der Mainzer »Theoretische Philosoph« Th. Metzinger[17]. In seinem Buch »Being No One« verficht er die These, wir seien niemand. Er will uns dazu anregen zu überlegen, was wäre, wenn es gar keinen festen Ich-Kern in uns gäbe, sondern nur ein Bild, mit dem wir uns verwechseln! Seine Theorie untermauert er mit psychischen Phänomenen. Da ist z. B. das Cotard-Syndrom: Die betroffenen Patienten sind felsenfest davon überzeugt, dass sie nicht existieren! Daraus schließt Metzinger, dass wir »nur« ein Ich-Modell konstruieren – dieses Modell basiert auf vielen geistigen Prozessen, die bio-chemisch/organisch organisiert werden. D.h. es gibt in uns neben einem Körpermodell auch ein konstruiertes emotionales Modell (einen emotionalen Zustand): das Ich-Gefühl. All unser Erleben ist an das Organ (!) »Gehirn« gebunden: für die Naturwissenschaft gäbe es definitiv keine »Seele« mehr.
Haben diese Erkenntnisse und diese philosophischen Erwägungen eine konkrete Bedeutung für mich? Ja, doch! Psychopharmaka und/oder phytochemische Arzneimittel (z.B. mit dem Ginkgo-biloba-Blätter-Trockenextrakt bei depressiven Verstimmungen) akzeptiere ich uneingeschränkt ebenso wie ich bei Ohrenschmerzen entsprechend mit Ohrentropfen Linderung erreichen möchte. Wenn mein Denkorgan mir auf biochemischem Wege signalisiert, ich sei minderwertig und hätte meinem Leben ein Ende zu setzen, dann nehme ich das medizinisch-chemische Angebot dankend an.
Wenn es um die Lebensqualitäten »Liebesfähigkeit/Treue/Sex« geht, müssen Erkenntnisse der Hirnforschung in diesem Kontext zumindest angesprochen werden. Dem Thema »Hirnfunktionen und Depression« wird wegen der Komplexität ein eigenes Kapitel gewidmet.
Grundsätzlich sind Menschen sexuell gehemmter als alle anderen Spezies, um ein möglichst reibungsloses soziales Zusammenleben

überhaupt zu ermöglichen. Zu diesem Zweck blockieren mächtige neuronale Schranken die sexuelle Erregung.
Ich führe mein spontanes, intuitives Verliebtsein und meine Rücksichtslosigkeit gegenüber bestehender fester Partnerschaft auf meinen Minderwertigkeitskomplex und mein Anerkennungsbedürfnis zurück. Die Neurobiologen kennen die Wurzeln der euphorischen Verliebtheit: Tief im Innern des Gehirns aktiviert der Botenstoff Dopamin das Belohnungszentrum. Mir scheint, dass ich scharf auf diese Belohnung bin. Dopamin ist die Muttersubstanz von Adrenalin und Noradrenalin. Wenn die Konzentration von Noradrenalin und Serotonin zu niedrig ist, kann es zur chronischen Depression kommen. Könnte es nicht so sein, dass ich »Sex-Belohnungen« deshalb suchte, weil mir Dopamin in ausreichender Menge fehlt?
Nochmals zur Bindungsfähigkeit, zur Treue: Neurologen gehen davon aus, dass das Hormon Oxytozin ein Bindungs- und Liebeshormon ist. Dieses Hormon wird in der Hypophyse auf Weisung des Hypothalamus produziert (wie auch das Glückshormon Endorphin). Und was ist, wenn bei mir der Hypothalamus, der auch das Lustzentrum ist, zu wenig Oxytozin herstellen lässt? War deshalb die Bindungsfähigkeit geschwächt?[18]
Als wäre das alles nicht kompliziert genug, kommt ein zusätzliches »Hirn« ins Spiel: das »Bauchhirn«. Dieses »zweite Hirn« ist eine Quelle psychoaktiver Substanzen, die mit Gemütslagen in Verbindung stehen – auch hier wieder Serotonin, Dopamin und Opiate (Endorphine). Wohl deshalb sprechen wir vom »Bauchgefühl« und von »Schmetterlingen im Bauch«. Was im Hirn geschieht, bleibt dem Bauch nicht verborgen. Weitaus mehr Nervenstränge führen vom Bauch in das Hirn als umgekehrt: 90%! Früher Lebensstress ist eingebrannt in Gehirn und Bauch; er bestimmt die Sensibilität der Darm-Hirn-Achse für das gesamte Leben. Zwar kann es heute noch nicht exakt bewiesen werden, doch alle Ergebnisse deuten in die Richtung, dass im Darmhirn die Essenz der Depression verborgen liegt und im Bauch Stimmungen erzeugt werden.[19] So habe ich wohl aus dem Bauch heraus und am Verstand vorbei ein Sexualleben geführt, das anderen und mir letztlich viel Kummer bereitet hat.

»Erst wenn wir verstehen, warum ein Mann selbst bei offensichtlichem Risiko sexuell aktiv wird, werden wir die Macht der Erregung verstehen«, so der Neurobiologe J. Pfaus.[20]
Zu guter Letzt: Die Auseinandersetzung mit dieser Thematik hat viel Raum eingenommen; das entspricht aber dem Stellenwert, den das gesamte Spektrum »Sexualität« für unser Leben hat. Mein ehedem libidinöses Verhalten in der Depression sehe ich nicht monokausal, sondern in seiner Vielschichtigkeit verursacht: Die Depression kann genetisch bedingt und/oder anerzogen und/oder durch ein Ereignis ausgelöst/verstärkt worden und/oder durch hormonelle Störungen bedingt sein und/oder durch frühe Lebenserfahrungen dazu geführt haben, dass mir das Dasein selbst zuwider ist und ich durch Trotzreaktionen Genuss suchte.

Vom Selbstwertgefühl und von der Selbstunsicherheit

Oft empfinde ich mich als überflüssige, furzende, urinierende, nach Luft japsende und Schweiß absondernde Verdauungsmaschine. Im wahrsten Sinne des Wortes »Maschine«: Eine aus beweglichen Teilen bestehende Vorrichtung, mit deren Hilfe bestimmte Arbeiten ausgeführt werden können. Und dieser Apparat muss funktionieren. Normalerweise reicht der Selbsterhaltungstrieb als Antriebsenergie. Meine Energiequelle ist kein mächtiges Kraftwerk, sondern eine bescheidene Sparflamme. Selbstwertgefühle sind Empfindungen, die der Mensch sich selbst zuschreibt. Seit Entdeckung meiner Selbst beherrscht mich ein negatives, verneinendes Selbstwertgefühl: Wie oben gesagt, ich bin ein kleiner Scheißer, auf den am besten diese Zustandsgefühle passen:

Traurigkeit
Sorge, Angst und Furcht
Unbehagen
Verzagtheit
Zerrissenheit
Neid
Verzweiflung
Winzigkeit

Alles Ich-Eigenschaften, die das Leben zur Qual machen. Ein besonders schmerzendes, unangenehmes Zustandsgefühl sind die Schuldgefühle dem Partner gegenüber. Nicht immer gelingt es mir, die unendlich schwere Maske des Zufriedenen zu tragen; was dann zum Vorschein kommt, muss den Lebensgefährten traurig stimmen – dann bin ich derjenige, der einem anderen Menschen das Leben versalzt. Ich bin eine Last.
Unter diesem Zustandsgefühl, der Ich-Qualität, leidet auch das Allgemeinempfinden:

Kein Frischegefühl, keine Leichtigkeit,
stattdessen Müdigkeit und Schwere;
kein leibliches Behagen,
sondern Unbehagen;
keine Ruhe und Entspannung,
dafür Unruhe und Beklemmung;
keine Libido,
vielmehr sexuelle Unlust

Wir kennen das semantische Gedächtnis (das Faktenwissen speichert), das prozedurale Gedächtnis (das sich z. B. Bewegungsabläufe merkt) und das autobiografische Gedächtnis. Im letztgenannten Gedächtnis wird die Lebenserzählung gespeichert. Normalerweise läuft in unserem Oberstübchen ein »Vergangenheitsvergoldungsprogramm« ab. Das Verdrängen gehört zu den wichtigsten Schutzreaktionen des Gehirns. Bei mir scheint das zu misslingen: Gerade schmerzhafte Erfahrungen brennen sich unauslöschlich ins Gehirn ein. So wie Hormone beim Abspeichern von glücklichen Momenten beteiligt sind, haben »Stresshormone« Negatives in mein autobiografisches Gedächtnis unauslöschlich eingraviert. Diese Selbstwertneurose prägt mein Verhalten zu mir selbst und zu meiner Umwelt mindestens seit dem Grundschulalter (aus welchen Gründen bin ich eigentlich immer aus dem Kindergarten zu meinen Großeltern geflüchtet?!). Die medizinische Psychologie[21] spricht bei Patienten mit einem ausgeprägten Minderwertigkeitskomplex von seelischer Insuffizienz bzw. von einem selbstunsicheren Psychopathen. Wenn ich mir dessen charakteristische Wesensmerkmale anschaue, dann trifft alles auch auf mich zu:

- innere Unsicherheit
- mangelndes Selbstvertrauen
- innere Unfreiheit mit Grübelzwang
- Schüchternheit

Zu dem Kreis der selbstunsicheren Menschen zählen auch die Sensitiven und Skrupelhaften. Auch hier Eigenschaften, für die ich stehe:

- übermäßige Gewissensbedenken
- leicht kränkbar
- empfindsam
- sittlich hochstehend
- starke Eindrucksfähigkeit
- herabgesetzte Fähigkeit zur »geregelten« Abfuhr gestauter Affekte nach außen (zu meinem Leidwesen erfolgt die Abfuhr bei mir meist durchbruchartig, plötzlich und heftig (»Ventile platzen)«

Im Alltag, bei zwangsläufigen Kontakten mit bekannten oder fremden Menschen, binden diese »Behinderungen« einen Großteil meiner Kräfte. Mich unter Kontrolle zu halten, selbstsicheres Auftreten und Schaffung eines positiven Bildes von mir erfordern »übermenschliche« Kräfte. Kein Wunder, dass ich mich in der Freizeit lieber daheim aufhalte, am liebsten in der Dunkelheit zu einem Spaziergang aufbreche und sowieso Orte, an denen sich viele Menschen aufhalten, möglichst meide.

Als wenn das noch nicht genug Krafteinsatz wäre, kommt enorm belastend hinzu, dass wir, also die selbstunsicheren Neurotiker, unter dem Zwang zur Überkompensation leiden: Wir stehen ständig unter dem Gefühl hohen Leistungsdrucks und entwickeln einen Ehrgeiz, der zu besonders anerkennungswürdigen Ergebnissen führen soll. Ich weiß sehr genau, dass bei meiner Arbeit mein Anspruchsniveau viel zu hoch angesetzt ist, vermeiden kann ich das nicht. Ganz im Gegenteil: Wenn etwas nicht erwartungsgemäß gelingt, neige ich zu extremen Versagens- und Schuldgefühlen. Aus einem Interview, das ich in der Süddeutschen Zeitung[22] las, blieben mir diese Sätze in Erinnerung: *»... aufgrund seiner Behinderung wohl als Krüppel ge-*

sehen. Aus dieser seltsamen Form des Selbsthasses entstand womöglich das Bedürfnis, es allen zeigen zu wollen. Und als er irgendwann die Chance dazu bekam, war nach oben kein Limit mehr.« Passend dazu Friedrich Schiller: *»Nur durch Arbeit gelingt es mir, meine angeborene Melancholie, diese tiefe verborgene Wunde, zum Schweigen zu bringen.«*[23] Und: *»Die Hauptsache ist der Fleiß, denn dieser gibt nicht nur die Mittel des Lebens, sondern er gibt ihm auch seinen alleinigen Wert.«* Traurig, denke ich.

Anmerkung hierzu: Bei mir gibt es faktisch schon lange ein emotionales und intellektuelles Limit, doch verzeihen kann ich es mir nicht, so wenig erreicht zu haben. Kürzlich las ich im Wirtschaftsteil der Süddeutschen[24] unter »Personalien« den beruflichen Werdegang des künftigen Mercedes-Chefs:

> *»Der Mann sieht gut aus. Wenn an der Theorie etwas dran ist, dass gutaussehende Menschen die Karriereleiter schneller und höher bewältigen als andere, dann wäre Wolfgang B. ein schöner Beweis für diese These:*
> - *mit 27 Jahren promoviert über ein Ökonomie-Thema*
> - *mit 31 Jahren optimiert er den Materialeinkauf bei Mercedes*
> - *mit 33 Jahren Leiter der S-Klasse Montage, Verantwortung für 4200 Mitarbeiter*
> - *mit 39 Jahren zweiter Mann bei Chrysler in Detroit*
> - *mit 43 Jahren Nachfolger des Mercedes-Chefs«*

So, nun wollen wir mal vergleichen:

Man sagt mir nach, nicht übel auszusehen, dieser Umstand gibt zwar Selbstvertrauen im Mikrobereich, eröffnete mir aber keine Karriere:

- mit 20 Jahren von meiner Lehrfirma nach Madrid geschickt worden, um den Kontaktmann zwischen deutschem Hersteller und spanischem Generalvertreter abzulösen; nach meiner Einarbeitungszeit machte dieser aber keine Anstalten, den Platz zu räumen; vielleicht traute man mir die Alleinverantwortung auch nicht zu; jedenfalls beschloss ich, niemanden zu bedrängen, sondern kümmerte mich um meine spanischen Bekannten, um die deutsche fesche Schreibkraft und um mein Heimweh;
- mit 22 Jahren beendete ich den Spanien-Trip und kehrte zum Hersteller zurück;

– nach einem Jahr als Direktionsassistent sagte mir mein Chef beim Abschied eine Nicht-Karriere voraus
– mit 26 Jahren Studium der Betriebswirtschaft beendet, erhalte einen Geschäftsführervertrag für ein Reinigungsunternehmen mit eigener Produktion von chemischen Produkten wahrscheinlich deswegen, weil ein gestandener örtlicher Sozialdemokrat seine Hände im Spiel hatte;
– als ich von einem amerikanischen Mineralölunternehmen, bei dem ich mich nebenbei beworben hatte, eingestellt werden sollte, half mir das amerikanische Projektteam, aus dem Geschäftsführervertrag herauszukommen, und ich wurde zwar als »Leiter des Rechnungswesens« in spe vorgesehen, doch zunächst hatte ich die Aufgabe, ein Raffinerieprojekt zu dokumentieren und mitzuhelfen, entsprechende Baugenehmigungen zu bekommen,
– mit 27 Jahren reagierte ich auf das Angebot des Landes Niedersachsen, das händeringend Berufsschullehrer suchte; ich bewarb mich und wurde als Vertragslehrer eingestellt
– mit fast 28 Jahren, nach einem Jahr Unterrichtstätigkeit und parallel stattfindenden Pädagogikkursen, legte ich eine Prüfung ab und durfte nun als Angestellter des Landes Niedersachsen an der TU Braunschweig Wirtschaftspädagogik, Politikwissenschaft und Volkswirtschaftslehre studieren
– mit 30 Jahren beendete ich das Aufbaustudium mit dem 1. Staatsexamen und ging über in das Studienreferendariat, das ich mit fast 32 Jahren mit dem 2. Staatsexamen beendete.
Dr. Wolfgang B. hatte bis zu diesem Alter nicht nur promoviert, sondern schon eine erfolgreiche, verantwortungsvolle Tätigkeit im Daimler-Chrysler-Konzern wahrgenommen.
– mit 34 Jahren wurde ich zum Studienrat (Beamter auf Lebenszeit) ernannt; so abgesichert, durfte ich den Berufsschülern die Zinsrechnung und das Vertragsrecht beibringen; in den wenigen Deutschstunden interpretierten wir Böll und Brecht und übten die Rechtschreibung
Dr. Wolfgang B. war jetzt schon Leiter der S-Klasse Produktion und Chef von 4200 Mitarbeitern.

– mit 39 Jahren und auch mit 43 Jahren unterrichtete ich immer noch die Zinsrechnung, das Vertragsrecht und lehrte die deutsche Grammatik; außerdem engagierte ich mich in der Gewerkschaft E & W.
Dr. Wolfgang B. war nun schon zweiter Mann bei Chrysler und demnächst wird er, mit 43 Jahren, Chef des Mercedes-Bereiches.[25]
– zwischenzeitlich startete ich drei Promotionsvorhaben (1x Politik, 1 x Ökonomie, 1 x Pädagogik) und schmiss sie wieder.
– Seit fast zehn Jahren bin ich wegen der existenzbedrohenden Depression im vorzeitigen Ruhestand.

Fazit: von meinem zwanzigsten bis dreißigsten Lebensjahr habe ich nur herumexperimentiert und nichts wirklich geleistet und danach? Jahr um Jahr Schüler befähigt, Wissen zu rekapitulieren.

Worauf soll ich stolz sein? Woher ein Selbstwertgefühl beziehen? Woher ein stabiles Selbstbewusstsein, wenn ich nie wirklich etwas geleistet habe? Hinzu kommt stark belastend, dass ich immer das Gefühl hatte, sehr überfordert zu sein! Ich war ein Getriebener in einem äußerst ungeliebten kaufmännischen Beruf – einer, der dieses Wissen auch noch in vielfach unmotivierte Schüler eintrichtern wollte!

Beim Schiller-Biographen J. Aufenanger finde ich eine Textstelle, die ich gut auf mich beziehen kann: *»Schiller kam kaum jemals zum Leben, da er sich ihm nicht anvertrauen konnte, es sich nicht erlaubte, es zu genießen, sich nicht Wert genug dafür fühlte.«*[26]

Doch zurück zu meinem Selbstwertgefühl und Selbstbewusstsein. Der »Stern«[27] veröffentlichte einen Test zu dieser Thematik.

Der Test: Wie selbstbewusst sind Sie?

Die folgenden Fragen erfassen Ihre Einstellung zu sich selbst. Überlegen Sie sich, in welchem Ausmaß die Aussage im Allgemeinen auf Sie zutrifft. Versuchen Sie nicht, diejenigen Antworten auszuwählen, von denen Sie sich ein schmeichelhaftes Testergebnis erhoffen. Kreuzen Sie ausschließlich diejenige Antwort in jeder Zeile an, von deren Richtigkeit Sie am meisten überzeugt sind.

1. Ich akzeptiere mich.
2. Ich mag mich.
3. Ich empfinde mich als wertvoll.
4. Ich bin mit mir zufrieden.
5. Ich fühle mich meinen Bekannten mindestens ebenbürtig.
6. Ich denke, dass ich von anderen akzeptiert werde.
7. Ich glaube, dass viele Menschen mich mögen.
8. Ich finde leicht Kontakt zu Unbekannten.
9. Ich fühle mich in Gegenwart vieler Menschen wohl.
10. Über peinliche Missgeschicke denke ich nur kurz nach.
11. Ich bin mit meinen Leistungen zufrieden.
12. Ich glaube, dass ich den Anforderungen gewachsen bin, die an mich gestellt werden.
13. Ich leiste gute Arbeit.
14. Ich erlebe mich als kompetent.
15. Ich bin mindestens so leistungsfähig wie andere.

Was gemessen wird:
A = Allgemeines Selbstwertgefühl: Mit diesem Selbstwertbereich ist eine allgemeine emotionale Einstellung zur eigenen Person gemeint. Menschen mit hohen Werten auf dieser Skala sind mit sich zufrieden, akzeptieren sich und erleben überwiegend positive Gefühle, wenn sie über sich selbst nachdenken. Sie werden nur selten von Selbstzweifeln geplagt. Allerdings können Personen mit extrem hohen Werten von anderen unter Umständen als arrogant erlebt werden. Personen mit geringen Werten auf dieser Skala sind häufig unzufrieden mit sich, erleben Selbstzweifel und haben eine eher negative Einstellung zu sich selbst. Personen mit sehr geringen Werten neigen zur Depression.

B = Soziales Selbstwertgefühl: Dieser zweite Bereich des Selbstwertgefühls beschreibt das Ausmaß, in dem sich eine Person im Kontakt mit anderen Menschen wohlfühlt und in dem sich eine Person durch die Meinung anderer beeinflusst sieht. Personen mit einem hohen Wert haben wenig Hemmungen im sozialen Kontakt und empfinden soziale Situationen als angenehm und wenig belastend.

Sie machen sich kaum Sorgen darüber, ob sie von anderen negativ bewertet werden. Personen mit niedrigen Werten dagegen sind im sozialen Kontakt unsicher, schüchtern und gehemmt. Sie sind wenig überzeugt von ihren Fähigkeiten im Umgang mit Menschen und befürchten, dass andere eine ungünstige Meinung von ihnen haben könnten oder sie als Versager sehen. Bei extrem geringen Werten auf dieser Skala könnten soziale Ängste vorliegen.

C = Leistungsselbstwertgefühl: Mit diesem Bereich wird die Überzeugung erfasst, Leistungsanforderungen erfüllen zu können und im Beruf oder in Schule/Universität leistungsfähig und erfolgreich zu sein. Personen mit hohen Werten glauben an ihre Leistungsfähigkeit und ihre Kompetenzen. Sie sind überzeugt, dass sie den an sie gestellten Anforderungen gewachsen sind. Personen mit geringen Werten zweifeln an ihrer Leistungsfähigkeit, glauben, weniger kompetent zu sein als andere und fühlen sich durch Anforderungen in Beruf oder Alltag überfordert.

Wie ich bei diesem Test abgeschnitten habe?
Ergebnis zu A) Allgemeines Selbstwertgefühl (Fragen 1–5):
»Bei der erreichten Punktzahl kann man von einem geringen Selbstwertgefühl sprechen.«
Ergebnis zu B) Soziales Selbstwertgefühl (Fragen 6–10):
»Bei der erreichten Punktzahl kann man von einem geringen sozialen Selbstwertgefühl sprechen.«
Ergebnis zu C) Leistungsselbstwertgefühl (Fragen 11–15):
»Ihr Leistungsselbstwertgefühl ist relativ durchschnittlich ausgeprägt.«
Kurzkommentar: Mein Leistungsselbstwertgefühl mag ja durchschnittlich ausgeprägt sein, an sich aber traue ich mir diese Leistungen gar nicht zu – und überhaupt denke ich nicht, dass andere mit mir zufrieden sein könnten! Seit Jahrzehnten befinde ich mich im Teufelskreis: Weil ich glaube, dass ich nicht »gut« bin, dass ich wenig leiste, fühle ich mich im Kreis der Mitmenschen unwohl, unsicher, unbeachtet, unrespektiert und unwillkommen. Und immer intensiver denke ich über diese Aphorisme nach:

Selbstmord ist die reinste Form der Selbstkritik.

(Hermann Hesse)

Im Magazin »Psychologie heute – Compact«[28] las ich: *»Wenn Menschen sich negativ bewerten oder unwohl fühlen, dann können in vielen Fällen unbewusste Gedanken an eine Autorität, der Vergleich mit einem erfolgreicheren Menschen oder die Erinnerung an eine moralische Instanz schuld daran sein.«*

Abgesehen davon, worin die tieferen Ursachen dieses extremen Unwohlseins begründet liegen, gehe ich auch heute noch überall mit einem Gefühl der Schwäche hinein, weil ich mich so klein, so unwissend und so überflüssig fühle.

Der Tod ist nicht das Ende eines guten, sondern der Anfang eines besseren Lebens. (Autor unbekannt)

Du wirst nicht dafür bezahlt, dass du Mensch bist, sondern dafür, dass du etwas leistest. Also definiere ich mich über Leistung. Und weil ich immer abhängig von denen bin, die mir Geld geben, verhalte ich mich so, wie ich denke, dass es anderen recht ist: Ein total fremdbestimmtes Leben, ich arbeite an etwas, was mir keine Freude bereitet und übe mich in Wohlverhalten; auch im privaten Kreis, denn ich möchte geliebt werden.

Die Aufmerksamkeit anderer Menschen ist die unwiderstehlichste aller Drogen.[29] (G. Franck)

Man beginnt das Furchtbarste zu fühlen, das Menschen passieren kann: die soziale Ausschließung und ein Niemand zu werden. Wenn ich den Unterrichtsraum betrete und die Gespräche gehen weiter, ohne dass ich mit einem Gruß wahrgenommen werde, bedeutet das für mich eine Ächtung: man will mich ausschließen – eigentlich bin ich als Lehrer sowieso ausgeschlossen, so sehr ich mich auch bemühe, als Teil dieser Lerngruppe zu gelten. Kritiker werden nun sagen, ich hätte die Hierarchie, die es an einer Schule gibt, vergessen. Ich war ein sehr »menschelnder« Lehrer, weil ich immer erst den Menschen im Schüler sah. Dass ich dennoch von den Allermeisten ignoriert wurde, hat mich nachhaltig verletzt. Ich wollte dazugehören und diese Zugehörigkeit bestätigt wissen. Mit riesigen Sensoren hatte ich mich mittlerweile ausgerüstet, um feststellen zu können, wie andere mich wahrnehmen. Fast krankhaft strebe ich nach Anerkennung. Das geht soweit, dass ich das morgendliche Nichtgrüßen – auch des Nachbarn – als Versuch deute, mich aus der Gemeinschaft zu stoßen. Absichtliche oder ungewollte Gleichgültigkeit der Mitmenschen bedeuten den sozialen Tod. Den fürchte ich mehr als den physischen.

Vom Schenken

In diesem Zusammenhag muss ich unbedingt auf das Schenken zu sprechen kommen! In den letzten Jahren habe ich es zur Gewohnheit gemacht, Menschen, die etwas für mich tun, zu Ostern und zu Weihnachten – manchmal auch zwischendurch – ein kleines Geschenk zu machen. Jetzt, da ich all dieses aufzeichne, habe ich diesen Brauch hinterfragt. Dabei half mir ein Artikel aus der Süddeutschen Zeitung.[30] Hier die Aussagen, die für mich in meiner Situation und Befindlichkeit von größter Bedeutung sind:

1. Menschen miteinander zu verbinden, ist in der Kultur des Schenkens das Hauptmotiv.
2. In allen Kulturen ist das Schenken eine hoch bedeutsame und folgenreiche soziale Handlung.
3. Bei Opfergaben wird erwartet, dass die Götter die Gabe erwidern.
4. Geschenke werden keineswegs altruistisch gegeben, sondern als Herausforderung an den Empfänger, sich für das Gute zu revanchieren – z. B. durch Wohlverhalten (Undankbarkeit ist ein schwerer Vorwurf), insofern macht Schenken den Beschenkten abhängig.
5. Das Geschenk soll Gunst erringen.
6. Schenken als reine Geste: Beweis der Aufmerksamkeit und damit Wertschätzung des Beschenkten (nur das wäre selbstloses Handeln).

Was soll ich dazu sagen? Das sind sozialpsychologische Fakten, denen ich mich stellen muss! Wieder und wieder habe ich über diesen

Aussagen gebrütet und winde mich, zuzugeben, dass ich wohl nicht mehr in der Lage bin, aufrichtig zu schenken. Bei allen Schenksituationen, die ich im Geiste aufrief, entdeckte ich Hintergründiges. Ich glaube, in der Depression kann man gar nicht anders, als auch mit Geschenken um Hilfe zu rufen. Hier bin ich; erkenne mich an, erfülle meine Wünsche als Gegengeschenk; ich bedanke mich bei dir dafür, dass du mich beachtest. So manches Mal empfinde ich das Schenken als hündische Anbiederung beim Beschenkten, so dass ich bei Nichterfüllung meines mit dem Geschenk verbundenen Wunsches zukünftig auf das Schenken verzichte; dann empfinde ich Genugtuung und Stolz darüber, dass ich zu meiner Würde zurückgefunden habe. Sogar bei meinen nächsten Angehörigen und Freunden ist mir Selbstlosigkeit fremd: Bei meinen Eltern entschuldige ich mich damit für meine schlechten Gedanken, bei den Kindern für die Scheidung; meiner Frau und meinen Freunden danke ich für die Liebe zu mir trotz meines schwierigen Charakters bzw. meiner psychischen Behinderung.

Von der Nächstenliebe und der Sozialphobie

Beginnen möchte ich dieses Kapitel mit der fatalen Erkenntnis, dass nur der den Nächsten lieben kann, der sich selbst liebt.

Nur wer barmherzig mit sich selber ist, kann gut sein – zu sich und anderen.

(Pater Anselm Grün, Benediktiner-Abtei Münsterschwarzach)

Wie den Nächsten lieben wie dich selbst, wenn du dich selbst nicht akzeptieren kannst und wenn du Angst vor dem Nächsten hast?
Diese Sozialphobie quält mich mindestens seit meiner frühen Jugend und steigerte sich bis ins Unerträgliche in meinen Jahren als Berufsschullehrer und darüber hinaus.
Ich zitiere: *»Sozialphobie ist die Angst davor, in soziale Situationen zu kommen, in welcher man der eingehenden Prüfung durch andere ausgesetzt sein könnte: Angst vor dem Redenhalten, vor öffentlichen*

Auftritten, vor Schreiben oder Unterschriftleisten in Gegenwart anderer.«[31]
Ich werde und werde dieses Gefühl nicht los, dass ich schuld bin, wenn etwas nicht klappt, wenn jemand schlechte Laune hat, wenn jemand eine Prüfung nicht besteht, wenn jemand nicht zuhört und so weiter. Immer habe ich das Gefühl, alle Leute beobachten mich und denken, irgendetwas stimme nicht mit mir; ich bin total darauf angewiesen, ob und wie die Menschen auf mich eingehen. Eigentlich ist das schade, wenn ich vor lauter Angst die anderen gar nicht richtig wahrnehmen kann oder ich mich so verstelle, dass ich gar nicht mehr authentisch bin; d. h. die anderen erhalten nur ein Bild von mir – so, wie ich gerne gesehen/gemocht werden möchte. Abgesehen davon, dass das nicht sehr ehrlich ist: Es ist mit einem enormen Kräfteverzehr verbunden, schon deswegen meide ich gerne soziale Situationen. Irgendwann schrieb ich mir aus einem Roman diesen Satz heraus: *»Wie ungeheuer tröstlich, wenn die Menschen lieb zu einem sind.«* Ich möchte kurz auf das Fremdgehen zurückkommen: In diesem Zusammenhang kannst du sicherlich nachvollziehen, dass ich den Verstand verlor, wenn ich das Signal einer Frau wahrnahm: Ich mag dich!
Das »nagende Gefühl, nicht gemocht zu sein«, hat mich im Laufe der Zeit richtig mürbe gemacht. Du hast Angst vor diesem Gefühl, möchtest andererseits aber auch unabhängig sein von der Anerkennung durch andere. Diese Spannung ist kaum zu ertragen. Ich fürchte mich bei Begegnungen davor, mich anzubiedern, um gemocht zu werden. Ich hasse die Eigenschaft »devot«, weil durch sie die Selbstachtung erodiert.
Bis hierhin habe ich das gestörte Verhältnis zwischen mir und den Mitmenschen dargestellt. Es gibt aber auch noch einen anderen Betrachtungsgegenstand, der zusätzlich deprimierend wirkt: die Schlechtigkeit des Menschen. Friedensreich Hundertwasser, der österreichische Maler und Philosoph, hat es so formuliert: *»Die Menschen müssen begreifen, dass sie das gefährlichste Ungeziefer sind, das je die Erde verwüstet hat.«* Hundertwassers Erkenntnis schließt das Fehlverhalten des Menschen gegenüber der natürlichen Umwelt mit ein. Diesem Verhältnis »Mensch – Natur« widme ich

ein eigenständiges Kapitel. Jetzt geht es mir darum, aufzuzeigen, wie widerwärtig der Mensch dem Menschen gegenüber sein kann.

Von der Nachrichtendepression und dem Bösen

Der Depressive steht permanent unter dem Druck von Schuldgefühlen. Wenn ich zudem täglich mit deprimierenden Nachrichten konfrontiert werde, schäme ich mich zusätzlich dafür, ein Mensch zu sein! Die Folgen dieses Grolls gegen die angebliche »Krone der Schöpfung« möchte ich schlicht »Nachrichten-Depression« nennen. Die empfundene Ohnmacht angesichts der Gewaltorgien verschlimmert die depressive Gemütslage. Was nun Grässliches folgt, sind die Ursachen dieser Depression, und ich muss daran erinnern, dass diese nur mikroskopisch kleinen Begebenheiten Facetten des riesigen Facettenreichtums unmenschlichen Verhaltens sind. Stellen wir uns dem Bösen:

1. Misshandlungen von Schülern durch Schüler: Folterungen von Schwächeren, Demütigungen, Dauerprügel, von den Schülern selbstproduzierte Gewaltvideos und über Monate hinweg hatte sich ein grausames Ritual vollzogen – wer Geburtstag hatte, wurde zusammengeschlagen.
2. Ein russischer Pädophiler hat einen 13-jährigen Jungen, der sich gegen eine Vergewaltigung wehrte, in einem Moskauer Hochhaus aus einem der oberen Fenster gestoßen.
3. In einem privaten Alten- und Pflegeheim wurden Menschen geschlagen, sie wurden fixiert, mit einer großkalibrigen Spritze zwangsernährt, nach Mitternacht geduscht, Erkrankungen und Knochenbrüche wurden nicht behandelt.
4. Weiße und schwarze Südafrikaner schlugen einen Mitarbeiter brutal zusammen, fesselten ihn und warfen ihn über den Zaun eines Löwengeheges; sie hatten dann zugesehen, wie er von den Löwen zerfleischt wurde.
5. Der Westen schützt mit 350 Mrd. Euro Agrarsubventionen seine Landwirtschaft. Es ist obszön, dass damit den Entwicklungs-

ländern die Exportmöglichkeiten genommen werden – obendrein rühmen wir uns der 57 Mrd. Euro Entwicklungshilfe – das ist zynisch!

6. Ein Sechstel der Weltbevölkerung – eine Milliarde Menschen – lebt in Slums. Experten warnten, dass sich die Zahl bis 2030 verdoppeln könnte.
7. Er ist ein frommer Christ: Friedrich Hengsbach, Jesuitenpater und Professor für Wirtschafts- und Gesellschaftsethik, wettert gegen den Abriss des Sozialstaats. Schöne Worte wie »Freiheit« und »Eigenverantwortung« verschleiern Dramatisches: den Verfassungsbruch (Sozialstaatspostulat). »Wir sind auf dem Weg in eine Wolfsgesellschaft.« (Stern 48/2003).
8. Jedes zehnte Kind in Deutschland werde unter die Armutsgrenze fallen, wenn Arbeitslosen- und Sozialhilfe zusammengelegt werden, so der Paritätische Wohlfahrtsverband.
9. Es wird ständig nach Wegen gesucht, durch noch billigere und effizientere Technologien Lohnkosten zu drücken oder menschliche Arbeitskraft gänzlich überflüssig zu machen. Dies ist die neue strukturelle Realität in der kapitalistischen Marktwirtschaft, die Regierung, Unternehmensführer und viele Wirtschaftsexperten nur widerwillig – wenn überhaupt – zur Kenntnis nehmen.
10. Der Organisator einer der ersten Demonstrationen in Saudi-Arabien ist zu einem Jahr Haft und 700 Peitschenhieben verurteilt worden. Es ging um die Bekämpfung der Korruption, der Arbeitslosigkeit und Freilassung politischer Gefangener.
11. Eine Euro-Krise ist unvermeidbar: Um sie abzuwenden, muss Europa etwas gegen die Zementierung der sozialen Grundrechtscharta in der europäischen Verfassung unternehmen (so der hochangesehene französische Professor für Wirtschaftswissenschaften, Georges de Menil).
12. In der RTL-Comedy »Freitagnacht News« wird ein Darsteller von einer Gruppe Skinheads gejagt, bis einer der Angreifer ihm mit einem Baseballschläger den Kopf einschlägt. Die Degeneration des Fernsehens hat zweifellos neue Ausmaße erreicht. Siehe auch SAT 1 bei »Sonja«: zur Mittagszeit drohen sich Gäste

gegenseitig Gewalt an, während ihnen Studio-Zuschauer vorwerfen, auszusehen »wie ein schwules Stück Kacke«.

13. In der Türkei wurde eine Frau gesteinigt, weil ihre Familie meinte, sie habe die Ehre ihrer Verwandten verletzt, nachdem sie unverheiratet schwanger geworden war.
14. Da gibt es besoffene Jugendliche, die Kalaschnikows besitzen und die Menschen im Kongo oder Sierra Leone ausrauben, vertreiben und zu Tode quälen, weil sie schon mit fünf oder sechs Jahren lernen mussten, wie man seinen Vater oder seine Mutter erschießt.
15. Der frühere US-Außenminister Kissinger hat amerikanischen Dokumenten zufolge die argentinische Militärdiktatur 1976 darin bestärkt, Regimegegner auszuschalten und sie zugleich zur Eile gemahnt. So verschwanden im ersten Jahr nach dem Putsch etwa 15.000 Menschen.
16. Die »Sanktionen« gegen den Irak waren völkerrechtswidrig. Sie kosteten 1,6 Millionen Irakern, darunter 550.000 Kindern, das Leben. Die US-Außenministerin A. Albright erklärte 1996 in einem Fernsehinterview, wenn eine halbe Million Kinder sterben müssen, dann sei das ein angemessener Preis für den Kampf gegen Saddam Hussein. Seit Jahren bin ich Mitglied u. a. folgender Organisationen: Terre des Hommes, amnesty international, Gesellschaft für bedrohte Völker, SOS-Kinderdorf, Bund für Naturvölker e. V. Was in deren Publikationen an Ungerechtigkeiten und Gräueln zu lesen ist, lässt mich vor Scham ganz klein und traurig werden!
17. Noch 1948, als man die Urteile in den Nürnberger Kriegsverbrecherprozessen spricht, werden in Australien die Ureinwohner bei Volkszählungen übergangen, weil man sie als Teil der Tierwelt deklariert.[32]
18. Bei allen bisher genannten Ungeheuerlichkeiten war ich zwar als Leser erschüttert, doch gab es keine persönliche Nähe. Etwas anderes ist das bei den Nazi-Kriegsverbrechen: Als das von den Nationalsozialisten eröffnete Kriegsgemetzel begann, war mein Vater 16 Jahre alt; spätestens 1941, da war er im 19. Lebensjahr, musste oder wollte er am Krieg teilnehmen (Russ-

land, Frankreich). Für mich ist das Soldatenhandwerk ein mörderisches Handwerk; ich glaube nicht, dass mein Erzeuger ein Mörder ist, doch dass Soldaten Mörder sind in dem Sinne, wie es das Bundesverfassungsgericht am 13. 12. 2001 verkündet hat. Scham und Traurigsein allein helfen nicht! Amnesty bittet darum, »Briefe gegen das Vergessen« zu schreiben (s. auch Beschluss des BVG vom 10. 10.95), dem pflichte ich bei.

Wolfgang Schade
Stallingslust 35i
266o5 Aurich — 1o. August 2oo8
Deutschland

Bouasone Bouphavanh
Prime Minister
Prime Minister's Office
Rue Sisavat, Vientiane
Laos

Dear Prime Minister,

Thao Moua und Pa Pue Khang, die der ethnischen Minderheit der Hmong angehören, wurden zu langen Gefängnisstrafen verurteilt. Und das nur, weil sie europäische Journalisten und deren Dolmetscher unterstützt hatten.

Bitte helfen Sie dieser Volksgruppe, die seit Jahrtausenden Teil der laotischen Kultur ist - heute aber von dem modernen Militär angegriffen wird. Bieten Sie diesen Menschen ein menschenwürdiges Leben!

Dazu gehört auch, dass die Urteile gegen Moua und Khang neu verhandelt werden und dass beide einen juristischen Beistand erhalten. Laos ist doch ein Mitglied der Weltgemeinschaft - alle Menschen haben einen Anspruch auf Humanität ihrer Regierungen.

Daher bitte ich Sie auch ganz herzlich, dafür zu sorgen, dass Moua und Khang nicht misshandelt oder gär gefoltert werden.
Ich danke für Ihrer Unterstützung!

Mit freundlichem Gruß

W. Schade

Ich will es wegen der persönlichen Betroffenheit betonen: mir geht es um eine nachhaltige Kritik am Soldatentum allgemein und nicht um die Verletzung der Ehre einer einzelnen bestimmten Person. Aber warum ich das an dieser Stelle überhaupt erwähne? Weil ich Sohn eines ehemaligen Kriegsteilnehmers bin, eines Kriegers, der aus der »Festung« eines Panzers heraus danach getrachtet hat, andere Menschen umzubringen. Was ja irgendwie auch bedeutet (genetisch vielleicht?), dass auch ich in bestimmten (politischen?) Situationen Menschen umbringen könnte. Dieser Gedanke gefällt mir gar nicht, er deprimiert mich zutiefst. *»Stell dir vor, es ist Krieg, und keiner geht hin«*: Das sagt sich in Friedenszeiten (in einer Demokratie) recht einfach. Aber wie hätte ich mich damals verhalten? Hätte ich dem Hitler-Monster-System die Stirn geboten? Dass ich das nicht weiß, verunsichert und bekümmert mich. Dass mein Sohn aus erster Ehe nicht den Wehrdienst verweigerte, bekümmert mich – hätte ich versuchen müssen, das zu verhindern?

»Meine Ängste überwältigen mich ganz und gar. Ich konnte gar nicht mehr leben, so schrecklich waren meine Ängste und Depressionen, die durchaus berechtigt sind, wenn man sich die Welt ansieht.«[33]

Viele der aufgezählten Beweise menschlicher Fehlbarkeiten hatten einen politisch-gesellschaftlichen Hintergrund. Bezogen auf den »zoon politikon«, den Menschen als soziales Wesen mit gesellschaftlichem und politischem Einfluss, muss ich J. G. Seume, 1763–1810, Verfasser kulturhistorischer Werke, leider zustimmen, wenn er sagt:

»Die Geschichte scheint mir fast zu bürgen, dass die Menschen keine Vernunft haben.«

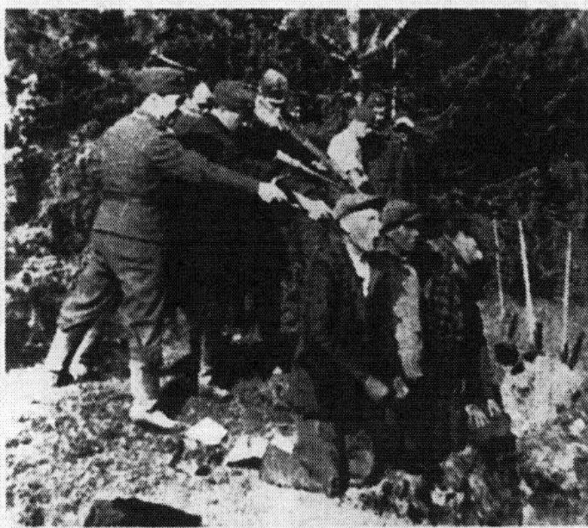

JOACHIM E. ROETTGERS / GRAFFITI (O.); ULLSTEIN BILD (U.)

Judenerschießung in Litauen (1941)
Die jüngsten Verdächtigen sind über 80

DER SPIEGEL 41/2008

Für mich ist das Soldatenhandwerk ein mörderisches Handwerk. Könnte auch ich in bestimmten politischen Situationen Menschen umbringen? Dieser Gedanke deprimiert mich zutiefst.

Aber was ist mit den anderen Bösen, den Mitmenschen, die abweichendes Sozialverhalten im Alltag zeigen? Um das zu klären, geht man am besten zu der Station, an der die Normabweichler früher oder später eintreffen: ans Strafgericht mit seinen psychologisch-psychiatrischen Gutachten. Mich deprimiert zutiefst, wozu der Mensch fähig ist und mich entsetzt, wie distanziert Menschen zu ihrer Tat stehen können. Der Autor Hans Holzheider[34] hat in seinem Beitrag »Tiefseeforscher« kenntnisreich davon berichtet. Einen der vorgetragenen Kriminalfälle möchte ich hier exemplarisch wiedergeben:
Der Psychiater, der vom Staatsanwalt zur Begutachtung der Täter beauftragt war: *»Der Haupttäter ist gemütslos, taub und blind für zwischenmenschliche Empfindungen. Mit psychischer Krankheit habe das aber nichts zu tun. Das ist seine Persönlichkeit: So ist er eben. Es dränge sich der Begriff des ›moralischen Schwachsinns‹ auf. Ver-*

stehen könne auch ein Psychiater das nicht. Die Seele ist ein Abgrund.«

Trotz der beschriebenen »Charakterlosigkeit« lag in diesem Fall keine Schuldunfähigkeit oder eingeschränkte Schuldfähigkeit vor: Beides gilt nur bei krankhaften seelischen Störungen, tief greifenden Bewusstseinsstörungen oder anderer schwerer seelischer Abartigkeit. Dann nämlich sind die Täter nicht in der Lage, das Unrecht ihrer Tat einzusehen oder nach dieser Einsicht zu handeln. Trifft keine dieser Definitionen zu, dann ist der angeklagte Mensch im strafrechtlichen Sinne gesund. Die soeben genannten »Sozialabweichler« haben zwar auffällige »Persönlichkeitszüge«, aber nichts, was Krankheitswert hätte.

Wie kann man sich so etwas als Laie vorstellen? H. Holzheider beschreibt das so: Die allermeisten von uns haben Verhaltensweisen gelernt, die es ermöglichen, ein sozial angepasstes und weitgehend gewaltfreies Leben zu führen. Was ist, wenn die Täter andere Verhaltensweisen von Anfang an erlernt haben, so wie man die Muttersprache erlernt? Kann dann diesen Menschen ihre Tat als Schuld angerechnet werden? Was ist, wenn das Böse, das diese Menschen von klein auf schmerzhaft kennengelernt und ins Unbewusste verdrängt haben, durch irgendeine Situation geweckt wird und sie zu Wut und Zerstörung veranlasste? Es ist fatal, denn der Täter, dem seine Antriebe und Motive nicht bewusst sind, kann diese genau deshalb nicht bewusst steuern! Fazit: Wenn dem Täter die wahren Motive seiner Tat überhaupt nicht bewusst sind, kann er nicht als krank im strafrechtlichen Sinne bezeichnet werden. Wo nichts bewusst ist, kann es auch keine Bewusstseinsstörungen geben! Das heißt aber auch: Er gilt als einsichtsfähig! Für den Laien nicht ganz nachvollziehbar: Eine Psychoanalyse könnte nach jahrelanger Seelenforschung den Ursachen der Tat auf die Schliche kommen, doch das ist nicht gerichtsrelevant!«

Warum dieser Ausflug in die Kriminalistik? Weil die psychosoziale Begutachtung eines Straftäters Fragen aufwirft, die auch für die Auseinandersetzung mit der Depression von großem Interesse sind:

– Ist die Depression eine Krankheit oder ein Persönlichkeitsmerkmal?

- Wird ein Depressiver »getrieben« oder kann er sein von der Depression geprägtes Handeln steuern?
- Wenn ein Depressiver autoaggressiv handelt, war er davor/dabei zu rationaler Reflexion des suizidalen Tuns fähig?
- Könnte nicht der Depressive, der in der Kindheit Schlimmes erlebt hat und deshalb depressiv wurde, das Schlimme verdrängt haben?
- Ganz persönlich: wenn ich aus der Kindheit ein bestimmtes Mutter- bzw. Frauenbild (verdrängt?) habe, das mein Verhalten gegenüber Frauen prägte, bin ich dann für das Fremdgehen und die Scheidungen moralisch verantwortlich?
- Nochmals persönlich: wenn ich aus den Vater-Erlebnissen und der erlittenen Vaterfigur nicht in der Lage gewesen sein sollte, Söhne zu erziehen, wäre ich dann für diese Unfähigkeit (moralisch?) verantwortlich zu machen?
- Ist die Persönlichkeitsstörung, unter der ich leide, eine Folge der extremen Anpassung und der Ängste, unter denen ich seit Beginn meines Selbstbewusstseins zu leiden hatte?
- Ist meine seelische Störung möglicherweise nicht (nur) psychosozialen Ursprungs, sondern (auch) eine biologische Fehlfunktion, gegebenenfalls genetisch bedingt?

Bei diesem biologischen Hintergrund der Depression möchte ich kurz verweilen: Vielleicht kann ich mit meiner Depression und dem Lebensüberdruss deswegen einigermaßen umgehen, weil ich sie wie eine organische Krankheit (Seelenkrebs) oder wie eine Körperbehinderung annehme. Das zum einen und zum anderen versuche ich, das Seelenleiden rational zu ergründen. Auch aus diesem Grunde interessiere ich mich für Erkenntnisse der Hirnforschung. Inwiefern bin ich bösartig?
Es ist mein unzuverlässiges Verhalten gegenüber meinen früheren Familien, mein Unbeherrschtsein bei Ungerechtigkeit, meine Bereitschaft zu Handgreiflichkeiten zur Kompensation meines Minderwertigkeitskomplexes, meine Bereitschaft, mein Handeln mit Lügen zu rechtfertigen. Könnte es hierfür hirnorganische Dispositionen geben?
Jetzt aber zu den Kernaussagen des erwähnten Artikels:

Zumindest hinter der impulsiven Form der Aggression stecken vermutlich Fehler in jenen Schaltkreisen des Gehirns, die unsere Gefühle regeln. Zu dieser Vermutung gibt es Anlass, weil es gelang, den Ort zu bestimmen, an denen negative Gefühle unterdrückt werden: Es ist das Stirnhirn, das für die Impulskontrolle wichtig ist. Bei Gewalttätern wurden zwei bedeutende Phänomene festgestellt, die dazu führen dürften, dass das Stirnhirn als Notbremse nicht greifen kann: Teile des Stirnhirns waren auffallend wenig, ein Teil des Mandelkerns dagegen war besonders rege gewesen. Der Mandelkern ist zuständig für die Verarbeitung negativer Erfahrungen, wie spezielle Furcht oder allgemeine Ängste.
Wenn die Notbremse, die über Teile des Stirnhirns und des Mandelkerns gesteuert wird, nicht greifen kann, folgt der Betroffene seinen (negativen) Impulsen. Nach Meinung des amerikanischen Hirnforschers Adrian Raine ist mit dem Stirnhirn u. U. gerade jener Hirnbereich gestört, der Menschen einsichtsfähig macht und anregt, kritische Situationen zu meiden.[35]
Und noch mindestens eine weitere Erkenntnis haben die Hirnforscher gewonnen: Ein weiterer Teil des Kontrollmechanismus unserer Gefühle ist das Serotonin-System. Bei Männern, die zu aggressivem Verhalten neigen, scheint das Serotonin-System im Stirnhirn gestört. Diese Annahme wurde dadurch verifiziert, dass bei Eingriffen in den Serotoninprozess eher unauffälliger Probanden diese begannen, aggressiv zu reagieren. Neben diesen biologischen Fehlentwicklungen kommen auch psychosoziale Faktoren in Betracht, z. B. gestörte Beziehungen in der Primär-Sozialisation (Mutter-Kind-Beziehung zum Beispiel).

Was haben diese Ausführungen mit mir und meiner Depression zu tun? Ich glaube, dass ich durch kindliche Erfahrungen ein Verhaltensmuster erlernt habe, das mir in »Fleisch und Blut« übergegangen ist: Sobald ich selbst Ungerechtigkeit erfahre oder bemerke, dass anderen Unrecht geschieht, kann ich mich kaum beherrschen (ähnlich überreagiere ich bei arrogantem Verhalten) und sehe mich genötigt, einzugreifen (verbal, körperlich oder durch eisige Ablehnung des Provozierenden). Diese Ablehnung richte ich auch gegen meine

eigene Person: durch die Depression an sich und in Form autoaggressiven Verhaltens. Nur mit kräftezehrender Selbstdisziplin gelingt es mir halbwegs, meine Emotionen unter Kontrolle zu halten. Wenn ich in einer Phase besonders starker Depression oder im Zustand »manisch-euphorischer« Stimmung bin, spielt das Selbstwertgefühl bzw. der Minderwertigkeitskomplex eine ganz besondere Rolle: Treffen diese handlungsleitenden Emotionen gar mit einer aggressiven sozialen Situation zusammen, dann möchte ich mein Minderwertigkeitsgefühl mit demonstrativer Stärke kompensieren, d. h. ich bin »so gut drauf«, dass ich selbst gegen Windmühlenflügel zum Kampf antreten würde. Nicht dass du meinst, das wäre in den Flegeljahren passiert – nein, ich erinnere mich lebhaft an eine Oktoberfest-Situation vor drei Jahren: Mein Sohn und ich saßen in einem Bierzelt – hinter uns kam es zu einem handfesten Streit, in dessen Verlauf ein bierseliger Typ jemandem ins Gesicht schlug – weil ich das überhaupt nicht ausstehen kann, griff ich aufbrausend ein, und ich beruhigte mich erst, als die Ordnungskräfte zu Hilfe eilten.
Diese in mir schlummernde Aggressivität macht mir Angst. Sie ist ein Teil des Bösen in mir, denn eigentlich will ich lieb, nett, geduldig, einfühlsam, sanft und tolerant sein. Dass ich auf diese Weise mir und meinem Sohn Stärke beweisen wollte, liegt auf der Hand. Der letzte Vorfall dieser Art liegt mindestens 15 Jahre zurück. Ich bin also auf dem Weg der Besserung, denn heikle Situationen gab es sehr wohl. Die Depression mit all ihren Facetten ist mein innerer Feind. Jahrzehntelang dominierte mich dieses Monster. Dadurch, dass ich reflexionsfähiger (rationaler) geworden bin, bin ich heute in der Lage, diesen Unhold in Schach zu halten (woran allerdings auch die Medikamente einen Anteil haben).
Die Depression wird bleiben, davon bin ich schon lange überzeugt. Ich bin mir auch nicht sicher, ob ich der Verlockung des süßen ewigen Schlafes noch lange Zeit werde widerstehen können, doch im »Alltagsgeschäft« soll sie nicht mehr meine Herrin sein! Das will ich nicht!

Vom freien Willen in der Depression

»Live free or die« heißt es programmatisch in den USA. Im übertragenen Sinne könnte ich sagen: »Die Depression macht mich unfrei, dann kann ich ja gleich meinen Hut nehmen«. Dass dieses nicht »ultima ratio« sein darf, versuche ich mir selbst und anderen Betroffenen klarzumachen.

Die Depression bestimmt doch meine Wünsche, meinen Willen, mein Handeln … das bin doch nicht ich selbst! Das ist dieses depressive Wesen! Ist mein »Ich« nicht längst tot? Das wäre so, als sei meine Persönlichkeit – und zwar ausschließlich die depressive – wie auf einer Computerfestplatte als statische Information abrufbereit gespeichert. Aber ich bin kein »dunkler Genklumpen«, der nur noch ein Untersuchungsobjekt des »materialistischen Biologismus« wäre. Auch depressive Personen haben individuell-subjektive Qualitäten, die über das hinausgehen, was materialistische logische wenn-dann-Beziehungen oder Kausalitäten ausmachen. Der Depressive denkt und funktioniert nicht rein mechanisch, sondern zeigt ein Verhalten, das situativ gewollt und zielorientiert ist (so setze ich mich der Belastung dieser Niederschrift mit dem Ziel aus, mir und anderen das Leben in der Depression zu erleichtern).

Zwar erlebe ich selbst die leuchtenden Farben des Sommers wie hinter einem Grauschleier, doch kann ich mich zwingen, sie attraktiver zu finden als die dunklen Novembertöne. Für den nichtdepressiven Leser: Sonnenschein, blauer Himmel, Blumen, Düfte, fröhliche Menschen können in tiefste Depression fallen lassen! Ich verlange von mir, auf diese Stimulanzien nicht mit einem Sturz in noch tiefere Depression zu reagieren, sondern dem mit Belohnungen gegenzusteuern. Nur der Depressive kann sich in sich selbst verstehen, daher sind mir die Wünsche der Depressiven nur zu gut bekannt. In unseren Köpfen brodeln Ideen (Suizidvorstellungen z. B.) und aufkeimende Wünsche, wie beispielsweise die Sehnsucht nach Ruhe, nach Kompensation und Ablassen des Drucks.

Diese Wünsche könnten handlungsleitend werden. »Könnten« – im Konjunktiv, weil es schließlich denkbar ist, dass ich in der Depression »lieber« grüble als handle. Damit ist gesagt, dass nicht jeder Wunsch

zum Willen führen muss. Jeder Wille ist an irgendwelche Vorbedingungen geknüpft. In einer depressiven Situation müssen geistige Kraft, Selbstmotivation und ein lichter Moment vorhanden sein, damit es überhaupt zu einer Willensbildung kommen kann (die Philosophen sprechen hier übrigens von einem bedingten Willen).
Mein größter Wunsch wäre – ganz unbescheiden – anders zu sein, als ich bin. Das wäre zu schön, um wahr zu sein, scheidet also aus. Blieben drei Alternativen übrig:

- alles bleibt so »schwarz« wie es ist,
- ich wähle den Freitod,
- ich beginne, daran zu arbeiten, dass aus dem Schwarz zunächst ein Grau und dann eine »lebendigere« Farbe wird.

Jetzt wäre es gut, ich könnte aus mir heraustreten – dann hätte ich die Möglichkeit, meine Situation distanzierter zu beurteilen. Weil das nicht geht, bediente ich mich eines kleinen Tricks, um den notwendigen inneren Prozess in Gang setzen zu können. Aus den obigen drei Möglichkeiten muss ich irgendwann eine auswählen. Dabei gehe ich wie ein Schmied vor: Mit der Zange (meinem Verstand) greife ich mir nach und nach die drei Eisen (die drei Alternativen) aus dem Feuer. Nur was sich gar nicht schmieden lässt, absolut untauglich ist, wird ausgesondert. Die ersten beiden Alternativen scheiden aus, denn sowohl beim immerwährenden schwarzen Leben als auch beim Freitod gehe ich ja davon aus, dass es nicht ein einziges Leuchten bis zu meinem Ableben geben wird. Das sind Eisen, aus denen nichts Gescheites mehr werden kann. Die dritte Alternative lässt sich schmieden, ich kann etwas Schönes, Einmaliges, Nützliches daraus machen. Ich muss meinen Verstand dazu bringen, etwas Licht ins Dunkel zu bringen – der Verstand kann das Monster »Depression« ein wenig in Schach halten. Wenn sich mir diese Erkenntnis ein klein wenig festigt, kann ich an dem emotionalen Chaos im Oberstübchen ein Stückchen weiterarbeiten. Das Gehirn ist, wie wir noch sehen werden, keine unveränderbare »Festplatte«, sondern ist relativ offen für neue Erfahrungen/Einsichten.

Für viele Depressive ist es schon schwer genug, überhaupt Wünsche äußern zu können. In der Psychoanalyse oder Psychotherapie könnte die Blockade gelöst werden. Gehen wir mal von einer »Wunsch«-Situation aus. Irgendwelche Impulse haben den Wunsch an die Oberfläche des Bewusstseins gehoben. Möglicherweise irritieren mich vorhandene Alternativen, dann liegt es an meiner aktuellen geistigen und emotionalen Verfassung, ob ich den Wunsch willentlich realisieren möchte: Ich entscheide mich für eine Alternative und setze sie vielleicht in eine Handlung um. Wir haben es jetzt mit der Kette »Wunsch – Wille – Handlung« zu tun.

Wenn es um die Willensbildung geht, muss das Problem der Willensfreiheit erörtert werden. Die Philosophen unterscheiden zwischen der unbedingten und der bedingten Willensfreiheit. Die Philosophie spricht dann von »unbedingt«, wenn der Wille völlig unbeeinflusst – und das sogar vom Charakter der eigenen Person – gebildet wird. Abgesehen davon, dass es diesen losgelösten Willen in der Lebenspraxis nicht geben kann, wäre eine solche Person unbelehrbar und könnte keinerlei Überlegungen anstellen. Um es ganz deutlich zu machen: Ein solcher ein freier Wille, der losgelöst von uns selbst wäre, machte den Menschen zum Automaten, er ist eine Fiktion.[36]

Von Bedeutung in diesem Kontext ist jedoch der »bedingte Wille«. Eine bedingte Willensfreiheit haben, also die Möglichkeit, überhaupt wahrzunehmen, zwischen Alternativen zu wählen und das Gewollte in Aktion umzusetzen, ist das so genannte »Anderskönnen«. Der reine Wille, das gibt es immer zu bedenken, beruht auf Regungen des Hirns, wird also von ihnen verursacht – wir erleben diese Regungen (und die Entscheidungen, die daraus resultieren) als »persönlich« veranlasst.

Schrecklich zu erfahren, dass manche Hirnforscher argumentieren, unser Verhalten laufe vollständig im Rahmen von Naturgesetzen ab – dann allerdings müssten wir uns über »Willensfreiheit« oder »Schuld« gar nicht mehr den Kopf zerbrechen – was wir dann nur noch bräuchten, wäre ein neues Menschenbild!

Gott sei Dank kann ich aber hinter vielen Philosophen Deckung finden, die von einem subjektiven (individuellen) Freiheitsbewusstsein ausgehen und damit persönliche Verantwortung und Schuld begründen. Unser Handeln stellt demzufolge erlebte Freiheit dar – der Mensch ist kein instinktgetriebenes »Tier«, sondern eine verantwortliche Person innerhalb des Gemeinwesens![37]

Als depressiver Mensch, den unermüdlich Hundertmilliarden kleiner Neuronen zum Grübeln bringen, müsste ich eigentlich glücklich sein über den naturwissenschaftlichen Ansatz, denn dann könnte ich mein Befinden wunderbar entschuldigen mit der Erklärung, ich könne letztlich nur ausführen (und darstellen), was im grauen Netzwerk der Zellen zuvor festgelegt wurde. Der Geist, mein Wille, mein Handeln wären ausschließlich auf dynamische vernetzte Prozesse des Gehirns zurückzuführen. Furchtbar: Alles Wissen, das Fühlen und das Wollen, alles Unbewusste und Bewusste hätte den Rang unbeseelter Hirnzellenausscheidungen!
Mich würde es noch viel, viel trauriger machen, als ich es ohnehin schon bin, hätte ich keine persönliche Erkenntnismöglichkeit und hätte ich nicht die Möglichkeit, zum Beispiel »Nein« zu sagen! Irgendetwas in uns stiftet Ideelles und Geistiges, man spricht auch von der »Metaphysik des Personseins« (Peter Bieri) bzw. vom »immateriellen Anteil des Geistes«[38] (Franz Mechsner).
Mit beiden Aussagen wird endlich zugestanden, dass es menschliche Freiheit jenseits der physikalischen und chemischen Prozesse im Gehirn gibt. Nennen wir es Seele. Die Seele kann gleichwohl nicht eingehaucht sein, sie ist kein Nichts! Seelische Vorgänge aktivieren die Neuronen, und dazu bedarf es der Energie. Energie jedoch kann nicht aus dem Nichts geschaffen, sondern nur von einer Form in eine andere umgewandelt werden; beispielsweise aus elektrischen Potentialen in die chemische Energie, die in Neurotransmittern steckt.
Psychische Prozesse, unbewusste oder bewusste, kontrollieren Hirnprozesse – d. h. die geistige Sphäre wirkt in die materielle hinein. Nun heißt es aber, die Seele könne dem Gehirn keine Handlungen aufzwingen, sondern als Korrektiv nur dann bestimmend sein, wenn eine Entscheidung »auf der Kippe« stünde. Dieses indirekte Wirken auf uns könnte wie folgt ablaufen: Ich erwähnte schon meine Angst, aus der beschützenden Wohnung heraus in den öffentlichen Raum zu gehen. Täglich steht hier etwas auf der Kippe! Nur mein Verstand kann hier nicht helfen, da ist eine innere Stimme, die mir sagt, wenn ich jetzt nicht ginge, würde ich zum Sklaven meiner Angst. Da sind Impulse, tief sitzende Ahnungen, die dann die Entscheidung beein-

flussen, doch das Haus zu verlassen. Diese Impulse sind durchaus positiv – auch wenn der Konflikt, der dahinter steht, eine unnormale Entscheidungssituation wiedergibt.

Bei einem Depressiven steht im Grunde genommen alles auf der Kippe: die Beziehungen, der berufliche Erfolg, die Existenz. Meine kranke Seele schafft es gerade noch, mich durch alltägliche Situationen zu lavieren, also durch Schwierigkeiten hindurchzuwinden. Doch ist dieses Balancehalten so kräftezehrend, dass die Flamme der Lebensfreude stets kurz vor dem Erlöschen ist.

Seit für mich ewigen Zeiten bedaure ich es grundsätzlich, geboren zu sein. Und doch hat mein Lebenswille oder haben mich Umstände bis heute (also bis zum fast sechzigsten Lebensjahr) überleben lassen.

Wir alle sind Personen mit Verstand, Gewissen und Emotionen – wir sind nicht nur von Reflexen, Trieben und Instinkten gesteuert. Zwar arbeitet das menschliche Gehirn nach den Regeln der Physik und Chemie, und Weichenstellungen sowie Aktionen in unserem Leben werden durch Hormone und Elektronen ausgelöst. Aber spielt sich unser Denken und Tun wirklich nur im Rahmen dieser Naturkräfte ab? Wenn ja, dann wäre ein freier Wille nur eine Illusion.

Aber nicht nur unser biologisches, auch unser psychisches und soziales Leben unterliegt Vorgaben. So wirken Sozialisation und Rollenerwartungen unserer Umgebung tief in unser Inneres ein. Familiäre Erwartungen, berufliche Zwänge und Zumutungen der Gesellschaft zwingen uns zum Nachdenken, und so erhalten wir Chancen, Einsichten zu bekommen, Verstehen zu lernen und unseren eigenen Willen zu finden. Letzteres fällt allerdings schwer, wenn wir von klein auf manipuliert werden, denn der Charakter, das Zentrum der Persönlichkeit, hat seine Prüfung auch durch Erlebnisse der Vergangenheit erfahren. Ich habe sehr früh durch Äußerungen meiner katholischen Mutter wahrgenommen, dass sie mit dem beruflichen Status meines Vaters nicht zufrieden war. Zwar hat sie ihn zum Erwerb des Meistertitels bewegen können, doch ihr Reden kreiste in diesem Kontext immer um Arzt, Apotheker, Lehrer, Amtsrat, Bankdirektor, Priester, Autoritäten ihres Geburtsortes, den sie mit knapp 24 Jahren verlassen hatte. Und bis ins Alter, sie starb 2006, musste sie wohl

zwanghaft die »guten« Berufe in der Verwandt- und Bekanntschaft erwähnen. Hatte ich auch nie ein tiefes Gefühl für meinen Vater: hier tat er mir leid!
Dieser offensichtliche mütterliche Wunsch nach Reputation muss für mich berufsbestimmend gewesen sein: »Ist der Handel noch so klein, so bringt er mehr als Arbeit ein«. Kaufmann oder Beamter (z. B. Polizist, womit ich meinem Großvater, um dessen Anerkennung ich sehr besorgt war, imponieren wollte) – das sollten meine eng begrenzten beruflichen Alternativen sein.
Einmal gab es ein ganz kurzes Aufflackern: Mein Onkel Hubert, von mir verehrt, weil er schöngeistiger, toleranter, spaßiger war als der Rest der Familie, wohl aber auch, weil er oft gedemütigt wurde, hatte als städtischer Feuerwehrmann oft Brandwache beim Theater – und wenn wir eines unserer ungestörten Gespräche hatten, erzählte er mir begeistert von der Theaterwelt. Der Funke sprang über: Ich wollte zum Theater! Onkel Hubert, meine Familie kennend, musste es mir ausreden! Das Motiv meiner Berufswahl? Fremdmotivation! Da fand in mir kein innerer distanzierter Prozess statt, da war nichts, was einer Überlegung und Bewertung standhalten musste! Beruflich bin ich eine Unperson: Da ist nicht der ehrenwerte Beruf des Kaufmanns, mit dem ich mich ganzen Herzens identifizieren könnte! Die falschen Berufe trugen sicherlich zur Verstärkung der Depression bei und führten gewiss auch zur resignativen Todessehnsucht.

Auch wenn Nachdenken und Entscheiden auf neuronalen Vorgängen in der Großhirnrinde basieren und ein neuronales Netzwerk in meinem »alten« Kopf geknüpft ist, so hoffe ich doch, dass mich kein detaillierter Plan durch die letzten Lebensjahre führen wird, sondern dass die Maschen dieses Netzes so offen sind, dass ich mich noch relativ frei verhalten kann. Ich wünsche mir ein ausgewogenes Verhältnis zwischen offener Spontaneität und »sinnvoller« Ordnung. Dieses Buch dient auch der persönlichen Sinnfindung, denn ich bin mir nicht sicher, ob die etablierten Ordnungsvorstellungen im Oberstübchen allesamt noch gültig sein müssen. Die durchlebten Sozialisationsinstanzen und die Depression beeinflussten und beeinflussen immer noch meine Willensbildung und die Wahl meiner Alternativen (z. B. die Berufswahl).

Wenn es um die Urheberschaft von Gedanken und Handlungen geht, möchte ich mich im Verlaufe des weiteren Lebens mehr als Akteur empfinden und Willensakte mir selbst zuschreiben können. Ein Optimum an Authentizität wäre es schon, die Wirkung der Erziehungsinstanzen durchschauen zu können. Mein Urheber-Erleben soll auf bewusster Wahrnehmung und selbst verursachten Lebensereignissen beruhen. Dabei ist mir ein von der Depression mitgestaltetes Ereignis lieber als eines, das von einer Erziehungsinstanz modelliert wurde!

In diesem Zusammenhang ganz kurz nochmals zum Diskurs »unbedingter Wille/bedingter Wille«: Deprimierend ist es schon, einsehen zu müssen, dass ein durch vielfache Bedingungen geformter Wille auch zukünftig meinen Lebensweg beeinflussen würde. Extremer Druck und infolgedessen Anpassung schon im Elternhaus, frühe Familie, Studium, finanzielle Desaster und nicht zuletzt Schwermut und Depression verursachten, dass ich mich nie authentisch erlebte. Voller Fatalismus hetzte ich mich im Hamsterrad ab und fand nur Trost in Eskapaden und in Todessehnsucht. Zugleich war ich aber um Kontrolle bemüht, weil ich nicht außerhalb gesellschaftlicher Normen stehen wollte: Konsum, eigenes Haus, beruflicher Status, Freunde … Auf all das konnte und wollte ich nicht verzichten, darum blieb ich im Hamsterrad! Aber diesen inneren Konflikt, diese Sinnleere kann ich auch heute noch nur ertragen, wenn ich am Abgrund balanciere! Nur dadurch, dass ich mich immer wieder auf den Abgrund zu bewege, kann ich mich »selbst« sehen: dort steht der Spiegel der Selbsterkenntnis.
Was das für mich ist, dieser Abgrund? Anfang des Jahres 2004 ersuchte ich bei einer Sterbehilfevereinigung[39] um Hilfe zum Suizid. Die Antwort: Ablehnung. Aber ich hatte Staub von meiner Seele geschüttelt. In Abständen ist mein Wunsch nach dem langen süßen Schlaf so dominierend, dass ich innerlich vom Leben Abschied nehme und nicht nur resümiere, sondern auch über Möglichkeiten und Wünsche, die ich noch hätte, nachdenke. Das ist, als ob ich an ein Aufladegerät angeschlossen wäre: Aus der mir beschiedenen Ablehnung ergibt sich der Wille zum Weitermachen. So geht es seit fast 40 Jahren. Die Kraft ziehe ich aus der mir verbliebenen psychischen

Stärke, aus den Psychopharmaka, aus einem Kern aus Leistungsfähigkeit und Leistungswillen und dem Verliebt-sein-können. Über diese Potentialitäten definiere ich mich. Der psychisch Gesunde wird es nicht nachvollziehen können: Ich wünsche, es gäbe eine legitime aktive Sterbehilfe auch für psychisch Kranke. Ich wäre bereit, dieses »bedingte Leben« aufzugeben. Ein Freitod, unter unwürdigen Umständen und mit allen Risiken herbeigeführt, sollte auch den psychisch Schwerkranken erspart bleiben.

»Wille« kann so definiert werden: Ich bin in der Lage, mir bewusst ein Ziel zu setzen und ich habe die Kraft, mich für die Verwirklichung dieses Zieles einzusetzen.
Wenn vom »Willen« die Rede ist, muss zwischen Willensmotiv, Willensentschluss und Willenshandlung unterschieden werden. Damit noch nicht genug: Vom bewussten Wollen ist der natürliche Trieb (bzw. Instinkt, Bedürfnis) abzugrenzen.
Diese Beschreibung aus einer »Enzyklopädie der Philosophie«[40] ist nun aus der Perspektive des Depressiven zu diskutieren: »Bewusst ein Ziel setzen … habe die Kraft, mich einzusetzen«. Woher will ich wissen, ob nicht unbewusst Verdrängtes mein Bewusstsein steuert? Wie kann ich herausfinden, ob das angepeilte Ziel nur aus Momenten der Depression gewählt wurde? Welchen Einfluss haben die Psychopharmaka bei der Zieldefinition? Ist das Ziel in einer manischen Phase bestimmt worden? Fragen über Fragen, die zeigen, in welch »verrückter« Situation sich der psychisch Kranke befindet. Ich weiß nie, ob das, was ich als Ziel setze, wirklich authentisch ist! Der sich selbst als minderwertig einstufende Kranke will der sozialen Umwelt beweisen, dass er etwas leisten kann – er will diejenigen nicht enttäuschen, die ihm vertraut haben. So kommt es, dass er nicht nur die Ziele zu anspruchsvoll formuliert, sondern auch sein Kräftepotential maßlos überschätzt. Ständige Überforderung ist das Resultat; das »Burnout-Syndrom« verschlimmert die Belastung der Psyche! Meine komplette Bildungs- und Berufslaufbahn ist eine totale Überforderung gewesen und ist es heute auch noch: Verhasste mathematische Schulfächer, die falsche Berufswahl, die immer tiefere Verstrickung in die kaufmännische Disziplin, der unmittelbare tägliche

Kontakt in Bildungseinrichtungen, die die meisten Teilnehmer/Schüler am liebsten »links liegenlassen« würden. Der Job stresst bei geringstem Selbstwertgefühl dermaßen, dass ich wünsche, nicht mehr auf der Welt zu sein.

Von der Neurochemie der Emotionen

Aus einer bestimmten Motivlage heraus ein Ziel zu formulieren, eine Entscheidung zu treffen und so oder so zu handeln – das ist ein geistiger Prozess, der zugleich emotional gefärbt ist. Wenn man bedenkt, dass in diesen Prozess zusätzlich das komplizierte Selbstgefühl eingebunden ist, dann fällt es schwer zu glauben, dass das Hirnorgan, also eine Materie, diese Denkleistung vollbringen kann.
Auf diesem Zweifel basiert die philosophische Theorie des Dualismus,[41] wonach der Geist eine vom Hirn getrennte Einheit ist.
Als Skeptiker alles spirituell Begründeten folge ich lieber der Theorie des Materialismus: hier ist der Geist nämlich keine abgeschlossene Einheit, sondern ein »Nebenprodukt« der Hirnaktivität.
Was nun folgt, ist ein für einen neurobiologischen Laien schwieriges Unterfangen. Ich will versuchen, ein depressives Symptom neurobiologisch nachzuvollziehen. Als Hilfe dazu dient mir das Buch »Geist und Gehirn«.[42] Als Symptom wähle ich den »Minderwertigkeitskomplex«. Mein Motiv ist der Wunsch, anerkannt zu werden; dieses Motiv bestimmt meine Entscheidungen (so will ich gesehen werden) und meine Handlungen (so verhalte ich mich in sozialen Situationen). Was mag da im Gehirn ablaufen, wenn es gilt, eine Unterrichtsstunde zu meistern?
Knapp drei Pfund wiegt die fetthaltige Gewebemasse, die auch unsere Individualität ausmacht. In ihr ruhen unser Selbstgefühl, unsere Intelligenz, unsere Erinnerung, unser Wertgefühl, unsere Emotionalität, unsere Kreativität und die Ausdrucksweise, die Kommunikationsfähigkeit mit der Außenwelt. Hier entstehen unsere Träume, Wünsche und Enttäuschungen. Hier geht es in die Tiefe des Unbewussten. Die Aktivität des komplizierten Geflechts von zig Milliarden Nervenzellen (Neurone) erzeugt diese Phänomene im menschli-

chen Gehirn. Die Neuronen berühren sich nicht einmal, verständigen sich untereinander auf elektrochemischem Weg über unvorstellbare 20 Billiarden Synapsen. Synapsen sind winzigste Spalte zwischen aussendenden und empfangenden Neuronen. Neurotransmitter, eine von den Nervenzellen hergestellte chemische Substanz, tragen die Informationen von einer Nervenzelle über den synaptischen Spalt hinweg zur anderen Nervenzelle.

Mein Minderwertigkeitskomplex ist ein Gefühl, eine starke Emotion. Mein Verstand sagt mir, dass ich im Leben einiges vollbracht habe, was nicht auf »Minderwertes« schließen lässt. Auch wenn meine Leistungen nie überragend waren, bräuchte ich mich nicht zu verbergen. Aber ich misstraue dem Kognitiven im Oberstübchen und lasse mich von der quälenden Emotion leiten: Emotionen sind die primären Antriebskräfte des Lebens – meine Diplomurkunde, mein zweites Staatsexamen können ihnen nicht »Paroli bieten«.

Wie konnte es zu diesem mich dominierenden Gefühl kommen? Die Prägung muss vor dem Abschluss »Mittlere Reife« erfolgt sein, denn auf diesen Status war ich nie besonders stolz. Klar, der naturwissenschaftliche Unterricht und die Deutschstunden haben mich fertiggemacht und tragen gewiss zu meinem Komplex bei, doch die Ursache liegt vor allem in den häuslichen Erfahrungen. Ich denke, dass mich zweierlei an mir zweifeln ließ: Die Messlatte wurde zum einen dadurch sehr hoch gelegt, dass ich als Vorbild immer die Honoratioren meines ländlichen Geburtsortes eingeimpft bekam; zum anderen war es mir daheim nie möglich, mich in Auseinandersetzungen zu bewähren, denn kontroverse Entgegnungen meinerseits wurden mit Schweigen bestraft.

So wurde einerseits Ehrgeiz entfacht, aber andererseits keine Entwicklung gefördert. Meine Leistungsfähigkeit versuchte ich über körperliches Kräftemessen unter Gleichaltrigen unter Beweis zu stellen. Mutig war ich wohl – aber nicht stark und brutal genug. Ich gehe davon aus, dass ich hier nichts kompensieren konnte. Blieb mir nur noch die Betonung des Äußerlichen: Sport, Körperpflege, ein möglichst brauner Teint und Bekleidung wurden mir immer wichtiger. Beim Äußeren wurden mir gleich zwei Striche durch die Rechnung gemacht: statt gewünschter 1,90 Meter Größe messe ich nur

1,79 und statt ebenmäßig braun zu sein, brach bei mir die hässliche Weißfleckenkrankheit (Vitiligo) aus. Zu allem Übel gesellte sich als Drittes noch ein frühzeitiger Haarausfall dazu. Alles überhaupt nicht gut für mein sowieso angeschlagenes Ego.

Zurück zum Gehirn: Alle diese Erfahrungen und Erinnerungen sind unauslöschlich tief im limbischen System eingeprägt. Die zuständigen Neuronen sind je nach Bedeutung der Emotion mehr oder wenig intensiv über Synapsen aneinander gekoppelt.

Ich habe das Gefühl, dass von den 20 Billiarden möglichen Verbindungen mindestens 19,5 Billiarden mit der Pflege des Minderwertigkeitsgefühles beschäftigt sind. Die Gefühlserinnerungen, die bei geringsten Anlässen aktiviert werden, entziehen sich dabei der Kontrolle. Zudem färbt diese negative Emotion alle kognitiven Prozesse. Beispielsweise eine Unterrichtssituation: Wenn ich vor einer Gruppe Menschen einen beherrschbaren Sachverhalt klären muss, suggeriert mir mein Komplex, dass ich dazu gar nicht in der Lage sei! Das hat Folgen: Ich kann mich nur schwer konzentrieren und werde aggressiv, wenn ich glaube, provoziert zu werden. Und die schlimmste aller Provokationen ist, wenn ich glaube, beim Lehrgangsteilnehmer abschätzige Arroganz zu entdecken. Hochmut ist das Letzte, was ich als Minderwertiger benötige! Selbst ein Lächeln des Schülers wird unterschwellig als Aggression umgedeutet. Die permanente Angst davor macht mich fertig.

Und dann die anderen Zweifel: Wie können mich die Menschen, die bei mir etwas lernen wollen/sollen, mich fachlich respektieren, wenn ich nicht einmal einen Doktortitel habe? Hätte ich jedoch promoviert, lautete die Frage ganz bestimmt: Wie können mich die Lernenden respektieren, wenn ich nicht Professor bin? Als Professor zweifelte ich: Wie können sich mich respektieren, wenn ich nicht von einer Elite-Uni käme oder keinen Nobelpreis verliehen bekam?! Selbstverständlich genügt auch das nicht! Ich müsste ein sportlicher braungebrannter, 1,90 Meter großer Nobelpreisträger mit vollem Haar und gesunden Zähnen sein, und dann fragte ich mich mit Sicherheit, ob die Teilnehmer mich nur wegen der vielen Attribute respektieren! Verdammt, in was für einem Teufelskreis befinde ich mich? Hilfe, ich habe überhaupt keine realistischen Maßstäbe mehr! Ich halte diese

permanente Überforderung durch die narzisstischen Ansprüche (narzisstische Grandiosität) kaum noch aus!
Und da ist noch etwas, was sich ganz, ganz tief in das System der emotionalen Erinnerung eingeprägt hat: Von meiner Mutter wurde ich oft aus dem Handgelenk heraus mit dem Handrücken ins Gesicht geschlagen, mit dem Kochlöffel dorthin, wo es sich gerade anbot. Der Vater, wie gesagt, strafte bei Widerspruch oder sonstigem Fehlverhalten mit langem Schweigen. Mag sein, dass er eine Woche nichts sagte. Kurzum: sehr angenommen fühlte ich mich nicht. Schon damals schien mir angepasstes Verhalten und »Nett-Sein« mehr als opportun. Dieses unbedingt »gefallen Wollen« dieses »nicht ausgeschlossen Sein«, dieses »gemocht Werden« hat sich bis heute nahezu unverändert erhalten. Seit Eintritt in den Lehrerberuf mag es noch zugenommen haben – der Umgang mit so vielen Menschen, von denen ich gemocht werden wollte, hat mich schier überfordert.
Während der Fachhochschulzeit lastete ein Tonnendruck auf mir (Anforderungen, Erwartungen, Verantwortung für eine »eigene« Familie). Diese Last nahm während des Aufbaustudiums an der Technischen Universität Braunschweig zu (Ziel: Erstes Staatsexamen). Obschon eine Steigerung kaum mehr möglich schien, ertrug ich den Druck Dutzender Tonnen während der Vorbereitung auf das Zweite Staatsexamen. In den folgenden Jahren – nach und nach – wurde immer mehr Gewicht hinzugefügt. Die Belastung durch den Lehrerberuf wurde unerträglich.
Angefangen hatte es während des Betriebswirtschaftslehre-Studiums an der Fachhochschule, und es eskalierte während der Berufsschullehrerzeit (also innerhalb eines Zeitraumes von ca. 20 Jahren oder besser: von 1970 (Beginn der Fachhochschule) bis 1992 (Versetzung in den vorzeitigen Ruhestand). Dadurch konnte ich den sich ins Unerträgliche steigernden Druck ablassen, sonst wäre das Aggregat »Ich« explodiert. Seit meiner vorzeitigen Pensionierung gibt es eine neue Schwierigkeit: Weil ich finanziell absolut erledigt bin (Unterhalt, Kreditverpflichtungen, mein Konsumverhalten), bin ich auf erlaubten Nebenverdienst angewiesen: Jetzt muss ich nicht nur gegenüber meinem Seminarveranstalter lieb sein, sondern auch noch (und viel intensiver, weil ich freiberuflich tätig bin) gegenüber den

Seminarteilnehmern. Von deren »Wohl und Wehe« hängt es letztlich ab, ob ich zahlungsunfähig werde oder nicht.
Diese Doppelbelastung aus Minderwertigkeitsgefühl und »man soll mich mögen« ist zunehmend unerträglich und lässt mich Tag für Tag sehnsüchtig ans Sterben denken.
Hinzu kommt eine schwere Traurigkeit angesichts derjenigen, die finanziell abgesichert sind. Diese »Missgunst« macht mich verzagt und bereitet mir ein schlechtes Gewissen. Dieser »Neid« richtet sich nicht gegen die, die sich ihren Wohlstand erarbeitet haben, sondern gegen diejenigen, die z. B. erbten. Ich hätte ja auch versuchen können, eine Einkommenskarriere zu machen.

Von der Persönlichkeit und der Gehirnchemie

Erbliche Faktoren, familiäre und soziale Einflüsse prägen und formen die Persönlichkeit des Menschen. Kurz zu den erblichen Faktoren: Wissenschaftler der Ungarischen Akademie der Wissenschaften fanden heraus, dass es möglicherweise genetisch bedingt ist, wie gut Kleinkinder mit psychischen Belastungen umgehen können. Bei der Mehrzahl der Kinder, die mit psychischen Belastungen ungewöhnlich schlecht umgehen konnten, fanden die Forscher eine bestimmte Mutation im Erbgut vor, nämlich die Beschaffenheit eines Dopamin-Rezeptors. Diese kindlichen Verhaltensstörungen und die Reaktionen der Umwelt darauf können bis ins Erwachsenenalter prägend sein.
Der soeben erwähnte Botenstoff »Dopamin« spielt, wie andere Neurotransmitter auch, eine besondere Rolle bei Bewusstseinszuständen, Gefühlen und Verhaltensweisen.[43] Gerät die Gehirnchemie aus dem Gleichgewicht, kommt es zu Stimmungsschwankungen oder ausgeprägten seelischen Krankheiten. Seitdem diese chemischen Stoffe identifiziert werden konnten, wird versucht, mit entsprechenden Medikamenten regulierend auf das Nervensystem einzuwirken. Weil weiter unten noch ausführlicher auf »Chemie für die Seele« eingegangen wird, sei hier nur auf die drei verschiedenen Gruppen von Psychopharmaka hingewiesen: Neuroleptika, Tranquilizer und

Antidepressiva. Auch sei bereits jetzt angemerkt, dass nicht nur chemische Produkte zur Heilung oder Linderung des Leidens eingesetzt werden müssen, denn es gibt auch Pflanzen für die Psyche.
Die oben erwähnten Neurotransmitter (50 sind bekannt, vermutet werden über 200) sind hochspezialisierte chemische Nervenüberträgerstoffe, die Nervenimpulse zwischen den Neuronen befördern. Wie aber übermitteln diese chemischen Substanzen die Nachrichten an die Empfangsneurone? Grundsätzlich: Die Nervenüberträgerstoffe nehmen unterschiedliche Funktionen wahr. Jeder Stoff wirkt auf bestimmte Nervenzellen – auf andere jedoch nicht. Also: Entweder passen Neurotransmitter und entsprechende Rezeptoren wie zwei Teile eines Puzzles zusammen oder nicht. Wenn nicht, dann wird die Annahme der chemischen Nachricht verweigert. Die Nervenbotenstoffe werden als körpereigene (endogene) morphiumähnliche Substanzen bezeichnet und Endorphine genannt.
Der Körper benutzt Endorphine und endorphinartige Neurotransmitter, um z. B. angenehme Empfindungen auszulösen. So erklären sich z. B. euphorische Gefühle: Heroinmoleküle und Moleküle anderer Opiate sind ähnlich geformt wie Endorphine, passen also auf Endorphin-Rezeptoren.
Der Haushalt dieser Botenstoffe kann gestört sein: So soll eine übermäßig hohe Konzentration des Transmitters Dopamin für schizophrenes Verhalten verantwortlich sein. Dagegen kann die Verminderung bestimmter Botenstoffe eine Depression auslösen. Als Transmitter steht Dopamin mit Neuronen in Verbindung (= dopaminangereicherte Nervenbahn) und wirkt so ins limbische System hinein – mit der Konsequenz, dass es unser emotionales Verhalten (Liebe, Angst, Ärger) beeinflusst. Damit gleicht es der Wirkungsweise von Noradrenalin und Serotonin. Ein Ungleichgewicht von Serotonin und Noradrenalin ruft Antriebslosigkeit, Gefühlslähmung und andere Leiden der chronischen Depression hervor.
Darüber hinaus wird vermutet, dass Noradrenalin die Nervenzellen der Großhirnrinde über ungewöhnliche Ereignisse informiert und die denkenden Hirnabschnitte zur Wachsamkeit mahnt (so kann man z. B. sekundenschnell darüber entscheiden, ob es nicht besser sei, zu fliehen statt zu kämpfen).[44]

Zur Großhirnrinde: Die Großhirnrinde (Kortex), auch Neokortex genannt, ermöglicht es uns zum Beispiel, Handlungen gedanklich vorwegzunehmen, für die Zukunft zu planen, logisch zu denken oder die Phantasie spielen zu lassen. D. h. die Großhirnrinde ist für Wahrnehmung, Interpretation des Wahrgenommenen und für vernunftbestimmtes Denken zuständig. Es ist aber keineswegs so, dass dieser rationale Bereich vom emotionalen separiert ist, auch die soeben aufgezählten kognitiven Abläufe sind emotional eingefärbt! Das rührt daher, dass der Fornix als Teil des emotionalen Schaltkreises des Gehirns wirkt und Hippocampus, Hypothalamus und u. a. die frontale Großhirnrinde miteinander verbindet.
Wenn von Emotionen die Rede ist, muss wieder an das limbische System gedacht werden: In dieser Hirnregion werden Antrieb, Aggressionen, Lust und emotionales Verhalten gesteuert. Die Rezeptoren in diesem Bereich werden über hirneigene Substanzen oder über von außen zugeführte[45] Wirkstoffe stimuliert, z. B. um übermäßige Angstzustände unter Kontrolle zu bringen. Ich nehme u. a. das Antidepressivum »Amitryptylin« ein, das angstdämpfend und antriebsmindernd (z. B. Suizidbereitschaft) auf mein Verhalten wirken soll. Aber halt! Habe ich nicht erst vor einem halben Jahr flehentlich »meinen« Sterbehilfeverein gebeten, mir zu helfen, mich von der Bürde des Daseins zu erlösen? Das schon! Doch ich glaube, dass es in erster Linie darauf ankommt, einen spontanen Suizid zu vermeiden.
Apropos Medikamente und Suizid(versuche): Die Süddeutsche Zeitung berichtete am 18. Februar 2004, dass eine junge Amerikanerin, die an einem Medikamentenversuch, der die Wirksamkeit eines Antidepressivums belegen sollte, teilnahm, sich kurz darauf umbrachte. Es handelte sich um ein Medikament aus der Gruppe der selektiven Serotonin- und Noradrenalinwiederaufnahmehemmer. Diese Antidepressiva stehen im Verdacht, gewalttätiges Verhalten und Suizidversuche hervorzurufen; denn sie sorgen dafür, dass wichtige Botenstoffe an den Schaltstellen zwischen Nervenzellen nicht so rasch wieder aufgenommen werden. Diese erregende Komponente könnte dafür verantwortlich sein, dass Patienten ihre Suizidgedanken in die Tat umsetzen. Oh je! Bedeutet das im Umkehrschluss, dass ich nur

deswegen keine Suizidversuche mehr unternehme, weil ich Antriebshemmer konsumiere?
Neben den industriell gefertigten synthetischen Psychopharmaka hält auch die Natur Stoffe bereit, die Ängste mildern: Kava-Kava ist z. B. eine angstlösende Pflanze. Deren Wurzelextrakt nahm ich zusätzlich ein. Nachdem jedoch über Nebenwirkungen berichtet wurde, verzichtete ich auf die Fortsetzung dieser therapeutischen Maßnahme und wandte mich stattdessen dem Johanniskraut[46] zu. Es weist eine über 2000-jährige Tradition als Heilpflanze auf. Im 17. Jahrhundert stand darüber in einem Kräuterbuch: »*... es hilft gegen die fürchterlichen melancholischen Gedanken*«. Medizinisch hat sich die Spezies »Hypericum perforatum L.« durchgesetzt. Seit Anfang der 70er Jahre gelang dem Johanniskraut der Durchbruch (1979 im Arzneimittelcodex) bei der Behandlung psychischer Leiden, in der Therapie leichter und mittlerer Depressionen hat es einen festen Platz. So dachte ich mir auch nichts dabei, es zusätzlich zu meinem synthetischen »Cocktail« einzunehmen: bis ich las, dass Johanniskraut in Kombination mit chemischen Psychopillen nicht eingenommen werden sollte.
Allgemein wird wegen möglicher Nebenwirkungen vor einer Psychopharmaka-Dauerbehandlung gewarnt. Die jetzige Psychopharmaka-Kombination nehme ich seit x Jahren zu mir, und ich habe dabei keine Skrupel: Das psychische Leiden lässt Bedenken in den Hintergrund rücken, und ich nehme die Pillen so selbstverständlich ein wie ein Gehbehinderter seinen Rollstuhl benutzt. Es ist nicht die Angst vor zu vielen Psycho-Pillen, es ist die Furcht vor einer Verfremdung meines »Ichs«, die mich aufmerksam sein lässt. Die derzeitige Ration kann ich als »technische« Lebenshilfe akzeptieren – eine höhere Dosierung stellte für mich eine zu starke Einwirkung auf die Psyche dar. Bis zu meinem Tode dürfte ich der Frage nach meinem wahren Ich nachgehen. Wie aber kann ich mich selbst finden, wenn meine Psyche durch eine Handvoll »Drogen« manipuliert wird? Eine Grundstabilität ist bei mir erreicht worden – vor wenigen Jahren noch unvorstellbar. Darauf will ich ein kleines sicheres Gebäude errichten! Was das bedeutet? Weniger Unterricht, weniger Kontakt zu Menschen, Pflege der wenigen Freundschaften,

weniger Konsum und feste Treue zu meiner jetzigen Frau! (*»Wo Liebe ist, kann Leid nicht sein«*, las ich vor kurzem.)
Auf die Hilfe von »Mutter Natur« will ich derzeit aber nicht verzichten. Jetzt ergänze ich die verordnete Behandlung um das »Passionsblumenkraut«. Allen Aufzeichnungen über die medizinische Verwendung des Passionsblumenkrauts gemeinsam ist der Hinweis, dass das Kraut u. a. bei Erregungszuständen erfolgreich eingesetzt wurde. Aus eigener Kraft glaube ich die Widrigkeiten des Alltags, so wie ich sie erlebe und durchleide, nicht in Schach halten zu können. Wenn mir zu den drei synthetischen Mitteln das vierte, jetzt das natürliche Passionsblumenkraut, dabei helfen kann, etwas souveräner zu sein, dann sage ich gerne: »Ich freue mich darüber und bin etwas zuversichtlicher«.

Vom Gehirn und den frühen Erinnerungen

Zurück zum limbischen System: Zu ihm zählen Hippocampus, Thalamus und Mandelkern. Es kontrolliert das Auf und Ab der Gefühle, alle Empfindungsnuancen unterliegen dem limbischen System. Reaktionen auf diese Gefühle sind wiederum das Ergebnis komplexer Wechselwirkungen zwischen verschiedenen Hirnbereichen. Der Frontallappen etwa ist dafür zuständig, emotionale Impulse zu steuern.
In einem bestimmten Abschnitt des Hippocampus werden die Langzeiterinnungen gebildet. Der Mandelkern spielt nicht nur bei Gefühlen, sondern auch bei Erinnerungen eine Rolle.[47] Überhaupt sind unzählige Verbindungen in unserem Gehirn damit befasst, Gefühle und Erinnerungen zu verarbeiten. Erinnerungen sind deshalb lebenswichtig, weil wir vor allem aus unseren Erfahrungen lernen. Mit dem Erfahrungswissen können wir die Gegenwart beherrschen und für die Zukunft planen.
Zwei besonders negative Erinnerungen allerdings dominieren mein ganzes Leben: die elterliche Erziehung und die frühen Schülererfahrungen (gebunden an Lehrerunpersönlichkeiten) haben mich regelrecht deformiert.

Die Depression ist auch eine Psychose, hierfür können Stoffwechselstörungen ursächlich sein. Psychosen werden letztendlich immer durch seelische Einflüsse ausgelöst. Seelische Störungen können sekundär Stoffwechselstörungen bewirken, so der Arzt und Psychotherapeut Josef Zehentbauer.[48] Unter Stoffwechsel ist die Gesamtheit der biochemischen Vorgänge zu verstehen, die im Organismus ablaufen. Es besteht ein Zusammenhang z. B. zwischen Stoffwechsel und der antidepressiv wirkenden Psychostimulanz »Adrenalin«. Eine alternative Forschungsrichtung der Psychologie sieht Ursachen der Schizophrenie (hier: manisch-depressive Psychose) auch in einer entsprechenden Familienkonstellation. Und wenn ich an meine Kindheit und frühe Jugend denke, erinnere ich mich an Kränkungen, Erfolglosigkeit, sehr begrenzte finanzielle Verhältnisse, unerfüllte Sehnsucht nach Verständnis und Liebe, ungestillte Freiheitswünsche und so fort.
Nach dem, was ich jetzt über die Zusammenhänge zwischen Geist/Seele und Körper weiß, kann ich mir gut vorstellen, dass die gerade geschilderte familiäre psychosoziale Situation zu Stoffwechselstörungen mit entsprechenden psychischen Reaktionen (Depression) führte. Möglicherweise ist auch meine Hautkrankheit, die Weißfleckenkrankheit, eine Folge davon. Das ist keine reine Spekulation: Während eines Strandaufenthaltes kam eine sehr hellhäutige (kalkweiß!) Frau auf mich zu und sprach mich auf meine »Vitiligo« an. Sie erzählte mir, ihre Hautfarbe hätte sich nach dem Tod ihres geliebten Vaters im Nu zum Weißen hin verändert! Das erinnert auch an den Volksmund: »Vor Ärger graue Haare bekommen!«
Zurück zum Mandelkern: Der Mandelkern spielt eine Rolle sowohl bei unserem Gefühlsleben als auch bei den Erinnerungen. Wen wundert es, dass unsere Gefühlswelt durchwoben ist mit Erinnerungen und dass die Erinnerungen bewusst oder (eher) unbewusst unsere Emotionen einfärben. Ist es da erstaunlich, dass ich als fast 60-Jähriger meinen über 80-jährigen Eltern immer noch durch beruflichen Erfolg imponieren möchte? Ist es verwunderlich, dass ich mit Sicherheit deswegen hinter jedem Rock her war, weil ich mich nach Anerkennung und Liebe sehnte? Besser: immer noch sehne! (Irgendwo griff ich diesen Spruch auf: *»Hätte ich die Liebe nicht, wäre ich ein Nichts«.*)

»Hinter jedem Rock her?« Das ist nur eine Floskel und stimmt in der Richtung nicht. Denn überzeugt von meiner Unattraktivität und wegen meiner Schüchternheit war ich bereit, jeder Frau zu folgen, die Interesse an mir zeigte. Ich war süchtig nach diesen Zuwendungen, sie waren Labsal für mein kleines Ich. Meine Antennen waren stets empfangsbereit, um weibliche Signale immer und überall erfassen zu können.
Auch wenn es schwer fällt, das zuzugeben: meine Sterilisation (warum sollen immer die Frauen für die Verhütung Vorsorge treffen!?) war nicht nur ein Akt der Familienplanung. Damit konnte ich doch ohne Angst vor Schwangerschaften auf Wunsch Sex haben. Und ich möchte resignieren, wenn ich wieder an die Textstelle aus Val Mc Dermids Roman »Ein kalter Strom« denke: *»Er hatte mit einem Minderwertigkeitsgefühl gelebt, das es ihm unmöglich machte zu lieben, denn zur Liebe gehört, das man überzeugt ist, verdientermaßen wiedergeliebt zu werden.«*[49]
Wenn ich meine Asthmakrankheit unter dem psychosomatischem Aspekt sehe, komme ich ebenfalls – was Beziehungsprobleme angeht – zu den soeben beschriebenen Erkenntnissen: Die Lektüre des Buches »Entschlüsselte Organsprache – Krankheit als SOS der Seele« verhalf mir dazu. Der Autor, der Psychologe und Therapeut Henry S. Tietze[50], interpretiert das Asthma auf erstaunliche Weise als u. U. psychosomatisches Leiden! Die folgenden Ausführungen sind dieser Publikation entnommen: »Asthmaanfälle sind häufig ein Ersatz für die mangelnde Verarbeitung seelischer Leiden. Ein asthmatischer Anfall ist also ein unterdrückter Schrei. Es gibt männliche Asthmakranke, die in einer supermännlichen Pose erstarrt sind; sie sind bemüht, sich so distanziert, hart und gefühllos wie möglich zu geben«.
Hierzu möchte ich kurz anmerken, dass die Tendenz dieser Aussage annähernd stimmt. Mein Großvater war ein vom Äußeren und im Verhalten sehr maskuliner Typ, und ihm wollte ich immer sehr männlich erscheinen – bis hin zu einer Bewerbung bei der Polizei! Andererseits habe ich sehr früh gelernt, dass es besser und ehrlicher ist, Gefühle zu zeigen und Schwächen zuzugeben. Im Herzen jedoch möchte ich gerne »Mann« sein. Das geht hin bis zum Ekel vor Homosexualität, die ich jedoch bei anderen Männern vollkommen toleriere!

Nun aber weiter mit »Tietze«: Es gibt Asthmatiker, die gelernt haben, durch Weinen ihre Lage erträglich zu machen und auf diese Weise Anfällen vorzubeugen. Im Weinen des Neugeborenen drücke sich der Wunsch aus, wieder in die Geborgenheit des mütterlichen Leibes zurückzukehren (Anmerkung: Ja! Ich wünsche allerdings, nie geboren worden zu sein!). Ganz entsprechend lassen sich bei den meisten Asthmatikern überaus intensive Bindungen an die Mutter beobachten (Anmerkung: Um Himmels willen! Das kann ich mir nicht vorstellen – aber vielleicht ist das ja das Problem?).
»Verengte Bronchialpassagen«, so Tietze weiter, »können Ausdruck und Parallele einer generellen Kontakthemmung sein.« Anmerkung: Wie ich schon mehrmals bekennen musste, quält mich seit eh und je die Angst vor Menschen!
Zum Zwerchfell schreibt Tietze: »Eine chronische Panzerung in der Gegend des Zwerchfells ist außerdem ein mögliches Anzeichen dafür, dass der Betroffene eine geradezu mörderische Wut zurückhält, die eine Folge der ständigen Unterdrückung bejahender expressiver Gefühle ist.«
Von 1970 an, mit Studienbeginn, da war ich 23 Jahre alt, bis zu meinem 40. Lebensjahr, als ich merkte, dass meine zweite Ehe zugrunde ging, hatte ich übermäßig Alkohol – oft in Verbindung mit Tabletten – getrunken. Mag der Auslöser zum Trinken (erst später kamen Tabletten hinzu) die Euphorie darüber gewesen sein, dass ich es auf dem Zweiten Bildungswege zum Mitglied einer Gemeinschaft Studierender geschafft hatte, so lag die Ursache des exzessiven Trinkens wenige Jahre später gewiss darin, einerseits meinen kaum beherrschbaren Drang nach dem prallen Leben und andererseits meine Todessehnsucht befriedigen zu können. In dieser Zeit spielte ich mit meinem Leben das »russische Roulette«: entweder ging ich drauf oder nicht! In immer kürzeren Zeitabständen führte ich diese Schicksalsentscheidungen herbei (ohne Rücksicht auf meine damalige Familie, wofür ich mich heute noch tüchtig schäme; ich bedaure es zutiefst!). Ein dritter Trinkgrund (besser: Ursache) war wohl die (narzisstische?) Leistungsüberforderung bei zunehmendem Minderwertigkeitsgefühl und die sich verstärkende Menschenangst (Sozialphobie).

Wie um mich entschuldigend zu erklären, führe ich hier Friedrich Schiller an: *»Schiller war bewusst, dass er nicht in sich selbst ruhte, dass er immer und überall zu verunsichern war, sich schnell unterlegen fühlte und versucht war, mit ungeheurer Mühe diese vermeintliche Unterlegenheit wettzumachen ... Seine Niedergeschlagenheit versuchte er mit Arbeitswut und allerlei Stimulanzien zu verscheuchen, mit Schnupftabak, Alkohol, Morphinen, unendlich viel Kaffee, mit Schnüffeldrogen ...«*[51]. Du weißt, dass mir all das sehr bekannt vorkommen muss.

Tietze schreibt von den »bejahenden expressiven Gefühlen« – vielleicht haben mich ja die geschilderten Ambivalenzen zerrissen. Auf der einen Seite die ständige Suche nach »Liebe und Sex« (wobei es mir gar nicht um das Ficken selbst ging, sondern vielmehr um die nicht zu steigernde Nähe) und andererseits diese Todessehnsucht; einerseits der Drang nach immer höheren Bildungsabschlüssen und zum anderen das Gefühl des »Taugenichts«.

Radikal »expressiv« war mein Verhalten schon! Allerdings eher »expressiv« im Ursprung dieses lateinischen Wortes. »Exprimere« bedeutet eigentlich (her)ausdrücken«: Entweder musste ich alles das aus mir »herausdrücken« oder ich wollte mich selbst damit »ausdrücken«, nämlich mein Lebenslicht.

Vom Gehirnorgan, den Empfindungen und den Verhaltensweisen

Die Erregungskreise im Gehirn sind so komplex, alles ist so miteinander verwoben, dass es eine Irreführung bedeutete, eine einzige Hirnregion als Quelle des Gefühlslebens zu nennen. Wir können also davon ausgehen, dass nicht nur das limbische System für die Emotionen zuständig ist.

Für mich ist eine neurologische Erkenntnis ganz wichtig: Im limbischen System finden auch Gedächtnisprozesse statt! Jetzt wird auch der enge Zusammenhang zwischen Gefühlen und Erinnerungen verständlich, denn unsere lebhaftesten Erinnerungen sind immer auch sehr gefühlsbetont.

Was meine lebhafteste und zugleich handlungsleitende Erinnerung ist? Die Demütigungen, die Unterdrückung meiner Bedürfnisse, die zahlreichen Verbote, die meine Jugend von früh an begleiteten. Ich bekam wohl Gelegenheiten, mich zu bilden, aber die Chance, mich zu einer reifen Persönlichkeit zu entwickeln, erhielt ich nicht. Ich musste lügen und betrügen, um Wünsche realisieren zu können, die in einem Jugendlichen aufkommen. Noch heute befürchte ich, einen »verlogenen katholischen Blick« zu haben und versuche, meinen Augenausdruck zu kontrollieren.

Die Wut und der Hass darüber sollten mich über viele, viele Jahre dominieren; Menschen, die mir verbunden waren, aber auch ich selbst, litten tüchtig unter meiner Paranoia: einerseits war ich der liebe und angepasste Begleiter und andererseits der spontan Unberechenbare, der trotzig und rücksichtslos aufkommende Begierden in die Tat umsetzte. Die Ausbruchsversuche, die ich im Elternhaus hätte unternehmen sollen, erfolgten leider erst nach Verlassen des elterlichen Käfigs.

Nicht dass der Zwang, sich von Dr. Jekyll in Mr. Hyde zu verwandeln, überwunden wäre. Doch seit rund 20 Jahren, seit Beginn meiner dritten festen Beziehung, bin ich in der Lage, den Eskapismus mit der Kraft der Vernunft zu bändigen. Und dazu bin ich höchstwahrscheinlich nur imstande, weil ich dem Alkohol entsage! Ich möchte der Frau, die mich trotz allem nahm, nicht wehtun. Ich habe bei dieser Frau meine Ruhe gefunden. Aber sicherlich ist es auch das Alter, das mich ruhiger und klüger und abstinenter gemacht hat.

Wirklich klüger? Ich stelle das zaghaft in Frage, weil ich die Richtigkeit der Aussage *»Vernünftig zu leben ist schön – aber kein Leben«* immer noch nicht zu bezweifeln bereit bin. Was würde der Neurobiologe zu den soeben geäußerten Zweifeln sagen? Vielleicht konstatierte er, dass mein Gehirn-Frontallappen, der dafür zuständig ist, die emotionalen Impulse in Schach zu halten, meiner Gefühlskraft nicht gewachsen ist. Die Großhirnrinde und der Frontallappen als Instanzen des Denkens und des Abwägens, das limbische System als Sitz der Emotionen – beide sind durch ein Nervennetzwerk miteinander verbunden. Gibt es in deren Schaltkreis eine Fehlfunktion, kann es zu einer manisch-depressiven Störung kommen, was aber nicht ausschließt, dass Gefühle in anderen Gehirnbezirken ausgelöst werden könnten – im Thalamus ebenso wie in der frontalen Großhirnrinde. Die Dominanz des limbischen Systems, die mein Leben so sehr bestimmt und gar zur Berufsunfähigkeit führte, ist bestimmt darauf zurückzuführen, dass es ungewöhnlich eng mit anderen Gehirnstrukturen verbunden ist. Signale der Vernunft, die Lust- oder Wutgefühle abschalten könnten, werden vom limbischen System ignoriert. Strukturen des limbischen Systems überfluten das Bewusstsein mit all den Emotionen wie Hass, Liebe, Schuld und Angst. Das persönliche Wertesystem ist auf die entsprechenden Nervenzellaktivitäten zurückzuführen.[52]

Wenn von Schaltkreisen die Rede ist, muss immer gegenwärtig sein, dass die Schaltungen, die Informationsübertragungen, über chemische Botenstoffe erfolgen. Eine schwere Depression gehört zu den gravierendsten Gemütsstörungen überhaupt. Ängste, Selbstzweifel, Minderwertigkeitsgefühle, Todessehnsucht, Selbsthass und Hass auf alle Autoritäten und Abhängigkeitsverhältnisse bewegen mich seit frühester Jugend. Diese Emotionen prägen mein Denken und Handeln seit jeher. Und das alles dürfte auch von einem chemischen Ungleichgewicht im Gehirn herrühren: die Konzentration der Nervenüberträgerstoffe Noradrenalin und Serotonin scheint nach Meinung der Fachleute Ursache zu sein.

Die pharmazeutische Industrie bietet Psychopharmaka an, die den Chemiehaushalt des Gehirns in einen »Normalzustand« versetzten sollen. Entsprechende Medikamente werden mir seit Jahren von »meinem« Neurologen verschrieben: Cymbalta, Decentan und Amitriptylin. Die medikamentöse Behandlung begann nach meiner Rückkehr aus Madrid – das war 1969, da war ich 22 Jahre alt – mit einem Pfusch-Rezept: mit Valium sollte Gemütsruhe einkehren. An nachfolgende Rezepte kann ich mich leider nicht erinnern. Die jetzige Rezeptur trug sicherlich dazu bei, meine (appellativen?) Suizidversuche einzustellen, auf Alkohol zu verzichten und überlegter zu handeln. Psychische Qualitäten wie Selbstwertgefühl, Freude am Umgang mit Menschen, Lebensfreude, Selbstsicherheit usw. haben sich nicht verbessert. Jeden Tag, den ich vollkommen überflüssig auf dieser Welt verbringen muss, möchte ich am liebsten ungesche-

hen machen. Was nicht bedeutet, ich könne gar keine Freude empfinden. Das schon. Jedoch noch nie nachhaltig und am besten mit Sinnenfreuden (Essen, Erotik, Erfolg …).
Ich bin kein Hedonist, der meint, es gäbe ein Recht auf Glück und Anspruch auf ein leidloses Leben, und auch kein Phantast, der nicht wahrnehmen will, dass da, wo Licht ist, auch Schatten sein muss. Ich weiß, dass jede Medaille eine Kehrseite hat! Aber ich bleibe dabei: Das Leben ist viel Aufwand für wenig Freude. Ich besaß noch nie die Kraft, diesen Aufwand unentwegt tragen zu können und ich war noch nie der Überzeugung, dass es sich lohne, diesen hohen Preis für die geringe Freude zu zahlen. Mein Leben, mein Existieren, sehe ich eher als Verpflichtung meinen Eltern, meinen Kindern, meiner jeweiligen Frau gegenüber. Vielleicht helfen die Medikamente, diese Verpflichtung zu erfüllen.
Warum aber können die chemischen Krücken der Pharmaindustrie meine Depressions-Schmerzen nicht wesentlich lindern? Warum brachten klinische Psychotherapien keinen Durchbruch, warum scheiterte die Psychoanalyse?
Der Informationsaustausch zwischen Neuronenschaltkreisen, z.B. zwischen limbischen Hirnregionen und Großhirnrinde, lässt uns sowohl alle Nuancen der menschlichen Gefühlspalette unterscheiden als auch die Erinnerungen eines ganzen Lebens speichern. Ich vermute, dass mein limbisches System (Hypothalamus, Hippocampus, Mandelkern) die unangenehmen Erinnerungen aus Elternhaus und Schule (diese war eine Aneinanderreihung von Demütigungen und Versagensängsten) jeder täglichen Situation gegenüberstellt. Ich fühle mich, ohne dass ich dem etwas entgegensetzen kann, minderwertig, bevormundet, ängstlich, überfordert, nicht ernst genommen, unattraktiv, unehrlich und ungeliebt. Alles, was diese Gefühle irgendwie zu bestätigen scheint, wird aufgenommen oder entsprechend uminterpretiert. Schnell werden Mimik, Gestik, Wortwahl der Mitmenschen als Ablehnung gedeutet. Alle Sensoren sind aktiviert, um diesbezüglich Signale zu empfangen. Gleichzeitig tue ich (fast) alles, damit meine soziale Umwelt mir wohlgesonnen ist. Umso größer die Enttäuschung, wenn ich einschätze, dass man mich trotzdem nicht mag. Ich reagiere mit Rückzug ins Schneckenhaus, mit Trotz oder

Aggression. Es fällt mir ungeheuer schwer zu verzeihen. Ich bin beleidigt. Es ist ein Teufelskreis der sich selbsterfüllenden Prophezeiung. Ich spüre, wie meine Kraft nachlässt und tendiere dahin, nur noch mit Ängsten außer Haus zu gehen.

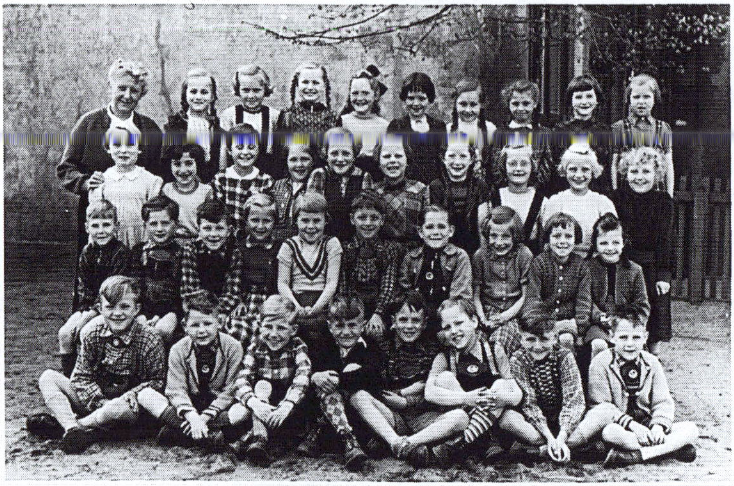

Schule war eine Aneinanderreihung von Demütigungen und Versagensängsten. Grundschule 1953. Untere Reihe, Vierter von links.

Mein Geld verdiene ich durch die Arbeit mit Menschen. Steigerte sich meine Menschenangst ins Unerträgliche, hätte das angesichts meines Schuldenstandes, meiner Kreditverpflichtungen, der wohnbedingten laufenden Ausgaben und der sonst üblichen Ausgaben des täglichen Lebens katastrophale finanzielle Folgen! Nicht, dass ich jemals ohne Geldsorgen gewesen wäre, doch dieses Mal, im sechzigsten Lebensjahr und jenseits des Leistungszenits, hätte ich endgültig den Kürzeren gezogen! »Mache Dich nie abhängig von einer Bank.« Jetzt erst weiß ich, was das wirklich bedeutet! Es geht um die nackte Existenz. Dabei war Konsum für mich immer Lebenselixier, Kompensation.

Warum musste ich mein ganzes Leben so und nicht anders handeln? Die Macht des menschlichen Gehirns entspringt der Aktivität und den Wechselbeziehungen von Milliarden von Neuronen, spezialisierten Zellen, die Informationen als elektrochemische Impulse weiterleiten. Die Neuronen sind von Zellen umgeben, die bei der Signalübertragung behilflich sind.
Die Nervenzellen wandeln die elektrochemischen Signale, die das Gehirn bekommt, in Tätigkeiten oder Verhaltensweisen um, z. B. Radfahren oder sich ärgern. Jede der Milliarden Nervenzellen kann mit bis zu 200.000 anderen Neuronen in Kontakt treten. Die Impulse wandern mit Hilfe spezieller chemischer Substanzen, die in den Nervenzellen hergestellt werden, über einen schmalen Spalt, die Synapse, hinweg von Neuron zu Neuron. Es ist aber nicht so, dass eingehende Signale wahllos in der gesamten Großhirnrinde aufgenommen werden, sondern nur von ganz bestimmten Nervenzellen, je nachdem, um welche Art von Reiz es sich handelt.[53]
In diesem Zusammenhang ist wieder der materialistische Ansatz zu erwähnen: Dieser definiert alle Aspekte des Geistes als vorausberechenbare Reaktionen auf unterschiedliche Reize. Bezogen auf meine Kauflust würde dies bedeuten, dass ich jedes Objekt meiner Begierde ohne Rücksicht auf die finanziellen Konsequenzen kaufen würde. Da das aber Gott sei Dank nicht so ist, muss es eine andere Erklärung geben. Der Medizin-Nobelpreisträger Eccles, der auf dem Gebiet der chemischen Nervenimpulsübertragung forschte, hält die Behauptung für unhaltbar, dass Zellen, denen ein Selbstbewusstsein völlig fehle, durch Vernetzung irgendwie Bewusstsein hervorbringen könnten. Eccles und andere Vertreter der Dualismus-Theorie sind der Ansicht, dass irgendeine materielose Kraft das Gehirn durchströme und so den Körper beseele.[54] In der Tat muss das so sein: Wenn es um die Beziehung zwischen Geist/Seele und Gehirn geht, kann nicht bezweifelt werden, dass das Ganze mehr ist als die Summe seiner Teile. Das Gehirn ist also mehr als eine materialistische Reiz-Reaktions-Apparatur.
Warum kaufe ich nicht mechanisch und ungehemmt, was mir gefällt? Weil ich Skrupel habe, weil ich abwäge, weil ich die Folgen fürchte, weil mein Gewissen mich maßhalten lehrt.

Zwar entsteht aus den Gehirn-Schaltkreisen und aus ihren Wechselwirkungen das menschliche Bewusstsein. Es ist aber mehr als nur ein simpler Schaltkreis, es ist ein letztlich unfassbares Phänomen! Hannelore Schlaffer zitiert in der Süddeutschen Zeitung vom 1. Juni 2004 den Eduard Mörike-Biografen Matthias Mayer: *»Als Rätsel gibt sie dem Bewusstsein etwas zu denken, was mit Mitteln des Bewusstseins nicht zu klären, zu enträtseln ist«*. Und so ist es. Es gibt jenseits des Rationalen, des Naturwissenschaftlichen, tatsächlich eine Metaphysik des Gehirns: im Gegensatz zur »Prosa« gewissermaßen die »lyrische Entsprechung«. Es ist schon erstaunlich, wie der Mensch die Dinge transzendiert: Die Summe aus beispielsweise 1 und 2 kann für ihn nicht nur ein sachlich-nüchternes Ergebnis sein, sondern auch ein Resultat, das über das Mathematische hinausgeht. Nach der Lehre des Mathematikers Pythagoras liegen in den Zahlen zugleich sinnliche Bestimmungen und abstrakte Denkbestimmungen. Die Drei, die Trias, ist die Vereinigung von Monas (Form aller Dinge) und Dyas (Materie): beide, Monas (die Eins) und Dyas (die Zwei) ergeben für die Pythagoreer einen unendlichen Gott und die endliche Materie.[55] Das alles ist uns sehr bewusst, wir können uns darüber informieren und uns Gedanken machen. Aber was ist »Bewusstsein« überhaupt?

Vom Bewusstsein

Das Bewusstsein entwickelt sich aus der Organisation und Tätigkeit aller Teile des Gehirns, d. h. es ist nicht an einen einzigen Hirnabschnitt gebunden. Man kann es als Phänomen des Geistes verstehen, das die Bezüge liefert, die für eine zusammenhängende Erkenntnis der Welt und ein zielgerichtetes, koordiniertes Verhalten erforderlich sind.

Die Rede ist vom Bewusstsein seines Selbst: Von der inneren Stimme, die Gedanken formt, Urteile fällt und Entscheidungen trifft. Über diese Form des Bewusstseins denken Philosophen und Theologen seit Jahrtausenden nach.

Die linke Hemisphäre des Gehirns scheint generell auf das analyti-

sche Denken spezialisiert zu sein, wie es z. B. bei komplizierten Rechenproblemen gefordert ist (hier habe ich eindeutig ein Handicap). Die rechte Hemisphäre ist die intuitive Gehirnhälfte. Im Gegensatz zur nüchternen linken Seite »meistert« diese Seite Probleme durch direktes Erfassen, Einsicht, Eingebung und Emotion. Hier findet das Tauziehen zwischen Herz und Verstand, Gefühl und Vernunft statt. Die rechte Seite ist bei mir die eindeutig stärkere.
Denken, Wollen und Urteilen haben ihren Sitz im präfrontalen Kortex an der Spitze des Frontallappens. Hier befindet sich auch eine Region (die »Pförtner«-Region), die großen Einfluss auf die Handlungsfähigkeit des Menschen ausübt.[56] Auch hier sehe ich bei mir eine Einschränkung: Wenn von mir eine Handlung oder ein Verhalten gegen meine Gewohnheiten gefordert wird, fühle ich mich total unsicher und meine Willenskraft lässt nach. Nur mit Widerwillen und Trotz und nach langer Zeit des Zauderns bin ich zur Aktion fähig.
Selbsterkenntnis reiht sich an Selbsterkenntnis: In der präfrontalen Rinde erzeugt das Gehirn den sogenannten »Strom des Bewusstseins«: Die Anzahl der Gedanken, die den Geist jeweils beschäftigen. Die Rede ist vom Arbeitsgedächtnis: Hier vermerkt das Gehirn die Wahrnehmung seiner Umgebung und kombiniert sie mit Wissen und Erfahrung aus dem Langzeitgedächtnis. Gedanken und Vorstellungen werden miteinander verknüpft und Zukünftiges kann geplant werden.
Bei Patienten, deren präfrontale Rinde verletzt ist, wird das Verhalten fast ausschließlich von Gewohnheiten und Reflexen geleitet und nicht von dem Verständnis der Ereignisse, die sich gerade abspielen. So krass stellt sich mir das Problem zwar nicht, doch ich merke, dass ich zum einen dem Grübelzwang verfallen bin und zum anderen geneigt bin, bei aktuellen Ereignissen reflexartig mit meinen Vorurteilen, Abneigungen, Unsicherheiten, Vermeidungen, Ängsten, Zweifeln, Komplexen, Prägungen zu reagieren. Verstärkt wird diese Haltung durch eine sehr rege unterschwellige Bewusstheit: Ein Depot negativer Erinnerungen, Assoziationen und Interpretationen leitet im unangenehmen Maße mein Verhalten. Meine Leitinstanz ist zu sehr von Negativem und Einschränkendem gesteuert. Diese Phänomene lassen sich auch aus der Sicht anderer Hirnforscher interpretieren.

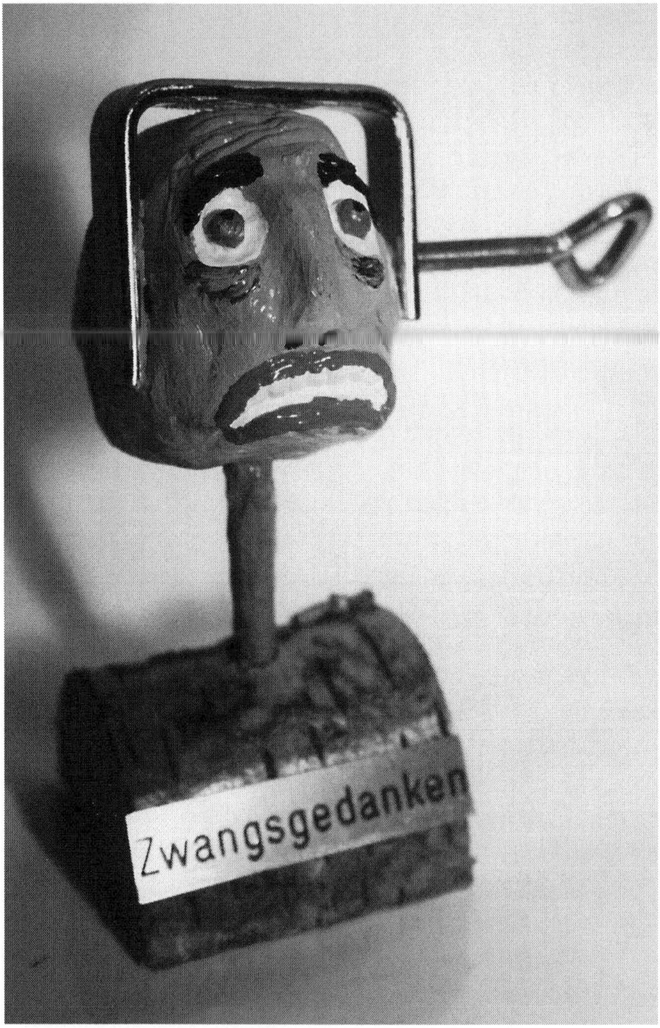

Foto: R. Tränapp, Aurich. Objekt: W. Schade: Grübelzwang: der reißende Strom des Bewusstseins gespickt mit Strudeln aus der Tiefe des Unbewussten zieht alles Positive mit sich und zwingt mich unablässig, über die Bürde des Daseins zu brüten.

Ich zitiere: Unser Gefühl des subjektiven Bewusstseins entspringt dem starken Bedürfnis unserer dominanten linken Hemisphäre, alle Handlungen zu erklären, die von irgendeinem der zahlreichen in uns wohnenden mentalen Systeme in Gang gesetzt werden.
Auf mich bezogen: Nicht meine linke Hirnhälfte scheint mich zu dominieren, viel mehr dürften es die mentalen Systeme sein, die mein subjektives Bewusstsein »schwarz« einfärben. Ich bin so sehr überzeugt davon, dass ein vernunftfixiertes Leben zwar »schön und gut«, aber nicht das wahre Leben ist. Meine linke Hemisphäre hat nicht die Kraft, gegen diese »unmögliche« Überzeugung vorzugehen.
Auch ein anderer neurologischer Ansatz lenkt mich in diese »negative« Richtung: Die Rede ist von Netzwerken, die zusammenarbeiten, um Entwürfe von Interpretationen zusammenzustellen, sie zu überarbeiten und auszufeilen. Die Neurologen vergleichen die Netzwerke mit (Zeitungs-) Redaktionen, die kooperieren und letztlich dem Geist einen Bericht liefern, der wie ein einziger zusammenhängender Bewusstseinstrom wirkt, aus dem scheinbar folgerichtige Gedanken entstehen.[57] In meinen Netzwerken arbeiten zumeist depressive Redakteure, einige wenige haben einen (schwarz-)humorigen Charakter und nur ein einziger macht das Prinzip »Hoffnung« geltend. Hin und wieder lese ich einen Satz von ihm – zwischen den Zeilen, nicht ausdrücklich. Er will mir mitteilen, dass auch ich etwas gelte: was bei mir bisweilen zu Geltungszwang und zermürbender Überkompensation (meiner Schwächen) führt.
Dieses Bewusstsein prägt mein Sein, mein Dasein weitestgehend. Was die Neurologen kaum naturwissenschaftlich analysieren können, ist das, was die Philosophen als subjektives Sein bezeichnen, nämlich die Gefühle und Werthaltungen, die Seele. Ober wie will man neurobiologisch klären, warum ich mich fühle wie eine Schmeißfliege – unwillkommen und überflüssig? Der menschliche Geist ist einfach nicht dazu angelegt, sich selbst bis ins Letzte zu begreifen.

Vom Determinismus – also davon, ob der menschliche Wille (in der Depression) wirklich frei ist

Die eine philosophische Richtung, der ethische Determinismus, bestreitet die Willensfreiheit, denn der Mensch sei den Naturgesetzen ebenso unterworfen wie alle anderen Wesen. Aufgrund dieser Unterworfenheit könne er in jeder Entscheidungssituation nur »reagieren« und nicht aus Selbstbewusstheit individuell planen und agieren. Frei könne der Mensch deswegen nicht sein, weil alles, was ein Lebewesen in seiner Wesensform bestimmt, also die Natur, bereits bestimmend angelegt sei. Wie der Mensch von Natur aus ist, gilt als sein unverfälschter Kern. Geist, Vernunft, Kultur, das, was wir heute mit dem menschlichen Wesen und dem dynamischen menschlichen Tun verbinden, akzeptieren die Ethiker des Determinismus nicht.[58]
Zur anderen Richtung: Der Begriff der »Autonomie«, der die Selbstbestimmung des Menschen als Vernunftwesen beschreibt, wurde von Kant in die Ethik eingeführt. Das autonome Individuum sei verpflichtet, sich nach den Prinzipien der Vernunft die Gesetze eines sittlichen Handelns selbst zu geben. Vernunft gilt als ein Ordnungsprinzip, das Erkenntnisse leitet und Handlungen orientiert. Der Mensch müsse nach Vernunft streben, wolle er sich über die Dinge der Welt erheben. Die ersten Vorstellungen von »Vernunft« werteten sinnliche und emotionale Eigenschaften des Menschen philosophisch ab. Neigungen, Launen, Gefühle wurden als unvernünftig gegenüber gedanklicher Einsicht, der Beweisfähigkeit und der Logik eingestuft. Kants »reine Vernunft« nimmt keine Rücksicht auf die dem Menschen durch Sinnlichkeit und Verstand gesetzten Grenzen; der Verstand ist nach Kant als Urteils- und Vorstellungsvermögen dem Bereich der subjektiven erfahrungsabhängigen Erkenntnis zuzuordnen.[59]
Mit einem dritten Aspekt soll dieser Ausflug in die Philosophie vorerst beendet werden. Die Existential-Philosophie, z. B. von Sartre,[60] lässt Willensfreiheit und Determinismus zusammenspielen: *»Der Mensch ist zur Freiheit verurteilt.«* Das menschliche Dasein ist einerseits durch Freiheit und andererseits durch das »In-der-Welt-Sein« bestimmt. Da das Dasein auch »Geworfenheit« in die Welt meint und Sorge um das eigene Sein nach sich zieht, ist der Mensch in

seiner Erkenntnisfähigkeit und Freiheit faktisch eingeschränkt: emotionale Erfahrungen beeinträchtigen meine Objektivität und Existenzbedürfnisse (Essen, Trinken, Sex, Schlafen) schränken meine Freiheit ein.
Der Mensch ist zudem wegen einer besonderen unumgänglichen Gefühlsdimension »zurückgeworfen«: nämlich der Angst vor absoluter Verlassenheit und Einsamkeit. Nie kann der Mensch sich und seiner Umwelt sicher sein! Nach Heidegger[61] ist das »In-der-Welt-Sein« etwas Bedrohliches und Unversöhnliches: Die einzelne Existenz ist in die Welt geworfen, sie ist darin ungeborgen und letztlich einsam. Und noch etwas: Heidegger nennt eine zweite Grundkomponente menschlicher Existenz: das »Sein zum Tode«. Der Endlichkeitscharakter des menschlichen Daseins ist durch das Bewusstsein des Todes bestimmt.
Weil diese Sichtweise doch recht pessimistisch ist, zurück zum positiveren Sartre. Menschliches Leben ist nur als »Fürsich« authentisch. Was bedeutet das? Das »Fürsich« ist der Beweis, der sich mittels eines freien Entwurfs entwickeln lässt. Dagegen steht das »Ansich-Sein« – das sind die dem Menschen mitgegebenen Bedingtheiten: sein Geschlecht, seine genetische Mitgift etwa. Das »Fürsich« dagegen ist Bestandteil von Möglichkeiten, von Gestaltungsfreiheit. Der Entwurf, den ich von meinem Leben mache, ist grundsätzlich alleine von meinen Entscheidungen abhängig.
Vor diesem Hintergrund bekommen sogar Widrigkeiten unseres Daseins einen positiven Touch: Wir bedürfen geradezu der Hindernisse, um unsere Freiheit erfahren zu können! Was an uns nicht frei ist, ist der Umstand, dass wir gezwungen sind, durch eigene Wahl unser »Für-Sich-Sein« aufzubauen bzw. zu gestalten. Irgendetwas muss der Mensch immer tun – selbst, wenn er nichts tut, ist das eine Entscheidung. Es steht dem Menschen also nicht frei, frei zu sein.
Aber halt! Da sind weitere Schranken! Zum einen die Dingwelt: Ich kann nicht nach Belieben über die Dinge verfügen. Zum anderen die Mitmenschen: Die Freiheit des Anderen ist die Grenze meiner Freiheit. Das ist eine moralische Bedingtheit! Die Freiheit des Anderen muss von mir anerkannt werden und das ist – im Gegensatz zu der Dingwelt und anderen Bedingtheiten – freiwillig-moralisch.

Was hat all das Philosophieren mit meiner konkreten Depression zu tun? Es fällt mir unglaublich schwer, meinen Alltag aktiv zu gestalten. Und ich weiß auch, warum das so ist: Mein Selbstwertgefühl ist zu gering, und das führt zu Reaktionen – nicht Aktionen. Der Wunsch und der Wille zur Aktivität sind wohl zu spüren, doch der Mut zur Handlung ist nicht sehr ausgeprägt. Wieso »Mut«? Nicht nur das fehlende Selbstvertrauen hemmt mich. Auch die Angst vor Problemen und Konflikten mit den Mitmenschen lässt mich schnell verzagen; ich fühle mich im wahrsten Sinne des Wortes »zur Freiheit verurteilt«. Wenn ich nur reagiere oder gar nichts unternehme, fühle ich mich elend. Verspüre ich eine Interessenkollision zu meinen Ungunsten, ziehe ich mich oft beleidigt zurück oder bin so böse auf mich, dass ich aggressiv werde: Mein Verstand wird durch diese Emotionen regelrecht blockiert. Hier sind Emotionen wirksamer als die Vernunft! Was die psychische Belastung noch verstärkt, ist die Selbstausgrenzung und danach das Gefühl, dass ich mich zu Recht minderwertig einschätze.
Nun könnte man meinen, nicht täglich gäbe es bedeutsame Handlungssituationen. Das Schlimme ist, dass z. B. ein ganz banaler Einkauf oder ein Restaurantbesuch solch eine Situation ist, denn ich fordere von dem Angestellten eine Leistung, und dass mir diese tatsächlich erbracht wird, macht mich verlegen und dankbar. Dass hier ein Tausch »Geld gegen Leistung« stattfindet, leuchtet mir zwar ein, doch gefühlsmäßig kann ich es nicht verarbeiten. Es gibt da etwas Zwingendes zwischen mir und dem Personal: Ich bin überaus freundlich und will, dass diese Menschen auch mir gegenüber lieb und aufmerksam sind. Wenn ich dann MitarbeiterInnen außerhalb des Geschäftes begegne und nicht beachtet werde, bricht für mich eine Welt zusammen. Ich fühle mich darin bestätigt, dass ich nur als problemloser Kunde etwas tauge – nicht aber als Mensch. Der Gipfel des Absurden ist dann erreicht, wenn mich das »nette« Verhältnis »Kunde – Verkäufer« zu belasten beginnt und ich dazu übergehen muss, die Geschäfte aus Angst vor der ursprünglich ersehnten Nähe zu meiden. Du kannst dir denken, dass das »Spiel« zwangsläufig bei anderen Dienstleistern von vorne beginnt. Ob ich zur »Besserung« fähig bin? Vor nicht langer Zeit startete ich regelmäßig zu Weih-

nachten und Ostern eine Geschenketour: Ärzte, Apotheker, Buchhandlung, Zigarettenkiosk, Änderungsschneider, Friseur und Ämter, mit denen ich regelmäßig zu tun hatte, wurden mit Aufmerksamkeiten bedacht. Jetzt »beglücke« ich nur noch die Arztpraxen – habe aber den anderen gegenüber, den Vernachlässigten, ein schlechtes Gewissen.
Warum diese Umstände? Das »In-der-Welt-Sein« ist für mich wegen der Menschen ein äußerst bedrohlicher Zustand. Die Angst vor Ablehnung, Verlassenheit und Einsamkeit ist riesengroß. Auch hier Ambivalenz: Einerseits habe ich Angst vor den Menschen und möchte lieber »für mich sein«, andererseits fühle ich mich elend und ausgegrenzt, wenn ich z. B. alleine in einem Café sitze. Die Tatsache, dass ich alleine dort sitze, ist an sich gar nicht so schlimm. Schlimm ist, dass ich denke, die anderen würden denken, dass ich nicht ohne Grund alleine sei. Und warum könnte ich alleine sein? Weil ich unsympathisch bin! Also sitze ich Unsympathischer dort alleine herum. Ich bin nicht einsam und alleine, was Freundschaften betrifft. Zwei, drei gute Freunde wohnen außerhalb. Hier habe ich einen kleinen Freundeskreis. Vor der Scheidung hatte ich »tausend Freunde«: verblieben ist keiner. Auch meine Schuld.

Wer im Gedächtnis seiner Lieben lebt,
ist nicht tot, er ist nur fern, tot ist, wer vergessen ist.

Schön wäre es, hätte ich eine dermaßen intensive Beziehung zu anderen Menschen, dass die Aussage dieser Aphorisme zuträfe!
Es muss etwas dran sein: Wer sich selbst nicht liebt, kann auch keinen anderen lieben. Wenn ich mich selbst für wenig liebenswert halte, wie sollen denn andere Kraft genug haben, mich zu lieben, mich zu mögen? Vielleicht liebt meine Frau mich aufrichtig? Doch immerhin sind es beinahe zu drei Viertel Frauen, die ihre Männer verlassen wollen! Wir sind in diese Welt »geworfen« und müssen mit Bedingtheiten und einer Dingwelt, die unsere Freiheit einschränkt, irgendwie klar kommen. Bedingtheit? Das sind z. B. unser Geschlecht, unser genetisches Erbe, das engste soziale und kulturelle Umfeld. Dingwelt? Alles, was wir für unsere Existenz benötigen:

Vor allem die Verfügbarkeit von Energie und Lebensmitteln sowie ein Einkommen, um sich diese lebensnotwendigen Güter zuführen zu können.

Zur Bedingtheit meiner Existenz zähle ich auch den erlernten kaufmännischen Beruf. Ohne die Organisation des Einkaufs, ohne die Kalkulation, die Personalwirtschaft, Marketing etc. wäre ein Unternehmen zwar nicht überlebensfähig, doch hatte ich von Beginn an das fiese Gefühl, von den produktiven gewerblichen Kollegen durchgefüttert zu werden. So, wie die Bienenkönigin sich von den Arbeiterinnen mästen lässt.
Deswegen hätte ich die in meinen Augen edlere produktive Handwerksarbeit vorgezogen: Eine Zeitlang bestand der Wunsch, Tischler zu werden. Im Hinterkopf geisterte der Gedanke, auf dieser Basis den Innenarchitekten zu versuchen. Sicherlich reizte mich das Handwerk des Tischlers wegen des Umgangs mit dem warmen Naturprodukt Holz. Das kalte Metall, mit dem mein Vater arbeitete, stieß mich eher ab. Vielleicht spielte es auch eine Rolle, dass der Onkel, den ich so anhimmelte, Tischler war. In den unzähligen Meisterlehrgängen, die ich unterrichtete, waren auch etliche Tischlergesellen. In der Regel waren die Tischler die Teilnehmer, vor denen ich mich am wenigsten fürchtete: Sie waren gutmütiger, bescheidener, sympathischer. Den Innenarchitekten favorisierte ich wohl deswegen, weil er Funktion, Schönheit und Harmonie in Einklang zu bringen hatte. Ich habe ein Faible für Ästhetik in allen Lebensbereichen.
Leider war ich jedoch davon überzeugt, zum Handwerker nicht zu taugen. Dabei war sicherlich auch ausschlaggebend, dass ich damals mehr als heute Hemmungen hatte, mit technischen Geräten/Maschinen umzugehen. Möglicherweise wirkte zudem unterschwellig hinein, dass ein »Schlips-und-Kragen-Beruf« gegenüber einem Handwerkerberuf prestigeträchtiger sei: Das jedenfalls suggerierten die Eltern, vor allem die Mutter. Ich muss allerdings zugeben, dass ich möglicherweise mein durch Erziehung und schulische Erfahrungen mickrig gebliebenes Ich mit den beruflichen Attributen »Anzug/weißes Hemd« und »geistige Arbeit statt Blaumann« aufwerten wollte

(oh, vielleicht auch deswegen der Innenarchitekt?).
Dieser Schuss ging nach hinten los. Selbst nach 45 Jahren kann ich noch empfinden, wie wertlos ich mir vorkam, wenn ich dienstlich in die Werkhallen musste. Ich fühlte mich in meiner adretten Büro-uniform wie ein aufgeblasener Gernegroß und Möchtegern. Ohne den Kraftsport, den ich damals betrieb und der mir ein gutes Körpergefühl und etwas Selbstsicherheit vermittelte, hätte ich diese Zweifel an meiner Nützlichkeit kaum ausgehalten.
Und eben dieses Gefühl der Minderwertigkeit tauchte wieder in meinen Meisterkursen auf. Die TeilnehmerInnen wären in der Lage, ein komplettes Haus zu bauen und den davor stehenden kaputten Wagen in Stand zu setzen – ich dagegen könnte lediglich deren Arbeit kalkulieren und die anfallenden Rechnungen (hoffentlich) richtig kontieren (und das bei meinem Horror vor Zahlen).
Da ist jedoch noch eine Gefühlsebene: Als Kaufmann (ob nun in einer Unternehmung oder als Berufsschullehrer) könnte ich mir in einer Notsituation (z.B. Arbeitslosigkeit oder Berufsunfähigkeit) die dann fälligen und mir peinlichen »Alimente« nicht durch handwerklichen Nebenerwerb aufbessern oder mir durch Eigenleistungen Ausgaben ersparen. Mit zwei »linken Händen« bin ich wirklich hilflos. Mir ist zwar klar, dass in unserer arbeitsteiligen und hoch technisierten Welt niemand alles können kann, doch in mir ist das Gefühl des Unvermögens, der Nutzlosigkeit und des Abhängigseins außerordentlich präsent.
Nie vergessen werde ich, wie in einer bestimmten Situation ein guter Bekannter, der Handelslehrer mit handwerklichem Geschick ist, meinte: »Was, einen Toaster kaufen?! Den kann man doch selbst basteln!« Lachen musste ich. Doch im Kern hat er Recht: Autark zu sein ist ganz bestimmt eine entspannende Gewissheit von Freiheit. Daher hat Lothar auch nicht das Gefühl des »Ausgeliefert-Seins«, das mich in Zeiten finanzieller Not so sehr bedrückt.
Die Berufsvorstellung »Tischler« verschwand wie eine Sternschnuppe am (Geistes-) Himmel. Ich fühle mich deprimierend abhängig mit meiner schmalen Basis aus betriebswirtschaftlichen Kenntnissen, Fähigkeiten und Fertigkeiten. Ein praktisch begabter und ausgebildeter Mensch hätte in einer (finanziellen) Notsituation viel bes-

sere Optimierungsmöglichkeiten als ich. Allein diese Unfähigkeit fördert meine Ängste, mindert mein Selbstwertgefühl und erinnert mich daran, wie abhängig ich eigentlich bin. Erschwerend kommen – wie gesagt – meine Berührungsängste gegenüber technischen Geräten hinzu. So habe ich mich bis jetzt dagegen wehren können, die Anwendung der Computertechnologie zu erlernen. Das erhöht natürlich nicht meinen »Marktwert« und destabilisiert zusätzlich mein Ego.

Es ist ein ambivalentes Verhältnis, das ich zur Computerisierung und Digitalisierung der Welt habe. Ich bin mir darüber im Klaren, dass es im Erwerbsleben und überall dort, wo es etwas zu organisieren gilt, ohne Computer nicht mehr geht. Ich beharre aber darauf, dass diese Technologie nicht zur Befreiung des Menschen führt, sondern dessen Abhängigkeit erhöht. Aber nicht nur deswegen wird die deprimierende Umwelt um eine Facette reicher: Durch das Vordringen der digitalen Medien in den privaten Raum werden die Seelen der User noch mehr ausbrennen als durch die konsumistische Lebensweise ohnehin schon.

Die Menschen werden zunehmend standardisierte Erzeugnisse moderner Wissensformen, sozusagen Technologie- und insbesondere Internet-kompatibel. Mit kaum noch hinterfragtem Einverständnis klebt der »homo computerus mediensis« im monströsen Spinnennetz der Kommunikations- und Informationshype. Die unwiderstehlichen medialen Verlockungen, die ja auch mit Eitelkeit, Kontaktbedürfnis und Voyeurismus zu tun haben, schaffen eine neue Ästhetik der Existenz: Eine virtuelle Gemeinschaft twitternder, bloggender und chattender Freaks löst das reale Psychosoziale zum Teil ersatzlos ab. Ich befürchte, dass durch diese mittelbare, körperlose und mithin sozialkalte Kommunikation kein selbstgewisses, selbstachtendes, selbsterkennendes und eigensinniges Dasein mehr möglich sein wird.[62]

Der Sprachforscher und Anthropologe Daniel Everett lebte jahrelang abseits der modernen Zivilisation bei den Pirahà-Indianern im brasilianischen Amazonasgebiet. In seinem Buch »*Das glücklichste Volk*« beschreibt er genau das, was mich angesichts der anbrandenden

Wellen neuer Technologien so bewegt: *»Im Großen und Ganzen übernehmen die Pirahà keine technischen Entwicklungen ... In der Vergangenheit wiesen sie alle Gerätschaften zurück, die eine Veränderung ihrer Kenntnisse oder praktischen Tätigkeiten erfordert hätte. Wenn solche Gerätschaften sich nicht ohne Weiteres in die traditionellen Verfahrensweisen der Pirahà integrieren lassen, werden sie abgelehnt.«* Selbstverständlich ist mir bewusst, dass Werkzeuge im weitesten Sinne für uns Menschen keinen Luxus darstellen, sondern grundsätzlich lebensnotwendig sind.

Sie erhalten ihre Bedeutung durch den Lebenskontext: essen, trinken, sich kleiden, wohnen, Mobilität. *»Die technischen Errungenschaften offenbaren die menschliche Fähigkeit, die Materie zu beherrschen. Damit kontrolliert und gestaltet der Mensch seine Umwelt, d.h. er verändert diese nach eigenen Bedürfnissen und Plänen.«*[63] Diese Manipulation geschieht seit mehr als zwei Millionen Jahren, seit der homo habilis begann, Steinwerkzeuge herzustellen.

Die Lektüre des Buches *»Evolution und Kultur des Menschen« (Hrsg. Ernst P. Fischer, Klaus Wiegandt)* bestärkt mich in meiner Annahme: *»Wir sind biologisch in der Steinzeit geblieben, während wir im Rahmen von Wissenschaft und Technik globale Informations- und Kommunikationssysteme aufbauen konnten, die unserem evolutionär gewachsenen Verstand eine komplexe Vernetzung von Ursachen und Wirkungen zeigen und zumuten, die ihn wenigstens teilweise überfordert.«*

In unserer gesättigten Konsumgesellschaft gehört es zum Lebensstil, technische Errungenschaften umgehend auch in den privaten Bereich zu überführen. Der Spiegel (Nr. 17, 26. 4. 2010) schreibt in seiner Titelgeschichte über Apple folgerichtig vom »digitalen lifestyle«. Offensichtlich wirkt die Bürde, nicht zur digital community zu gehören, schwerer als die Mühlsteine, die sich die Nutzer von Handy, iPod, iPad und PC um den Hals hängen. Das sind die Zumutungen und die Überforderungen. Es wird Schindluder mit der freien Zeit betrieben und – noch schlimmer – die digitalen Gerätschaften vereinnahmen ihre willfährigen Nutzer. »Nur so konnte es Apple (und anderen Herstellern) gelingen, die Produkte mit Emotionen aufzuladen und sie mit Werten derart zu überhöhen, dass die Produkte selbst zu Werten werden.« Ich fühle mich nicht besonders couragiert, auf diese Emotionen und Werte zu verzichten. Heldenhaft verhalten sich dagegen die Pirahà-Indianer, die sich den Verlockungen der Moderne derart verweigern: sie lassen sich nicht korrumpieren. Mir dagegen fehlten schon immer Kraft und Selbstvertrauen, mich in neue technische Wissensgebiete einzuarbeiten. Diese Blokkade ist sicherlich aber auch auf meine irrationale Technikskepsis zurückzuführen: da ist die Angst der Hörigkeit; die Angst vor Infiltration durch ungeheure Datenmengen, die Angst vor unzufrieden machender Reizüberflutung, die Angst vor kaum zu widerstehenden Versuchungen …

In modernen Wohlstandsgesellschaften werden mit Hilfe der Technik sowohl Mensch als auch Umwelt gnadenlos ausgebeutet. Der technische Fortschritt gehört gedeckelt: Atomenergie, Bio- und Gentechnik, Datenschutz und ganz aktuell auch die Bohrinsel-Fördertechnik sind die Problemfelder. Daher fragt die Bürgerinitiative *»David gegen Goliath«* (München) zu Recht, wie der Degradierung von bewussten, selbstbestimmten Subjekten zu an Technik und Automatisierung ausgelieferten Objekten entgegengewirkt werden kann.

Fazit: Ich glaube nicht, dass wir »Zivilisierten« mit all unseren technischen Gerätschaften auch nur annähernd so glücklich sein werden wie die Amazonas-Indianern oder – meinetwegen – der homo habilis.

Im ZEIT-Magazin vom 25.03.2010 antwortete der Strafverteidiger F. v. Schirach auf die Frage, was seine Rettung war: »Mein Beruf war meine Rettung…«. Reflexartig bezog ich diese Antwort auf mich. Und ich hatte augenblicklich eine Garrotte vor Augen: Mein Beruf war bis vor wenigen Monaten wie dieses Würgeisen, das mich/meine Seele langsam aber sicher erdrosselte.

Weil ich als Verfasser von Fachaufsätzen zu schulorganisatorischen und berufspädagogischen Themen und mit den Buchveröffentlichungen keine nennenswerten regelmäßigen Einnahmen erzielen konnte und tüchtig unter der Angst litt, nicht veröffentlicht zu werden, probierte ich es mit diesen Beschäftigungsgesuchen:

Ab sofort !
kompetente Gesprächsberatung bei Erziehungs- und Schulproblemen, in Lebens- und Partnerschaftskrisen, Spechzeiten nach Vereinbarung. Anmeldung jederzeit unter
Telefon (04941) 67441

Dipl. Kaufmann

59 Jahre
aus Aurich (Langeoog-Fan)
sucht Teilzeittätigkeit
auf der Insel;
wenn mgl. keine PC-Tätigkeit
Tel.: 04941/67441

abcdefghijklmnopqrstuvwxyzabcdefghijklmnopqrstuwvxyza

schreibGut
Ihr Service
für erfolgreiches Schreiben

Bewerbungen, Geschäftsbriefe (Standardbriefe), Werbetexte, Reden, private Korrespondenz

Dipl.-Kfm. Wolfgang Schade
Telefon 0 49 41 / 6 74 41

abcdefghijklmnopqrstuvwxyzabcdefghijklmnopqrstuwvxyza

Anmerkung:
Aus einer Begabungsanalyse (Arbeitsplatz-Check), die ich 2002 für mich durchführen ließ, zitiere ich diese Ergebnisse: »Der Zugang zu Menschen und die Lust an der Konversation würden Sie nicht unbedingt als eine Ihrer größten Stärken bezeichnen und Sie können sich auch gut vorstellen, eigenverantwortlich zu arbeiten und nur gelegentlich mit anderen zusammen zu wirken.« Daher wäre mir auch die Tätigkeit des überwiegend einsamen Schreibens am liebsten. Die ZEIT-Autorin Bernadette Conrad spricht mir mit dem Artikel »Das Schreiben im Walde« (11.03.10) aus der Seele: »Menschenleere, wilde Natur hatte J.D. Salinger gesucht... So viele Schriftsteller und Künstler vor ihm hatten hier Orte für ihre schöpferische Einsiedelei gefunden ... auf der Suche nach dem wahren Ton, nach dem passenden Wort.«

Von einem Rückzugsort aus – Refugium und Kontemplation – mein Geld zu verdienen – ein Traum!

Zurück in die Realität: Mit den Anzeigen will ich dir zeigen, dass ich statt des quälenden Unterrichts andere Tätigkeiten ausüben wollte, um etwas hinzuzuverdienen:
Leider ohne Erfolg; als Handwerker hätte ich bessere Chancen gehabt!

Mein Konsumverhalten, meine Scheidungen, die Unterhaltsverpflichtungen und der vorzeitige Ruhestand aus gesundheitlichen Gründen verhinderten Sicherheit gebende Vermögensverhältnisse. Den monatlichen Vorruhestandsbezügen und schwankenden Nebenerwerbseinnahmen stehen unbarmherzig regelmäßige Ausgaben gegenüber: Die Zahlungen für den Versorgungsausgleich an die Ex-Frauen, die Kreditraten, die Krankenversicherungsbeiträge, die Mietzahlungen fressen die Bezüge schon am Ersten des Monats fast auf! D. h., ich bin auf das Gehalt meiner Frau, auf die Möglichkeit von Nebenverdiensten und den guten Willen der Banken angewiesen. Sollte dieses feine Finanznetz reißen, müsste ich private Insolvenz anmelden. Ich habe wirklich den Fehler gemacht, mich durch unangemessene Ausgaben in die Abhängigkeit von Banken zu begeben! Mit jeder täglichen Post habe ich Angst davor, dass mir ein Kontokorrentkredit gekündigt wird.
Ursache dieses Desasters, das mich im Griff hat wie eine riesige Würgeschlange: Wie viele Depressive habe ich keinen »richtigen« Bezug zur Realität, denn ich gab bar jeder Vernunft Geld aus und führe daher ein kreditfinanziertes Leben. Und das als gelernter Kaufmann. Ich habe weder Talent zum Handwerker noch zum Kaufmann!
Die Depression macht aus dem Lebensgebäude ein Trümmerfeld – sie legt auch berufliche Realisierungen und Perspektiven in Schutt und Asche. Nur mit eisernem Willen gelingt es, auf bröseligem Fundament aus brauchbaren Trümmerresten ein bescheidenes neues Lebensgebäude zu errichten: Nicht sehr ansehnlich und recht instabil – aber immerhin!

Ich weiß kein Mittel gegen diese Auszehrung des Geldbeutels.
Borgen zieht es bloß in die Länge, aber die Krankheit ist unheilbar.
(William Shakespeare, 1564–1610)

Sicherlich drückt sich die Depression auch darin aus, die Komplexe mit dem Geldausgeben kompensieren zu wollen. Wozu diese Ausgaben? Alles, was schön ist, soll mir dabei helfen, das Leben »schön« zu machen. Wenn ich schon leben muss, dann aber ästhetisch in meinem Sinne! Auch wenn die laufenden Konsumausgaben und die an Suchtverhalten grenzenden Sammelleidenschaften ins Geld gehen, so richtig schlimm wurde es durch die Hausbauten!
Meine Mutter wollte immer ein Häuschen im Grünen haben, mein Vater traute sich nicht, in eine Immobilie zu investieren. Ich hasste das Wohnen in einer Wohnschachtel ohne Balkon,[64] ohne Garten. Als Kind und früher Jugendlicher trieb ich mich in der Natur herum. Sofort, als wir aus Spanien zurückkamen, pachtete ich einen Schrebergarten. Noch als Studierender (mit Status eines Angestellten im Öffentlichen Dienst) in Braunschweig bedrängte ich meine Frau, ein Reihenhaus zu kaufen. Voll finanziert. Dass wir einen doppelten Haushalt hatten – Studentenleben in Braunschweig/Familie im Reihenhaus – wollte ich nicht wahrhaben. Ambivalentes Verhalten auch hier: Ich fing bald an, ein junggesellenähnliches Leben zu führen. Das kostete, doch ich wollte meiner Familie ein Haus bieten, wollte einen Anker für mein schwaches Selbst, meine kranke Psyche.
In einer »Wohnschachtel« zu wohnen, bedeutete für mich, nichts geschafft zu haben (wie arrogant!). Wer die Güte hat, mich gegen Mietzins wohnen zu lassen, ist der Stärkere. Der Mieter befindet sich im Abhängigkeitsverhältnis, dem nur das Mieterschutzgesetz zu einer Pseudo-Stärke verhilft. Der Vermieter ist die Autorität, er kann die Konditionen diktieren. Ich mag Autoritäten nicht gern. Wohnen ist etwas Existenzielles, Wohnen und Leben sind eins. Ich komme mir als Mieter vor wie ein Leibeigener. Geduldet. Noch etwas assoziiere ich: Auch unsere Ahnen suchten Wohnraum, in dem sie sich geborgen fühlten. Nur die Stärksten schafften es, eine Höhle in Besitz zu nehmen, und nur noch Stärkere konnten sie daraus vertreiben. Eine Wohnschachtel im sozialen Wohnungsbau etwa ist für die Schwächeren reserviert; die übrigen hierarchischen Wohnverhältnisse bis hin zum eigenen Schlösschen kannst du dir vorstellen. Ich leide unter dem archaischen Lebensgefühl, Stärkere könnten jederzeit kommen und mir die Höhle, das Zuhause, die Geborgenheit

nehmen. Diese Angst hatte ich übrigens auch bei den vollfinanzierten »eigenen« Häusern. Was das Wohnen im »Eigenen« dennoch so attraktiv machte, war der soziale Status des Hausbesitzers: Er war anfangs gut für mein Selbstbewusstsein; gegenüber den neuen Nachbarn hatte ich (zunächst) weniger Komplexe. Allerdings war dieser »Gleichstand« nicht von Dauer; schnell entlarvte sich der Wohnstatus als Makulatur; und mein »Hochmut« schien sich rächen zu wollen: die Depression schlug umso heftiger zu!
Wie um mich zu befreien, setzte ich alles aufs Spiel: Mein Fremdgehen führte zum Scheitern der Ehe und zum Verlust des Heimes. Das finanzielle Debakel war schlimm. Schlimmer aber die Schuldgefühle.
Dieselben Mechanismen in der neuen Beziehung: Angespannte finanzielle Ausgangssituation, unbefriedigter Anerkennungs- und Geltungsdrang, Sucht nach Vergnügen und Ablenkung, Hausbau und unbekümmerter Lebenswandel trotz erdrückender Haushaltssituation, Junggesellen-Habitus ausgelebt mit anderen, die ich bewunderte und beneidete. Trotzdem (oder deswegen?) strebt die Depression einem neuen Höhepunkt zu. Auf dem Gipfel des Schuldenstandes, des Alkoholkonsums, der Angst vor dem Beruf und des Verlangens, fremd zu gehen, wandte ich mich wieder einer anderen Frau zu: Scheidung, finanzielle Katastrophe, die bis heute – 20 Jahre danach – anhält. Für die Gemeinheiten, die ich meinen Partnerinnen antat, werde ich mich ein Leben lang schämen.

Der Philosoph Kant postulierte, dass der Wille sich selbst zum Handeln bestimmen würde, und zwar auf der Basis ganz bestimmter Vorstellungen. Wenn ich überhaupt einen konkreten Willen zum (unmoralischen?) Handeln hatte, dann den, die latente Sucht nach Selbsttötung zu betäuben, und zwar mit Sex, Alkohol und Verzicht auf Disziplin. Disziplin bedeutet Selbstzügelung – ich wollte aber kein Leben auf Sparflamme; Exzesse mussten her:

Lieber kurz brennen, als lange glimmen.
Vernünftig zu leben ist schön – aber kein Leben.

Manifestierte sich hier »Willensfreiheit« oder gab es Zwänge, Bedingtheiten? Ohne mich entschuldigen zu wollen: Ich sehe hier keine Freiheit im Wollen, sondern eine Kausalität, eine innere Notwendigkeit wie Wittgenstein[65], der österreichische Philosoph, meinte. In meiner Biographie sehe ich Zusammenhänge zwischen Ursachen und Wirkungen (Kausalität): die Minderwertigkeitsgefühle, die rigide Erziehung, die unberechenbare Mutterliebe und die frühe Todessehnsucht haben unter Einwirkung der »Familien- und Ehefesseln« und der Angst vor dem Beruf notwendigerweise die geschilderten fatalen Wirkungen herbeigeführt. Die Eskapaden befriedigten meine Triebe, meine Lust, meine Sehnsüchte und betäubten den Seelenschmerz (dieses Wollen). Für diesen Egoismus schäme ich mich abgrundtief, aber ich konnte dem wirklich nichts entgegensetzen.

Daher mag ich auch nicht glauben, dass *»Wille Charakter in Aktion«* ist, denn dann hätte ich einen äußerst miesen Charakter – doch ich glaube, dass ich ganz tief in der Seele ein »guter« Mensch bin.

Was wir Willen nennen, ist der in Vergessenheit geratene Befehl unserer Existenz, so ein unbekannter deutscher Aphoristiker. Was ist da in Vergessenheit geraten? Ist es das Unbewusste? Ist es mein Erfahrungsgedächtnis, das mich beeinflusst/manipuliert? Warum bin ich so sehr gefühlsgesteuert? Wie kann es geschehen, dass Vernunft/Verstand im Kampf zwischen Erfahrungsgedächtnis und Intuition/Emotion so oft verlieren?

Emotionen beeinflussen meine Sicht der Dinge, meine Motivation, meine Gedanken und meine Erinnerungen. Diese Emotionen, meist negativ, manchmal euphorisch, entstehen im unbewusst arbeitenden limbischen System – sie kommen als starke Gefühle ins Bewusstsein und/oder beeinflussen mich als undeutlich wahrnehmbare Impulse. Konkret: Wenn meine Seminarteilnehmer ihre Prüfung bestehen, habe ich ein Gefühl des Stolzes; gleichzeitig mischt sich eine Stimme ein, die mir weismachen will, die Prüflinge hätten auch ohne mich bestanden. Oder: Mir missfallen Autoritäten, die nicht auf Leistung oder angenehmem Charisma fußen. Mehr oder weniger diffus nehme ich allerdings wahr, dass die verhasste Elternautorität und mein Minderwertigkeitsgefühl Triebfeder dieser Bitterkeit sein müssen.

Die Theorie kennt zwei Quellen für die Emotionen: Angeborene Affekte (Befehle?) und das emotionale Erfahrungsgedächtnis, in dem alle Lebenserfahrungen unbewusst gespeichert sind. Dieses besondere Gedächtnis regelt also unser Verhalten auf der Basis vergangener Erlebnisse: Schlimmstenfalls bleiben Dauerängste und existenzielles Misstrauen – auch mir selbst gegenüber.
Das limbische System, die unbewusste Chefinstanz, steuert und beeinflusst unsere Gedanken. Was ich als Vernunftentscheidung ansehe, ist gefühlsgeprägt. Dieses emotionale Entscheidungszentrum stimmt nur dem zu, was im Licht der Lebenserfahrungen akzeptabel ist. Insofern sind alle menschlichen Entscheidungen und Verhaltensweisen Gefühlsentscheidungen; der Verstand ist nur Berater, dem gestattet wird, dem »Chef« Vorschläge zu unterbreiten. Es gibt Situationen, da verzichtet das Gehirn sogar darauf, den bewussten Verstand einzuschalten: Dann leitet uns das emotional-automatische Steuerungszentrum. Für jede Lebenssituation erhalten wir einen Entscheidungsimpuls, nach dem wir etwas zu tun oder zu unterlassen haben. Diese Impulse sind die Resultate der emotional abgespeicherten Lebenserfahrung.

Konkret: Fatal für mich und andere (Ehefrauen, Kinder), dass es mir nicht möglich war, weiblichen Werbungen zu widerstehen. Um selbst Initiative zu ergreifen, war ich zu gehemmt, so dass es mir als ein Geschenk des Himmels erschien, wenn eine Frau Interesse an mir zeigte. Soviel zur »Lebenssituation« und zum »Entscheidungsimpuls«. Aber »abgespeicherte Lebenserfahrung«? Ein Therapeut meinte vor Jahren, ich wollte mich mit meiner Untreue dafür rächen, dass ich von der Mutter so oft geschlagen wurde. Alle Lebensereignisse hinterlassen eine Spur im Gehirn. Durch diese emotionale Konditionierung bildet sich – zusammen mit den Genen – der Charakter aus. In meinem Fall – zumindest in den Untreue-Fällen – ein schlechter Charakter. Und wenn es nicht der Charakter sein sollte, dann ist/war es Unreife, denn das limbische System ist wie ein kleines Kind, das etwas sofort will und ungeduldig ist, doch das Stirnhirn hätte mich zügeln müssen.

Aber wie ein Heranwachsender wollte ich die Bedürfnisse unmittelbar befriedigen, und keine Macht war in der Lage, den Befriedigungswillen zu stoppen oder den verbindlichen Rat zu geben, die Konsequenzen meines impulsiven Tuns zu bedenken.

Der Philosoph Kant[66] meinte, Verstandesarbeit (wie die Fähigkeit, einsichtig zu sein) könne zum besseren Handeln bewegen. Allerdings sei der Mensch nur in dem Maße gut, wie er dies auch gefühlsmäßig wolle – und gefühlsmäßig konnte ich nicht anders, als weibliche Zuneigung zu erwidern. Es heißt, bei »normalen« Menschen seien Gefühle, die aus den Erfahrungen stammen, verlässlich. Doch meine negativen Lebenserfahrungen scheinen mein destruktives Verhalten zu determinieren: Willensfreiheit, so nimmt man an, widerspreche dem limbischen System, das ja aus der Erfahrung heraus entscheide: Was bedeuten würde, dass die Kraft meiner schlechten Erfahrungen stärker ist als mein Wille es je sein könnte. Die schlimmsten Auswirkungen meiner Depression sind das Scheitern der Beziehungen und der Verlust der Kinder bzw. der emotionale Bruch in der Beziehung zu ihnen. Nach dem Scheitern der ersten Beziehung, dem Verlust des Kindes und Aufgabe des Hauses hätte ich gewarnt sein müssen. Doch da war keine innere Stimme, auf die ich hätte hören können. Da war die »fixe Idee«, mit einem anderen Lebenspartner ein neuer Mensch werden zu können. Und da war die »Spieglein, Spieglein-an-der-Wand«-Falle: »Wer ist der Schönste und Liebenswerteste im ganzen Land?« Tagaus, tagein hielt (halte) ich mich für den unansehnlichsten und wenig liebenswertesten Menschen. Ich gewann keinerlei Einsicht in meine Psyche und ihre Macken. Ich war und bin nicht in der Lage, kraft meines Willens ihrer Verführungskunst zu widerstehen. Meine Gefühlsurteile entstehen, ohne dass mein Verstand dem etwas entgegensetzen könnte. Oder: Meinem Verstand ist das Problem bewusst, doch letztlich kann ich nicht anders, als dem Dämon »Psyche« zu folgen. Dieses Verhältnis betrifft bei weitem nicht nur meine Beziehungen, sondern steuert auch meinen leichtsinnigen Umgang mit dem Geld und trug ebenso zum Scheitern im Lehrerberuf bei: Ja, die Dämonen »Psyche« und »Erfahrungsgedächtnis« machten mich zu einer Persönlichkeit, die durch man-

gelndes Selbstbewusstsein, Selbstvertrauen, Selbstsicherheit und durch fehlende Selbstliebe gekennzeichnet ist.
Es heißt, man täte gut daran, sein Unbewusstes arbeiten zu lassen. Mein Leben verläuft so katastrophal, weil mein Unbewusstes mich dominiert (James Joyce, 1882–1941, irischer Dichter, schrieb vom *grausamen Unbewussten*). Ich kann seinem Einfluss gar nicht entgehen: Es ist wie ein unheilbarer Seelenkrebs in mir. Mein Unbewusstes ist eben nicht in der Lage, die Für und Wider meines Willens und Verhaltens zu überblicken. Es definiert entsetzlich autonom meine emotionalen Präferenzen: Alles in mir schreit nach Anerkennung und nach gemocht und geliebt werden. Mit äußerster Anstrengung muss ich täglich mit Hilfe der Ratio meine Affekte zügeln, erschöpft gebe ich meist auf.
Ein Gesunder mag denken, all das seien Rechtfertigungen für skrupelloses Verhalten. Wozu hätten wir Menschen denn die Gabe der Einsicht, wozu hätten wir unseren Verstand, unsere Vernunft und Lernfähigkeit, wozu hätten wir als Anker im Leben Moral- und Wertvorstellungen?
Ein Gemütskranker ist nicht per se dumm oder unvernünftig, er hat auch keinen unmoralischen Charakter. Das einzige Defizit ist allerdings das Manko an nachhaltiger Lernfähigkeit: So manches Mal erfuhr ich Anerkennung, oft genug zeigte sich das andere Geschlecht interessiert an mir, hin und wieder höre ich, dass ich »gut« aussehe. Doch ist das wie Schall und Rauch – Positives bleibt nicht haften. Es verschwindet im Nu. Es muss sich ewig wiederholen. Da ist kein Akku, der sich auflädt. Diese Sehnsüchte sind wirklich »Süchte« und wesentlichster Teil der Depression: Wird die Droge »Anerkennung« nicht permanent zugeführt, kollabiere ich. Bestenfalls ziehe ich mich »unbefriedigt« zurück; schlimmstenfalls reagiere ich mit Selbsttötungsphantasien oder -versuchen.

Der Tod ist noch das Schlimmste nicht, vielmehr den Tod ersehnen und nicht sterben dürfen.

(Sophokles, Elektra)

Ich phantasiere dann, dass ich im Tod endlich die Seele baumeln lassen könnte. Solange es aber nicht möglich ist, legal und mit Sterbehilfe aus dem Leben zu scheiden, bleibt die »ewige Ruhe« wohl ein Traum.
Solange ich dieses ungeliebte Leben leben muss, möchte ich Freund meiner Mitmenschen sein, möchte dazu beitragen, dass deren Leben lebenswert ist. Doch auch dazu habe ich nicht immer die Kraft und permanent befürchte ich, durch meine Eigenarten zum Unglücklichsein anderer beizutragen. Das ist eine ganz schlimme Vorstellung. Diese mir selbst auferlegte Verantwortung trägt wiederum dazu bei, dass meine Lebensbatterie an Energie verliert. Immer öfter muss dieser Energiespender schnellgeladen werden. Dass die Energiezellen darunter leiden, liegt auf der Hand. Aber wie kann ich »schnellladen«? Am liebsten würde ich zum Alkohol oder zu einem Mehr an Tabletten greifen. Zwischen ungefähr dem dreiundzwanzigsten und dem vierzigsten Lebensjahr versuchte ich, meine psychischen Probleme mit Alkohol und Überdosen Tabletten zu lösen bzw. zu kompensieren. Ich bezeichnete mich als Quartalssäufer und mehr als einmal passierte es, dass mein Leben auf Messers Schneide stand. Nach dem letzten mehrwöchigen Aufenthalt in einer psychosomatischen Klinik und seit dem Kennenlernen meiner jetzigen Ehefrau Margit beendete ich das Trinken. Es gab dafür zusätzlich einen ganz plausiblen Grund: Die Depression beeinträchtigte meinen »freien Willen« sowieso. Ich zwang mich, mit dem Saufen aufzuhören, weil ich befürchtete, vollends die Kontrolle über Willen und Handeln zu verlieren. Damit hätte ich das »Menschsein« aufgegeben – das konnte ich nicht mehr mit meiner Vorstellung von einem Leben in Würde und Freiheit vereinbaren. Die Beschreibung meiner Willenssituation möchte ich mit einigen Aphorismen/Zitaten abrunden:

Des Menschen Wille, das ist sein Glück.

(Schiller in »Wallenstein«)

Im Willen liegt die Schuld, nicht in der Tat.

(deutsches Sprichwort)

Wenn auch die Kräfte fehlen, ist doch der Wille zu loben.

(Ovid, römischer Dichter)

In Wahrheit heißt »etwas wollen« ein Experiment machen, um zu erfahren, was wir können.

(Nietzsche, Philosoph)

Unser Wille selbst ist Macht und misst sich an der Macht des Schicksals.

(ein unbekannter österreichischer Lyriker)

§ 133 Bürgerliches Gesetzbuch: *»Bei der Auslegung einer Willenserklärung ist der wirkliche Wille zu erforschen.«*

Das ist es, was mich fast um den Verstand bringt: Was ist der wirkliche Wille in der Depression? Will ich so sein, wie ich denke, sein zu müssen? Wenn Denken/Wollen ein Probehandeln ist und ich mich letztlich so und nicht anders verhalte, will ich das wirklich oder will es das Dämonische in mir? Bin ich etwa der Dämon selbst? Wie soll ich es mit dem offensichtlich in mir wohnenden Dämon aushalten? Wie bringe ich ihn aus meiner Haut, da sie doch zu eng ist für uns beide? Stiftet nur der Tod Frieden? Wie kann ich die dämonischen Antriebe, die oft rüde und egoistisch sind, zügeln, damit nicht weiteres Unheil angerichtet wird?
Wenn das emotionale Erfahrungsgedächtnis offenbar automatisch entscheidet und mich vor vollendete Tatsachen stellt, was kann ich dann noch tun? Wenn es so ist, dass der bewusste Verstand fälschlicherweise glaubt, er selbst habe die Entscheidung getroffen und sich auch noch Argumente sucht, die Entscheidung zu begründen, hat dann mein »Ich«, habe ich als Persönlichkeit, als Individuum, überhaupt noch die »authentischen« Willens- und Handlungsmöglichkeiten? Bin ich etwa selbst die Depression? Sind die Attribute meiner Depression in Wahrheit meine wirklichen, ursprünglichen Eigenschaften? Ist mein negatives Selbstbild gar kein »falsches« Bild? Ich bin davon überzeugt, dass mein »Ich« ein Abbild meiner Erinnerungen ist! Bin ich nicht wirklich untauglich, hässlich, unangenehm,

egoistisch, moralisch schwach? Oder ist es so, dass ich mich »nur« im Zerrspiegel der Depression so sehe? Weißt du, dass diese Fragen und die Suche nach dem »wer und wie bin ich wirklich?« einen Menschen verrückt machen können? Es heißt, Gefühlsimpulse seien verlässliche Ratgeber, wenn sie sich aus dem Erfahrungsschatz speisten. Ich kann mich bei meinem Erfahrungsschatz nicht darauf verlassen!

Kämen Vernunft und Emotion in bestimmten Lebenssituationen zum gleichen Ergebnis, dann wäre das ideal! Dann bliebe ich, wenn ich auf das achten würde, was mir mein emotionales Gedächtnis rät, eher bei mir selbst, als wenn ich meine Gefühle vernachlässigte und der Vernunft gehorchte. So aber dominieren meine negativen Gefühle, und meine Vernunft bleibt auf der Strecke. Diese krasse Disharmonie zerreißt mich. Und sowieso: Wie soll ich je wissen, ob ich überhaupt durch meine Erfahrungen wesentlich geprägt worden bin? Oder ob mein Erfahrungsgedächtnis mich nicht durch falsch interpretierte Erlebnisse durchs Leben führt? Meine Gefühle haben einen großen Anteil daran, was mit meinem Ich passiert. Diese Empfindungen färben jeden Gedanken, jede Wahrnehmung und jede Entscheidung. Wenn ich durch genetische Anlagen und frühe Lebenserfahrungen depressiv geworden sein sollte, dann ist mein Verhalten höchstwahrscheinlich determiniert und von Willensfreiheit könnte dann nicht die Rede sein.

Willensfreiheit widerspräche dem geprägten limbischen System, das ja aus gewonnenen Erfahrungen heraus entscheidet. Hier umpolen zu wollen, bedeutete – so die Neurologen – ein Aufheben physikalischer Zustände: Unser Verhalten geht immer auf physikalisch-chemische Prozesse im Gehirn zurück – und diese sind nun einmal an Bedingungen (Neurodeterminismus) von Ursache und Wirkung gebunden. Nochmals: Wenn ich tatsächlich Anerkennung und Liebe durch Mutter und Vater vermissen musste, dann folgte die Wirkung – geifern nach Anerkennung – unumstößlich. Allerdings habe ich eines – so glaube ich – weitgehend erreicht: Trotz Konditionierung auf Anerkennung schaffe ich es (fast), einem wichtigen emotionalen Prinzip zu folgen: Ich kann mich (annähernd) an eine grundlegende emotionale Regel halten. Bei meinen Verhaltensweisen bemühe ich mich,

mich in die Lage anderer zu versetzen! Bei meinen Ex-Ehefrauen allerdings konnte ich mich nicht zügeln – da »ritt mich der Teufel«! Je mehr ich mein Verhalten gegenüber der Außenwelt kontrolliere, desto destruktiver bin ich im Innenverhältnis, im Verhältnis zu mir selbst. *»Der Mensch ist so frei, wie er sich machen kann«,* heißt es im Forum »Wissen« der Süddeutschen Zeitung vom 17. Mai 2004. Ich kann mich nicht von diesem negativ-depressiven Denken und Verhalten freimachen. Und ich glaube nicht, dass der Mensch Erinnerungen aktiv unterdrücken kann, um sie aus dem Bewusstsein zu verdammen, wie es Sigmund Freud[67] annahm und wie es US-Hirnforscher herausgefunden haben wollen.[68]
An dieser Stelle möchte ich dem psychisch Gesunden weitere quälende negativ-depressive Denk- und Verhaltensmuster aufzeigen, von denen ich mich nicht lossagen kann:

- Der Tod stellt die endgültige Lösung aller Probleme dar, von denen ich ein Leben lang gepeinigt werde.
- Von dem Lebensschmerz kann ich mich nicht erlösen, in dem ich das Leben annehme, wie es ist.
- Ich schaffe es nicht, das Lebenmüssen zu akzeptieren.
- Ich schaffe es nicht, in meinem Leben und in der »Welt wie sie ist« einen Sinn zu sehen.
- Ich sehe mich außerstande, Schöpfer meines ureigenen selbstbestimmten Lebens zu sein.
- Mich überfällt sporadisch der Zwang zu bizarren Aktivitäten und der Wunsch, mehr Mut zur Exzentrik zu haben (elf Tattoos und ein Ohrhänger sind realisiert).
- Absonderliche Denkweisen irritieren so manches Mal meine Umwelt (dass ich mich z. B. geniere, auf der Welt zu sein, wundert meine Umgebung).
- Ich habe keine Selbstdistanz und bin dem Augenblick ausgeliefert und kann daher jetzige und zukünftige Handlungsmöglichkeiten nur schwer reflektieren, d.h. ich bin mir selbst ausgeliefert.
- So gut wie es eben geht, versuche ich die Depression zu kaschieren; diese Selbstverleugnung entfremdet mich von mir selbst; der Anpassungszwang übersteigt meine Kräfte.

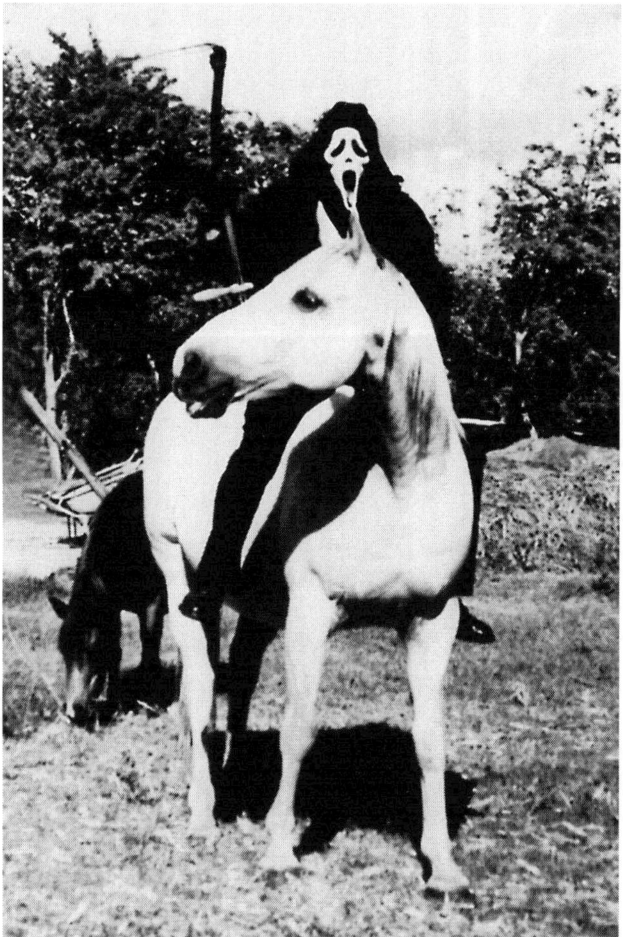

Foto: Margit Siemons

In manischen Phasen, an guten Tagen, neige ich zum Schabernack. Aberwitzige Situationen stelle ich mir vor und Kräfte in mir verlangen danach, diese Visionen zu realisieren. In diesem Falle verlor ich sogar die große Angst vor Pferden. Allerdings gab und gibt es auch Schübe, in denen mich die Manie in größere Gefahren brachte.

- Könnte ich dem depressiven Denken entgehen, würde das endlich Frieden bedeuten; ich sehne mich nach heilsamer Leere – fern vom Grübelzwang, dessen Sklave ich nicht länger sein möchte; die Depression hebelt jedes halbwegs vernünftige und gerade Denken aus.
- Ich will nicht länger zerschlagen, was ich liebe.

Die Wirklichkeit menschlichen, sozialen, ökonomischen und ökologischen Handelns ist schlimm genug. Ich muss aufhören, das Negative meiner kleinen Existenz zu zeremonieren. Ich will aufhören, meine Arbeit mit einer chronisch angestrengten inneren Haltung zu verrichten und mich nicht einzig über »Nettsein« und Erfolg zu definieren.

Wie oft habe ich jetzt »ich will« und »ich möchte« gesagt! Wie frei bin ich denn »im Wollen« und »im Mögen«?

»Wir tun nicht, was wir wollen, sondern wir wollen, was wir tun.« (Süddeutsche Zeitung, Forum Wissen, 17. 5. 2004) Das bedeutet nichts anderes, als dass wir unser Tun im Nachhinein als gewollt hinstellen. Wir verschaffen uns das Alibi des »wir haben darüber nachgedacht«. Tatsächlich aber stolpert der Verstand hinterher: Das Fleisch (die Gene, die Prägung) ist stärker als der Wille/der Geist!

Was für den Gesunden schon schwer ist, nämlich die Disziplinierung der Emotionen, ist für den Depressiven fast unmöglich, weil sich die Erkrankung seiner bemächtigt hat. Ich will es mit einer Metapher verdeutlichen: Ich komme mir vor wie ein Urwaldbaum, der sich gegen die Würgefeige, die ihn umwindet, auch nicht wehren kann. Ganz, ganz langsam stirbt er ab.

Vom Konsum, der unangenehmen Notwendigkeit der Bedürfnisbefriedigung oder ich wäre froh, ich wünschte nichts

Selbstverständlich müssen auch Tiere und Pflanzen existenzielle Bedürfnisse befriedigen. Und vielfach tragen wir Menschen dazu bei, dass Fauna und Flora nicht zu ihrem Recht kommen. Das ist dann die ökologische Konsequenz menschlichen Wirtschaftens. Die

Menschen sind gezwungen, sich wirtschaftlich zu betätigen, weil sie ihre existenziellen, sozialen und kulturellen Bedürfnisse befriedigen wollen bzw. müssen. Zu einer ganz besonderen Kategorie gehört die Befriedigung der Luxusbedürfnisse. Die Wirtschaftswissenschaft unterscheidet zudem zwischen Individual- und Kollektivbedürfnissen: Also einerseits die persönliche Bedürfnisstruktur und andererseits Bedürfnisse, die gesellschaftlich relevant sind, wie z. B. Sicherheit nach Innen und Außen (Polizei und Militär), Bildungsmöglichkeiten und soziale Sicherungssysteme.

Ob und in welchem Umfang individuelle und gesellschaftliche Bedürfnisse befriedigt werden können, hängt von der Leistungsfähigkeit des Einzelnen bzw. von der Leistungsfähigkeit einer Volkswirtschaft ab.

Hier muss indessen feiner differenziert werden! Bleiben wir zunächst beim Individuum: Nicht nur seine Leistungsfähigkeit ist entscheidend, sondern auch sein Leistungswille. Doch noch etwas ist hier zu beachten, denn der Mensch mag ja fähig und willig sein, für die Befriedigung seiner Bedürfnisse zu arbeiten, aber dazu bedarf es eines Arbeitsplatzes. Die Problematik der Arbeitslosigkeit, der Globalisierung, der Verteilungsgerechtigkeit und der sozialen Sicherungsprobleme kann hier nicht weiter erörtert werden, was gleichwohl nicht heißt, dass es einen Sensiblen nicht berühren würde. Die gesellschaftliche Tragödie und das dramatische Schicksal des Arbeitssuchenden in der Massenarbeitslosigkeit ist an sich schon deprimierend. Aber richtig traurig macht es mich, wenn ich sehe, dass Arbeit weltweit immer billiger angeboten wird. Obschon ich die konservative Sichtweise des Nationalökonomen und Nobelpreisträgers Milton Friedmann nicht mag, will ich ihn hier doch zitieren: *»Die Haupteigenschaft des Fortschritts und der Entwicklungen während der letzten hundert Jahre war die Befreiung der Massen von anstrengender Mühsal und die Tatsache, dass sie Zugang zu Produkten und Dienstleistungen bekamen, die vormals das Monopol der Oberschicht waren.«*[69]

Für Friedman, so heißt es, sei der Kapitalismus mehr als ein System zur Warenerzeugung; Kapitalismus könne ebenso gut Freiheit und die Möglichkeit zur Selbstverwirklichung hervorbringen. Es geht also nicht nur um nackten Materialismus, sondern auch um ein Wertesystem. Aber ich kann mich des Eindrucks nicht erwehren, dass wir Freiheit auf Konsumfreiheit reduzieren und Selbstverwirklichung gleichsetzen mit »hab' ich was, bin ich was.«

In dem schon 1977 erschienenen Buch »Ökonomische Zwänge und menschliche Beziehungen«[70] lese ich: *»Die Konsumption der von Menschen hergestellten Güter erhält ein ihr nicht zukommendes Übergewicht und den Charakter einer Ersatzhandlung im Bereich der Selbstverwirklichung.«* An sich sind die Menschen auch in der Sphäre der Konsumption soziale Wesen, d. h. die Ausprägung ihrer zwischenmenschlichen Beziehungen hängt von der Art und Weise ab, in der ihnen die Produkte zur Verfügung stehen: Wie lange muss ich für ein gewünschtes Gut arbeiten? Muss ich mich für das Gewünschte verschulden? Welches Motiv habe ich, mir gerade dieses zu wünschen (Status, Neid)? Muss ein Familienmitglied auf etwas verzichten, nur weil ich einen Wunsch durchsetzen will? Müssen alle Familienmitglieder (zumindest die Ehepartner) arbeiten, damit Wünsche befriedigt werden können? Landauf, landab höhnt es: »Mein Auto, mein Boot, mein Haus.«

Es stimmt, das deutsche Sprichwort: »Habsucht macht arm bei allem Reichtum.« Das unschuldige Wörtchen »Massenkonsum« verbirgt Schlimmes: Wenn in Massen konsumiert werden soll, müssen auch Kapazitäten geschaffen werden. Oder waren durch technischen Fortschritt erst die Bedingungen für Massenherstellung geschaffen worden und sind wir dadurch gezwungen zu konsumieren? Alle um mich herum konsumieren – wie kann ich da mithalten? Massenkonsum egalisiert – wie kann ich mich unterscheiden?

Massenware hat nicht nur wegen der Mode, der Trends, eine kurze Lebensdauer. Ist es nicht schlimm, in immer kürzerer Zeit Produkte ersetzen zu müssen? In der Massenware stecken Rohstoffe, ihre Herstellung verzehrt Energie. Unterstützen wir nicht die ökologische Zeitbombe, die da tickt? Massenware verlangt, gekauft zu werden. Der leichtfertige Kauf befriedigt nur kurze Zeit und verlangt nach Wiederholung. Ist Massenkonsum nicht auch eine Sucht der Masse nach neuen, bunten, billigen, oft überflüssigen Produkten oder gar vermeintlich identitätsstiftenden teuren Markenartikeln?

Auch wenn eine konsumkritische Gegenbewegung willens ist, die Seuche des Konsumterrors bekämpfen zu wollen: Der Lebenshunger der Menschen, der ja auch eine Gier nach Bedürfnisbefriedigung ist, wird sich bis in den verborgensten Winkel dieser Welt in Konsumgeilheit manifestieren.
In einer immer trostloser werdenden natürlichen Umwelt, bei zunehmendem Verlust alter Traditionen, angesichts des Zusammenbrechens vordem stützender Wertesysteme, wegen des Identitätsverlustes bedingt durch eine extreme arbeitsteilige Arbeitswelt und durch verzweifelte Betäubungswünsche mit der Droge »Konsum« werden wir wie irre versuchen, die schwindelmachende Hohlheit des Daseins mit dem Stillen der Konsumsehnsucht zu füllen.
Das schmarotzende Bankensystem hat dazu die Kultur des billigen und scheinbar unverbindlichen Konsumentenkredits ersonnen und die passenden Zwangsjacken der freundlichen Ratenkredite geschneidert. Die Berechtigung, an diesen unheilvollen Geldgeschäften teilnehmen zu dürfen, entspricht dem ehemals religiösen Glücksversprechen: das Paradies wartet auf dich!
Der Zutritt zu diesem Konsum-Paradies hat einen höllischen Preis: Immer mehr Menschen geraten – wie auch ich – in die Schuldenfalle und damit in die Sklaverei der Banken. Diese Unfreiheit ist die Geißel unseres freiheitlichen-konsumdemokratischen-marktwirtschaftlichen Gesellschaftssystems!
Aber wir konsumieren ja nicht nur irgendwelche Erzeugnisse, wir konsumieren unsere Zeit und damit uns selbst: Wir hetzen durch den Alltag, das Wochenende, den Urlaub. Wir konsumieren am Fernsehgerät, am PC, in der Disco, beim Shoppen, im Fast-Food-Restaurant. Ruhelos konsumieren wir das, was die Industriegesellschaft – die sogenannte Wohlstandsgesellschaft – scheinbar segensreich wie aus einem Füllhorn über uns ergießt. Tatsächlich werden wir geteert und gefedert.
Auch wohl deshalb zählen psychische Leiden mit zu den häufigsten Krankheiten in den westlichen Gesellschaften. Wie entrüstet war ich, als ich erstmals den Aufkleber »Deine Armut kotzt mich an« am Heckteil eines guten Mittelklassewagens sah. Spiegelt sich da nicht Arroganz und Menschenverachtung wider? Und wie entsetzt war

ich über mich selbst, als ich anlässlich der Auflösung eines armen Haushaltes wiederholte: »Diese Armut kotzt mich an«! Ich glaube, das Hintergründige dieses Aufschreis verstanden zu haben: Es ist Angst vor potenzieller eigener Armut und Verachtung eines Lebens auf diesem Niveau. Der uns umgebende Wohlstand, auch der des eigenen Haushalts, ruht auf tönernen Füßen: Verlust des Arbeitsplatzes, Überschreiten der Kreditlinie, Krankheit, Spekulationsverluste, politische Einschnitte ins soziale Netz, Scheidungsfolgekosten, Regressforderungen wegen des Pflegeaufwandes für die Eltern ..., diese Damoklesschwerter hängen über den meisten von uns. Die panische Angst vor sozialem Abstieg und Vertreibung aus dem Konsumtempel kann verständlicherweise zum Zynismus führen. Hierin drückt sich aber auch Hilflosigkeit aus: Solange du nicht zu den Mächtigen, zu den absoluten Gewinnern in der jeweiligen Gesellschaft, zu den saturierten Arbeitgebern, zu Dynastien und abzockenden Freiberuflern gehörst, lebst du von der Hand in den Mund, auf vielfach hohem Niveau zwar, aber du weißt von der Fragilität deines Wohlstands! Eigentlich kotzt mich gar nicht so sehr die Armut des anderen an, sondern die Angst vor der jederzeit möglichen eigenen Armut – zumindest vor dem, was ich als »arm« empfinde: Nicht mehr teilnehmen können am Fetischismus unserer Tage: mein Haus, mein Auto, mein Boot, mein Dritt-Urlaub, meine propere Familie, meine Abitur- und Studium-Kinder, meine adrette Kleidung, mein voller Kühlschrank, meine digitale Ausrüstung ... Was mich richtig ankotzt? Es widert mich an, dass ich einsehen muss, dass es hier um eine Schraube ohne Ende geht; ich den Mechanismus zwar erkenne und trotzdem verzweifelt versuche, auf diese Art zu mehr Zufriedenheit zu gelangen; d. h. wider besseren Wissens reiße ich mir Tag für Tag den Hintern auf, um den Dämon »Depression« mit Dinglichem besänftigen zu können. Ja, mich kotzt diese Dummheit, diese Schwäche, diese Feigheit, diese Abhängigkeit an. Tatsächlich bin ich neidisch auf diejenigen, die trotz Armut glücklich sein und in sich ruhen können. Ich weiß, dass Neid zu den Todsünden gehört: Neid kotzt mich ebenfalls an. Und ich fühle mich eklig, wenn ich dennoch – was oft vorkommt – selbstmitleidig neidisch bin. Soll ich wirklich offenbaren, worauf ich alles neidisch

bin? Das fällt mir nicht leicht, weil ich dann ganz sicher unsympathisch wirke. Und Sympathie, die mir entgegengebracht wird, ist für mich doch das Lebenselixier!
Na gut: Ich bin neidisch auf die, die in ihrem Beruf glücklich sind; ich bin neidisch auf die, die erfolgreich leitend tätig sind; ich bin neidisch auf die, die über ein hohes Einkommen verfügen; ich bin neidisch auf gut verdienende Selbständige; ich bin neidisch auf die, die an ein gutes Erbe gelangen; ich bin neidisch auf alle, die unabhängig leben können; ich bin neidisch auf die, die körperlich und intellektuell fit sind; ich bin neidisch auf die, die von hohen Scheidungskosten verschont bleiben; ich bin neidisch auf die, die ihren Kindern ohne Mühe eine gute Ausbildung finanzieren können; ich bin neidisch auf die, die eine passable Rente erhalten … so neidisch! Und das war nur Neid im materiellen Bereich. Ich schäme mich dafür und breche unter seiner Last zusammen! Ich kann mich nicht dagegen wehren, es ist in mir und quält mich unaufhörlich! Dieses Missgünstige ist in mir, seit ich die Umwelt bewusst wahrnehme. Es rührt bestimmt daher, dass ich nie wahre Lebensfreude verspüren konnte und die Bürde des Daseins als zu schwer für mich empfinde. So ist es auch kein Wunder, und dafür schäme ich mich nicht, dass ich auch neidisch auf diejenigen bin, die den Mut haben (oder die Skrupellosigkeit), sich selbst zu töten.

Grundsätzlich kommen wir an alles, über das wir verfügen, durch Tauschen heran. Da wir keine archaischen Jäger und Sammler mehr sind, stellen wir in der Regel unsere Arbeitskraft denjenigen zur Verfügung, die über Kapital und Produktionsmittel verfügen. Traditionell (und in marktwirtschaftlichen Gesellschaften sowieso) sind diejenigen die Gelackmeierten, die als einziges Vermögen ihre zerbrechliche Arbeitskraft in die Waagschale werfen können: die Arbeitnehmer oder – ideologischer – die abhängig Beschäftigten. Deren Kapital reduziert sich auf körperliche, geistige und psychische Leistungsfähigkeit. Äußerst empfindliche Wesen konkurrieren mit robusten Produktionsmitteln um die Chance, ihre Arbeitskraft einem feilschenden Produktionsmitteleigentümer andienen zu dürfen. Der auswahlberechtigte Arbeitgeber, umso mehr in einer globalisierten Ökonomie, sitzt immer am längeren Hebel!

Die Ausbeutung des Menschen durch den Menschen begann mit der Arbeitsteilung, mit der Aufspaltung der Gesellschaft in eine Klassengesellschaft der Eigentümer von Produktionsmitteln und Grundbesitz einerseits und die der Anbieter von lediglich Arbeitskraft. Die Abhängigkeit von der Gunst der lebensmittelspendenden Natur wurde endgültig abgelöst durch die Abhängigkeit der Mehrheit der Arbeitssuchenden von der Minderheit der Arbeitgebenden. Der moderne Mensch hängt an zahlreichen Versorgungs-Nabelschnüren: Selbstversorgung ist so gut wie unmöglich; die Versorgung durch die Großfamilie gehört auch der Vergangenheit an. Wer über ein gutes Einkommen verfügt, kann sich prima versichern. Wer sich diese Vorsorge nicht leisten kann, ist auf die Basis-Versicherungen der Solidargemeinschaft angewiesen. Die demographische Entwicklung und die monolithische Arbeitslosigkeit haben dazu geführt, dass gewohnte Versorgungsleistungen bei Krankheit, Arbeitslosigkeit, Alter und Pflege nun zur Disposition stehen. Hinzu kommt, dass westliche Standorte (ehemals »Nationen«) mit weltweiten Wirtschaftsstandorten konkurrieren müssen, die Bedingungen auf niedrigstem Niveau anbieten können. So kommt es, dass der westliche Arbeitnehmer im Blaumann oder mit »weißem Kragen«, der die Errungenschaften der sozialen Marktwirtschaft verinnerlicht hat, mehr und mehr die Konkurrenz des anspruchslosen und dankbaren Osteuropäers oder Asiaten fürchten muss. Kapital agiert weltweit und pfeift auf sozialpolitische Standards.
Das macht mich traurig: Jeder Berufsschüler lernt, Wirtschaft habe zuallererst dem Menschen zu dienen, eine ideologische Farce, die der Ökonomie eine samariterhafte Funktion zuschreibt, eine Weltanschauung, die so tut, als wäre wirtschaftliches Handeln am Gemeinwohl orientiert! *»Wir steuern in ein amerikanisch-kapitalistisches System mit ungeheuren Härten und einem kleinen Kreis von Begünstigten«,* so Professor Gerke.[71]

In vergangenen Jahrhunderten fühlte sich die Oberschicht von Gottes Gnaden privilegiert und versprach den von ihnen Abhängigen das Paradies im Himmelreich. Heute verschaffen (steuer-) gesetzliche Vorschriften dem Habenden »himmlische« Vorteile und finanzieren diese durch Umverteilungsmechanismen, die von unten nach oben wirken: »Wer hat, dem wird gegeben.« Dagegen die Zurückgeworfenheit auf die eigene abhängige Person, die Reduktion meiner Chance auf mein kleines, empfindliches und begrenztes Leistungspotenzial – das betrübt, schlimmer: das treibt mich tiefer in die Depression.

Nicht nur ekliger Neid oder hässliche Missgunst machen mich traurig, sondern die Ungerechtigkeiten, die Menschen ihren Mitmenschen seit altersher antun. Unter dem Deckmantel der Liberalität, dieser sozialdarwinistischen Weltanschauung, zu der auch unsere bundesrepublikanische Elite zurückzukehren entschlossen ist, wird es opportun, dass der Mensch wieder zum Wolf des Mitmenschen wird.

Kurz durften unsere Eltern, deren Kinder und Enkelkinder vom Wohlstands- und Versorgungsnektar naschen. Nun, da die Kapazitäten zur Massenherstellung nicht ausgelastet sind, da die »shareholder« unter der Tarnkappe des weltweit möglichen Wirtschaftens ihrer Gier freien Lauf lassen können und Manager ihre multinationalen Konzern nicht mehr in den Griff bekommen, wird dem abhängig Beschäftigen der westlichen Industrienationen Schmarotzertum und Sozialromantik vorgeworfen. Der einzige Vorwurf, der den unselbständigen Bürgern aber zu machen ist, ist der, sich von den Volksparteien korrumpiert haben zu lassen: Was tatsächlich Verdienste waren und sind, ließen sie sich erst als Wahlversprechen und dann als Wahlgeschenk verkaufen. Jetzt wird so getan, als wären das irrtümlich abgegebene politische Willenserklärungen (Geschenke) gewesen, die wieder einkassiert werden müssten. Das Stimmvieh lässt es geschehen und wählt die Partei, die am meisten zurückfordert: es ist so, als ginge das Schwein mit Vergnügen zum Metzger! Was unternehmen eigentlich die Gewerkschaften gegen dieses soziale Gemetzel?

Opfer und Manövriermasse waren die »kleinen Leute« schon immer: als Industrieproletariat bis in die 30er Jahre, als Erfüllungsgehilfen der Nationalsozialisten sowieso, als leibeigene Bauern des Landadels, als Sklaven der Plantagenbesitzer, als Knechte der Großbauern, als Büttel der Bischöfe, als Landlose, die Rohstoffe für die unersättlichen Industrieländer zu fördern hatten, als Kinder, die sich prostituieren, damit die Familie überleben kann … Geschichte und Gegenwart machen tieftraurig. Wenn ich jetzt aus dem Buch von Alexander Graf Stenbock: »Deutschland von unten, Reisen durch die proletarische Provinz 1930«[72], zitiere, dann nicht, um Gewesenes an den Pranger zu stellen, sondern um daran zu erinnern, dass es heute noch Abermillionen Menschen in aller Welt so geht!

»Der Weber arbeitet täglich 15 bis 16 Stunden, oft auch den Sonntag durch, und verdient, wenn es klappt, wöchentlich 14 bis 17 Mark. Davon gehen ab: Beiträge für Krankenkasse, Invalidenversicherung, Erwerbslosenfürsorge, Reparaturen (die häufig sind), Licht u. a., so dass ein regulärer Verdienst von wöchentlich 9 bis 10 Mark herauskommt. Unbezahlt bleiben die Vorrichtungsarbeiten, das Spulen, Scheren, Andrehen, Einziehen und Blattstechen. Das wird von den Familienangehörigen ausgeführt. Der Stuhl braucht eine große Bedienung. Wenn die Frau durch Handstickerei noch einige Mark hinzuverdient, hat die Familie – sechs Menschen – zwischen 50 und 55 Mark im Monat. Diese Sätze gelten für die Zeit der Arbeitsaufträge. Aber im Durchschnitt ist der Weber sechs Monate im Jahr arbeitslos, und dann muss er mit noch weniger Geld auskommen.

Die Weber wohnen in kleinen verfallenen Häusern. Der Arbeitsraum ist gleichzeitig Küche, oft auch Schlafraum. In einem einzelnen Zimmer sind in vielen Fällen zwei bis drei Familien untergebracht. Meierhof zählt 81 Gebäude. Diese Gebäude haben 125 Zimmer. Die Gemeinde besteht aus 132 meist kinderreichen Familien. Drei bis vier Personen schlafen in einem Bett.

Die Kinder spielen nicht auf der Straße, sondern sie helfen bei der Arbeit. Die Eltern nutzen ihre Kinder auf das Äußerste aus. Kein Verbot hilft, die Not bricht jedes Gesetz. Sechsjährige Mädchen und Jungen müssen schon das Spulrad bedienen. Die Arbeit geht von 5 Uhr morgens bis 10 und 11 Uhr nachts. Die Kinder werden bis 9 Uhr abends beschäftigt. Viele müssen auch noch vor Schulbeginn in der Morgendämmerung spulen. Sie atmen täglichen den giftigen Garnstaub ein (das Garn ist chemisch gefärbt), der Staub

dringt in das Essen, liegt in der Nacht über den Betten. Tuberkulose, Magenkrankheiten sind weit verbreitet.
Wir finden überall unterernährte, blasse Kinder. In den Gesichtern der Alten hat die Not schwere Spuren hinterlassen.
Das Dorf liegt hinter uns. Es geht durch hohen Wald. Der Weg führt uns nach Enchenreuth. Die 900 Einwohner leben meist von der Handstickerei. Enchenreuth hat eine staatliche Stickereifachschule. Die Handstickerei ist von Bielefeld und Plauen in den Frankenwald gekommen, in jedem Zimmer sitzen Männer, Frauen, Kinder über die Stopfgeige gebückt, vom kleinsten Mädchen bis zum Großvater. Viele Kinder haben ein verkrüppeltes Rückgrat und kranke Augen. Auch hier wird täglich 15 bis 16 Stunden gearbeitet und manche Stickerin sitzt die Nacht hindurch an ihrem Rahmen. Der Wochenverdienst schwankt zwischen 6 und 8 Mark. Der Durchschnittsverdienst der Familie liegt unter 40 Mark im Monat.
Wir besuchen ein kleines baufälliges Häuschen mit fünf Zimmern. Hier wohnen 30 Personen. In einem winzigen Raum sehen wir acht Menschen bei der Arbeit. Die 73-jährige Großmutter sitzt täglich ihre zwölf Stunden an der Stopfgeige. Die ganze Familie verdient zusammen 40 Mark im Monat. Das Zimmer kostet 5 Mark Miete. Die Nahrung, wie überall, Kartoffeln, trockenes Brot und Kaffee. Der Kaffee wird zu jeder Mahlzeit getrunken. Als Schlafraum dient die Bodenkammer, in der man nur gebückt stehen kann. Drei Betten sind für acht Menschen vorhanden. In den Betten liegen einfache Strohsäcke ohne Laken. Neben dem einen Bett, in dem nachts vier kleine Kinder schlafen, befindet sich ein Abort (ein einfaches Loch in die Jauchegrube), vom Bett nur durch eine schadhafte Bretterwand geschieden. Eine herzförmige Öffnung ist hineingeschnitzt. In der Bodenkammer wimmelt es von Wanzen. Das morsche, durchlöcherte Dach lässt kalte Winde, Schnee und Regen hereindringen. Die Bewohner wachen im Winter oft in ihren Betten unter einer Schneedecke auf.
Drei politische Parteien kämpfen in diesen Dörfern um die Seelen der Arbeiter: Die Bayerische Volkspartei (die sich in einigen Orten klug und unrichtig einfach ‚Arbeiterpartei' nennt), die Sozialdemokraten, die Nationalsozialisten. Die Arbeiter haben diese und

jene Partei gewählt, die Zustände sind schlimmer geworden. Nun glauben und hoffen sie nichts mehr. Verbittert arbeiten sie an ihren Webstühlen und Stopfgeigen. Nur die Frauen gehen noch im Morgengrauen in die Kirchen, mit Gebetbuch und Rosenkranz, vielleicht können die Heiligen helfen.«

Wie steht es so schön in den Wirtschaftslehrbüchern? Gewirtschaftet wird, um die Bedürfnisse des Menschen zu befriedigen und zu wirtschaften ist, weil die Wirtschaftsgüter grundsätzlich knapp sind! »Arbeit« ist zwar prinzipiell ein solches Gut – damals wie heute aber herrscht ein Überangebot an Arbeitskraft: der Wert der Arbeit sinkt; »Arbeit« ist für den Arbeitgeber nur dann attraktiv, wenn sie zu einem niedrigen Tarif und ohne Nebenwirkungen (z. B. Mitbestimmung, Kündigungsschutz) zu haben ist. Der gesellschaftliche Konflikt »Arbeitslosigkeit« bedarf eines Feindbildes, eines Blitzableiters, damit der soziale und politische Friede nicht außer Kontrolle gerät: Nicht der Entlassende wird stigmatisiert, sondern der Entlassene: Er wird als zu unflexibel, zu gering qualifiziert, zu unmotiviert gebrandmarkt; seine tariflichen Ansprüche und seine Erwartungen an soziale Absicherung seien unangemessen und nicht zeitgemäß. Derjenige, der am wenigsten für seine Situation verantwortlich ist, soll zum Schuldeingeständnis gezwungen werden. Der Mensch hat sich den unbarmherzigen Gesetzen der Marktwirtschaft anzupassen; ein abstrakter Markt wird zum konkreten Lebensentscheider.

Das Elend begann damit, dass Menschen den Schutz der Großfamilie und die sie ernährende Natur verließen bzw. verlassen mussten. Auf sich gestellt, angewiesen auf Arbeitgeber, abhängig von Errungenschaften der Zivilisation (Mietwohnung, Kredit gegen Zins, Zwang zum Kauf von Gütern des täglichen Bedarfs etc.) und fixiert auf hochspezialisierte arbeitsteilende Berufe nimmt die Abhängigkeit des angestellten Individuums von Jahrhundert zu Jahrhundert, von Jahrzehnt zu Jahrzehnt und neuerdings von Jahr zu Jahr zu.

»Würde« hat viel mit Abhängigkeiten zu tun: Die Abhängigkeit und damit die Unfreiheit des modernen Menschen sind um ein Vielfaches größer als die des Sammlers und Jägers vor Jahrtausenden. Das mag verwundern, doch ich verwechsle ja nicht Freiheit bzw. Unfrei-

heit, Würde oder würdelos mit Lebensstandard, sozialem Netz oder demokratischen Freiheiten: »Meine« Wohnung kann mir gekündigt werden, die Verfügung über die Kreditkarte oder ein Konto gehört nicht zum Menschenrecht, als Unselbständigem kann mir gekündigt werden und sozialstaatliche Versorgungsversprechungen sind rücknehmbar. Selbst beim Metaphysischem erkenne ich keinen Fortschritt: Machten sich unsere Urvorfahren Gedanken um die Gunst der Naturgötter, so sind wir »kleinen Leute« gefangen im protestantischen Arbeitsethos: »Wer nicht arbeitet, soll auch nicht essen«, heißt es im Brief des Apostel Paulus.
Diese Lebensunsicherheiten, die Abhängigkeiten, diese von Arbeitgebern, Politikern und Amtskirchen zynisch instrumentalisierte Bürgerethik machen mich traurig und nehmen mir die Lebenslust.
Jeder Mensch, der letzte verborgen lebende Amazonas-Ureinwohner ebenso wie der moderne Großstädter, wird getrieben von seinen Bedürfnissen. Wirtschaften, so heißt es in der Theorie der Ökonomie, diene der Bedürfnisbefriedigung. Es gilt, und zwar erdumspannend, Existenz-, Sicherheits-, Sozial- und Kulturbedürfnisse zu befriedigen. Manche Menschen sind in der glücklichen (?) Lage, sich hauptsächlich um die Befriedigung ihrer Luxusbedürfnisse kümmern zu müssen. Dieses Stillen der Bedürfnisse möchte ich grundsätzlich als »Konsum« bezeichnen. Konsumieren kann ich nur, wenn ich entweder einer Erwerbstätigkeit nachgehen kann (darf?), staatliche Transferleistungen (Sozialhilfe), Versicherungsleistungen (Arbeitslosengeld, Altersrente) beziehe oder von Erbschaften/Schenkungen profitiere.
»Normal« sind Erwerbseinnahmen: Sie bilden die Grundlage für die Gewährleistung staatlicher Transferleistungen und für die Möglichkeit, private Versicherungsverträge abzuschließen bzw. Leistungen aus den Sozialversicherungssystemen zu beziehen. Und dieser Arbeitsmarkt, der Grundlage unserer Existenz ist, wird immer unzuverlässiger! Nachdem die Arbeitnehmer jahrzehntelang gezwungen wurden, arbeitsplatzvernichtende Technologien (Rationalisierungs- und Automatisierungstechnologien) zu produzieren, werden sie nun dazu verdonnert, zuzuschauen, wie ihre Arbeitsplätze in Billiglohnländer exportiert werden. Welch ein menschenverachtender Hohn!

Hohn, Sarkasmus auch deswegen, weil dieser technische Fortschritt ideologisch unterfüttert wurde: Einerseits sollte der Arbeitnehmer von der Fron schwerer Arbeit befreit und andererseits der Konsum demokratisiert werden: Massenkonsum, Wohlstand für alle! Einerseits: Die Automatisierung macht menschliche Arbeitskraft überflüssig, vereinfachte Arbeit lässt sich exportieren und von angelernten Kräften an jedem (billigen) Standort dieser Welt verrichten (jeder vierte Industrie-Job ist nach neuester Studie in Gefahr). Andererseits: Die Billigarbeitskräfte, z. B. in Indien, können die von ihnen hergestellten Erzeugnisse kaum kaufen und wir, die diese Produkte importieren, üben uns in Kaufzurückhaltung, weil wir wegen der instabilen und sozialen Situation kein Geld ausgeben wollen bzw. können. Die gesellschaftlichen Kräfte, die sogenannten Eliten, haben uns in eine Sackgasse geführt. Ich verzweifle daran, dass die Reichen zur gleichen Zeit auch dank staatlicher Hilfe immer reicher werden und das Heer der Arbeits-Ameisen die Zeche bezahlen soll. Landauf, landab wird von den Pappsatten, den Politikern, den Managern, den Funktionären gepredigt, harte Einschnitte seien nötig, um den oben beschriebenen Prozess zu stoppen und die Rahmenbedingungen für die Wirtschaft seien (natürlich zu Lasten der Bürger) zu verbessern. Es ist zum Verzweifeln: Eine immer breitere Schicht predigt Wasser und säuft in aller Öffentlichkeit edelsten Wein. Ich fühle mich in feudale Zeiten versetzt: Den doofen, willigen Untertanen, denen es immer noch zu gut zu gehen scheint, werden von der Elite Abgaben und Verzichtserklärungen abgepresst, damit es bei Hofe noch lustiger zugehen kann. Politiker, Bischöfe und Funktionäre mahnen aufmüpfig Streikende (Opel), die Arbeit wieder aufzunehmen; Ärzte verschreiben von Jahr zu Jahr mehr Psychopharmaka und zunehmend greifen irritierte Menschen zur Flasche, um den scheinbar ganz normalen Wahnsinn noch ertragen zu können!
Arbeit? Arbeitslosigkeit bedeutet nicht nur Einkommensverlust, sondern auch Verlust des Selbstwertes, Verlust des Stolzes auf das eigene Leben und Verlust der sozialen Teilhabe. Auch wenn Arbeiter und Arbeit sich entfremden (wie sinnvoll ist das, was ich tue?), so vermittelt Beschäftigung doch das Gefühl, nützlich zu sein – zumindest verhilft sie zur Gewissheit, das Einkommen »verdient« zu ha-

ben! Für seinen Lebensunterhalt, für den befriedigenden Konsum, selbst sorgen zu können, verschafft nicht nur Lustgefühle, sondern verhilft zu einer lebensspendenden Emotion: der Existenzberechtigung! Aber da ist ein noch ganz anderes Gefühl, das wie ein schleichendes Gift unser Ego zerstört: Du bist kein willkommener Beschäftigter, du bist ein lästiger Kostenfaktor und wir werden – aus zwingend betriebswirtschaftlichen Gründen – alles tun, um dich als Kostenfaktor zu eliminieren: Das Gespenst des Personalabbaus sitzt neben jedem Arbeitsplatzbesitzer.
Der Rückweg zur Selbstversorgung ist abgeschnitten. Nach wie vor gilt: »Hast du was, bis du was«, und die Zukunft verspricht nichts Gutes. Wo liegt da der Fortschritt?! Wo bleibt die Würde des Menschen, die sich auf Arbeit und soziale Sicherheit gründet?
Auch wenn ich mich des irrationalen Romantisierens verdächtig mache: Leben die Pygmäen, so wie Louis Sarno[73] sie beschreibt, nicht freier und in mehr Würde als ihre zivilisierten Zeitgenossen? Relativiert sich nicht die Bedeutung des Fortschritts, wenn ich lese, wie unbeschwert diese Menschen ihr Dasein gestalten? Können wir uns überhaupt noch der Lebenslüge stellen, der wir erlegen sind? Ziehen uns diese Zweifel nicht den Boden unter den Füßen weg? Führen diese Zweifel nicht zur Verzweiflung, zur Resignation und dann geradewegs in die Depression? Aber lies bitte selbst:

»Als ich die nötige Durchhaltekraft entwickelt hatte, begann ich, die Jagdzüge immer mehr zu genießen. Auf die Jagd zu gehen, machte wirklich Spaß! Das war doch etwas ganz anderes als einen Acker zu bebauen! Niemand, der bei Sinnen war, konnte auf die Idee kommen, ein solch kräftigendes Tagwerk gegen die mühselige, lebenslange Plackerei auf den Feldern einzutauschen. Und was brachte das schon ein? Maniok? Bananen? Die Jagd lieferte einem Fleisch. Und auch das Einsammeln von Früchten war das reine Vergnügen. Die Frauen schlenderten durch den Wald wie durch einen großen Kaufladen – nur dass hier alles umsonst war. Und auf der Jagd erlebte man immer wieder kleine Abenteuer, es gab aufregende Momente, aber auch solche, die idyllisch und beschaulich waren, und Gelegenheiten, bei denen man laut lachte.

Kein Tag war wie der andere.
Balonona blieb als Einziger zurück, um gemeinsam mit mir zu warten. Ich war ihm sehr dankbar, denn ich fühle mich ihm näher als allen anderen und war froh, dass meine bevorstehende Abreise zumindest ihn nicht ungerührt ließ. Es tröstete mich, dass er bei mir war. Was ich am meisten vermissen würde, war die Gesellschaft dieser Menschen. Nach drei Monaten in Amopolo betrachtete ich sie als die normalsten Menschen der Welt. Ihre Gabe, jeden Moment des Lebens zu genießen, ohne sich Gedanken über die Konsequenzen zu machen, sorgte dafür, dass sie frei von Neurosen waren. Sie waren die menschlichsten aller menschlichen Wesen und zeigten, wie in Abwesenheit aller Zwänge der modernen Zivilisation jedes Individuum das Potential, das in ihm steckte, voll verwirklichen konnte. Anfänglich hatte ich gedacht, dass viele ihrer Beschäftigungen belanglos und trivial seien. Jetzt waren es im Gegenteil die Machenschaften der Welt, in die ich zurückkehrte, die mir inhaltslos, ja sogar närrisch vorkamen.«

Ich kann nicht wissen, ob diese Ureinwohner sich selbst genügen, d.h. ihr Glücksgefühl sich aus ihnen selbst generiert. Doch es ist offensichtlich, dass sie, um zufrieden und glücklich zu sein, weniger Materielles als wir benötigen; mental stärkend wirkt sich zudem mit großer Sicherheit die soziale Geborgenheit und die Lebensweise im Einklang mit der eigenen und der sie umgebenden Natur aus.
Ich kann mich sehr gut daran erinnern, wie selbstvergessen wir als Kinder in der Natur spielten, mit Dingen, die wir in der Natur fanden oder aus Naturgegebenem herstellten. Diese eigene Produktivität und das Authentische verschaffte Glückseligkeit. Gekauftes konnte damit nicht konkurrieren. Daran musste ich mich erinnern, als ich vom Leben der Pygmäen las. Heutige notorisch unzufriedene und dickleibige Playstation-Kinder tun mir einfach nur leid! Sie sind, wie wohl ihre Eltern auch, zivilisationskrank. Die Natur als zufriedenstellender SB-Laden? Welch ein Graus für gewinnmaximierende Produzenten, Kreditinstitute und Manager der Freizeitindustrie!

Konsumieren dient längst nicht nur der Deckung der nackten Existenzbedürfnisse – zumindest nicht für die wohlhabenden Menschen dieser Welt. Konsumerlebnisse sollen die Fadheit des täglichen Einerleis kompensieren. Shoppen ist das moderne »Jagen und Sammeln«, allerdings ohne dessen Befriedigungspotenz auch nur annähernd zu erreichen. Konsumkraft verleiht Statussymbole: dickes Auto, dickes Haus, dicker Pelz, goldene Kreditkarte!
Neurotiker versuchen verzweifelt, ihr gestörtes Ich durch Ausleben des Kaufrausches zu besänftigen. Konsum und Seele sind Elemente, die in unmittelbarem Zusammenhang stehen: »Kleider machen Leute«, d. h. Anerkennung, Selbstsicherheit, Verschwinden von Komplexen hinter Fassaden. Das sind die ziemlich sicheren Auswirkungen von schmückenden Konsumgütern. Wenn ich nicht ein mir selbst genügendes »Selbstbewusstsein« verspüre, dann ist es ein Leichtes, sich mit entsprechenden Krücken auszustatten. So kann ich mein kleines mittelmäßiges Ich in Kontrast zu den vielen mittelmäßigen Anderen bringen: durchschnittlicher Bildungsabschluss, durchschnittliche berufliche Stellung, durchschnittliches Wohnen, durchschnittliche Freizeitveranstaltungen, durchschnittliche Bekleidung sind doch symptomatisch für unsere »bürgerliche« Konsumgesellschaft. Das wäre aber zu schön, um wahr zu sein! Denn Tausende leiden bei dieser Durchschnittlichkeit und Gleichförmigkeit unter Identitätsverlust. Tausende versuchen zu kontrastieren und treffen sich doch auf der nächsten Ebene wieder. Man kann diesem Einheitsbrei kaum entrinnen. Querdenken, Extravaganz und Exzentrik werden immer noch argwöhnisch beobachtet und dann mit sozialer Ausgrenzung geahndet; denn Ausbrechen kann nicht geduldet werden, weil es verunsichert und Unabhängigkeit, die ja obrigkeitsfeindlich ist, suggeriert!
Wer auf Konsum setzt, ist verloren; denn er strampelt sich im Hamsterrad vergebens ab. Und ich bin verdammt konsumgeil! *»Den Wert eines Gegenstandes macht aus, was ich hier das Leben nennen will, das man dafür eintauscht.«*[74]

Depression und meine Sehnsucht nach dem Schönen

Der Melancholiker ist ein sensibler Zeitgenosse. Seine empfindlichen Antennen orten haarfein die Höhen und Tiefen, das Helle und das Dunkle des Daseins. Er ist intensiv in der Lage, das empfangene Helle, Schöne und Farbige zu genießen, und zwar erregter als der Nicht-Melancholische. Das ist die Heiterkeit der Melancholie. Der Depressive nimmt das Bunte, Fröhliche zwar wahr, fürchtet sich aber davor, er kann es nicht zulassen. Es ist nur vordergründig schön, ist Makulatur, eine Lüge, ein Schein. Das Dunkle entspricht ihm eher. Vom Tristen fühlt er sich bestätigt, da ist Identität. Was diese Betrachtung mit Konsum zu tun hat? Zwar suhle ich mich in der Finsternis, doch suche ich die Erotik der Lüge, des Scheins, der Makulatur. *»Die Lüge ist ein Mittelding zwischen Sein und Nichtsein«,* so der Dichter Friedrich Hebbel. Ich sagte schon, dass ich seit meiner frühesten Jugend eher dem Nichtsein zugewandt bin. Das zwangsläufige Sein, weil die Kraft zum Selbsttöten fehlt, will irgendwie bewältigt werden. Heute hole ich mir die »sauberen Kicks« durch »unvernünftigen« Konsum. Ich weiß, dass mein Leben dadurch nicht grundsätzlich lebenswerter, glücklich wird. Doch diese Lüge sehe ich im Rausch des Kaufes nicht. Schöne Dinge, Dekoratives und am Körper Tragbares (von den Schuhen bis zum Tattoo), alle Ästhetik, die ich kaufen kann, bereitet mir erotisch-sinnlichen Genuss und Trost.

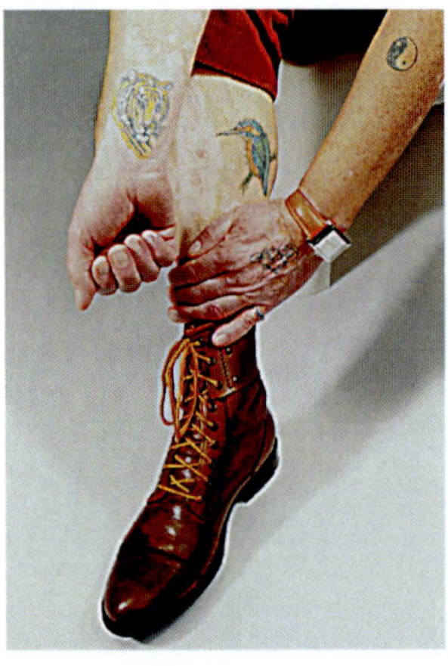

Foto: Lichtwerkstatt, Aurich 2008. »Alle Ästhetik, die ich kaufen kann, bereitet mir erotisch-sinnlichen Genuss und Trost.«

Durch Friedrich Schiller, zu dem ich mich wegen seines Wesens hingezogen fühle, lerne ich aber einen anderen Aspekt der Ästhetik kennen. Schiller war Professor für Ästhetik an der Universität Jena und lehrte, dass das Reich der Schönheit der Ort sei, *»wo der Mensch eins wird zwischen seinen sinnlichen und vernunftgeführten Impulsen.«* Dies sei der Ort, wo ihm *»die Fesseln aller Verhältnisse«* gelöst werden. Die Arbeit an diesem Buch kann für mich ein Vehikel sein, diesen Ort endlich zu finden.

Um die Sehnsucht nach Schönem befriedigen, mich letztlich belügen und der Fratze »Depression« ein angenehmeres Äußeres verleihen zu können, bedarf es des Geldes. Dass das Einkommen vorne und hinten nicht reicht, um die Ästhetiksucht befriedigen zu können, habe ich schon erwähnt.

Ich denke, dass diese »Not«, die aus meinen anmaßenden Kompensationsansprüchen resultiert, zum traurigen Neid führte. Ich will hier aber nochmals differenzieren: Ich bin überhaupt nicht neidisch auf die, die ihren Status aus eigener intellektueller, handwerklicher, mentaler und kreativer Kraft erreicht haben. Neidisch bin ich auf diejenigen, die ihr Erbe »verprassen« können: wie z. B. die Springer-Erben, die nicht unter 50 Millionen Euro erhielten oder auf die Manager, die sich mit Millionengagen und Abfindungen des Lebens erfreuen können. Das empfinde ich als zutiefst ungerecht. Das macht mich traurig. Das verbittert mich. Neid quält.

Der italienische Schriftsteller Paolo Montegazza definiert Neid als *»nichts anderes als Hass gegenüber den Vorzügen der anderen.«* Hass zersetzt. Hass ist dunkel und finster. Ich habe eine Antenne für dunkles Leid und finstere Ungerechtigkeit. Ich bin davon überzeugt, dass der depressive Mensch wie ein Magnet das Negative anzieht und mit dessen Verarbeitung letztlich überfordert ist. Rundum mit hochsensiblen Radioteleskopen bestückt, die darauf programmiert sind, Chancenungleichheiten und katastrophale Ungerechtigkeiten wahrzunehmen, erfahre ich tagtäglich Gründe für Zorn, Trauer, Neid, Missgunst und Scham.

Dieser Cocktail an Negativem gibt mir allen Grund zu glauben, dass das Leben an sich unerträglich sei: Nahrung zur Bekräftigung dieser Überzeugung finde ich z. B. bei Elias Canetti in »Die Stimmen von

Marrakesch«: *»Die Getränke waren sehr teuer. Die Menschen in Lumpen hatten nichts oder zwei Franken in der Tasche. Die ausländischen Gäste an der Bar aber zahlten hundertzwanzig Franken für ein Gläschen Cognac, und sie tranken mehrere rasch hintereinander.«*[75]

Ist das nicht unverschämt ungleich und ungerecht? Muss man sich da nicht schämen? Ja, kann man da nicht auch neidisch sein auf den unbekümmerten Konsum der Ausländer an der Bar? Mit welcher Arroganz der Cognac-Preis gezahlt wird! Ich kann mir die lässigen Gesten gut vorstellen.

Das ist ein weiterer Aspekt von »Depression und Konsum«: Der Depressive, also auch ich, leidet unter mangelndem Selbstwertgefühl. Der Selbsteindruck, minderwertig zu sein, lässt ihn die Überheblichkeit anderer fürchten. Du fühlst dich klein wie eine Maus vor der Giraffe. Kein Wunder also, wenn du dich aufplustern möchtest mit allerlei Schönem. Das verschafft Wohlbefinden in der eigenen dünnen und unansehnlichen Haut. Du wertest dich auf, denkst du.

In der Depression lebst du in der Finsternis. Wenn ich mir Gutes tue, ein begehrtes Objekt kaufe oder sonstwie lustvoll konsumieren kann, dann ist das so, als knipste ich in der Dunkelheit kurz das Licht an: Oh, diese Farben! Oh, wie schön! Mein Gott, wie angenehm! Spot aus! Dunkel! Fad! Angst! Disstress! So muss Konsumrausch entstehen, diese Sucht nach Wiederholung, daher auch der Neid auf diejenigen, die sich den Rausch leisten können.

Ich steigere mich so richtig in den peinlichen Neid-Aspekt hinein, suche Rechtfertigungen. Wenn man extrem unter dem Gefühl der Minderwertigkeit leidet, dann muss man, weil einen das Bedürfnis nach Anerkennung fast zerreißt, nach Kompensationsmöglichkeiten greifen. Der Akademikerstatus und der Titel Studienrat konnten diesen elementaren Drang nur winzig kurze Zeit befriedigen. Den Frust darüber ertränkte ich im Alkohol und erstickte ihn mit Schlaf- und Beruhigungstabletten.

Parallel dazu – erst schwach, dann immer stärker – begann der Wunsch nach Außenwirkung in mir zu wüten. Das Ziel, den beruflichen Status und damit das soziale Image zu erhöhen, war erreicht, aber befriedigt war ich nicht. Der Satan »Depression« war stärker als zuvor. Nicht Unzufriedenheit macht mich neidisch, sondern meine Sehnsucht nach Anerkennung, die ich nun mit Materiellem stillen wollte. Das Unheil fing mit dem ersten unvernünftigen – weil kaum finanzierbarem – Hauskauf an. Seit nunmehr 35 Jahren bin ich finanziell nicht mehr auf den grünen Zweig gekommen. Das Fatale: Mit jeder Mark, jedem Euro mehr Schulden, schmolz und schmilzt mein Selbstwertgefühl wie Schnee in der Sonne. Noch fataler: Mein Empfinden für den realen, materiellen Wert des Geldes als Zahlungsmittel, die Fähigkeit zu einem angemessenen Umgang mit Geld, ging nach und nach verloren. Dankbar nahm ich Konsumentenkredite entgegen und beglich Schulden mit Krediten. Nun kommen Schuldgefühle und die Angst, am Kreditspiel nicht mehr teilnehmen zu dürfen, belastend hinzu. Mit dem, was ich fürs Geld bekomme, will ich mir nur Identität und Respekt verschaffen.

Kürzlich stürzte ich mich auf einen dieser Illustrierten-Psychotests. »Können Sie sich einschränken?« war das Thema! Das Ergebnis wird dich nicht verwundern: *»Auf all die kleinen und größeren Annehmlichkeiten, an die Sie sich gewöhnt haben, verzichten Sie höchst ungern. Mit anderen Worten: Sie können sich nur schwer einschränken. Es muss schon einen gewissen Zwang geben und hinterher eine Belohnung winken, damit Sie dazu bereit sind. Allzu lange halten Sie solche Vorhaben aber nicht durch …«*[76].

Ich habe im Kleider- und Schuhschrank nachgezählt: 60 Hemden, 18 Westen, 22 Hosen, neun Sakkos, 18 Pullover, 50 Paar Burlington-Socken, 30 Armbanduhren, 18 Paar Manschettenknöpfe, 16 Paar Schuhe und sieben Lederjacken stehen für die Verkleidung zum Selbstbewussten zur Verfügung (Stand Mai 2005, Tendenz schwach steigend).

Du siehst, meine unmittelbaren Ausstattungsbedürfnisse sind mehr als gedeckt. Schon längst bräuchte ich im Grunde nichts mehr, um als »Ich« stark zu sein. An sich hätte ich genug Hilfsmittel auf dem Wege zum oberflächlichen Glück: »Hast du was, bist du was«. Weil ich mich aber nicht aus dem Inneren heraus glücklich fühle, bin ich der Ausstaffierung verfallen; irgendwann muss sich das wahre Glück doch einstellen! Solange es sich nicht dauerhaft in mir festsetzt, sondern der Kauf das dunkle Dasein nur kurz ins Bunte transformiert,

solange werde ich die innere Leere mit materiellen Massen zustopfen. Alles Ersatzhandlungen, das weiß ich »vom Kopf« her, um mich zu stärken und dem Leben gewachsener zu fühlen. *»Was wir selbst nicht sind, müssen wir haben«,* sagt Regina Faerber in ihrem Buch »Die Ästhetik des Alltags«.[77]
Was sie resultiert, stelle ich am eigenen Leibe fest: *»Nach dem Kauf die große Enttäuschung über die Vergänglichkeit (die vergängliche Freude) des Materiellen – eine Enttäuschung, die bis zum Selbsthass reicht.«* Ja, ich hasse mich dafür, als Kaufmann so unvernünftig zu sein, keine finanzielle Disziplin zu haben, dem Wahn auf den Leim zu gehen, meiner Frau finanzielle Sorgen zu machen, neidisch zu sein, ich hasse mich dafür, immer noch keine Identität zu haben und mich in Dekorationen zu verstecken.
Hass kann bis zur absoluten Unversöhnlichkeit führen – auch mit Teilen der eigenen Person. Tröstlich ist, dass ich mittlerweile die Objekte des Hasses benennen kann und gewillt bin, die Ursachen dieses Zornes zu eliminieren (Einsicht!). Die Schwierigkeit dabei: Ich muss lernen, ohne die stabilisierenden Attribute auszukommen. Die besondere Herkulesarbeit besteht darin, mit dem, was ich sozusagen »pur« darstelle, Frieden zu schließen. Oscar Wilde hatte in seinem kurzen Leben (1854–1900) das geschafft, woran ich heute noch arbeite, ihm wird nachgesagt, dass er die Abriegelung eines Teils seiner Individualität vermeiden konnte. Er war mutig genug, sein eigenes Wesen ohne Abscheu anzuschauen – so konnte er sein Ich annehmen, so wie es war: Masken dürfen nicht wirklicher als Gesichter sein.[78] Und dennoch: Ich habe Angst vor dem anstehenden Konsumverzicht, nicht nur, weil ich die soziale Geringschätzung fürchte und weil mir die Kauf-Ersatzbefriedigungen kurze, aber wunderschöne Ablenkungsfreuden verschafften, sondern auch deswegen, weil ich damit Vorspiegelungen aufgebe und mich insofern bloßstellte.
Ich weiß, es ist ein Wahn, aber dieser Wahn macht mir das Leben auch erträglicher. Bislang jedenfalls. Dass der Schein möglicherweise ein Sein vorgaukelt, daran zu glauben, ist mir wichtig. So ist die Depression leichter zu ertragen. Davor, meine Geltungswünsche einzudämmen, fürchte ich mich! Ursächlich für die zaghafte Abkehr

vom Konsum ist jedoch nicht etwa Einsicht, sondern der Umstand, dass ich kaum noch Kraft für meine pädagogische Arbeit habe. Das wird finanzielle Konsequenzen nach sich ziehen. Ich müsste auf alles verzichten, was mir in den letzten Jahren Ersatzbefriedigung verschaffte: Konsum von Dingen und Freizeitvergnügen, vor allem Urlaube! Zu den Urlauben an anderer Stelle mehr, hier nur soviel: *»Alles war mir zuwider ... ich musste also reisen«*, schrieb *Herder* 1769 in sein Reisetagebuch.

Alles, was mir Linderung verschafft, soll entfallen? Weniger soll mehr sein? Ich bin neidisch auf die Reichen, Schönen und Unbeschwerten!

Zurück zu meiner Sammlung von Kleidungsstücken, Schmuckutensilien und Schuhwerk: In der Süddeutschen Zeitung vom 12. Februar 2005 glossierte Autor Johannes Willms einen Einkauf in einem Pariser Modegeschäft: *»Um bleibenden Schaden vom eigenen Selbstwertgefühl abzuwenden, möchte man sich wenigstens ein Hemd für den fraglichen Abend kaufen. Ein Hemd!«* Jetzt kannst du dir die Winzigkeit meines Selbstwertgefühls vorstellen: Sechzig Hemden, mit der Zeit immer edlere, muss ich im Depot haben, um selbstbewusst auftreten zu können. Bei jedem Auftritt – je nach Stimmungslage – auf ein Reservoire zurückgreifen zu können, ist mir wichtig! Irgendwann aber reichte das Hemd allein nicht mehr. Erst die passende Uhr und die gezielte Auswahl der Manschettenknöpfe schufen Selbstsicherheit! Noch größere Bedeutung haben die Schuhe: Ich traue mich ja nur noch mit mindestens knöchelhohen erlesenen Schuhen unter die Menschen. Ein fester sicherer Auftritt, Standfestigkeit, scheint durch sie erst möglich! Nochmals zu dem eben zitierten J. Willms: »... *(das) ihn tief verstörende Erlebnis seiner körperlichen Unzulänglichkeit verwandelte ihn durch den Kauf in Anmut.«* Da muss ich *Andy Warhol* Recht geben: *»Schmuck macht nicht schöner – aber wir fühlen uns schöner.«*

Ein kürzlich gekauftes Paar eleganter wadenhoher Lederstiefel steht jetzt im Buchregal des Arbeitszimmers wie eine Trophäe, mit Spot-Beleuchtung.

Hier wird ein zweites mich hemmendes Defizit angesprochen: In der frühen Pubertät brach bei mir mit Wucht die Vitiligo aus, die Weißfleckenkrankheit. Ich bin davon überzeugt, dass sie mich entstellt. Ich fühle mich jedenfalls hässlich. Nicht nur das schlimme Minderwertigkeitsgefühl, sondern auch die Unansehnlichkeit verlangt nach Kompensation: Mit schönen Dingen möchte ich mich attraktiver machen und sicherer fühlen.

Der körperliche Mangel wiegt jedoch längst nicht so schwer wie die psychischen Defekte. Ich bin 62 Jahre alt – seit mindestens 45 Jahren gewinnt die andere Person in mir zunehmend an Einfluss, sie dominiert mich mittlerweile. Ich spüre, dass mein Selbst diese andere Person ist. Da ist die Sehnsucht: am liebsten wäre ich nicht auf der Welt; am liebsten hätte ich keine fremden Menschen um mich. Mein Innerstes dagegen wird immer instabiler.

Das reale Leben, mein lehrender Beruf sowieso, bringt viele fremde Menschen mit sich. Mein »Ich« will beschwichtigt werden. Paul Auster[79] in seinem Roman »Eine Stadt aus Glas«: *»Indem er sich mit Äußerlichkeiten überflutete und sich selbst aus sich herausschwemmte, war es ihm gelungen, einen kleinen Grad von Kontrolle über seine Anfälle von Verzweiflung auszuüben.«*

Ein wunderbares Bild, das Auster beschreibt: »aus sich herausschwemmen.« Neurologisch stelle ich mir das so vor: Der Gehirn-Frontallappen kontrolliert mein emotionales Verhalten. Wenn ich mir durch Konsum Beruhigung und psychische Stabilität zu verschaffen suche, möchte der Frontallappen meine Kauflust in Übereinstimmung mit meinen finanziellen Möglichkeiten bringen: er möchte gerne kontrollieren und steuern. Er will nicht, dass ich wie ein Kind handle, das sein Verlangen nach etwas sofort befriedigen möchte. Mandelkern und Frontallappen ringen in meinem Oberstübchen nun darum, wer sich letztlich durchsetzt. Bei mir obsiegt in der Regel der Mandelkern, der für die Emotionen zuständig ist. Er scheint zu wissen, dass ich durch Schönes eine Zufuhr von Dopamin erhalte: Es lässt sofort Euphorie entstehen und unterdrückt die Angst vor den Risiken, die daraus entstehen könnten; zudem wird nicht an Serotin gespart: es macht richtig glücklich!

So interpretiere ich Austers »Herausschwemmen«: Dopamin und Serotonin schwemmen für kurze, aber entscheidende Zeit die Angst vor den Mitmenschen heraus. Ich fürchte mich davor, mir das bald nicht mehr leisten zu können. Es ist so, als stände ich nicht nur nackt, sondern – viel schlimmer – in schmuddeligen Unterhosen vor Menschen, vor denen ich mich sowieso fürchte. Schrecklich demütigend; eine furchtbare Blöße! Nicht die Habsucht plagt mich, sondern die Sucht nach Dingen, um Anerkennung zu erreichen. Und es ist eigentlich auch kein Neid wegen der Dinge, sondern Neid auf das, was die Dinge meines Erachtens bewirken: Achtung, Respekt, Beachtung, Selbstsicherheit.

Die Sehnsucht nach diesen Werten wirkte sich vor langer Zeit ehrgeizig-stimulierend auf mich aus. Sie trug mich von Examen zu Examen. Nun sind meine körperlichen, intellektuellen und emotionalen Ressourcen erschöpft. Ich kann nicht mehr. Ich spüre, dass ich diese Jagd, die über Jahrzehnte ging, abbrechen muss. Der Neid wirkt sich dann, wie Rolf Haubl[80] von der Universität Augsburg beschreibt, lähmend-depressiv aus. Hoffnungslosigkeit macht sich breit, denn ich kann nicht mir selbst genügen. Mich kann es nicht trösten, wenn die Psychologie weiß, dass materielle Verhältnisse nicht über Zufriedenheit entscheiden. Ich weiß aber, dass mir Konsum mehr bringt als Therapien und Psychopharmaka an sich leisten könnten. Ich bin nicht gierig auf die Konsumgüter, sondern auf die Gefühle, die sie verursachen. Mein geschundenes Selbstbewusstsein lechzt nach den Verstärkern, die ich ihm zuführe. Und gerade weil das so ist, können mir Ratgeber, die anderes propagieren, auch nicht helfen. Zum Beispiel der des Benediktinerpaters Anselm Grün: *»Nur wer sein Herz an nichts Geschaffenes hängt, wer loslassen kann, woran andere hängen, der ist wirklich frei.«* [81]

Andererseits fasziniert mich der Aspekt des Freiseins. Was, wenn es mir gelänge, mich vom Zwang der Bestätigung von außen frei zu machen? Mich schaudert bei dem Gedanken. Das ist ja fast so, als hätte ein Fallschirmspringer nach dem Sprung aus dem Flugzeug bemerkt, dass er seinen Schirm nicht dabei hat! Dennoch möchte ich auf den folgenden Seiten versuchen, Lebensqualität außerhalb der Dingwelt aufzuspüren. Schließlich ist Denken ein Probehandeln;

vielleicht lässt sich das Ruder noch einmal herumreißen. Der Depressive hat ja die größtmögliche letzte Chance: Umbringen kann er sich immer noch. Ein Gesunder hat diesen Trost nicht.
Dieses Nachdenken soll beim Erkennen von Vorlieben helfen und zum mentalen Experimentieren mit verschiedenen Handlungsalternativen beitragen. Vielleicht finde ich aufmunternde Optionen. Schließlich gibt es kein Gesetz, wonach wir das Leben auf ein und dieselbe Weise erfahren müssen. Mir und den Lesern möchte ich die Augen öffnen für Möglichkeiten in der Depression, z. B. den Blick zu schärfen für den schmalen Silberstreif am Horizont: die Zuversicht.
Drei Voraussetzungen für eine Verhaltensänderung sind gegeben: 1. meine Finanzen erlauben keine Konsumexzesse mehr, 2. ich rutsche durch die konsumbedingten Schuldgefühle und Ängste immer tiefer in die Depression und 3. ich merke, dass die Sozialphobie trotz aller Außendarstellung immer intensiver wirkt, d. h. die verzweifelten Versuche, mehr zu scheinen als zu sein, waren Fehlversuche. Erschütternd, diese Einsicht!

Vom Versuch, den Einfluss des Konsums zu verringern. Der Pfau in mir soll zuerst sterben

»... sodann eine dürftige Person damit bekleidete (mit einem stattlichen Kleidungsstück), welche, urplötzlich umgewandelt, sich in höchstem Ansehen aufrichtete und ... feierlich einherging ... Auch die Tierfabel wurde in Szene gesetzt, da eine Krähe erschien, die sich mit Pfauenfedern schmückte und quäkend umherhüpfte.« (Gottfried Keller, Kleider machen Leute)
Kurzum: Ich will lernen, mit meiner wahren Selbst-Identität zu leben. Ich habe mich über lange Jahre zu einer Krähe entwickelt bzw. ich war möglicherweise von Geburt an eine. Unter größten Anstrengungen versuchte ich dennoch, als Rad schlagender attraktiver Pfau Eindruck zu machen. Ich denke, dass ich als Krähe müheloser, unscheinbarer, ehrlicher und authentischer die nächsten Jahre verbringen könnte! Insofern soll Leben nicht länger Leiden bedeuten!

Prämisse: Je bescheidener der Alltag ist, desto mehr persönlichen Freiraum habe ich für die Belange des Wesentlichen. Ich will endlich begreifen – zumindest einen Eindruck davon haben – was für mich noch wesentlich sein könnte!
Meine unmittelbaren Bedürfnisse sind gedeckt. Darüber hinaus bräuchte ich im Grunde nichts, um mein »Selbst« zu sein. Bislang dachte ich, dass die Dinge Mittel auf dem Wege zu einem bisschen Zufriedenheit seien, habe aber erfahren, dass ich einer Täuschung gefolgt bin. Durch Streben nach unnötigem, überflüssigem und eigentlich unbeseeltem Besitz habe ich an der Makulatur gearbeitet und mich davon vereinnahmen lassen. Ich habe mich abgelenkt statt bewusst eine kleine Insel der Lebensfreude bewohnbar zu machen. Durch das ehrgeizig-unzufriedene »immer mehr« vergab ich Chancen, mir Freiräume zu schaffen. Ich nahm mir vor allem die Möglichkeit, die verhasste und gefürchtete Arbeit einzuschränken oder aufzugeben.
Nun, beinahe zu spät, will ich über die neue Wesentlichkeit nachdenken und mir erst dann Gedanken über die mindestnotwendige Gestaltung meiner materiellen Umwelt machen. Entscheidend scheint mir die Überlegung zu sein, dass es eigentlich keine Belohnung bedeutet, mich nach getaner ungeliebter Arbeit mit Dingen zu beschenken, das sind nämlich Danaergeschenke – Unheil bringend deswegen, weil der Belastungsschaden durch die Arbeit größer ist als die Heilkraft der durch die Arbeit möglichen Selbstbelohnungen. Ich bewege mich seit vielen quälenden Jahren in einem unheilvollen Kreislauf: Eine immer hektischer werdende Suche nach immer neuen positiven Lebensgefühlen und damit immer schneller sich drehende Kaufaktivitäten.
Ich freue mich, dir zu dieser Thematik zwei philosophische Aussagen zum weiterführenden Nachdenken notieren zu können: *»Auf etwas verzichten zu müssen, ist Bestandteil des Glücks«* (Bertrand Russell) und: *»Der Weise verzichtet auf alles, worauf sich irgend verzichten lässt; denn er weiß, dass jedes Ding eine Wolke von Unzufriedenheit um sich hat.«* (Christian Morgenstern).[82]
Mir ist keine wissenschaftliche Untersuchung zur Problematik »Verzicht und Depression« bekannt, so dass ich nur persönlich feststel-

len kann, dass ich für diese Selbstdisziplinierung kaum die nötige Kraft habe. Das Verhexte daran ist, das diese Schwäche meine Selbstachtung zusätzlich dramatisch sinken lässt.
Ich muss doch noch einmal auf den »Pfau« zurückkommen. Ich habe Angst davor, du könntest mich für einen Rad schlagenden, stolzierenden und selbstverliebten Hahn halten. Daher möchte ich einem solchen Eindruck entgegenwirken: Eitelkeit und Hochmut verachte ich, und zwar deswegen, weil beide Untugenden die Mitmenschen einschüchtern und gering schätzen. Nur unter Hochmütigen und Eitlen mögen diese Eigenschaften von Wert sein, denn sie heizen die Konkurrenz bei deren Hahnenkämpfen an. Ein Leben unter dem Zeichen der Arroganz, der Wichtigtuerei, Hochnäsigkeit und Ächtung von Geringgeschätzten: wie erbärmlich!
Hochmut und hochnäsige Eitelkeit verachte ich aber nicht nur wegen ihrer Unmenschlichkeit, sondern auch deswegen, weil ich mir in ihrer Gesellschaft noch mickriger vorkomme. Seit ich es in einem Lehrgang einmal mit einem extrem arroganten Schnösel zu tun hatte, begrüße ich jedes neue Seminar damit, Hochmütige mögen sich während unserer Zusammenarbeit zusammenreißen. Ich kann mit einer solchen Eigenschaft überhaupt nicht umgehen: Das demonstrative Selbstvertrauen dieser Menschen bringt mich total aus der Fassung. Augenblicklich verwandle ich mich in einen eingeschüchterten, gehemmten, verunsicherten Trümmerhaufen. Das hängt aber auch damit zusammen, dass ich meine, mich mit meiner Arbeit zu überschätzen. Hochmut ist Salz in der Wunde meines Minderwertigkeitskomplexes. Arroganz anderer mir gegenüber empfinde ich als Bestätigung meiner Schwächen.
Ich bin also alles andere als ein souverän Rad schlagender Pfau und schon gar nicht habe ich das Auftreten eines Paradiesvogels, eher die Erscheinung und den Habitus seines Verwandten, des Laubenvogels. Während die Angehörigen seiner Verwandtschaft zu den farbenprächtigsten Vögeln überhaupt gehören, greift der Dreigang-Laubenvogel aus Nordneuguinea als Ersatz für Schmuckfedern zu bunten Beeren. Diese hält er vor der Laube hoch und zeigt sie dem Weibchen.
So komme ich mir auch vor: Keine schmucke Erscheinung, aber

einen positiven Eindruck möchte ich dennoch hinterlassen, jedoch um Himmels Willen nicht paradiesvogelartig auffallen und kein Rad schlagen! In der Depression hast du sowieso Angst vor den Mitmenschen und besonders vor sich selbst inszenierenden und arroganten Typen, Pfauen und Paradiesvögeln!
Der Laubenvogel, weniger attraktiv als die anderen Familienmitglieder, versucht seine körperlichen Mängel mit kleinen Schmuckstückchen auszugleichen. Das tut er zwanghaft wegen der Weibchen. Schmücke ich mich nicht auch, um anderen zu gefallen? Nicht unbedingt nur gegenüber dem anderen Geschlecht, aus Gründen der Sexualität. Aber kann ich mir da eigentlich so sicher sein?! Eine moderne Untersuchung des berühmten Kinsey-Sexualforschungsinstituts der Indian University in Bloomington hat immerhin festgestellt, dass etwa 20% der befragten Versuchspersonen sexuell aktiver und obendrein risikobereiter sind, wenn sie unter Depressionen leiden.
Auch wenn es mir heute, mit über 60 Jahren, nicht mehr um Sex pur gehen sollte, möchte ich doch noch Anziehungskraft ausstrahlen, und das bestimmt auch mit ästhetisch-sinnlicher Wirkung. Ich denke, dass jeder von uns, und der sensible verletzbare Depressive ganz besonders, liebe- und anerkennungsbedürftig ist. Was liegt also näher, als ästhetisch-sinnliche Impulse auszusenden, um zärtlich-sinnliches Verlangen in weiblichen Mitmenschen hervorzurufen? Das gilt im Übrigen auch für den geistig-seelischen Bereich!
Dieses Verlangen nach Zuneigung ist umso größer, als ich mich als Mängelwesen einschätze. Warum nimmt denn der Laubenvogel die schmückende und lockende Beere auf? Weil er selbst nicht attraktiv genug ist!
In einem Artikel zum 70. Geburtstag des Modeschöpfers Giorgio Armani[83] las ich mit Genugtuung, dass ein *»Armani-Anzug den (potenten) Männern Haltung, Stil, Form und Klasse verleihen soll, eine Aura von lässiger Autorität«*. Mit genugtuender Freude sog ich das auf, weil es mich in der empfundenen Minderwertigkeit ebenfalls nach dieser Autorität dürstet.
Als ich diese Schlagzeile eines Zeitungsartikels[84] las: *»In den Kleidern steckt die Seele«*, musste ich sofort an das »Armani«-Zitat den-

ken. Kann das Geistige des Menschen überhaupt außerhalb seines Selbst sein (z.B. in den Kleidern), kann also die Seele aus dem Körper entweichen und sich in Äußerem manifestieren? Ja und nein. Ja, weil ich mit dem Vorgezeigten überhöhend demonstrieren kann, was in mir zu klein geraten ist oder was ich als störend empfinde. Ein Beispiel? Kleide sich eine Person konsequent total schwarz, dann wolle sie Anspruch auf Geltung erheben, sich Respekt verschaffen und sich Gefühlen verschließen, so ein Psychologe und Farbtherapeut.[85] Ich liebe die Farbe braun und den Stoff Tweed. Und nein, weil sich die im neuronalen Netzwerk fixierte und allgegenwärtige Seele nicht durch Willensentscheidungen austricksen lässt. Hier spreche ich aus eigener Erfahrung: Fast vierzig Jahre lang versuchte ich, meine ungnädige Seele zu manipulieren. Das ist mir nie wirklich gelungen.

So ist denn auch mein Konsumverhalten keine reine Vernunftentscheidung. Das Apothekenmagazin »Gesundheit« (1/2005) berichtet von Ergebnissen des modernen Neuromarketing. Mit Hightech-Geräten der Neurobiologie wurde an der Universitätsklinik Ulm nach neurobiologischen Spuren des Konsumverhaltens gefahndet, und zwar untersuchte man, welche Wirkung Sportwagen auf männliche Gehirne ausüben. Zur Überraschung der Psychiatrie-Forschungsgruppe leuchtete bei den Aufnahmen eine Gehirnregion auf, die sonst auf den Anblick sexuell erregender Bilder anspricht. Damit wurde zum ersten Mal ein Gehirnareal in Zusammenhang mit einem kulturellen Objekt gebracht. Auch hier, wie bei dem Armani-Anzug, wird konstatiert, dass das Gehirn den Kulturgegenstand »Sportwagen« als Symbol für Dominanz anerkennt. Vergleichbar mit dem Rad des Pfaus, der ich eigentlich und bewusst nicht sein möchte, erhöht der Schmuck »Sportwagen« wohl den Marktwert des Fahrers bei der Partnerwahl. Dass auch die Amygdala aktiviert wurde, das Emotionszentrum im Gehirn, verwundert gar nicht mehr. Die physiologischen Untersuchungen erwiesen darüber hinaus, dass sich die Reaktionen der Versuchspersonen unterhalb der bewussten Wahrnehmung abspielten, was sicherlich bedeutet, dass wir dem unbewussten Drang nachgeben, attraktiv zu erscheinen. Die Ulmer Psychiater räumen zwar ein, dass es in unserem Gehirn keinen »Kaufknopf« gäbe, un-

bestritten ist jedoch die Gleichung »Kauf bereitet Lustgewinn«. Wenn ich mich als jemanden sehe, der zum Leben verdammt ist, dann möchte ich trotz dieses psychischen Elends »Lust« verspüren. Ganz ausgeprägt ist in mir der Sinn nach Ästhetik, nach Harmonie, nach Sinnlichkeit, nach Form und Farbe. Ich empfinde mein Gesicht und meinen Körper nicht als »schön«, fand meine Erscheinung nie schön und mit zunehmendem Alter schon gar nicht!
Vom Ästheten und auch Exzentriker Oscar Wilde, 1854 – 1900, dem englischen Schriftsteller und hervorragenden literarischen Vertreter des Ästhetizismus in England, stammt dieses Zitat: *»Das Geheimnis des Lebens liegt im Suchen nach Schönheit.«* Wen wundert es da, dass er in seinem Roman »Dorian Gray« die bekenntnishafte Darstellung eines skrupellosen Genussmenschen liefert, der an seinen Lastern zugrunde geht. Bezeichnenderweise lautet einer meiner Lieblingssprüche: *»Intensiv leben wollte ich, das Mark des Lebens in mir aufsaugen, um alles auszurotten, was nicht Leben war, um nicht in der Todesstunde innezuwerden, dass ich gar nicht gelebt hatte«* (Henry David Thoreau, zitiert im Film »Der Club der toten Dichter«).

Das Mark des Lebens aufsaugen, um alles auszurotten, was nicht Leben war …, das bedeutete für mich immer, das Schöne zu suchen und zu packen. Der Depressive lebt in einem dunklen Verlies, und wenn er für den Bruchteil einer Sekunde ein Lichtlein zünden kann, dann tut er es. Die Neurochemie, glaube ich, will zumindest in der Waage gehalten werden: Der Mangel an positiv stimulierenden Substanzen soll aufgehoben werden durch die rasche Wirkung euphorisierender Substanzen, Endorphinen also. Das Lichtlein ist das Schöne, das ist das Mark des Lebens. Mit ihm kann man ausschalten, was nicht Leben ist. Über 30 Jahre verlangte ich exzessiv nach dem Schönen: Koitierung, Konsumieren, Hässliches aus dem Alltag herauskatapultieren … Suchtforscher fanden heraus, dass Gene dafür verantwortlich seien, den Alkoholkonsum indirekt zu fördern; etwa eine genetische Veranlagung zu Depressionen und Angsterkrankungen, bei denen sich Betroffene mit Alkohol gewissermaßen selbst behandeln. Und Gene scheinen gefährdend zu wirken,

indem sie für einen raschen Wohlfühleffekt durch Alkohol sorgen. Der Alkohol ist eines der ersehnten Lichtlein im finsteren Verlies gewesen. Aber aus Angst davor, dem Alkohol zu verfallen und nicht mehr Herr der Sinne und des Willens zu sein, ließ ich vor 15 Jahren vom Alkohol ab. Es ist schlimm genug, von der Depression geführt zu werden. Einem zweiten Teufel wollte ich nicht zu Willen sein!
Der Dämon der ungehemmten Sexualität verlor ebenfalls an Einfluss über mich, zumindest, was das Handeln angeht. Die sexuelle Überaktivität ist ganz einfach ausgebremst worden: Psychopharmaka, blutdrucksenkende Medikamente, eine asthmatische Erkrankung und das zunehmende Alter wirkten vorrangig als Blockaden: Es war wohl keine moralische Wandlung zum »Besseren«, oder spielt die Vernunft, die Einsicht doch eine Rolle? Schließlich war Margit, meine jetzige dritte Ehefrau, bereit, mich trotz »dieser Person, die ich bin« zu heiraten. Oder ist es meine »vernünftige Angst«, davor, auch diese Ehe aufs Spiel zu setzen? Vielleicht finde ich im Verlauf des weiteren Nachdenkens und Resümierens eine stimmige Antwort.
Die rücksichtslose Geilheit auf alles Schöne und meine Unfähigkeit, diese Gier zu zügeln, führe ich, wie du dir denken kannst, auf die Depression zurück. Auch wenn sich der Kreis bei dieser Ursache wieder schließen sollte, will ich dieses Dilemma noch aus einer anderen Perspektive betrachten: Menschen, die an einer temporalen Demenz leiden, können selbst nicht verstehen, wieso sich andere Menschen über ihr Verhalten ärgern. Ihnen fehlt die emotionale Kompetenz. Mein Einfühlungsvermögen in das geistig-seelische Innenleben früherer Ehefrauen und Kinder war extrem begrenzt. Nicht, dass ich kein Schamgefühl besaß, es war aber nicht stark genug, um mein rücksichtsloses Verhalten zu bremsen. Psychologen nennen das für das menschliche Zusammenleben unverzichtbare Verständnis für den Mitmenschen »Theorie des Geistes« (besser: Empathie). Kinder entwickeln diese Fähigkeit im Alter zwischen drei und fünf Jahren. Mein Verhalten gegenüber meinem Nächsten war in diesem Sinne frühkindlich. Du glaubst nicht, wie fürchterlich diese Selbsterkenntnis für mich ist. Letztlich kommt es nämlich gar nicht darauf an, ob bei mir diese Art »Demenz« tatsächlich hätte klinisch diagnostiziert werden können: Mein gezeigtes selbstbezogenes Handeln ist doch entscheidend!

»... alles auszurotten, was nicht Leben war ...!« Allein das Wort »ausrotten«, so brutal, so rücksichtslos, so kalt! So erbärmlich mein Verhalten gegenüber denjenigen, die mir vertrauten! Meine Reaktionen auf die mich seit frühester Jugend umschließende Leere und Lebensmüdigkeit war trotzig in höchster Potenz, *»Lieber kurz brennen, als lange glimmen«* war das unheilvolle Motto. Trotz Geldmangels verführte ich zum Hausbau und zum Verreisen. Trotz Geldknappheit leistete ich mir teure Eskapaden. Kaltherzig egozentrisch versuchte ich über den Umweg der Kompensation die Depression auszurotten. Ich wollte diese Hexe vernichten, die mir Menschenangst, Minderwertigkeitskomplexe, Null-Selbstvertrauen, Null-Selbstwertgefühl und Null-Selbstbewusstsein bleischwer an den Hals hängte.
Auch hier – nach Studium einschlägiger Literatur – der Versuch einer Selbstdiagnose: danach zeigte (zeige?) ich autistische Charakterzüge. Autismus ist eine auch bei schizoiden/schizophrenen Personen vorkommende psychische Störung, die sich in krankhafter Ichbezogenheit, affektiver Teilnahmslosigkeit, Verlust des Umweltkontaktes und Flucht in die eigene Phantasiewelt äußert.[86] Und – hier die Analogie zur Demenz – es mangelt an der »Theorie des Geistes«. Nicht nur schizophrene, sondern auch depressive Menschen haben dieses »Theoriedefizit« – mit einem dramatischen Zusatz: defizitär ist nicht nur die Wahrnehmung der Gedanken und Gefühle anderer Menschen, sondern auch die der eigenen Gedanken. Es hapert an der Fähigkeit, über eigene geistige Zustände nachzudenken.
Ich will mein Sexualverhalten damit nicht entschuldigen. Aber wäre es nicht denkbar, dass ich instinkt- und triebgesteuert gegen die Todessehnsucht anzugehen versuchte? Ist nicht der unbedingte Wunsch nach Exzentrik der Versuch, sich selbst aus der sozialen Gemeinschaft auszugrenzen?
Patienten mit Störungen im Bereich des frontalen Gehirns, so die Psychiater, können es ihrer Umwelt ziemlich schwer machen; denn die Fähigkeit, sich in andere hineinzuversetzen, geht dabei verloren und somit eine wichtige Grundlage für moralisch gutes Handeln. Kategorien wie richtig oder falsch, gut oder böse verlieren an Bedeutung.

Nun ist jedoch der Aspekt »Körperlichkeit« ins Bewusstsein zu zerren. »Zerren« klingt ebenso wie »ausrotten« nach Gewalttätigkeit. Und so ist es auch: Ich werde mich unnachgiebig zwingen, die nächsten Zeilen zu Papier zu bringen. Wie zur Entschuldigung oder Selbstberuhigung dieses vorweg: Es gibt Neurowissenschaftler, die davon ausgehen, dass unser Gehirn Entscheidungen trifft, die wir später als unser eigenes bewusstes Handeln ausgeben. Mit anderen Worten: Mein Gehirn fasst einen Entschluss, und ich behaupte dann, das sei mein Wille. Sehr gut verstehe ich den Endokrinologen und bekannten Sammler zeitgenössischer Kunst, Thomas Olbricht, der in der Süddeutschen Zeitung vom 22. 3. 2005 zur Entstehung und Krankheit des Sammelns wie folgt zitiert wird: *»Stellen Sie sich vor, Sie sind auf der Suche. Sie gehen in Ausstellungen, sehen Formen und Farben, zunächst eher nebulös, plötzlich sind Sie inspiriert, dann elektrisiert, endlich hypnotisiert. Seh-Sucht wird zur Sehn-Sucht, das Nebennierenmark stößt die Stresshormone Adrenalin und Noradrenalin aus, Cortison kommt dazu, schon pocht das Herz, die Finger werden warm, das ist der Moment: Du musst es haben!«*

Bezogen auf mein katastrophales Konsumverhalten bedeutete dies, dass ich im Kauf ausführe, was mein Gehirn entschieden hat. Eigentlich handeln die Nervenzellen in meinem Sinne (oder doch in ihrem Sinne?): Seit frühester Jugend kann ich meinen Körper nicht leiden, ich mag mich kaum im Spiegel sehen. Schon immer versuchte ich, das Unansehnliche aufzuwerten: Durch Manipulation mit Bräunungscremes, mit Kleidungsstücken, durch Körperhaltung, Sport, Zahn- und Haarpflege, durch einen männlichen Gang, längere Haare, durch Tattoos.
Die Arbeit an dieser Fassade, das Ringen um Glaubwürdigkeit, die Finanzierung des Kompensatorischen, der Erhalt der Makulatur, die Angst vor Entlarvung und die Ausrichtung aller Sinne auf Resonanzen aus der sozialen Umwelt – alles das beschäftigt mich seit Jahrzehnten und hat noch zu keiner Selbstgewissheit geführt. Mit 62 Jahren bin ich noch so unsicher wie ein Jüngling in der Pubertät. Ein depressiver Geist in einer unansehnlichen krank-pigmentierten Haut. Ein Kampf an zwei Fronten: Der Geist musste durch harte, fast über-

fordernde Bildungszwangsarbeit veredelt werden und den ungeliebten Körper gilt es zu schmücken, und zwar nicht mit billig, billig, sondern mit relativ teuren Accessoires. Die Schuldenlast, die daraus resultiert, macht mir mit jedem Kontoauszug klar, was für ein armes, kleines Schwein ich doch bin! Das nagt heftig an meinem Selbstbewusstsein, und ich komme mir mickrig vor, wenn ich am Bankschalter stehe, mit Angst in den Augen in Erwartung der Kontokündigung. Ein Teufelskreis. Der Geist, die Seele – den Kampf habe ich eigentlich aufgegeben; kurzfristige Befriedigung suche ich im Konsum. Die Körperfassade soll zumindest strahlen! Dieser verdammte Körper, dieser Organismus, dieser Apparat, der erbarmungslos läuft und den quälenden Gedankensturm – tagein, tagaus, Sekunden, Minuten, Jahre, Jahrzehnte – in meinem Kopf tosen lässt, indem er das Gehirn fit hält.
Aber dieser Biomechanismus läuft nicht mehr rund. Fast 50 Jahre lang konnte ich psychischen Stress nicht richtig (produktiv) abfedern. Ich habe nie gelernt, auch in etlichen Psychotherapien nicht, über meine eigenen geistigen Zustände nachzudenken. Ich habe keine Puffer entwickelt, um den immerwährenden Druck nachhaltig aufzufangen. Statt Reflexion zu leisten, bin ich geflüchtet: in Beziehungen, in Alkoholräusche, in Beruhigungstabletten, in Konsumsucht. Jetzt zeigt sich, dass der Psychoterror in mir sich einen Weg durch den Körper gebahnt hat: Hörsturz, Asthma, Parodontose, hoher Blutdruck, ständige Gereiztheit, Herzklopfen bis unter die Schädeldecke sind die Folgen. Wahrscheinlich hat ja auch meine Weißfleckenkrankheit (Vitiligo) seelische Ursachen.
So verrottet mein gehasster Körper nach und nach, aber zusehends. Kurzatmigkeit, Zahnausfall, Halbglatze, Tränensäcke, Bauchansatz, Sehbeschwerden, häufige Zahnschmerzen, Hämorrhoiden, Prostatabeschwerden, Gewebeveränderungen auf der Zunge, taube Fußaußenseite, Raucherhusten, nachlassender Sexualtrieb, nicht heilende Hautveränderungen (Neurodermitis) am Bein, Fettleberansatz und wer weiß was sonst noch lassen meinen Körper nicht gerade ansehnlich erscheinen. Neben meiner seelischen Unansehnlichkeit und meiner intellektuellen Begrenztheit reift ein marodes Körperwrack heran.

Ich muss zugeben, dass es wunderbar »modellierte« Frauen- und Männerkörper gibt. Schöne Menschen sehe ich gerne an, obschon ich sie wegen ihres Aussehens beneide. Ästhetische Zellgebilde sozusagen. Aber eigentlich sind wir doch alle eine unappetitliche, zu 90% aus Wasser bestehende, bluttriefende, fette, schleimige mit Adern, Venen, Sehnen, Knochen, Därmen, Muskelfasern durchsetzte Biomasse. Ein kranker Körper ist noch unästhetischer: Ein siechender Zellhaufen, gekrönt vom Gehirngekröse in einem furchterregenden Schädel, wenn ich mir vom Gesicht alles Beiwerk wegdenke.

So ähnlich muss es auch Thomas Mann gesehen haben, denn in seinem Roman »Zauberberg« lässt er den tuberkulösen Patienten Settembrini ätzend über den menschlichen Körper sagen: *»... innerhalb der Antithese von Körper und Geist bedeutet der Körper das böse, das teuflische Prinzip, denn der Körper ist Natur und die Natur ist böse ...«* Und er lässt Settembrini den großen Philosophen Plotinus zitieren, dessen Äußerung, er schäme sich, einen Körper zu haben, überliefert sei: *»Die Natur ist Macht, und es ist knechtisch, die Macht hinzunehmen, sich mit ihr abzufinden. Der wahre Humanist erblickt im Körper das böse, das widersacherische Prinzip. Der Geist muss gegenüber der Natur seine Würde behaupten, muss sich weigern, vor ihr abzudanken. Man muss den Körper verachten, sofern er sich als Prinzip der Schwere und der Trägheit sich der (geistigen) Bewegung zum Lichte entgegensetzt ... man muss ihn verabscheuen, sofern er gar das Prinzip der Krankheit, der Verwesung und des Todes vertritt.«*[87]
Selbstverständlich, so meine ich, ist die Natur in ihren physikalischen, chemischen und biologischen Vorgängen weder böse noch hinterhältig. Doch kann ihre Wirkung auf mein Ich von mir so interpretiert werden: Dass ich als Folge des Geschlechtsverkehrs meiner Eltern von mir ungewollt existiere, ist für mich der Gipfel der Unverschämtheit der Natur. So gesehen ist sie böse und unmoralisch, denn sie schämt sich niemals. Sie schämt sich auch nicht dafür, dass wir seit der ersten Minute des Lebens dem Tod entgegengehen müssen. Die Natur lähmt den Geist mit bösartigen Krankheiten, und mit

zahllosen Begierden und Ängsten foltert sie den Verstand und das Gefühl.

In ihren Genen stecken Ansätze von Krankheiten und Charaktereigenschaften, die das Individuum geradewegs in die Hölle führen können. Ich bin davon überzeugt, dass wir alle unbewusst unter dem Terror unserer Natur leiden. Oder ist es keine Schreckensherrschaft, wenn wir erbarmungslos in den Tod getrieben werden? Weil uns allen dieses Ende droht, flüchten wir in trostspendende Religionen (mehr dazu an anderer Stelle), in betäubende Süchte, in ekstatische Liebesbeziehungen, in die Fron der Arbeit, in autistische Selbstbezogenheit und Phantasiewelten, in irren Narzissmus, in schützende Schizophrenie oder kompensierendes und selbstbelohnendes Konsumverhalten. Diese individuellen Schicksale potenzieren sich zu gesellschaftlichen Phänomenen. Die individuelle Aggression schaukelt sich hoch zu Kriegen, Völkermorden, Militärdiktaturen mit systematischen Folterungen, Verfolgung von Andersgläubigen, Rassenhass, Kolonialismus, Intoleranz, Kriminalität, Vergewaltigungen und Begehung von Todsünden wie Neid und Gier.

Die Bösartigkeit der Natur, die Präsenz des Sterblichen im Unterbewusstsein lässt uns alle nach einem Zipfelchen Glück jagen, und zwar nicht in einem romantisch-lieblichen Sinne, sondern in brutaler Konkurrenz gegeneinander. Auch deswegen mussten sozialistische oder kommunistische Gesellschaften scheitern: Diese Gesellschaftsformen hinderten die nach persönlicher Befriedigung strebenden Individuen an der Realisierung ihrer Lebensträume. Nur durch körperlichen und psychischen Terror konnten die Einheitsparteien die Bürger daran hindern, auf persönliche Glücksjagd zu gehen.

Das Wissen um Sterblichkeit und bald einsetzende körperliche Verwesung verlangt die Freiheit, noch schnell ums »Goldene Kalb« tanzen zu können. Und diese Freiheit kann offenbar mehr in einer freiheitlichen Konkurrenzwirtschaft realisiert werden. Die kapitalistische Wettbewerbsgesellschaft schafft die Voraussetzungen dafür, aus diesem kläglichen bisschen Lebenszeit das Optimum herauszuholen. Und das Optimum ist die höchstmögliche Verdrängung des so begrenzten Daseins, der fragilen Körperlichkeit und des Dämons »Unterbewusstsein«. Jeder soll sprichwörtlich »seines Glückes

Schmied« sein können. Damit werden dem Sozialdarwinismus Tür und Tor geöffnet. Schwache, Alte, Kranke etc. haben das Nachsehen. Der Wettbewerb eröffnet und begrenzt die Chancen, am Konsum teilhaben zu dürfen. Konsumgüter sind seit Menschengedenken »Lichtgestalten« – alles drängt zum Licht. Viele aber sind für diesen Kampf um einen Platz an der Sonne weder intellektuell noch psychisch noch physisch gerüstet.
Oder dich trifft die Depression: Dann leidest du sekündlich darunter, dass du überhaupt lebst. Du verdammst das Leben, schaust in allen Ecken nach Lebenswertem, nach Schönem und nach Liebe, empfindest es einen Moment als köstlich und versinkst dann doch noch tiefer im bösartigen Treibsand der Existenz. Ich konsumiere, und die Konsumgüter verflüchtigen sich augenblicklich, die Schulden wachsen. Ich verliebe mich, man vertraut mir, und dann entschwinde ich im Nebel der Depression, nicht mehr erreichbar für die, die ich liebte und die, die mich immer noch verzweifelt lieben. Ich investiere alle Kraft in meine Arbeit, um Anerkennung zu bekommen. Die Anerkennung berührt mich, doch sie erreicht mich nicht tatsächlich. Ich jage seit Jahrzehnten nach diesem Lebenselixier. Ich bin erschöpft, maßlos enttäuscht und zersetzend misstrauisch.
Ich hatte in dieser freiheitlichen Konsumgesellschaft die Chance, aus meinem Leben etwas zu machen, mich selbst zu verwirklichen. Erschöpft? Ja, das ist zu verstehen. Aber enttäuscht? Enttäuschung kann man doch nur messen an den Erwartungen! Was habe ich denn erwartet? Nicht vom Leben, von mir selbst hätte ich einen Beruf erwartet, der mich angstfrei sein lässt, der mich glücklich macht und der mir Wohlstand bringt. Nichts von dem ist eingetroffen! Warum misstrauisch? Ich misstraue meinen Fähigkeiten und meinen Mitmenschen. Ich habe Zweifel an den ehrlichen Gefühlen der Mitmenschen und zugleich eine panische Angst davor. Angst davor, jemand würde sagen, ich sei nicht liebenswert oder beruflich unfähig (beide Themen sind oft Gegenstand von Albträumen!).
Aber wäre es nicht eine Erleichterung für jemanden, der meint, er sei minderwertig, es würde ihm gesagt, er sei tatsächlich minderwertig? Denn wenn ich wirklich minderwertig bin, dann brauche ich doch nicht mehr derart gegenzusteuern. Basta!

Wenn mir das Leben sowieso nicht lebenswert erscheint, welchen Sinn hätte es, wenn ich selbst einen Wert hätte? Und wenn ich, da ich keinen Wert zu haben meine, aus der Leistungsgesellschaft ausscheiden würde, wen sollte das stören? Wenn ich glaube, wertlos zu sein, warum lasse ich mich dann alimentieren? Wenn ich wertlos bin, warum suche ich dann ärztlichen Rat? Wenn ich wertlos sein sollte, warum binde ich dann einen Menschen an mich? Eine Frage noch, dann lasse ich es sein mit dem quälenden Nachhaken: Warum bringe ich mich nicht endlich um? Meine Antwort auf all diese Fragen wird verblüffen: Ich habe es bald geschafft! Wenige Jahre noch, dann bin ich frei und relativ unabhängig. Nicht so frei wie im Tod, doch so ähnlich; denn ich werde frei sein vom verhassten Erwerbsleben. Wie ein Toter, der sich um nichts mehr schert, werde ich endlich frei von Ängsten sein. Seit meinem – sagen wir vierten Schuljahr – hatte ich Tag für Tag Angst vor dem Alltag, vor Bewährungen jeglicher Art. Wenige Jahre nur trennen mich von der selbstbestimmten Zeit – ich werde nur noch mir und meiner Frau verantwortlich sein! Dann kann ich endlich ein Leben in Würde, ein authentisches Leben führen. So jung ich auch war, immer wünschte ich mir, alt zu sein. Die Freiheit hörte für mich auf, als ich die Grundschule verließ. Und sie beginnt in meiner Vorstellung erst dann wieder, wenn das Erwerbsleben endet. Nachdem mindestens drei Suizidversuche nicht tödlich verliefen, möchte ich nun doch von dem Nektar der Pensionärszeit kosten!
Noch einiges mehr wird der Zeitablauf bringen: Ich muss endlich, endlich nicht mehr für den materiellen Unterhalt der Kinder sorgen. Ich werde erstmals seit meinem 19. Lebensjahr ohne große Geldsorgen sein. Ich darf mich minderwertig fühlen, weil ich mich nicht mehr beruflich beweisen muss, und es wird die Zeit kommen, in der ärztliche aktive Sterbehilfe möglich sein wird. Eine Ära der Authentizität wird kommen, denn es wird nicht mehr notwendig sein, sich wegen der Geldsorgen zu verbiegen und sich ängstlich nach dem anerkennenden Urteil anderer zu sehnen. So habe ich mir persönliche Freiheit immer vorgestellt. In seinem Buch »Das erschöpfte Selbst« gelangt der Pariser Soziologe Alain Ehrenberg[88] zu der Erkenntnis, dass die Ausbreitung von Depressionen eine notwendige

Folge der allgegenwärtigen Erwartung von eigenverantwortlicher, authentischer Selbstverwirklichung sei. Das Ideal und freiheitliche Versprechen der Selbstverwirklichung hätte sich zu einem dämonischen Zwang verwandelt, weil das Streben nach einem authentischen Selbst zum Motor all unseren selbstüberfordernden Handelns geworden sei. Erschöpfung als Dauerzustand aber münde in Depression. Depression ist dann die Spannung zwischen dem Bestreben, nur man selbst zu sein, und der Schwierigkeit, dieses Projekt zu verwirklichen.

Seit Jahrzehnten lebe ich asymmetrisch: ein gelungenes Leben wäre ein freies gewesen. Ich trachtete aber immer danach, so zu leben, dass es anderen gefallen musste. Ein gelungenes Leben wäre ein selbstgenügsames gewesen. Ich lebte immer nach dem Motto »hast du was, bist du was«. Ein gelungenes Leben hätte auf Selbstwertschätzung basiert. Ich aber schielte immer auf Anerkennung und Zuneigung anderer. Diese Fremdbestimmung im »eigenen Leben« ließ mich das Leben hassen; ohne den Sauerstoff der Anerkennung wäre ich erstickt.

»Es gibt in unserem Gehirn mit Sicherheit keinen Kaufknopf«, zitierte ich die Neurowissenschaftler der Universität Ulm. Andererseits kann ich aufgrund unterschiedlichster Kriterien davon ausgehen, dass es sehr wohl ein Diktum für das Kaufen gibt:

1. Das Empfinden für Ästhetik verdankt der Mensch offenbar einem Bereich der vorderen Hirnrinde; denn bei Objekten, die besonders ästhetisch waren, würde jeweils der präfrontale Cortex in der vorderen Hirnrinde aktiviert.
2. Das Hirnareal »Nucleus accumbens« galt bislang vor allem als Zentrum für die Verarbeitung sexuell erregender Bilder. Es konnte erstmals nachgewiesen werden, dass es auch auf kulturelle Objekte reagiert, die subjektiv für »schön« gehalten werden. Weil ich schon »immer« auf Sexuelles/Erotisches stark fixiert war, nehme ich an, dass ich »Schönes« unbedingt besitzen muss. Sex gehört zu den vitalsten Aneignungsformen.
3. Verhaltensforscher von der Universitätsklinik Eppendorf/Hamburg sehen die Ursachen für Geiz im Psychiatrischen: Geiz könne sich in einer Depression ausdrücken, die sich im ängstlichen

Umgang mit Geld äußere. Warum sollte das bei mir nicht umgekehrt der Fall sein?! Denn:

4. Mit Kaufsucht wollen Betroffene eine innere Leere überspielen oder sich betäuben. Das wird am deutlichsten dadurch, dass Kaufsüchtige vielfach depressiven Stimmungen unterliegen und nur ein schwaches Selbstwertgefühl besitzen, das sie durch Einkäufe zu steigern glauben. Dieser Drang ist stärker als der eigene Wille. Und es ist tatsächlich so: Wenn ich Geld habe, muss ich es einfach ausgeben. Alles Schöne (Kleidung, Füllfederhalter, Nippes, Armbanduhren, Modellautos, Manschettenknöpfe, Skulpturen) übt einen unwiderstehlichen Kaufzwang aus. Wertvolle, handgearbeitete Schuhe z. B. sollen mir den richtigen Stand in der Welt verschaffen. Ein Paar Schuhe für 35 Euro verhelfen mir nicht zu der notwendigen sozialen Sicherheit. *»Das Kleid macht den Mann«* (Vestis virum reddit), so der Wappenspruch eines exklusiven Herrenausstatters.
5. Ich wünsche mir nichts mehr, als geliebt, anerkannt und respektiert zu werden. Das drückt sich, glaube ich, in allem, was ich tue und haben möchte, aus. Nach dem englisch-schweizerischen Philosophen Alain de Botton bemisst sich unser »Wert« an unserem Status. Und der ist wiederum weitgehend abhängig davon, mit welchen Gütern wir uns umgeben. Was ich an mir trage (Hemden, Schuhe, Westen, Jacken, Armbanduhren , Manschettenknöpfe) oder das, was ich beruflich nutze (Schreibutensilien wie Pelikan »Souverän« und »Lederarzttaschen«), sollen mein Ansehen erhöhen. Es ist Kompensatorisches, das mir quasi als Krücke helfen soll, mein geringes Selbstwertgefühl auszugleichen. Fachleute sprechen vom pathologischen Kaufen: wir – also ich – die wir so sehr um unseren sozialen Status besorgt sind, träumen insgeheim davon, um unser selbst willen geliebt zu werden. Da hilft mir die Erläuterung/Diagnose wenig, die Fixierung auf den ökonomisch begründeten Status sei der Inbegriff der Lebensverfehlung und wir (ich) müssten lernen, die emotionalen Glückserlebnisse den materiellen vorzuziehen.[89] Alain de Botton rät auch, sich auf die Grundwerte der Existenz zu konzentrieren – in der Depression ein völlig hoffnungsloses Unterfangen. Nirgends, aber auch wirk-

lich nirgends, sehe ich einen sinnvoll-notwendigen-unabdingbaren Grundwert meiner Existenz! Ein Wert jedoch, besser »eine Tugend«, dient mir als Richtlinie meines Handelns: Unter meinem Dasein sollten andere so wenig wie möglich leiden. Aber das ist ein ganz anderes Thema, nämlich das der Moral, der Schuld, des Gewissens, der Scham. Diesem Komplex widme ich aber ein eigenes Kapitel.

6. Ich muss doch noch einmal auf Alain de Botton zurückkommen. Der Philosoph de Botton hält Statusangst – nach den Liebesnöten – für den zweitgrößten Faktor, der heutzutage das Leben der Menschen unglücklich macht. Ich möchte diese These mit einer Erklärung des amerikanischen Psychoanalytikers Werner Muensterberger zum Verhalten von Sammelneurotikern in Verbindung bringen: *»Die Objekte einer Sammlung sind als Ersatz für menschliche Nähe und Berührung gedacht, die nicht verfügbar waren, als das Kleinkind ihrer bedurfte«.*[90] Auch hier also seelische Traumatisierung und Vernachlässigung in der Kindheit. Nicht, dass ich »nur« Statusängste hätte oder »nur« sammelte, nein, ich neige zudem zur Kaufsucht, wie du mittlerweile weißt. Dazu der Konsumforscher Gerhard Scherhorn von der Universität Hohenheim: *»Durch das Geldausgeben wird das Gefühl, als Person nicht vorbehaltlos akzeptiert zu werden, kompensiert. Kaufsüchtige sind mit dem Gefühl aufgewachsen, dass nicht sie wichtig sein, sondern die Sachen.«*[91]
   Von all dem kann ich aus kindlicher und jugendlicher Erfahrung ein Liedchen singen, die Schlüsselfigur ist meine Mutter: Bis zuletzt legte sie größten Wert auf beruflichen Status. Ich habe es noch heute im Ohr, wie sie bei jeder sich bietenden Gelegenheit vom Apotheker, Richter, Lehrer, Arzt, Pfarrer und Bürgermeister ihrer kleinstädtischen westfälischen katholischen Heimatgemeinde erzählte. Welche Ehre muss es gewesen sein, diese Herrschaften aus dem elterlichen Milchladen beliefern zu dürfen. So ist es auch kein Wunder, dass es meine Mutter war, die meinen Vater zum Meisterkurs anmeldete. Obwohl ich wahrlich kein inniges Verhältnis zu meinem Vater habe und hatte: bei den Ansprüchen seiner Frau tat er mir leid!

Diese Indoktrination musste auf mich abfärben: Der erlernte kaufmännische Beruf konnte einfach nicht ausreichen. Ein Studium, wenn auch erst »nur« an einer Fachhochschule, musste her. Gott sei Dank wurde der Betriebswirt (grad.) später in den Titel »Dipl.-Kfm.« umgewandelt. Das gab schon mehr her. Die Krönung allerdings ergab sich mit dem Zweitstudium an einer Technischen Hochschule: Hier legte ich das 1. Staatsexamen in Wirtschaftspädagogik und »Politische Wissenschaften« ab. Nebenfach: Volkswirtschaftslehre.

Die Erwähnung des Nebenfaches ist nicht unwichtig: Wenn ich heute gefragt werde oder besser, wenn ich gerne erwähne, was ich studiert hätte, dann sage ich: Erwachsenenpädagogik und Volkswirtschaftslehre. »Politik« klingt zu »billig«, und die Fachhochschule, vormals und ehrlicher »Akademie für Betriebswirte«, nenne ich gar nicht, sondern nur den »Diplomkaufmann«. Ich bin also voll auf der Linie meiner Mutter: Status über alles.

Was ich nicht erzähle: Nach dem 1. Staatsexamen dachte ich intensiv über Selbsttötung nach, denn ich hatte bewiesen, dass ich einen Universitätsabschluss erreichen kann. Damit aber nicht gedacht würde, ich hätte mein Limit erreicht, wollte ich auch noch das 2. Staatsexamen packen. Und so weiter und so fort. Eigentlich hatte mich schon die Realschule überfordert, vor allem in den Fächern Mathematik und Physik. Meine Mutter musste die Fünfen und Sechsen unterschreiben, mein Vater durfte oder sollte davon nichts wissen. Bis heute blendet meine Mutter diesen Umstand aus: Wenn ich zugebe, ein schlechter Schüler gewesen zu sein, behauptet sie allen Ernstes das Gegenteil. Meine jahrelangen Nachhilfestunden hätten nur meiner Vervollkommnung gedient.

Dass jemand wie ich, der die Zahlen hasst, Kaufmann geworden ist, kann man überhaupt nicht glauben. Es ist so ziemlich das Schlimmste, was ich mir antun konnte. Hätten Zahlen eine Farbe, eine Atmosphäre, dann würde ich ihre Ausstrahlung so beschreiben: Kaltes Neonlicht (ich hasse es!) und die »Gemütlichkeit« eines Operationssaales, eines Kühl- oder Schlachthauses. Zahlen widern mich an.

Soviel vorerst zum Beruf und zum sozialen Status. Ich will dir auch kurz über die Elternliebe und Dingwelt erzählen, die mich augenscheinlich so sehr prägte und immer tiefer in die Depression getrieben haben mussten. Ich will dich kurz an den Kontext erinnern: Die Professoren Muensterberger und Scherhorn sehen Sammeln und Kaufen als Ersatz für früh vermisste Nähe und Berührung sowie als Reaktion darauf, nicht vorbehaltlos akzeptiert worden zu sein; zudem sei man mit dem Gefühl aufgewachsen, nicht man selbst sei wichtig, sondern die Sachen (einschließlich des Gutes »Bildung«). Ja, so war es auch! An dieser Stelle gehe ich nur insoweit auf Elternliebe ein, als es der psychiatrischen Ursachenforschung des Konsumierens und Sammelns dient.

a) Von »Mutterliebe« mag ich nicht sprechen. Ich habe auch meine Schwierigkeiten mit dem »Muttertag«. Es war eher eine formale Beziehung oder Aufmerksamkeit. Da war eine Distanz, eine Sachlichkeit, wie auch meine heute 92-jährige damalige Nachhilfelehrerin erst kürzlich meinte. Dieselbe Einschätzung vertritt auch ein ehemaliger Schul- und Jugendfreund, heute katholischer Pfarrer und Therapeut. Von meiner Mutter bekam ich häufig Schläge ins Gesicht, und zwar mit dem Handrücken und mit viel Schwung, oder mit dem Kochlöffel auf Hand und Finger. Die demütigenden Gesichtsschläge waren am schlimmsten. Insbesondere für meine Mutter war mein Umgang sehr wichtig: Sobald ein schlechteres Milieu vermutet wurde, erhielt ich schmerzhaftes Umgangsverbot. Als Katholikin frömmelte sie sehr: Kreuzschlagen und Nachtgebet. Dass Jesus auch für Randgruppen Liebe und Verständnis gehabt haben soll, muss sie verdrängt haben. Ich hasse Scheinheiligkeit. Unvergessen auch der morgendliche Abschied zur Schule: Brust raus, Rücken grade statt Kusshand!
b) Von »Vaterliebe« kann erst recht nicht die Rede sein! Da war nur die Angst, nichts Falsches zu sagen und zu machen. Seine Strafe war noch demütigender als die mütterlichen Gesichtsschläge, denn er brachte es fertig, tagelang (bis zu zwei Wochen, glaube ich) nicht mit mir oder uns zu sprechen. Es war furchtbar, vor allem bei den gemeinsamen Mahlzeiten.

Wir Kinder durften die Stube nicht benutzen und uns war strengstens untersagt, das Radio oder den Fernseher zu bedienen. Im Grunde durften wir nichts anrühren und in den Kühlschrank oder in die Speisekammer zu greifen war schon eine Mutprobe.
Mir, weniger meiner Schwester, wurde emotionale Selbständigkeit und das Treffen selbstbestimmter Entscheidungen verweigert: Es war eine Erziehung zur Inkompetenz. Widerworte, eigene Meinung, Verfügung über die freie Zeit, Stimmungen zeigen, gar Mädchen einladen – alles Fehlanzeigen! Nach Meinung der Fachleute wird auch dadurch das Entstehen der Kaufsucht begünstigt. Oft versuchte ich, durch tapferes, tollkühnes Verhalten Zuneigung und Respekt zu erlangen: Unvergessen der Sprung aus dem Fenster, um der Familie wegen eines Schlüsselproblemes aus einer misslichen Lage zu helfen. Unvergessen mein Klettern in die höchsten Wipfel der Bäume. Unvergessen aber auch, dass ich als etwa 13-Jähriger auf dem Schulweg das erste Mal darüber nachdachte, wie schön es sein müsse, diesem Leben ein Ende zu setzen.

c) Ich hatte mich nicht als »Mensch« begriffen, sondern als Objekt meiner Eltern. Und so sehe ich mich eigentlich heute noch: als zu funktionierendes Objekt meiner Umgebung. Ungeliebt bist du doch kein Mensch, keine Persönlichkeit, sondern ein Zellhaufen Biomasse. Ein Regenwurm ist nützlicher. Seltsamerweise fühlte ich mich fernab des Elternhauses, wenn ich mich zu Naturbeobachtungen in den Stadtpark oder in die Salzwiesen des Jadebusens flüchtete, eher als Mensch. Dort brauchte ich mich nicht zu bewähren oder um Anerkennung zu buhlen. Hier, in der Naturgemeinschaft, nahm ich mich wahr. Daheim (auch in der Schulklasse oder im Freundeskreis) – aber mehr im Elternhaus – hatte ich Angst, ich selbst zu sein, nämlich den Ansprüchen nicht zu genügen. Ich habe nicht gelernt, mich zu akzeptieren. Vielleicht liegt hierin die Ursache, dass ich mich selbst nicht liebe. Der Philosoph Harry G. Frankfurt meinte einmal, dass die reinste Form der Liebe die Selbstliebe sei.[92] Man sagt, wer sich selbst nicht liebe, könne auch niemand anderen lieben. Davor fürchte ich mich! Vielleicht auch deswegen bin ich misstrauisch meinen jeweiligen Partnerinnen gegenüber: wie können sie ausgerechnet mich lieben?! Dieses Misstrauen führte zu immer neuen Liebschaften, immer neuer Suche nach Bestätigungen. Aus dem Objekt »Unperson« wird nur durch »Liebe« eine Persönlichkeit. Auch eine Sucht! Astrid Müller, Projektleiterin für »Shopaholics« an der Universität Erlangen: *»Die Hauptmotive für krankhaftes Kaufen sind Unsicherheit und mangelndes Selbstwertgefühl.«* In meiner Sozialisation gab es keinen nahrhaften Boden, um Sicherheit und »gesundes« Selbstwertgefühl wachsen zu lassen.

7. Dieses ist der letzte Punkt, der helfen soll, den Zusammenhang zwischen Konsumzwang und Depression herzustellen. Es ist das Phänomen der Körperlichkeit.
   Nicht die Lust am Sport trieb mich in die verschiedensten Arten der Körperertüchtigungen, sondern die Sehnsucht nach einem attraktiven Körper und Kraft. »Körpertuning« sagt man heute. Andererseits verbargen sich hinter diesen Aktivitäten – wie hätte es auch anders sein können – soziale Wünsche, die meine nach Aufwertung gierende Psyche beruhigen sollten. Das fehlende Selbst-Bewusstsein, die nicht erkannte Ich-Identität, wollte ich auffüllen mit einer attraktiven Körperlichkeit. Um Achtung zu gewinnen, wollte ich aber nicht zuallererst meinen Eltern gefallen, sondern wählte den Weg über den Großvater. Dieser war, so erzählte man, ein erfolgreicher Turner. Also schloss ich mich mit fast neun Jahren der Turnriege eines Sportvereins an. Kaum dass diese Imagepflege richtig wirken konnte, war es auch schon vorbei: Meine Eltern fanden zwischen meinen Turnsachen den Zettel eines Mädchens, das mir gestand, es wolle mit mir »fieken«. Ich fand das irgendwie toll und wurde früh auf das geheimnisvolle andere Geschlecht aufmerksam. Danach, mit etwa elf Jahren, ging es in den Schwimmverein. Ich hatte noch nicht die großflächige Weißfleckenkrankheit und wurde durch die lange Schwimm- und Frischluftsaison knackig braun. Außerdem merkte ich meinem Körper Jahr für Jahr an, dass sich der Leistungssport

muskelmäßig zu lohnen begann. Über den Umweg des Sports und nur über den Körper gelangte ich für kurze Zeit zu einem bescheidenen Selbstwertgefühl. Als meine Hautkrankheit im Alter von ca. 15 Jahren plötzlich ausbrach, war es mit dem Schwimmen vorbei. Ich traute mich nicht mehr unter die Menschen. Eine Zeitlang spielte ich Feldhandball, doch ich merkte, dass mir Ballspiele nicht lagen. Im Schulsport scharte unser Sportlehrer, der auch unser Mathelehrer war, alle fußballbegeisterten Fußballtalente aus meiner Klasse um sich. Nun war ich total in den Arsch gekniffen: In Mathe sowieso keine Leuchte und dazu keine Fußballbegabung, da gab es bei ihm keine Gnade mehr. Als ich mich dann noch weigerte, gegen einen Klassenkameraden im Sprint zu gewinnen, indem ich einträchtig-solidarisch mit ihm durchs Ziel trabte, war ich vollkommen unten durch.

Diese Zeit reichte, um mein gerade etwas gewachsenes Selbstwertgefühl zu zerstören. Schulische Leistungen mittelmäßig/schlecht und sportlich abgeschrieben. Mit meinem Intellekt konnte ich keinen Blumentopf gewinnen, äußerlich kam ich mir hässlich vor und psychisch war ich total instabil. Mein Ich war wie ein fauliger Pfirsich ohne Kern, ein Gematsche. Weil mir auch mein recht sportlicher Körper keinen Halt mehr gab, fing ich an, an meinem Äußeren zu manipulieren: Bräunungscreme im Gesicht, sorgfältige Auswahl der Kleidungsstücke, Siegelring, Pomade, Eau de Cologne und eine »gerade« Haltung waren die scheinbaren Stabilisatoren für mein schwaches Ich. Übrigens kann ich mich nicht daran erinnern, dass meine Eltern jemals äußerten, wegen meiner körperlich-sportlichen Leistungen stolz auf mich zu sein. Dabei wollte ich auch ihnen imponieren! Kein Wunder, dass ich mir selbst mit 16 Jahren als Mensch nicht viel bedeutete und im Grunde bin ich heute noch nicht viel weiter. Weil das so ist, wollte und will ich mit aller Kraft über mein Äußeres (positiv) wahrgenommen werden. Ich wollte und will Sympathie für meine »Unperson«.

Damals und jetzt bin ich bei einem gesichtsschönen Gegenüber gehemmt; bei einem gesichtsschönen und athletischen Menschen bin ich eingeschüchtert, und bei einem gesichtsschönen, athletischen und erfolg-(reichen) Mitmenschen in der Nähe fühle ich mich so, als wäre ich Krill gegenüber einem Blauwal (ein Nichts also).

Der Höhepunkt der körperlichen Betätigung war die Zeit des Wettkampf-Ruderns im Vierer mit Steuermann. Kraft- und Ausdauertraining steigerten mein Körpergefühl und auch wieder mein Selbstbewusstsein. Immer, wenn es irgendwo eine Rangelei gab, war ich zur Stelle, um für die vermeintlich schwächere Partei einzugreifen. Der letzte Vorfall dieser Art ereignete sich vor wenigen Jahren auf dem Münchener Oktoberfest. Und ich freue mich noch heute darüber, dass mein Sohn Zeuge meiner Unerschrockenheit war. Das Dumme daran ist nur, dass sich mein Selbstbewusstsein auf Körperkraft gründet, die längst nicht mehr da ist und auch sonst recht wirkungslos war, weil mir die Skrupellosigkeit zum Zuschlagen fehlte. Rempeln und Eindruck schinden ja, aber keine Schläge. Ich erinnere mich an eine damalige Situation, als mein Freund vor einer Kneipe bedroht wurde. Ich sagte dem Aggressor, er solle vorsichtig sein, denn ich sei ein kräftiger Ruderer, und nahm umständlich eine Boxerstellung ein. Ruckzuck landete dessen Faust auf meiner Nase, Nasenbeinbruch. So etwas hätte ich nie gekonnt. Aber stolz war ich dennoch. Kräftig war ich, aber nicht wirklich stark. Meine schwache Psyche verlangt wohl diese Größenphantasie. Und noch heute ist es so, dass ich meine, respektierlicher auszusehen, wenn ich mich aufrichte und ich davon ausgehen kann, dass mein »Kreuz« nicht das schmalste ist. Dieses Aufplustern wie ein Auerhahn in der Balz hilft mir selbst in Unterrichtsstunden ein wenig, über die frontale Situation »Lehrer-Klasse« hinwegzukommen. Und wenn es mir mental ganz schlecht geht, versuche ich auch noch, mit tiefer Stimme zu sprechen.

Von Sokrates ist der Ausspruch überliefert: *»Sprich, damit ich dich sehe«.* Die Stimme ist der Spiegel der Persönlichkeit und Stimmstörungen können verstärkt in Situationen auftreten, in denen der Mensch Angst hat, depressiv verstimmt ist, unter einem Konflikt oder unter Stress leidet. So ist es auch kein Wunder, dass die Stimmtherapie als die kleine Schwester der Psychotherapie gilt.

Das Wort »Person« hängt mit der Stimme zusammen. Mit dem Wort

»persona« bezeichnete man in der Antike das Mundstück in den Masken, mit denen die Schauspieler ihre Stimme verstärkten. Wenn die Sprecher die Maske ablegten, zeigten sie sich über ihre Stimme so, wie sie wirklich waren. Ich dagegen setze in Situationen, in denen ich stark und selbstbewusst erscheinen möchte, meine »Stimmmaske« auf. Hinzu kommt, dass ich in belastenden (Unterrichts-) Situationen immer sehr schnell spreche: Ein Zeichen dafür, dass ich möchte, dass diese Situation schnell vorübergehen möge. Die Manipulation mit der Stimme, dieses Täuschungsmanöver, forderte bereits Tribut: Ich hatte vor wenigen Jahren die »Stimme verloren« und musste an den Stimmbändern operiert werden![93]

Wie ein hirnloser Dinosaurier komme ich mir vor, zumindest aber wie ein tumber Steinzeitmensch: Wir leben doch in einer post-industriellen Gesellschaft, in der es nicht mehr auf archaische Kraft, breites Kreuz, drohend-dunkle Stimme und Moschusgeruch ankommt!

Dass es nicht mehr um diese Attribute geht, merkte ich, als ich – um meiner zweiten Ehefrau zu gefallen – Mitglied im kleinstädtischen Tennisclub wurde: Kommunizieren, Repräsentieren, selbstbewusstes Auftreten und natürlicher Charme waren die Eigenschaften, die ich glaubte, einbringen zu müssen. Aus Unsicherheit hielt ich mich an die schwächsten Clubmitglieder und machte mich ein wenig zum trotzigen Clown, indem ich mich weigerte, das Punktezählen zu erlernen oder weiße Socken zu tragen. Meine Frau war eine gute Spielerin und schämte sich meiner wohl; für mich waren die Stunden auf dem Tennisplatz eine Seelenqual.

Heute, wie gesagt, verrottet mein Körper nach und nach. Mein Asthma und das Lungenemphysem machen mir zu schaffen. Mein Zigarettenkonsum kommt einem Selbstmord auf Raten gleich. Dennoch will ich meine körperliche Leistungsfähigkeit noch eine Zeitlang bewahren: für den Sex und dafür, noch ein paar Jährchen in meinen geliebten Bergen wandern zu können. Ich hasse es, dass der schwächelnde Körper, die Atemnot, die Hautflecken, der erschrekkend hohe Blutdruck und die größer werdende Prostata meinen Geist zunehmend beherrschen. Ist der Körper nicht geschaffen, um dem Gehirn zu dienen? Gut, die Beine nützen der Fortbewegung und Arme/Hände der Bewältigung des Alltags. Doch sind diese Extre-

mitäten nicht nur Diener des Herrn, des Gehirns? Wenn die Knechte dieses Königs, dazu zähle ich auch Herz, Magen, Lunge usw., ihren Dienst quittieren oder starke Schmerzen verursachen, dann dominieren sie ihr Oberhaupt! Wenn mir schon der Seelenschmerz die Lebensfreude verweigert, dann möchte ich auf gar keinen Fall, dass mein Körper mein Hirn durch Schmerz oder körperliche Gebrechen (z. B. eine Lähmung) vollkommen beherrscht. In der aktiven Sterbehilfe sehe ich den für mich einzigen Ausweg! In einem derart kranken Körper fühlte ich mich eingekerkert wie der würdelose Insasse eines Foltergefängnisses, dem keine Aussicht auf Entlassung Trost spenden kann.
Wie konnte es bei mir zu dieser extremen Körperorientierung kommen? Zur Erinnerung, aber auch zur Bestärkung, nenne ich dir nochmals einige mir bedeutsame Schmuckstücke: Exklusive Schuhe für den gewichtigen Stand, Haarpflege und Dauerwelle für die angesichts Alter, Beruf und Trend ungewöhnlich langen Haare, die besondere Armbanduhr, die altmodischen Manschettenknöpfe, der Lapislazuli-Ring am kleinen Finger und der extravagante Lapis-Ohrhänger als Schmuck (manchmal denke ich, dass es nicht schlecht wäre, ich könnte als Frau tolle Preziosen tragen!), die Tätowierungen als Symbol für maskuline, trotzige, unangepasste Exzentrik und Körpermilch, Gesichts- und Handcremes, damit man mich besser riechen kann; Auto, Wohnkultur, Schreibutensilien: alles soll imagebildend sein!
Statt von Früchten der Selbstsicherheit und des Selbstwertes nachhaltig zehren zu können, muss ich mich täglich neu schöpfen, designen, um für aushäusige Aktivitäten und Begegnungen mit einer adäquaten Fassade gerüstet zu sein. Dabei werde ich permanent von der Angst gequält, man könne mich, die »Potemkinsche Figur«, durchschauen. Diese nun Jahrzehnte währenden Makulaturarbeiten und die stets mögliche Entlarvung haben mich erschöpft.
Nochmals: Warum das alles? Hintergründig und doch offensichtlich, das weißt du mittlerweile, hat es zu tun mit meinem Minderwertigkeitskomplex, dem fehlenden Selbstwertgefühl, also mit der Depression. Aber ich möchte weitere Erklärungen der Konsumpsychologie suchen und vortragen. Deren Erkenntnisse sollen helfen, das geheim-

nisvolle Streben des Ichs nach seinem Selbst nachvollziehen zu können.

Der klägliche Versuch, ein Alpha-Tier zu sein

Im Frühjahr 2005 fiel mir in einer Fernsehzeitschrift unter der Rubrik »Lebenshilfe« ein Selbsttest auf: »Geben Sie gern den Ton an?« wurde gefragt. Ich weiß, dass ich mich einerseits davor fürchte, jemandem Anweisungen zu erteilen (»wer bin ich denn, dass ich das dürfte?!«), anderseits jedoch darunter leide, dass mir im sozialen Umfeld nicht genügend Aufmerksamkeit und Respekt zuteil werden könnte. Ich möchte so gerne über fachliche und personale Autorität verfügen!
Du möchtest das Testergebnis wissen? *»Grundsätzlich macht es Ihnen nichts aus, anderen Anweisungen zu geben ...«* Nur einen Punkt mehr und das Ergebnis hätte *»In der Tat ist Ihnen einiges daran gelegen, Macht über andere auszuüben ...«* geheißen.
»Macht ausüben ...«: dieses Beinahe-Ergebnis ist mir unangenehm. Ich will es so interpretieren: ich möchte ernst- und wahrgenommen werden, und ich möchte, dass man mir vertraut, mir zuhört und mich um Rat fragt.
Wenn ich den Thesen des Autors Jürg Theiler folge (Dikè oder die Kunst, das Richtige zu tun), dann bin ich eher vom Affekthirn gesteuert und tendiere dazu, ein Alpha-Männchen sein zu wollen. Wie andere Autoren auch, orientiert Theiler sich am sozialen Verhalten der Wölfe.[94] Auch in diesem Zusammenhang muss ich wieder auf mein Elternhaus zurückkommen: Es kann doch kein Zufall sein, dass ich mich so sehr nach Anerkennung sehne, fühlte ich mich doch in Kindheit und Jugend nicht anerkannt! Und es ist auch kein Zufall, dass mich trotz aller Selbstzweifel der Ehrgeiz zerfraß und immer noch zersetzend in mir tätig ist. Formale Autorität kraft Bildung zu erlangen und persönliche Autorität durch Charisma und Wohlverhalten zu erwerben: das trieb und treibt mich an.
Die instrumentelle Vernunft ließ mich Wege finden, mich formal zu qualifizieren. Intellektuell, finanziell und familiär, wohl auch aus

psychischen Gründen, bin ich an die Grenze meiner formalen Möglichkeiten gestoßen. Meine empathische Vernunft, die geschaffen ist, die instrumentelle Vernunft zu kontrollieren, ist seit »ewigen Zeiten« im Zustand der Konfusion: Die empathische Vernunft ist mir kein zuverlässiger Berater, d. h. ich kann überhaupt nicht einschätzen, ob das angestrebte Ziel das persönlich Richtige ist oder ob dieses Ziel außengesteuert erreicht werden sollte! Darüber hinaus funktioniert meine Selbsteinschätzungsfähigkeit nicht: Meine mathematischen Defizite übertrage ich auf mein gesamtes Potential. Konkret: Ich empfinde keinen Stolz und erlange kein Selbstwertgefühl aus dem erreichten Ziel »Diplomkaufmann«, weil mich mein Mathekomplex komplett dominiert. Dieses starke Minderwertigkeitsgefühl verlangt nach Kompensation: und hier sind meine Begierden unverhältnismäßig. Meine emphatische Vernunft schafft es nicht, den Teufelskreis, der das Streben nach Befriedigung und Dominanz verursacht, zu korrigieren.

Mein Verstand sagt mir eindeutig, dass ich nicht bin, was ich habe. Und dennoch will ich meinen Körper und mein Äußeres vom Schuh über die Zähne, von der Uhr bis zu Gestik und Mimik – als ein Abbild von Kraft, Gesundheit, Leistungswillen und Erfolg verstanden wissen.

Wie kann ich es schaffen, Alpha-Wolf zu sein, wenn ich mich selbst nicht akzeptieren kann? Der Alpha-Wolf darf nicht kränkeln. Wenn ich mir aber die Gesundheitsdefinition der Weltgesundheitsorganisation anschaue, muss ich mir endgültig eingestehen, dass ich ein krankes Mitglied des Rudels bin. *»Gesundheit ist der Zustand des körperlichen, seelischen und sozialen Wohlbefindens.«* Jeder dieser drei Gradmesser von Gesundheit wird von mir negativ bewertet.

Adorno und Horkheimer prophezeiten schon vor langer Zeit, dass vom Menschen verlangt werden würde, sich zum erfolgsadäquaten Apparat zu machen. Dem gesellschaftlich anerkannten Idealmodell entspreche ich schon lange nicht mehr: Übergewicht, schlechte Zähne, Halbglatze und Vitiligo verunzieren mich schon lange; und genauso lange läuft meine Kompensationsmaschinerie auf Hochtouren, und zwar unerträglich kräfte- und geldzehrend. Die soeben genannten körperlichen Mängel gelten als Stigma der Erfolglosen und

lassen – so heißt es – auf einen schwachen oder sonst mangelhaften Charakter schließen. Das allein ist schon deprimierend. Noch trauriger aber ist, dass ich sowohl einen schwachen als auch mangelhaften Charakter habe. Schwach, weil ich keine Kultur der Verfeinerung entwickelt habe. Ich kann die an sich natürliche Maßlosigkeit nicht ausbalancieren. Ich möchte alles und das möglichst sofort. Und der mangelhafte Charakter? Eltern liebe ich nicht, wie es sich gehört. Freundschaftsdienste sind mir oft lästig. Die Bereitschaft zur Untreue ist ebenso wenig eine herausragende Eigenschaft.
Das wirklich quälende Problem ist, dass ich nicht »schlecht« sein möchte. Ich will ein guter Mensch sein! Auch deshalb, weil ich anderen Menschen keine Last sein möchte und auch, weil ich geliebt werden will.
Ich glaube, dass die Depression mich zu moralisch verwerflichem Handeln verführt: Wenn ich schon leben muss, dann aber intensiv – und diese Intensität äußert sich oft in Rücksichtslosigkeit gegenüber meinen Mitmenschen. Dieser Makel kontrastiert zu dem Verlangen, gemocht zu werden. Mit der Kraft meiner Vernunft kann ich diesen Widerspruch analysieren. Allein mir fehlt die Autonomie, die Erkenntnisse umzusetzen, womit wir wieder bei der Willensfreiheit wären. Aus Sicht des Autonomieprinzips sind bei einem freien Willen äußere und innere Zwänge abwesend. Den Willen kann man dem Ich zuschreiben. Er ist an die personale Präferenz der Person gebunden. Solche Präferenzen sind z. B. Wünsche und Dispositionen. Diese sind für das jeweilige Selbst konstitutiv. Diese Präferenzen können Gegenstand einer selbstbestimmten Entscheidung sein und durch Willensentschluss aufgegeben werden. Ich selbst definiere mein Verhalten in der Depression als Suchtverhalten. Suchtdispositionen, die ja nicht zum Selbst gehören, können kaum durch Willensentschluss aufgegeben werden. Trotz meiner Schwächen möchte ich unbedingt belohnt werden: Belohnung in Form von Liebe, Anerkennung, Respekt. Die sicherste Möglichkeit, um in den Besitz von Belohnung zu gelangen, ist Dominanz. Die Crux ist allerdings, dass sie sich mit der Angst verbindet, sowohl die Dominanz zu verlieren als auch zu glauben, »nur« wegen der Position geliebt/respektiert zu werden. Misstrauen ist der Preis und Stress. Hauptursache für Stress

ist, dass wir um Positionen kämpfen, bei denen wir Angst haben müssen, dass wir sie nicht erreichen oder halten können.

Wenn du so lange, wie du denken kannst, unter geringster Selbstachtung leidest, dann spürst du das heftige Verlagen, als Autorität anerkannt zu werden. Die offene, demokratische Konsumgesellschaft bietet dir zahlreiche Möglichkeiten, dieses Bedürfnis zu befriedigen. Als Arbeiterkind (untere Mittelschicht, der Vater ist Meister) und als Realschüler konnte ich »Gott sei Dank« trotzdem studieren, als »Besserverdienender« kann ich »gut« konsumieren und etwas Glanz auf mich lenken (mehr scheinen als sein).
Zum Alpha-Tier in der »freien Wirtschaft« fehlte mir sicherlich die fachliche Kompetenz und die psychische Stabilität. »Leitwolf« musste ich allerdings werden! Den beruflichen Status als Subalterner, als ewiger Empfänger von Anweisungen, hätte ich nicht ertragen. Mein Minderwertigkeitsgefühl hätte sich geradezu hierarchisch widergespiegelt und unliebsam bestätigt. Und, als gäbe es nicht schon genug Widersprüche, ebenso stark wie dieses Gefühl ist das Bedürfnis nach Stolz und Würde, unvorstellbar, mich herumkommandieren zu lassen. Das Optimum in dieser Situation: die berufliche Selbständigkeit oder ein Lehramt. Zum Ersteren fehlten mir Mut, Kreativität, Biss und Finanzen. Zu Letzterem kam ich wie die Jungfrau zum Kinde (s. Kapitel »Jugend und Beruf«). Mit dem sogenannten »Höheren Lehramt« (Studienrat für Berufsbildende Schulen) schlage ich mehrere Fliegen mit einer Klatsche (dachte ich eine Zeitlang): In der Klasse bist du der Boss, du weißt mehr als die Schüler, du brauchst dich »nur« schülerorientiert zu verhalten, um gemocht zu werden. Die schulischen Hierarchien sind flach (kollegiale Schulleitung), du bist weitestgehend autonom, wenn die Klassentür geschlossen ist, und du verdienst ziemlich gut!
An anderer Stelle werde ich diese vermeintlichen Vorteile widerlegen; hier geht es um den Wunsch, »Leitwolf« zu sein. Um es vorweg zu sagen: Der Lehrerberuf hat mich noch tiefer in die Depression stürzen lassen. In meiner Sucht nach Zuwendung buhlte ich bei jungen (auch unreifen) Menschen um Anerkennung und reagierte enttäuscht, beleidigt und zornig, wenn ich sie nicht bekam. Regelrecht

außer mir war ich in Situationen, in denen ich annahm, man zollte mir keinen Respekt. Mein Selbstwertgefühl sank gen Null, als mir klar wurde, dass ich vom Wohlverhalten pubertierender Jugendlicher abhängig geworden war. Kein Wunder, dass meine Angst von Unterrichtsstunde zu Unterrichtsstunde zunahm – und das Jahr für Jahr. Es kostete meine ganze Kraft, nach außen souverän und geduldig-lieb zu wirken. Ich kann mir jedoch nicht vorstellen, dass das Rudel die Zerrissenheit des »Leitwolfes« nicht bemerkt haben sollte!

Weil dieses Verhalten und diese Gefühle gegenüber den früheren Schülern sich heute auch im Umgang mit Seminarteilnehmern wiederfindet, glaube ich zu wissen, dass ich in der Depression bzw. in meiner von der Depression geprägten Persönlichkeitsstruktur so handeln/agieren/fühlen muss. Weil das so ist, wäre ich auch in der freien Wirtschaft als »Chef-Wolf« gescheitert. Frühere berufliche Führungserfahrungen jedenfalls bestätigten diese Vermutung. Ich erinnere mich an die Ermahnung eines früheren Vorgesetzten, ich müsse mich stärker von meinen Mitarbeitern distanzieren.

Genau diese Distanz zu den Mitmenschen kann ich nicht wahren. Ich möchte das Herz dieser Menschen durch Verständnis, Einfühlsamkeit, Nachgiebigkeit, Vertrauen, Geduld, Freundlichkeit, Zugeständnisse, Vertrautheit und Nachsicht für mich öffnen. Manchmal komme ich mir sogar devot vor, obschon mein Stolz und Gefühl für Würde dies gar nicht zulassen dürften. Ein Grund mehr, mich mickrig zu fühlen.

»Trauen Sie sich aufzufallen?«, lautete die Frage in einem weiteren Lebenshilfe-Selbsttest. Das Ergebnis: *»Lässt es sich vermeiden, fallen Sie lieber nicht auf. Sie haben zwar in bestimmten Situationen den Mut, aus der Reihe zu tanzen. Doch obwohl Sie von Ihren Aktionen überzeugt sind, ziehen Sie sich im Anschluss gerne wieder zurück. Ihre Ideen könnten Sie jedoch besser umsetzen, wenn Sie die Reaktionen der anderen aushalten würden.«*

Ja, am liebsten bliebe ich mit meinen Selbstzweifeln im Schneckenhaus, doch mein Streben nach Anerkennung zwingt mich, im Rudel der Menschen eine Rolle zu spielen, gefragt zu werden, Aufmerksamkeit zu erhalten, etwas wert zu sein, Respekt erwiesen zu be-

kommen und als persönliche und fachliche Autorität anerkannt zu werden.
Wäre mir das alles als Alpha-Wolf nicht ziemlich sicher? Doch, aber mir fehlt das Selbstbewusstsein, Konkurrenz zu ertragen, und die Rücksichtslosigkeit, Kritiker wegzubeißen. Jede Kritik nährt meine Zweifel und führt dazu, dass ich mich resigniert zurückziehe. Hinzu kommt die Unfähigkeit, andere dominieren zu können und durch Kritik meinerseits herabzusetzen. Solche Grundvoraussetzungen für Machtausübung erfülle ich nicht. *»Keiner hat das Recht, andere Menschen zu regieren«.* Dieses anarchistische Sponti-Bekenntnis spricht mir aus dem Herzen.
»Zum Leben verdammt« heißt freilich auch, das Leben auszukosten. Wenn ich schon leben muss, dann aber richtig. »Leben« heißt, die Freiheit zu haben, Entscheidungen zu treffen. Entscheidungen binden, schränken die Wirklichkeit ein. Ich habe nicht nur Optionen, ich muss eine Auswahl letztlich realisieren. Wenn das schon für mich Last genug ist, wie kann ich dann anderen etwas aufzwingen dürfen?! Selbst in der intimsten Partnerschaft, der Ehe, habe ich Skrupel, meine Partnerin zu einer bestimmten Entscheidung zu bewegen. Aber Entscheidungen müssen getroffen, Wille muss bekundet werden; wie sonst wäre der Alltag zu meistern?!
Was ist nur los mit mir? Wie sehr lenkt mich die Depression? Lösen Reize im Gehirn- und Nervensystem Prozesse aus, die notwendig zu bestimmten Reaktionen und Handlungen führen? Sind das Kausalitäten, die hinter dem Rücken des Bewusstseins geschehen? Ist das Entscheidende bereits geschehen, wenn der Vorgang ins Bewusstsein drängt? Bildet sich mein Bewusstsein nur ein, etwas entscheiden zu können? Zu diesen Fragen hat mich übrigens der Philosoph Rüdiger Safranski[95] mit seinem Beitrag »Schiller oder die Freiheit als Problem« angeregt.
Ich bin davon überzeugt, dass mich meine Instinkte und Affekte dazu bewegt haben, mich von meiner Familie zu trennen, die Kinder und das Haus zu verlassen und unter dürftigsten Umständen mehr schlecht als recht wieder von vorne zu beginnen. Wie in einer Manie war ich von dem Gedanken durchdrungen, mich meiner Frau und den Kindern nicht mehr zumuten zu dürfen. Es war mir nicht mehr auszure-

den, dass ich meinte, eine Belastung für alle zu sein.
Das Perfide in dieser Katastrophe war, dass ich eine andere Frau kennen- und lieben gelernt hatte, die ich quasi als Vehikel benutzte, um aus der Familie herauszukommen. Alleine, auf mich selbst zurückgeworfen, hätte ich eine Trennung nie vollziehen können. Dieses Betrügerische muss für meine Ex-Frau schlimm gewesen sein. Ich schäme mich heute noch, fast 20 Jahre später, dafür. Was mich ein wenig tröstet, war meine Ehrlichkeit gegenüber der neuen Bekanntschaft: Meine Depression und meinen schwierigen Charakter verschwieg ich damals nicht.
Ich weiß nicht tatsächlich, ob mein (schlechtes) Verhalten durch die Depression oder durch die die Depression verursachenden Defizite determiniert wird. Allerdings hätte ich auch ohne diese Einflussnahme Wahlmöglichkeiten: So beschäftigt mich mit quälender Lust tagein tagaus der Suizidgedanke. Doch seit vielen Jahren habe ich keinen Selbstmordversuch mehr unternommen. Was ich dir damit sagen will? Die Wahlfreiheit ist dasjenige am Menschen, was ihn unvorhersehbar macht, für sich und andere. Freiheit bringt Ungewissheit, und Unberechenbarkeit ist nicht nur eine Eigenschaft der Depressiven. Etwa jede dritte Ehe wird geschieden, und ich gehe davon aus, dass Auslöser dieser Tragödien nicht immer die Depression ist.
Wenn wir schon beim Familiären sind: Ich sagte gerade, dass ich es für unerträglich halte, jemandem meinen Willen aufzuzwingen. Nun muss ich etwas Verrücktes, Dramatisches gestehen: So, wie ich es kaum aushalte, ungefragt geboren worden zu sein, so verabscheue ich mich dafür, drei Kinder zum Leben gezwungen zu haben, sie hineingeworfen zu haben in die unberechenbare Meute der Wolfs-Mitmenschen. Ist dass nicht abstrus und absurd, absonderlich und dem gesunden Menschenverstand widersprechend?
Ob nun ein gesunder oder ein depressiver Mensch Wirklichkeiten schafft – in jedem Fall nimmt diese Entscheidung gefangen. Das Problem des Depressiven liegt jedoch darin, dass er im Affekt oder instinktbewegt Wirklichkeiten schafft und die Logik der Tatsachen nicht rational nachvollziehen kann. Soll ich dir ein passendes Beispiel nennen?

Die Berufswahl »Lehrer« war sowohl eine Handlung im Affekt als auch eine instinktive Reaktion. Ich muss gespürt haben, dass ich im richtigen Leben nicht klarkommen würde (allein die berufliche Richtung »kaufmännisch« kann ich nicht hinreichend begründen). Und die Logik der Tatsachen? Meine pädagogischen Intentionen waren (und sind) von Emotionalität geprägt. Infolge eines entsprechenden Lehrerverhaltens wollte ich anerkannt und geliebt werden. Mein Selbstwertgefühl sollte durch meine Position gestärkt werden und ich verkannte das Instrument »berufliche Bildung«: Fachkompetenz (Fachidiotie) steht im Vordergrund und nicht das von mir intendierte Bündel »fachliche, emotionale und soziale Kompetenz«. Wie konnte ich nur annehmen, ich würde über die Arbeit mit Jugendlichen gesunden können? Ich mutierte zum Don Quichotte der beruflichen Bildung. Meine Illusionen hielt ich gegen Ende meiner Berufsschulzeit mutig in meinem Buch »Die neue Berufsschule – Maria Montessori in der beruflichen Bildung«[96] fest. Ein starker Abgang. Weniger stark ist allerdings, dass ich aus »Fehlern« nicht viel gelernt habe, denn auch heute noch, als freiberuflicher Dozent, klammere ich mich an die gewohnten Mechanismen, denn immer noch geht es um die alten Begierden: Anerkennung, Liebe, Zuwendung.

Führungskraft? Ich ein Alpha-Tier? Ein Leitwolf? Nein, ich fürchte Konkurrenz, und ich kann niemanden wegbeißen. Ich bin zu vertrauensselig und suche zu sehr die Nähe der Schwächeren, die Arroganz der Starken ist widerwärtig. Ich freue mich, wenn ich jemanden duzen darf und kuschele mich ein in Privatheit. Ich glaube an das Gute im Menschen und fürchte mich doch vor dessen Bosheit und Falschheit. Diese Ambivalenz zerreißt mich innerlich so sehr, dass ich einerseits den Menschen meiden möchte und ihn doch andererseits suche, weil ich nicht alleine sein kann. Mitmenschen können mich mit Charme leicht um den Finger wickeln. Sie können mich aber durch Zurückweisung/Ablehnung/Hochnäsigkeit so sehr verletzen, dass ich ihnen keine zweite Chance geben kann. Da habe ich ein Elefantengedächtnis. Wenn du in der Depression gekränkt wirst, gräbt sich das unauslöschlich im Hirn ein. Du fühlst dich in deiner Wertlosigkeit umso mehr bestätigt. Das geht soweit, dass du sensibelste Antennen für »Schmach« herausgefahren hast: Mimik,

Gestik, Worte, Verhalten – was auch immer – du legst alles auf die Goldwaage und deutest es im Zweifel als Affront, als Beweis dafür, dass du keinen Respekt und keine Zuwendung verdienst. Mein Gott, wie gerne hätte ich es mit Tieren oder Pflanzen zu tun. Aber wahrscheinlich würde ich auch noch das Furzen eines Nilpferdes persönlich nehmen!

Ich will mich darauf beschränken, »liebenswert« zu sein, ich möchte eine angenehme Aura haben. Weniger nett ausgedrückt: Ich will ein Menschenfischer sein, so »manipulieren«, dass kaum jemand gegen mich sein kann. Einen Preis jedoch werde ich dafür nicht zahlen: Ecken und Kanten, die meine Individualität ausmachen, die mich eine Persönlichkeit sein lassen, will ich nicht zugunsten uneingeschränkter Beliebtheit schleifen! Dieser »Trotz« bildet nämlich mein lebensnotwendiges Rest-Selbstbewusstsein. Ohne dieses Korsett sackte ich wie ein Weichtier in mich zusammen. Wer küsst schon gerne eine Qualle oder eine Nacktschnecke?!

Nur als Alpha-Wolf hätte ich das Paarungsrecht im Rudel. Aber auch ohne das Charisma eines Anführers hatte ich genügend »Affären«. Ich will damit sagen, dass mir sehr wohl der Eros der Macht bewusst ist. Die ästhetisch-sinnliche Anziehungskraft des Führenden ist faszinierend und erstrebenswert. Mich tröstet die Erfahrung, dass ein sensibler Zweifler auch ein Frauentyp sein kann. Habe ich damit ausreichend angedeutet, dass mir meine Wirkung auch auf das andere Geschlecht selbst mit über 60 Jahren und trotz glücklicher Ehe immer noch nicht gleichgültig ist? Gott sei Dank weist mein Alter die Promiskuität in ihre Schranken, was gut für das Moralgefühl ist. Safranski schreibt in seinem Aufsatz frei nach Schiller, dass es notwendig sei, dass sich die Freiheit des Handelns an Regeln, Worte und Pflichten zu binden habe; aber freiwillig. Für eine Freiheitskultur gäbe es unverzichtbare Tugenden der Rücksichtnahme, Verlässlichkeit und Verantwortlichkeit, so Safranski weiter. Selbstverständlich, so glaube und hoffe ich, bin ich die dritte Ehe freiwillig eingegangen, obwohl das Leben in einer Zweiergemeinschaft für mich lebensnotwendig ist. Ich erfahre einen Wert nur dadurch, dass ein anderer Mensch bereit ist, mit mir, dem Depressiven, durchs Leben zu gehen – zumindest zeitweise. Und dafür schulde ich dem

Lebenspartner Aufmerksamkeit und Loyalität. Ein freiwilliger Zwang sozusagen. Dabei hasse ich jede Art von Fremdbestimmung. Dieses kleine, popelige, mickrige Leben – und dann auch noch Fremdbestimmung?! Noch ein Antagonismus. Aber mit diesen Widersprüchen, ja Gegnerschaften, will ich mich auseinandersetzen, um endlich Harmonie, Proportionalität gewissermaßen, realisieren zu können. Affekt- und Instinkthirn sollen mich nicht länger dominieren, und es soll mir nicht mehr nur um Kraft, Willen, Macht und Faktenwissen gehen. Der empathischen Vernunft soll mehr Gelegenheit zum Wirken gegeben werden. Ich will mich verstärkt fragen, wozu ich mich berufen fühle und welche Funktionen meine Leiden wohl haben mögen. Demut, Bescheidenheit und Bewusstheit sollen helfen, einen Gleichgewichtszustand zwischen den Hirnarealen zu erreichen. Grundsätzlich haben die Areale Instinkt- und Affekthirn großen Einfluss auf unser Fühlen, Denken und Handeln. Das Instinkthirn steht für Unersättlichkeit und das Affekthirn für automatisches Wollen und Handeln. Das Areal »instrumentelles Vernunfthirn« könnte mit der Kälte und Disziplin des Verstandes mäßigend eingreifen. Doch gerade in der Depression bist du nicht in der Lage, auf Impulse aus deiner sozialen und materiellen Umwelt wohlüberlegt zu reagieren. Vielmehr wirst du dominiert von einem instinktiven und affektiven Reiz-Reaktions-Automatismus. Das empathische Vernunfthirn könnte den »Monstern« Instinkt und Affekt Paroli bieten, durch Bescheidenheit und Bewusstsein, durch Güte und Geduld. Doch zunächst musst du durch die Hölle der Erfahrung gehen. Bei mir hat es Jahrzehnte gedauert, bis ich durch Praxis in allen Lebensbereichen immerhin an den Rand der Erkenntnis und Bewusstheit treten durfte. Ich habe erlebt, wie sehr die archaischen Funktionsprinzipien des Instinkt- und Affekthirns den Menschen kaputt machen können. Alles drehte sich um Fressen, Ficken, Finanzen, Feinde, Fighten und Führen-wollen.

Die Dumpfheit der Depression ließ mich nach dem Lustprinzip vegetieren. Erst mit Aufkeimen des empathischen Vernunfthirns, ausgelöst durch die Trennung von der Familie vor 20 Jahren, begann ich mit der Kraft der Bewusstheit zu prüfen, ob die gewählte, besser: zwanghafte Lebensführung richtig ist und ob nicht doch noch ein

erfülltes Leben erreicht werden könnte.
Am Ziel bin ich auch heute noch nicht. Doch immer drängender stellt sich mir die Frage nach der Bedeutung von Liebe, Leiden, Schönheit und Kreativität:

– Liebe: Ich will mich und die Menschen in meinem Umfeld von der Gewalt (dem Besitzanspruch) des Instinkthirns, dem Zwang (dem Dominanzanspruch) des Affekthirns und der Austauschbarkeit (Reduzierung auf Funktionalität) des instrumentellen Vernunfthirns zu befreien versuchen.
– Leiden: Ich will versuchen, Einsicht in den Zweck des Leidens zu gewinnen, indem ich Güte, Sanftheit, Milde, Bescheidenheit, d. h. wiederum »Liebe«, lerne und übe. So weiß ich, dass die Bescheidenheit unter der Unterdrückung durch die Gier nach Leben, Konsum und Anerkennung leidet. Doch ich möchte Heilung dadurch erfahren, dass ich mich endlich in Richtung Gleichgewicht bewege.
– Schönheit: Zur Funktion des Instinkthirns gehören z. B.: Kraft, Schnelligkeit, Übermaß und Üppigkeit. Zum Affekthirn zählen wir Freude, Lachen, Erfolg und Dominanz. Das instrumentelle Vernunfthirn zeigt sich befriedigt durch Ordnung, Disziplin, Präzision und Ökonomie. Zwar sind die Kriterien der Schönheit im Hirn programmiert, doch ist damit noch keine Harmonie und Zufriedenheit garantiert, denn wo ist die Grenze der Schnelligkeit, wo das Limit der Disziplin? Wie definiere ich Übermaß? Ich will versuchen, für mich einen optimalen Gleichgewichtszustand zu finden, eine Proportionalität, die mich endlich zur Ruhe kommen lässt. Dieser Zustand kann als »schön« bezeichnet werden. Wie ernst es mir mit diesem Gleichgewicht ist, siehst du daran, dass ich mir das chinesische Yin-Yang-Zeichen auf den linken Unterarm habe tätowieren lassen. Yin ist das passive, weiche und weibliche, Yang das aktive, harte und männliche Prinzip. Trotz ihrer Gegensätzlichkeiten sind beide Prinzipien nicht dualistisch zu verstehen, sondern als Verschmelzen und Durchdringen von gegensätzlichen Kräften. So bin ich überzeugt davon, dass es Männern gut täte, eine ordentliche Portion Weiblichkeit in sich zu haben! Ob ich das Glück habe, auch »weiblich« zu

sein? Ich denke ja. Yin und Yang sind Kräfte, die sich überhaupt erst durch das Finden und Spüren des Anderen und im beidseitigen Aufeinandertreffen definieren und offenbaren. Körper und Seele sind solche Kräfte, die miteinander verschmelzen sollten, viel zu häufig jedoch dualistisch gesehen werden. Wer spricht schon gerne von psychosomatischen Krankheiten oder wer gesteht, dass auch sein Bauchgefühl bei einer Entscheidung eine Rolle spielte? Zu dem anderen Problem des Dualismus: »Sind wir in unseren Denk- und Verhaltensweisen durch physikalisch-chemische Prozesse determiniert?«, möchte ich nach Besprechung der »Kreativität« noch etwas sagen.

– Kreativität: Nach Jürg Theiler kann Kreativität als Fähigkeit definiert werden, aus einer unvorstellbar großen Informationsmenge eine einzigartige, neue und konkrete Kombination von Informationselementen zu verwirklichen. Das Kreative und Verblüffende ist das Mehr, das aus der Summe der neu verbundenen Teile entsteht. Ich denke, dass du in der Depression respektloser, disziplinloser, ordnungsloser, grenzenloser, chaotischer, unberechenbarer und anarchistischer bist als »gesunde« un-verrückte Menschen. In meinem Grübeln bewege ich mich außerhalb linearer Ursache-Wirkung-Zusammenhänge. Vieles sehe ich, was systematischer Denkweise verborgen bleibt. Dieses Denken ist in der rechten Hirnhemisphäre angesiedelt. Es wundert mich gar nicht, dass Hochkreative auf der Skala Angst, Depression, Schizophrenie und abweichendem Verhalten überdurchschnittliche Werte erzielen. Ich bin bereit, Gegensätze bis in die Extreme auszuloten und bewege mich z. B. zwischen den Polen »Angst und Stärke«, »Ordnung und Chaos« sowie »Zweifel und Gewissheit« nicht ungern (fast zwanghaft) hin und her. Ich glaube nicht, dass das Zeichen innerer Zerrissenheit sind, vielmehr drückt dieses Pendeln zwischen den Polen die Suche nach individuell Passendem aus, nach dem für mich Optimalem, meiner Bedürfnisstruktur Entsprechendem. Zudem bewege ich mich gerne außerhalb der Mitte, außerhalb ausgetretener Pfade. Ich wäre gerne noch exzentrischer. Leben sollte Expedition sein, also Forschungsreise ins Unbekannte.

– Was mich tief deprimiert, ist, dass ich zwar zu all dem Impulse von innen spüre, mich aber dazu verleiten lasse, den Erwartungen äußerer Instanzen (z.B. Ehefrau, Freunde, Seminarveranstalter und Seminarteilnehmer) zu entsprechen. Zwar emanzipiere ich mich mit zunehmendem Alter, doch bin ich dem Anpassungsdruck immer noch nicht gewachsen. Ich will endlich für mich realisieren, dass meine Kreativität eher der inneren Notwendigkeit gehorcht und nicht dem Ehrgeiz, von anderen toleriert, akzeptiert oder gemocht zu werden. Ich will nicht einen Teil meines (verdammten) Lebens vergeben, indem ich mich nicht traue, meine Kreativität auszuleben. Alle in der Depression lebenden Menschen sind sensibel genug, Informationen aus dem Dunkel des Nicht-Bewusstseins zu empfangen und über eine Stärkung ihrer empathischen Vernunft, beispielsweise ihre Ängste und sozialen Phobien zu kompensieren. Das macht mich zuversichtlich!

Ich will diese vier Qualitäten – Liebe, Leiden, Schönheit und Kreativität – nicht länger ignorieren, unterdrücken oder verdrängen. Burnout, Depression, Neurosen, Ängste und Kreislaufstörungen sind »meine« Signale für unterdrückte Hirnsignale, die sich am Lebensprozess beteiligen möchten. Sie laden ein, das Gleichgewicht zu suchen. Ich will auch nicht länger sagen: »Mein Verstand sagt mir dies, aber mein Gefühl will jenes« und mich dann nur nach dem Verstand orientieren. Die Depression ist auch Ausdruck eines Defizits – und die Missachtung psychischer Bedürfnisse soll nicht länger dieses Defizit erhöhen dürfen.

Andererseits darf aber auch nicht vergessen werden, dass der Mensch eine hochkomplexe organische Verbindung ist und es Stoffe sind, die menschliche Gehirne befähigen, den Geist zu entfalten, mittels dessen sich die materielle Welt selbst einsichtig zu werden vermag. Ist es nicht unglaublich, so unfassbar, dass es schon einschüchternd ist, dass der Mensch, der aus »Materie« besteht, mit Hilfe von Stoffen über sich und die Welt einsichtig reflektieren kann und dabei Gefühle entwickelt? Liebe, Hass, Neid, Trauer, Freude, Scham, Gewissen …!

Hubert Markl schreibt in seinem Aufsatz »Die Natürlichkeit der

Chemie«[97]: *»Und selbst wenn wir die höchsten, die ganz besonderen Leistungen menschlichen Wesens betrachten: den Geist, der uns beseelt, die Gefühle und Empfindungen, die uns erfüllen – sie sind gewiss nicht chemischer Natur, wie ein primitiver Materialismus dies annehmen zu dürfen meinte, aber ebenso gewiss ist es auch, dass kein Gedanke unser Gehirn durchzuckt, kein Gefühl der Freude oder des Leids uns bewegt, keine Leidenschaft in uns aufsteigt, ohne dass es dazu einer überaus vielfältig vernetzten molekularen Maschinerie unserer Nervenzellen und unseres Hormonsystems bedürfte, ohne deren chemisch-lebendiges Funktionieren das Licht unseres Bewusstseins und seiner Empfindungen und Wünsche verglimmt wie der Docht einer verlöschenden Kerze.«*

Kurz zum Bewusstsein: Die Bewusstheit könnte prüfen, ob das angepeilte Lebensziel an sich das richtige ist und ob es überhaupt erreicht werden soll. »Bewusstheit« setzt allerdings Erfahrungen voraus, d. h. die »Seele« müsste Erfahrungen gesammelt haben, also geprägt worden sein durch (experimentell) gelebtes Leben. Manche Naturwissenschaftler reduzieren »Bewusstheit/Bewusstsein« und »Seele« auf eine Ansammlung von Nervenzellen und auf elektrochemische Prozesse, das sind die oben genannten »Materialisten«. Tatsächlich dürfte es jedoch so sein, dass gemachte Lebenserfahrungen die Gehirnchemie prägen, formieren.

Instinkt- und Affekthirn unterliegen sicherlich einem neuronalen Automatismus. »Güte und Geduld« allerdings sind Elemente der empathischen Vernunft, der »guten Seele« sozusagen. Die Geduld setzt ein Gegengewicht zur Ungeduld des archaisch-biologischen Instinkthirns und die Güte setzt das Gegengewicht zur Angst des ebenso biologischen Affekthirns. Angst sieht im Mitmenschen eine potentielle Bedrohung – das ist auch meine größte Belastung. Mit Güte, also Sanftheit und Freundlichkeit, versuchen wir, das Gute in jemandem zu sehen und nicht von vornherein das Schlechte und Bedrohliche. Mit Zuvorkommenheit, Empathie und menschlicher Zuwendung versuche ich, die Mitmenschen – vor allem die Schüler – für mich einzunehmen. Ich will Unfreundlichkeiten und Aggressionen im Keim ersticken. Anders könnte ich die Angst vor den Mitmenschen nicht ertragen.

»Vernünftig zu leben ist schön – aber kein Leben«, das habe ich schon an anderer Stelle bekundet. Dieses Motto, anscheinend mein Überlebensmotto, besagt, dass ich nicht mehr auf der Ebene der Kognition, des formalen Wissens, der kalten und zweckgerichteten, instrumentellen Vernunft, des Verstandes eben, mein Dasein fristen möchte. Ich möchte ein Leben führen, das auf Empathie, Emotionen, Erlebnissen beruht. Aber was heißt schon »ich möchte«? Ich kann gar nicht anders, ich bin einerseits so bedingt, andererseits so geprägt! Bedingt von den Erbanlagen, geprägt von Begegnungen und Ereignissen in den Sozialisationsphasen.
Solange jedenfalls, wie ich mich für das Zitat *»... er war ausgestattet mit der wertvollen Fracht unüberlegter Verrücktheit«* (Pablo Neruda) begeistern und mit ihm identifizieren kann, hat die instrumentelle Vernunft bei mir gar keine Chance. Ich bin durch und durch emotional, oft allerdings zu meinem Nachteil, weil mir die Teilhabe am Leben durch die Depression, die eine emotionelle Äußerung der Persönlichkeit ist, furchtbar erschwert wird.
Diese stark auspendelnde Gemütserregung, die ich hier als besondere Konditionierung und nicht als Krankheit bezeichnen möchte, gilt es in Balance zu bringen. Dazu zwingt mich im Grunde niemand. Ich bin mir nicht einmal sicher, ob ich aus Verantwortung gegenüber meinen Kindern und meiner Frau zur Behandlung meiner Depression gezwungen bin.
Ich möchte die »Beweisführung« anders angehen: Ich fühle mich zum Leben verdammt, d. h. das Leben ist für mich an sich nicht lebenswert. Zudem fühle ich mich außerstande, im Leben einen besonderen Sinn zu sehen. Mit Sicherheit hätte ich von einer legalen aktiven Sterbehilfe schon vor vielen Jahren Gebrauch gemacht – so blieb es nur bei drei riskanten, misslungenen Suizidversuchen. Und ich fügte mich darin, dieses verhasste Leben weiterzuführen. Vor allem deswegen, weil ich fürchtete, bei weiteren Suizidversuchen mit unheilbaren Schäden davonzukommen. In dieser Lebenssituation fand ich Menschen, die mir vertrauten und mir Liebe schenkten, trotz der Depression und daraus resultierender Verhaltensweisen. Aber zum Überleben gezwungen bin ich deshalb noch nicht und auch nicht gezwungen, gegen die Depression zu kämpfen.

Vielleicht hätte ich Friedrich Schiller früher »begegnen« müssen, um über die Sinnfrage reflektieren zu können. Schiller weist einen Weg: *»Aus dem Leben heraus sind der Wege zwei dir geöffnet, zum Ideale führt einer, der andere zum Tod.«*[98] Schiller sah in der Poesie das Ideal des Lebens. Das Ideal ist die Verkörperung von etwas Vollkommenem, und so ist es auch kein Wunder, unter einem Ideal zu zerbrechen. Auch ich hatte ein Ideal: Ich wollte ein vollkommener Lehrer sein.
Mein Wille, gegen die Depression anzugehen, ist eine Trotzreaktion: Wenn ich schon lebe, dann also so, dass ich von den durchaus schönen Seiten des Lebens (Partnerschaft und Harmonie z. B.) und der Welt (Reisen z. B.) einiges mitbekomme. Ich bin mir dessen bewusst, dass diese Reaktionen eher der Kompensation dienten, nicht aber geeignet waren, ein Lebensideal zu erreichen. Dennoch: Von diesem Wollen, diesem Aufbegehren profitieren auch meine Lieben.

Von der Gehirnchemie

Der Wille alleine reicht jedoch nicht aus, ein aus der Balance geratenes Gemüt wieder in eine stabile Lage zu bringen. Der »Gemütskranke« (ich bezeichne mich so mit einem Begriff aus der Schulmedizin) muss und darf sich darüber im Klaren sein, dass es sich bei ihm nicht um ein psychisch-geistiges Problem handelt, sondern dass er es (vor allem) auch mit einer »materiellen« Störung zu tun hat.
Wie sich »Geist« und »Materie« letztlich zueinander verhalten, ist immer noch ein Rätsel. Ich zitiere aus dem »Reiseführer Gehirn« von Susan A. Greenfield[99]:
»Überlegungen zur Drogenwirkung zeigen, dass noch immer eine Lücke existiert zwischen den spezifischen und wohldefinierten Ereignissen an der Synapse und dem Endprodukt ›Gefühl‹; uns fehlt immer noch das entscheidende Bindeglied. Eine der größten Herausforderungen der Neurowissenschaften ist zu erklären, wie sich ein Phänomen wie beispielsweise ›sich-glücklich-fühlen‹ auf die Grundbausteine der synaptischen Übertragung und der chemischen Modulation zurückführen lässt. Es ist wirklich faszinierend, sich

vorzustellen, dass unser einzigartiges Bewusstsein einem Cocktail aus Gehirnsuppe und elektrischen Funken ausgeliefert ist.«
Und so ist es in der Tat: Eine Erhöhung des Serotoninspiegels durch z. B. Antidepressiva bewirkt ein »Glücksgefühl«. Aus diesem Grunde nehme ich seit Jahren neurochemische Mittel ein, die mir gewissermaßen als Krückstock dienen, um überhaupt durchs Leben humpeln zu können, und zwar durch ein damit erträgliches Leben. Die Pharmakotherapie arbeitet seit den sechziger Jahren mit Medikamenten. Allerdings rät die Arzneimittelkommission der Deutschen Ärzteschaft davon ab, bei Angst- und Spannungszuständen Neuroleptika oder Antidepressiva zu verwenden. Die Autoren des Werkes »Bittere Pillen« (Langbein, Martin, Weiß[100]) halten es aber für sinnvoll, bei Angstzuständen in Verbindung mit Depressionen Antidepressiva zu verwenden.

Ich erwähnte an anderer Stelle, dass ich mich, was die Fähigkeit angeht, meine soziale Umwelt zu ertragen, für psychotisch halte. Diese soziale Phobie kann u. a. durch Stoffwechselstörungen oder durch Enzymdefekte ausgelöst worden sein. Das verordnete Neuroleptikum kann helfen, Verfolgungsgefühle zum Verschwinden zu bringen. Ich nehme das Mittel »Decentan« ein, es wird im gerade zitierten kritischen Ratgeber als therapeutisch zweckmäßig eingestuft, jedoch mit der Bemerkung, dass es als stark wirkendes Mittel bei Angstzuständen nur in begründeten Ausnahmefällen vertretbar sei. Bei jemandem wie mir, der es mit vielen Menschen zu tun hat, ist diese Ausnahmesituation ganz gewiss gegeben. Wenn irgendetwas helfen kann, die Begegnung mit vielen fremden Menschen zu ertragen, dann bin ich gerne bereit, Nebenwirkungen der Arznei in Kauf zu nehmen. Böte mir jemand den einsamen Job eines Leuchtturmwärters an oder könnte ich vom Schreiben leben, dann wäre ich in der Lage, auf die Krücke »Decentan« zu verzichten. Im Grunde genommen tausche ich Nebenwirkungen gegeneinander aus: Meine Existenz ist gefährdet durch die Furcht vor den Menschen; diese Nebenwirkung des Daseins wird ersetzt z. B. durch die mögliche Nebenwirkung »Leberschäden«.

Ich weiß, dass ich den Teufel mit dem Beelzebub austreibe, doch ist es mir x-mal angenehmer, ohne Panik vor Menschen zu arbeiten und zu leben. Selbstverständlich verbleibt ein Rest von Hemmung, Misstrauen und Minderwertigkeitsgefühl gegenüber den Mitmenschen, doch es ist nicht mehr so fürchterlich, dass ich deswegen lieber nicht mehr leben möchte.

Bei meinen beiden mehrwöchigen Aufenthalten in psychiatrischen Kliniken lernte ich Menschen kennen, die sich davor fürchteten, in den Bus zu steigen, sich nicht trauten, ins Kino zu gehen oder außerstande waren, ihre Einkäufe zu tätigen: In panischer Angst mieden sie Orte, an denen sie anderen Menschen begegnen könnten.

Bei mir war es auf dem Höhepunkt der Depression und der Sozialphobie so, dass ich unvorstellbare Angst davor hatte, die Tür zum Unterrichtsraum hinter mir zu schließen und mich der Unterrichtssituation auszusetzen. Du kannst diese Angst vielleicht nachvollziehen, wenn du dir jemanden vorstellst, der unter einer Schlangenphobie leidet und sich unvermittelt in einem Raum voller Knäuel von Gift- und Würgeschlangen wiederfindet. Und das Stunde um Stunde, Tag für Tag, Jahr für Jahr. Dann willst du einfach nicht mehr leben!

Bei den Schlangen erlebte man eine reale Situation. Bei der Sozialphobie handelt es sich eher um eine fiktive Bedrohung. Es ist also eine Psychose, die mich glauben macht, Menschen, die mir begegnen, würden mir psychisch und physisch schaden wollen, indem sie mich beispielsweise erniedrigen oder misshandeln könnten. Wenn mein Gehirn, in ihm das limbische System, mir solche Ängste projiziert, dann bin ich doch heilfroh, wenn bei mir mittels chemischer Substanzen die extreme Hirnfehlfunktion abgeschwächt wird; und zwar abgeschwächt insofern, dass ich gerade noch imstande bin, fremde Menschen zu ertragen. Immer noch mit Befürchtungen und ständig auf der Hut, aber immerhin! Inwiefern »aber immerhin«? Nun ja, die soziale Phobie ist gezähmt, doch du bist ständig auf der Lauer, ob nicht ein Mitmensch ein »falsches Wort« sagt, eine »bestimmte Geste« macht, ein »gewisses Verhalten« zeigt oder gar unfreundlich ist. Alles und jedes wird auf die Goldwaage gelegt und so interpretiert, dass es gegen dich gerichtet sein könnte. So stehst du in Gegenwart anderer ständig unter Spannung und erlebst soziale Situationen als stressige Lagen.

Was ich damit sagen will, da ich doch die positive Wirkung der Neuroleptika, insbesondere der Arznei »Decentan«, so hervorhob? Ich möchte klarstellen, dass die neurochemischen Medikamente bei mir die Spitze des Horrors »Depression« kappen konnten, nicht aber die aufwühlende Situation an sich zu befriedigen vermochten. Auch mit der Krücke »Decentan« werde ich nie so flink und elegant laufen können wie jemand mit zwei gesunden Beinen.
Diese psychische Belastung wird zudem verstärkt durch eine Abzweigung der Sozialphobie: Du benötigst die Zuneigung, Liebe und Anerkennung anderer Menschen wie die Luft zum Atmen. Du »reißt dir den Arsch auf«, um gemocht zu werden. Jeder weiß, dass man es nicht allen recht machen kann, aber du versuchst es. Ich denke, du ahnst, wie kräftezehrend dieses Anliegen ist und du vermutest richtig, dass Enttäuschungen nicht ausbleiben! Diese Disharmonie ist mir bis auf die Knochen zuwider, verbittert mich, lässt mich am Leben, das ja ein »soziales Leben« ist, verzweifeln.
Diese Sucht nach menschlicher Wärme und Gleichklang hat zu tun mit meinem Minderwertigkeitsgefühl, mit fehlender Selbstsicherheit und mit den frühkindlichen Denkzetteln. Wenn Menschen mich »umarmen«, fühle ich mich akzeptiert, wenn sie Wärme erwidern, fühle ich mich geborgen.
Hier muss ich kurz auf die elementarsten »sozialen« Beschwerden in der Depression zurückkommen. Exemplarisch sei an folgende erinnert:

- kontaktscheu
- sehr leicht kränkbar
- extreme Überbewertung der anderen Menschen
- überhöhtes Harmoniebedürfnis

Meine Zerrissenheit wird durch ein Paradoxon überdeutlich: Einerseits fürchte ich mich vor den Menschen und andererseits suche ich ihre Nähe, denn nur durch deren Akzeptanz, Anerkennung und Zuneigung kann ich mich »wertvoll« fühlen. Das führt notwendigerweise zu Erscheinungen, die ebenso typisch für die Depression sind: hohe Opferbereitschaft, Entgegenkommen und Verleugnung der eigenen Bedürfnisse bis zur Selbstaufgabe.
Die Scheu vor Kontakten resultiert aus der Angst vor Ablehnung

und die extreme Überbewertung des Gegenübers verlangt besondere Anstrengungen, um ein Gefühl der Gleichwertigkeit zu erreichen. Dieser Kraftaufwand macht dich fertig, weil du besser und beliebter sein möchtest als deine Konkurrenten.
Das ist so, als ob du einen Parasiten in dir hast, der dich nach und nach von innen aufzehrt, oder eine andere Metapher: Du bist wie eine »russische Puppe« und zwar die kleinere: Die größeren peitschen auf dich ein und treiben dich zu Zielen, die du selbst gar nicht anstrebst; du kannst dich nicht wehren, du bist im Dunkeln. Die größeren Puppen haben dich einverleibt. Wenn du großes Glück hast, kommt jemand oder etwas und hebt dich eine Zeitlang ins Helle, indem du vor den Monstern über dir gerettet wirst.
Auch wenn jetzt die befreiende Neurochemie in den Vordergrund gestellt werden soll, möchte ich doch kurz auf andere Befreier zu sprechen kommen. Ich kann nicht oft genug wiederholen, dass diese »Retter« Suchtcharakter haben mit der Konsequenz, dass diese Süchte dich ebenfalls dominieren. Doch schaffen sie im Augenblick ihrer Wirkung Entlastung, Entspannung, Enthemmung. Auch die Entgleisung bereitet dir kurzfristiges Vergnügen. Mit Verstand, also dem instrumentellen Vernunfthirn, kannst du diesem Verlangen nach Kompensation für dein »Puppe-in-der-Puppe-Leben« kaum beikommen: nur selten reicht die Kraft zur Selbstdisziplinierung. Und wenn du diese Disziplin aufbringst, dann drehst du ein Ventil zu, hinter dem sich ein unerträglicher Überdruck aufbaut.
Also tust du (fast) alles, was dir Lob, Anerkennung und Zuneigung einbringen könnte. Das geht bis zu der beschriebenen Einmischung in eine Schlägerei, bei der ich garantiert den Kürzen gezogen hätte. Du bandelst mit (fast) jeder Frau an, die dir signalisiert, dass sie dich mag und haben möchte, und du gibst keine Ruhe, bis sie bereit ist, dein Glied in ihrem Schoß aufzunehmen. Selbst Ehe, Kinder, Haus und Hof habe ich aufs Spiel gesetzt, um mich durch diesen Akt der »Befreiung von meinen Zwängen« besänftigen zu lassen. Druck konnte ich jedoch nur abbauen, wenn liebevolle Gefühle zumindest im Keim vorhanden waren: Mechanisches Ficken (im Sinne von »heftiges Auf und Ab«, nach Dornseiff, Der deutsche Wortschatz) verschafft niemals Entspannung. So war ich auch niemals zum Vögeln

im Puff, sondern nur zum Reden. Mit Zuneigung von einer Frau aufgenommen zu werden, das ist so, als wenn du die Möglichkeit bekommst, von deiner »Geliebten« ganz aufgenommen zu werden, mit all deinen Schwächen von einer an sich ganz fremden Person. Ja, fast fremd muss diese Frau sein, weil du dann sicher sein kannst, dass dir auch »Fremde« Vertrauen schenken, dich aufnehmen in sich. Dann denke ich, ich sei der Penis selbst und könne mich vor der Welt in der Scheide verkriechen. Der Verstand sitzt dann tatsächlich in der Hose. Bei meinen Ehefrauen hielt dieser Effekt nie lange vor; wie ein Besessener musste ich mich immer wieder durch »Fremdgehen« vergewissern, ob ich noch ein liebenswerter Mensch sei. Die beflügelnde Wirkung dieser Bestätigung wurde allerdings gewaltig gemindert durch schwerste Selbstvorwürfe und Schuldgefühle gegenüber allen Beteiligten. Aber nachhaltige Wirkung hatte das schlechte Gewissen nicht, bot sich eine Gelegenheit, nahm ich diese Stimulanz gerne an. Klarstellen, jedoch nicht zur Entschuldigung, sondern zum besseren Verständnis für meine Person, möchte ich, dass ich nie die treibende Kraft war: Dazu bin ich zu gehemmt, zu sehr von meinem Minderwertigkeitsgefühl dominiert. Nein, ich, der verzweifelt nach Signalen der Sympathiebezeugung und Anerkennung sucht, hatte nur wahrgenommen, dass »frau« mich mag und mich dann angeboten. Daher hatte ich auch nie das Empfinden, die jeweilige Frau zu instrumentalisieren.

Wenn der »Beischlaf« solch eine symbolische Kraft hat, wenn der Verstand und die ethische Norm der Treue an Kraft gegenüber der Psyche verliert, dann müssen zusätzliche Einflusskräfte eine Rolle spielen.

Die amerikanische Anthropologin Helen Fischer von der New York State University weiß, dass Liebesrausch die Hormone Dopamin und Noradrenalin freisetzt und Liebe mit einer Sucht verglichen werden könne. Der Neokortex, der Teil unseres Gehirns, in dem in erster Linie der Intellekt zu Hause ist, sieht gegenüber dem limbischen System, in dem Gefühle entstehen, alt aus.

Soviel sei aber hier angemerkt: In den vergangenen Jahren ließ mein untreues Sexualverhalten nach. Meine Sozial- und Ausgehgewohnheiten veränderten sich bestimmt auch wegen des auf mich antriebshemmend wirkenden Amitriptylins. Sollte das jedoch die wesentliche Ursache sein, wäre ich moralisch immer noch nicht reingewaschen. Dabei will ich doch aus Einsicht ein besserer Mensch werden.

Der US-Psychologe Thomas Lewis weist auf ein verbreitetes Missverständnis hin, indem er beklagt, dass sich die meisten Menschen nur ihres rationalen Teils im Gehirn bewusst seien. Sie denken, unser Gehirn müsse Argumenten und Willenskraft folgen. Logik, Normen, Verstand bedeuten aber für zwei unserer drei Gehirnteile nicht viel. Lewis stellte fest, dass sich der Dopaminspiegel hebt, wenn wir uns mit vertrauten Menschen treffen. Das bedeutet, dass sich unsere Laune bessert.[101] Ich will es mir zwar nicht zu einfach machen, doch versteht es sich eigentlich von selbst, dass ich Interesse an allen vertrauensbildenden Maßnahmen haben muss!

In einem Schlagertext heißt es: *»Männer sind Schweine, sie wollen nur das Eine; Männer sind Ratten, sie wollen nur begatten; Männer sind Säue, sie kennen keine Treue«.*

Natürlich treibt mir dieses populäre Lied die Zornes- und Schamesröte ins Gesicht. Zorn deswegen, weil Männer pauschal als geile, unmoralische Menschen dargestellt werden und Scham, weil ich mich einerseits für mein sexuelles Verhalten schäme und andererseits in Verlegenheit gerate, weil ich offensichtlich nicht in der Lage war (in der Lage bin?), meine Neigung, bei anderen Frauen Anerkennung, Zuneigung, Bestätigung zu suchen, zu unterdrücken.

Aus der Sicht der Gehirn- und Emotionsforschung (Neurologie und Psychologie) stellt sich dieses (persönliche) Problem sehr differenziert dar: Nach dem Altmeister der Psychoanalyse, Sigmund Freud, ist das Verlangen nach persönlicher Bedeutung – neben dem Fortpflanzungstrieb – der mächtigste Trieb des Menschen.

Dieses Verlangen nach Anerkennung, Wertschätzung, Sympathiebekundungen und Zuneigung ist eine tiefe emotionale Regung. Und mit dem Fühlen hat alles angefangen, sagt der Psychotherapeut Servan-Schreiber. Fühlen konnten wir schon, bevor wir denken lernten, das heißt, bevor wir in Jahrmillionen die Großhirnrinde, den Neokortex, entwickelten. Unter ihr, tief im Innern des Gehirns, befindet sich das limbische Gehirn, das für Gefühle und für Überlebens-

reaktionen zuständig ist. Die limbischen Bereiche sind bei allen Säugetieren gleich und bestehen aus einem ganz anderen Nervengewebe als die für das Denken und die Sprache zuständige Großhirnrinde. Das emotionale Gehirn des Menschen funktioniert unabhängig vom Großhirn – und das denkende Gehirn kann den Gefühlen nur wenig befehlen.
Fremdgehen ist im Prinzip unmoralisch und verletzt den hintergangenen Partner. Obwohl ich mir dessen bewusst war, betrog ich meine Partnerinnen. Und dann ist da noch der Einwand, der Vorwurf, den ich mir mache und den andere mir machen könnten, ich hätte die jeweilige Geliebte, die ich als Freundin sehe, ausgenutzt, um meine psychischen Defizite zu kompensieren. Ich glaube, dem kann ich letztlich nicht zustimmen, da ich in den meisten Fällen auf Avancen reagierte, also eher passiv in der Kennenlernphase war.
Sexuelle Wünsche und Taten, die meine Psyche besänftigen sollen, haben mich mein ganzes Leben begleitet und beeinflusst – und zwar ebenso mächtig wie mein beruflicher Werdegang, meine persönliche Entwicklung und meine psychische Stabilität. Sie waren und sind Stimulantien und Motivatoren. Die quälende Frage ist, ob ich in der Lage sein kann, mein (instrumentelles) Vernunfthirn über die Emotionen herrschen zu lassen. Nach Servan-Schreiber kann mir das kaum gelingen. Das emotionale Gehirn liefert nämlich den inneren Antrieb und die Energie, gibt die Richtung des Handelns vor und das rationale Gehirn reguliert die Durchführung, ist also ausführendes Organ. Gerät dieses System aus der Balance, widersprechen sich Emotion und Verstand, können Stress, Ängste oder Depressionen entstehen. Mit dieser Disharmonie lebe ich bewusst seit meinem 14. oder 15. Lebensjahr, unbewusst sicherlich schon viele Jahre vorher (ich weiß z. B. nicht, was mich immer aus dem Kindergarten flüchten oder in der Grundschule zur Strafe immer wieder in der Klassenecke stehen ließ. Den Grund für Letzteres kenne ich, aber nicht die Ursache. Der Grund: Ich konnte nichts richtig ernst nehmen, hatte zu Vielem putzige Assoziationen – wie heute oft noch).
Gefühlsprobleme entstehen zunächst als Funktionsstörungen im emotionalen Gehirn, so Servan-Schreiber. Diese gehen auf Erlebnisse in der Vergangenheit zurück, die dem emotionalen Gehirn ihre

Spuren eingedrückt haben. Das bedeutet, unsere gefühlsmäßigen Erinnerungen sind im Mandelkern (Amygdala) gespeichert. Kleinere Krisen kann das Gehirn meistern, indem der Verstand dem emotionalen Gehirn beibringt, sich ihm zu fügen[102] – genau das, was ich mit Tablettenunterstützung gezielt seit fast 20 Jahren versuche. Nur handelt es sich bei mir nicht um ein »kleineres Problem«, sondern um eine nachhaltige, schwere, rezidivierende, therapieresistente Depression. Diese kann den Verstand zeitweise oder situationsbedingt außer Gefecht setzen.

Bei aller Bedeutung prägender Lebenserfahrungen auf mein Verhalten (unser aller Verhalten) darf der eminente Einfluss biochemischer Prozesse im Gehirn nicht aus dem Fokus geraten. Dabei will ich konstatieren, dass der menschliche Körper derartig komplex ist, dass Biochemiker seine Abläufe bis heute nur im Ansatz verstehen. Eines allerdings ist sicher: Vorgeburtlich vorhandene Hormone bestimmen nicht nur, ob wir Mann oder Frau werden, sondern auch, wie wir denken und fühlen. Ein niedriger Testosteronspiegel – Testosteron ist eine Form der männlichen Hormone – , wie er für das weibliche Geschlecht charakteristisch ist, scheint zu mehr Einfühlungsvermögen und Hochsensibilität zu führen. Als eine Region, die für das Maß an Einfühlungsvermögen steht, gilt der Mandelkern (Amygdala), auf dessen Bedeutung auch für mein Verhalten ich schon hinwies. Die Amygdala ist mit vielen Rezeptoren (Empfangsstationen) für Testosteron ausgestattet und damit für dessen Einfluss besonders empfänglich.[103]

Ich bin überzeugt davon und es ist schwer für mich, das einzugestehen, dass ich einen für einen Mann zu niedrigen Testosteronspiegel habe (oder hatte). Mein mir zugeschriebenes Einfühlungsvermögen, meine extreme Empfindsamkeit, meine Vorliebe für Körperschmuck (Tattoos), Schmuck, Mode, mein Bemühen, möglichst männlich zu wirken (Gang, 3-Tage-Bart, Hosenträger, rustikale Schuhe) und die vehemente Abneigung der Homosexualität (bei Tolerierung des Schwulseins anderer) verleiten mich zu dieser Annahme.

Eigentlich wollte ich gar nicht so sehr auf das Geschlechtshormon eingehen – ein interessanter, fast neuer Aspekt für mich –, sondern auf die Funktionsweise und Einflussstärke der Neurotransmitter. Bei

den folgenden Überlegungen lasse ich mich von Kay Redfield Jamison und ihrem Buch »Wenn es dunkel wird – zum Verständnis des Selbstmordes«[104] inspirieren.
Alle Menschen sind von ihrem Wollen, Können, Dürfen, Sollen und Müssen geleitet. Diese fünf Kategorien der menschlichen Passionen, Affekte und Leidenschaften halten uns alle gefangen wie in einem Käfig – wir können ihnen nicht entrinnen! Entweder setzen wir diese Empfindungen in die Tat um und äußern uns damit oder wir verdrängen/unterdrücken sie und lassen sie damit unausgelebt in uns wüten.
Die Art und Intensität der Empfindungen sind uns genetisch mitgegeben, durch Lebenserfahrungen eingeprägt und/oder durch biochemische Prozesse strukturiert worden. Letztere Faktoren, die vermutlich mein Leben besonders geprägt haben, weil entsprechende medikamentöse Gegenmaßnahmen zu gewünschten Verhaltensänderungen führten, möchte ich nun am Beispiel der Neurotransmitter – insbesondere des Serotonins – thematisieren.
Der wesentliche Bestandteil des Gehirns, die Nervenzellen (Neuronen), kommuniziert elektrochemisch miteinander. Die elektrische Erregung einer Nervenzelle verursacht die Ausschüttung von Neurotransmittern – wie Noradrenalin, Dopamin und Serotonin. Niemand weiß, wie viele Transmitter es gibt oder was genau die bisher identifizierten über hundert verschiedenen Arten tun. Bestimmt ist allerdings, dass viele Neurotransmitter und Hormone die Stimmungen regeln und Verhaltensweisen aktivieren, die beispielsweise an Selbsttötungen beteiligt sind. Hier spielt Serotonin eine Rolle. Es ist daher aus psychiatrischen und psychologischen Gründen so wichtig, sich damit zu befassen, weil es bei der Entstehung von Depressionen, beim Aggressionsverhalten und dem suizidalen Verhalten von Bedeutung ist. Meine eigenen Erfahrungen unterstützen diese Erkenntnisse, denn seitdem ich mich mit dem Serotonin-Wiederaufnahmehemmer Gladem/Zoloft behandeln lasse, denke ich wohl an die Flucht in den freiwilligen Tod, habe jedoch seit fast 15 Jahren keinen Selbstmordversuch mehr unternommen. Auch trizyklische Antidepressiva, ich nehme Amineurin (Amitriptylin), bewirken diese Wiederaufnahmehemmung.

Gemeinschaftspraxis , *den 12. 11. 90*
Ärzte für Neurologie und Psychiatrie
Frau
Dr. med.

Betrifft: Herrn Wolfgang Schade, geb. 18. 7. 1947

Liebe Frau Dr.

Vielen Dank für die Überweisung des o. g. Pat., den ich am 6. 11. 1990 untersuchte.
Diagnose: Depressive Entwicklung (Serotonin-Mangelsyndrom?).

Die Vorgeschichte, die mindestens bis zum 20. Lebensjahr zurückreicht, ist Ihnen ja bestens bekannt. Ich darf hierzu auch auf ärztliche Vorberichte verweisen. In letzter Zeit ist es etwa 6 x im Jahr zu teilweise ausgeprägt depressiven Phasen mit Suizidgedanken und teilweise auch Handlungen gekommen. Vielfältige Bemühungen nach sozialer Anerkennung stellt Herr S. selbst als »blinden Aktionismus« in Frage. Psychisch stabilisierend scheint seit 2 Jahren das Verhältnis zur Lebensgefährtin wie auch die Verpflichtung gegenüber den Kindern aus 2 Ehen zu sein.
Im Hinblick auf vielfältige vorwiegend psychotherapeutische Behandlungsversuche und eine beim Pat. diesbezüglich gewachsene Skepsis habe ich meinen Behandlungsansatz in erster Linie auf eine medikamentöse Behandlung und stützende Gespräche ausgerichtet. Da auch immer wieder gravierende Suizidgedanken auftreten, könnte ein Serotoninmangel zu Grunde liegen. Unter dieser Vorstellung habe ich eine einschleichende Behandlung mit Fevarin 50 begonnen und initial Imap 1,5 mg verabreicht. Darüber hinaus wurden Möglichkeiten zur vorübergehenden Entpflichtung und Entlastung erörtert. Ich werde Sie auf dem Laufenden halten.
Mit den besten, kollegialen Grüßen
Bin ich Ihr,

Im Gehirn wirkt ein Enzym, das Noradrenalin, Serotonin und Dopamin abbaut, nachdem diese in die Nervensynapsen ausgeschüttet worden sind. Wird die Wirkung dieses Enzyms blockiert, erhöht sich die Konzentration der Neurotransmitter. Die Wiederaufnahme der Neurotransmitter aus der synaptischen Spalte zurück in die Synapse, die sie ausgeschüttet hat, wird verhindert, mit der Folge, dass die Neurotransmitterkonzentration steigt.
Wird Serotonin verknappt oder seine Ausschüttung behindert, erhöht sich das Aggressions- und Risikoverhalten, erhöht sich dagegen der Serotoninspiegel, ist sanftes Verhalten die Folge. Wenn ich das, was die Fachliteratur beschreibt, auf mich beziehe, dann kann ich bestätigen, dass nicht nur mein autoaggressives Verhalten (Suizidversuche), sondern auch mein aggressives Auftreten (s. Oktober-Fest) und mein impulsives Reagieren auf weibliche Reize (Fremdgehen) auf biochemischem Wege in die Schranken verwiesen worden sind. Es gibt eine Reihe von Anhaltspunkten dafür, dass die Funktionsweise des Serotonins im Gehirn durch genetische und umweltbedingte Faktoren bestimmt ist. Aus der Primatenforschung ist bekannt, dass die Mutter eine wichtige Rolle bei der Entwicklung der Serotoninfunktionen spielt. Die Höhe des Serotoninspiegels korreliert mit der Intensität liebevoller mütterlicher Zuwendungen. Dass ich gerade hier Defizite verspüre, habe ich bereits beschrieben.
Neben der Mutter-Kind-Beziehung spielte gewiss auch das Vater-Sohn-Verhältnis eine Rolle. Eigentlich war es eher ein »nicht-Verhältnis«: Es war geprägt von tiefsten Anerkennungsbedürfnissen und Angst vor der väterlichen Strafe: dem tagelangen Schweigen. Diese Erlebnisse können Auswirkungen auf die Serotoninfunktion gehabt haben. Nicht nur Depression kann die Folge sein, sondern auch krankhafte Angst- und Erregungszustände und Neigung zum Alkoholismus (ich denke an meine Karriere als »Quartalssäufer«).
Und eine weitere mögliche Ursache meiner Serotoninstörung sei nochmals genannt: die chronische Überbelastung! Seit ich denken kann, stellt das Leben an sich (und in all seinen Komponenten) für mich eine Überforderung dar. Allein das morgendliche Aufstehen bedeutet für mich eine seit Jahrzehnten kaum überwindbare Hürde: Jeden Tag aus dem beschützenden Bett und Halbdunkel des Schlaf-

zimmers in die grelle, feindliche Welt zu müssen ... tagtäglicher Horror!
Und dann noch »die Huhn oder Ei-Frage«: Die Neurowissenschaft hält es für durchaus möglich, dass eine vorhandene Depression die schon angeschlagene Chemie eines anfälligen Gehirns noch bedeutend mehr schädigen könne als all die Faktoren, die ich soeben erwähnte, mit anderen Worten: Bewirkte eine Serotoninfehlfunktion meine manisch-depressive Erkrankung oder verursachte die Depression die Fehlfunktion? Lag bei mir gar beides vor?
Kay Redfield Jamison bringt mich auf weitere Gedanken: Die Gene, also unsere Biologie, bestimmen unser Temperament, und unser Temperament wiederum beeinflusst unsere Entscheidung, welche Umwelt wir suchen oder meiden. Unser Temperament bestimmt außerdem die Art und Weise, wie wir auf die verschiedenen Umwelten reagieren und wie wir durch sie geformt werden. Wer sensibel und impulsiv ist, kann durch Rückschläge und Verletzungen aus der Bahn geraten: Mit meinem Temperament konnte ich die elterliche Erziehung unmöglich aushalten, und mein Temperament führte mich schließlich in den Lehrerberuf, der mir den Rest an Lebenskraft nahm. Jamison beschreibt es so: *»... solche Menschen sind wie Scheiterhaufen aus trockenem Holz, ungeschützt gegen den unvermeidlichen Funkenflug, den das Leben verursacht.«*
Wollen, Können, Dürfen, Sollen, Müssen: Das sind individuelle Lebensäußerungen, also Bedürfnisse, Leidenschaften, Hemmungen, Enttäuschungen, Wünsche, Sehnsüchte, Veranlassungen, Unterlassungen, bei denen ich mich frage, ob sie dem freien Willen und Gedanken entspringen oder zwanghaft aus unserer Biologie und Prägung resultieren. Diese Fragestellung berührt die Willensfreiheit bzw. den Determinismus. Mit beiden Thesen befasste ich mich bereits an anderer Stelle und werde mich auch weiterhin im jeweiligen Kontext damit beschäftigen. Die jetzige Betrachtung ergibt sich aus den erwähnten Kategorien des Wollens, Könnens, Dürfens, Sollens und Müssens. Deren Determiniertheit, von der z. B. die Gehirnforscher Roth und Singer überzeugt sind, zweifelt der Philosoph Jürgen Habermas an.

Roth und Singer gehen – kurz auf einen Nenner gebracht – davon aus, dass unser Freiheitsbewusstsein auf einer Selbsttäuschung beruht und menschliche Handlungen Hirnaktivitäten physiologischer Art vorausgingen.[105] Hier muss ich an K. R. Jamison erinnern: Soziale Erlebnisse können Auswirkungen auf die Serotoninfunktion haben, und Serotonin kann unser Verhalten beeinflussen.
Habermas nun attestiert den Neurowissenschaftlern Reduktionismus, der die soziale Komponente ausblende. Sie gingen von einer rein physiologischen Konstitution des menschlichen Gehirns aus. Er macht vielmehr geltend, dass Menschen vom ersten Augenblick ihres Daseins an in den sozialen Kontext eingebunden seien: Soziales lasse sich nicht auf Physisches reduzieren (daher Reduktionismus). Weiterhin führt Habermas ins Feld, dass unsere Freiheit immer schon eingeschränkt ist: Durch Gründe, die wir für eine gewählte Handlung anführen, durch Wünsche und Präferenzen, die wir als Person haben und erst recht durch die Moral, die uns zu Handlungen verpflichtet, die nicht in unserem Eigeninteresse liegen. All das seien Freiheitsbegrenzungen, die sozial und nicht naturalistisch sind.[106]
Du willst wissen, welcher Position ich mich anschließe? Ich tendiere zu der Annahme, dass mein Verhalten und meine Depression vor allem Folgen einer besonderen Biologie sind. Einerseits mache ich Gene dafür verantwortlich und andererseits dürfte es so sein, dass einschneidende und formende Sozialisationserlebnisse den biochemischen Stempel prägten und mich zu einem unglücklich-sehnsüchtigen Menschen machten. Um auf Habermas zurückzukommen: Meine Wünsche, Präferenzen und moralischen Verhaltensweisen resultieren sicherlich in größerem Maße aus Reaktionen auf meine soziale Umwelt. Doch dieses Umfeld hinterließ letztlich Störungen in der Biochemie und damit im Denken, Fühlen und Handeln.
Die Autoren des kritischen Ratgebers »Bittere Pillen«[107] halten fest, dass seit den sechziger Jahren der Pharmakotherapie Medikamente zur Verfügung stehen, die unsere Gefühlszustände beeinflussen. Seit Beginn der siebziger Jahre bin ich als Konsument dieser »Psycho-Krücken« dabei: Dieses »verdammte Leben« habe ich bis heute nur deswegen ausgehalten (abgesehen von den Suizidversuchen) – obwohl sich die Symptome der Depression seit nun fast 50 Jahren kaum

veränderten – weil ich mit Psychopharmaka behandelt wurde. Anfänglich erfolgte eine Ruhigstellung und Beschwichtigung mit Valium, dann trizyklische Antidepressiva, seit mehr als 15 Jahren eine Kombination mit einem Serotonin-Wiederaufnahmehemmer, einem Neuroleptikum und Amitryptilin.

An dieser Stelle möchte ich auf Habermas' Thesen zurückkommen: Dass ich als therapieresistent gelte, habe ich schon gesagt; aber was bedeutet das konkret? Eine Psychotherapie besteht ganz wesentlich aus sozialen Übungen und aus Reflektion über sich selbst und sein Umfeld (Sozialisationsinstanzen). Dieses »Training« kann Patienten umpolen. Der Prägungseffekt könnte so stark sein, dass die eigene Biochemie adäquat reagiert; bei mir aber müssen soziale Prozesse und genetische Gegebenheiten so starke Spuren hinterlassen haben, dass eine Psychotherapie ohne Medikamente oder eine Psychoanalyse folgenlos blieben.

Und so ist die weit verbreitete Meinung, Depressionen hätten »nur« etwas mit der Psyche zu tun, falsch! Bei vielen depressiven Erkrankungen treten nämlich nachweisbare biochemische Veränderungen im zentralen Nervensystem auf. Nicht nur meine »bipolare affektive Störung« (manisch-depressive Erkrankung), sondern auch meine »depressive Anpassungsstörung« als Reaktion auf belastende Lebensereignisse therapiere ich allzu gerne mit hilfreicher Biochemie: Mit dieser »seelischen Krücke« strauchle ich mehr oder weniger aufrecht durch das an sich ungeliebte Leben.

Das Leben ist eine Achterbahn, was macht es da schon aus, dass trizyklische Antidepressiva dämpfend und angstlösend helfen und Serotonin-Wiederaufnahmehemmer andererseits als Nebenwirkung Ängstlichkeit verursachen können. Ich vertraue uneingeschränkt darauf, dass sich sowohl beim einen als beim anderen das Stimmungsaufhellende bei mir durchgesetzt haben muss: Ansonsten hätte ich das Dasein in den letzten Jahrzehnten nicht ertragen und nicht seit fast 20 Jahren ein verlässlicher Partner für meine Frau sein können (»verlässlich im Sinne menschlicher Beschränktheit«).

Selbst mit meiner psychotischen Erkrankung, nämlich der Schwierigkeit in alltäglichen Umweltbeziehungen, kann ich einigermaßen leben. Zwar ist es mir nicht mehr möglich, meinen Lehrerberuf auszuüben, weil ich trotz Medikation außerstande bin, vor einer Gruppe Jugendlicher zu agieren. Doch in Gegenwart erwachsener Menschen, die voraussichtlich nicht rücksichtslos sind, wage ich »Auftritte« – ängstlich, gehemmt und mit dem Gefühl der Minderwertigkeit, doch ich versuche nicht mehr, jeglichen Kontakten zu entgehen.

Wenn Psychopharmaka nicht die geistig-seelische Verfassung beeinflussen würden – also Stimmungen und Emotionen – dann könnte ich mich nicht ohne Panikattacken unter Menschen bewegen oder wäre nicht in der Lage gewesen, meine potentielle Promiskuität unter Kontrolle zu halten. Die »schönen bunten Pillen« müssen einfach wirken, weil biochemische Aktivitäten unser Denken, Fühlen und Verhalten bestimmen. Psychopharmaka wirken an den Zellen des Gehirns, vor allem an den Nervenzellen, den Neuronen, und stimulieren so Stimmungen und Intuitionen.

Botenstoffe, d. h. Neurotransmitter, leiten über Synapsen infolge Erregung oder Hemmung Informationen von Nervenzelle zu Nervenzelle weiter: Noradrenalin, Dopamin und Serotonin sind solche Botenstoffe, die – ebenso wie Endorphine (körpereigenes Morphium) – stimmungshemmend bis euphorisierend wirken.

Bei leichten bis mittelschweren Depressionen hilft übrigens auch Johanniskraut, das wurde in zahlreichen Studien belegt. Dessen Inhaltsstoffe Hyperforin und Hypericin greifen in den Gehirnstoffwechsel ein und erhöhen die Konzentration der bekannten Botenstoffe.

Egal, ob chemisch-synthetische Antidepressiva oder Phytopharmaka wie Johanniskraut: die Wirksamkeit und Konzentration der Überträgerstoffe wird verändert. Wir müssen akzeptieren, dass die Hirn-Nervenzellen, die Synapsen und Transmitter-Moleküle der organisch-biochemische (demnach »sichtbare«) Teil unserer Seele sind. Dann ist es nachvollziehbar, dass z. B. das Antidepressivum »Amitriptylin«, das auch ich nehme, den Lebensantrieb steigert und Lebensumstände erträglich macht, indem es Niedergeschlagenheit und Angst abschwächt.

Leider bin ich seit »ewigen Zeiten« von der Sinnlosigkeit meines Daseins überzeugt und zudem der Meinung, der Erde ginge es besser, es gäbe den Menschen nicht. Aus vielerlei Gründen wollte ich dennoch das Leben probieren, war und bin gespannt darauf, was es noch an Überraschungen zu bieten hat. Dieses Paradoxon konnte ich aber nur aushalten, weil die mir rezeptierten Psychostimulantien und Euphorika meine Sinnlosigkeitsgefühle dämpfen halfen. Wenn ich akzeptiere, dass das Gehirn ein Organ wie beispielsweise die Leber ist, dann kann ich gut damit leben, dass dieses Organ ebenso behandelt werden kann wie eine Lebererkrankung auch angegangen wird: nämlich mittels Eingriffen von außen. Psychopharmaka reparieren krankhafte Veränderungen der Neurotransmitter (Stoffwechselstörungen). Antidepressiva greifen in den Hirnstoffwechsel ein, indem sie auf die Konzentration von Überträgersubstanzen Einfluss nehmen. Sie erhöhen die Konzentration der Überträgerstoffe Noradrenalin, Dopamin und Serotonin an den Nervenzellen.

Ich bin davon überzeugt, dass meine Depression sowohl endogener als auch neurotischer Natur ist, d. h. eine genetische Veranlagung und schwere seelische Erschütterungen trieben mich in die tiefe Schwermut. Die endogene Depression ist eine organische Hirnerkrankung, die auf einer angeborenen Anomalie der Nervenüberträgersubstanzen zurückzuführen ist. Was liegt also näher, als dieses Defizit mit Substanzen auszugleichen?

Die neurotische Depression lässt den Menschen auf zurückliegende (auch unbewusste) Konflikte reagieren; daher reaktive Depression. Als ich in der Rezension des Romans »Ausgesetzt« las: *»... diese Frau wurde von ihrer Familie so tief in die Nichtigkeit gestoßen, dass ihr jeder Selbst-Entwurf wie ein Frevel vorkommt«*[108], musste ich an meine eigene Kindheit und Jugend denken: Eine Persönlichkeit, ein selbstbewusstes Ich, konnte ich nicht entwickeln. Die Folgen:

- Gefühl ständigen Versagens
- fehlendes Selbstbewusstsein
- ich bin dumm und hässlich
- innerer Zwang zum ständigen Grübeln
- mal gering egoistisch, dann übersteigert
- panische Angst, irgendwie aufzufallen
- Todessehnsucht
- Narzissmus.

Wenn Kritiker antidepressiver Medikamente mahnen, dass abgesehen von körperlichen Nebenwirkungen eine Einschränkung der Selbstkompetenz und Selbstregulierung die Folge sein könnte, ist mir das – ehrlich gesagt – schnurzegal: Schau dir mal die Aufzählung von eben an, dann wirst du verstehen, warum ich die Kehrseite der Medaille »Psychopharmaka« gerne in Kauf nehme.
Diese Einstellung hat viel mit Fatalismus zu tun, der sich meiner mittlerweile bemächtigt hat. Zur Wortbedeutung: »Fata« bedeutet Schicksalsgöttin und meint sinngemäß »sehr unangenehm«, »Ärger verursachend«, »schlimme Folgen nach sich ziehend«, »verhängnisvoll«. »Fatalist« bin ich insofern, als dass ich mich dem Schicksal ohnmächtig ausgeliefert fühle.
Ich empfinde mein Dasein als vollkommen überflüssig, sinn- und nutzlos. Ich weiß überhaupt nicht, was ich auf dieser Welt soll! Mein Dasein hat »per se«, also »durch mich selbst«, »an sich« und »von selbst« absolut keine Berechtigung! Das Leben ist mir ein ungeheurer Aufwand für recht wenig Freude, daher auch wohl meine Todessehnsucht.
Mittlerweile sage ich mir aber, du hast solange gelebt und überlebt, da willst du unter Zuhilfenahme der Tabletten die »wenigen Freuden« auskosten und über mehr oder weniger helle Grauschattierungen im Dunkeln glücklich sein. Dieses Glück liegt im Konsum, im Reisen, in der Partnerschaft, in Lob und Anerkennung und in Freundschaften. Das aber sind zerbrechliche Glücksmomente: Meine finanzielle Situation ist nicht gerade rosig und entstandene soziale Beziehungen sind äußerst anfällig für Störungen. Der entscheidende Schwachpunkt bin ich selbst; ist meine Psyche. Trotz biochemischer Stabilisatoren, Psychopharmaka also, bin ich mir selbst immer noch der ärgste Feind: ich mag mich selbst nicht leiden und kann mir darum kaum vorstellen, dass andere mich mögen. So habe ich trotz meiner Menschenangst, die Furcht vor Ablehnung ist, geradezu ein Verlangen nach sozialen Berührungen, weil nur dadurch Anerkennung zu erreichen ist. Zuneigung und Wertschätzung sind mein Lebenselixier: Ohne dieses bin ich nichts wert, weil ich »an sich« nichts wert bin! Das geht so weit, dass ich mich unglaublich darüber freue, wenn jemand das Gespräch mit mir sucht oder mich gar beim Na-

men nennt, dann bin ich glücklich und dankbar! Zugleich sind diese Begegnungen eine enorme Last. Ich versuche zu gefallen und habe immer das Gefühl, mich in einem alles entscheidenden Bewerbungsgespräch zu befinden. Bei aller Sehnsucht nach Beachtung und Sympathiebekundungen versuche ich, menschlichen Begegnungen auszuweichen. Dann aber sitze ich alleine da und denke: »sieh an, keiner hat dich lieb.« Ein Teufelskreis! Der Hamburger Psychologie-Professor Reinhold Schwab hat einen Fragebogen entwickelt, mit dem man seine Einstellung zum Alleinsein testen kann. Die Auswertung: *»Erreichen Sie weniger als 14 Punkte, steht es mit Ihrer Fähigkeit, auch alleine klarzukommen bestens. Sammeln Sie mehr als 28 Punkte, sollten Sie aktiv werden, damit Sie nicht weiter auf eine Vereinsamung zusteuern.«* Ich erreichte 42 Punkte! Auch hier der Einfluss der Psyche auf die Körperlichkeit: *»Da ständiges Einsamkeitsgefühl sogar die Immunabwehr beeinträchtigt, könnten chronische Krankheiten und ein erhöhtes Sterberisiko die Folge sein.«* Und: *»Einsame Männer ... neigen zu einer ungesünderen Lebensweise, sind öfter depressiv und gestresst als Personen mit einem stabilen Freundeskreis.«* Und: *»Bei vielen einsamen Menschen hat sich im Laufe des Lebens ein Mangel an Selbstvertrauen eingeschlichen. Aus diesem Grund schotten sie sich ab.«*[109]

Zurück zu den gehirnrelevanten Stoffwechselstörungen. Seelische Konflikte wie die geschilderte Disharmonie im sozialen Kontext, können sekundär Stoffwechselstörungen bewirken. Ich bin davon überzeugt, dass die als unangenehm empfundene Beziehung zu meinen Eltern, das gestörte Vertrauen in die Mutter und Angst vor dem Vater – alles zog verzweifelte Sehnsucht nach Anerkennung und Zärtlichkeit nach sich –, außer primär-biologischen Ursachen bei mir die Stoffwechselstörung bewirkten.

Mit starken psychischen Belastungen ändern sich auch die biochemischen Vorgänge im Gehirn und die Konzentrationen der Botenstoffe (Transmitter), d. h. körpereigene Morphine (Endorphine) werden mobilisiert, um zum Beispiel eine aufgewühlte Seele zu beruhigen. Auf diese Art und Weise kann unter anderem Lampenfieber ertragen werden. Diese körpereigenen Stimulanzien wirken hauptsächlich im »limbischen System«, wo Antrieb, Aggressionen, Lust und emotionales Verhalten gesteuert werden.

Ich gehe mittlerweile davon aus, dass meine körpereigene »Morphin-Heilsarmee« hauptsächlich damit beschäftigt ist, mein eigenes Ich zu stützen und nicht zusätzlich damit fertig werden kann, meine sozialen Ängste auszubalancieren. Indizien dafür sind mein hohes Aggressionspotential, also meine niedrige Toleranzschwelle, meine unmittelbare Rückzugsbereitschaft, mein schnelles Beleidigtsein, kurzum mein instabiles emotionales Gerüst.
Vor diesem Hintergrund wurde das Lehrersein für mich immer schrecklicher, die Angst vor den Schulklassen immer schlimmer – und als Berufsschullehrer hast du es mit vielen Klassen zu tun. Psychopharmaka, Klinikaufenthalte und Gesprächstherapien reichten nicht mehr, die Ängste zu ertragen.
Der Mensch kann über hirneigene Drogen eigentlich jederzeit gebieten, z. B. durch außerordentliche selbst herbeigeführte Zustände, vor allem durch exzessive Reizüberflutung. Diese Reize habe ich von meinem zwanzigsten Lebensjahr in immer höheren Dosen bis bestimmt zu meinem fünfundvierzigsten Lebensjahr verzweifelt gesucht.
Cocktails aus Psychopharmaka, Schlaftabletten und immer mehr Alkohol gaben mir den Kick, die ersehnten Hochstimmungen: spontanes Verschwinden von der familiären und beruflichen Bildfläche, wirklich genossene Suizidversuche (gefühlt als Befreiungen), bei jeder sich bietenden Gelegenheit Sexeskapaden und irrsinnige Alkoholräusche (die meist mit lebensgefährlichen Aktionen endeten), gaben mir den nötigen Drive, um mein mickriges Lebensrad in Schwung zu halten.
Mit Alkohol konnte ich meine permanente Selbstüberforderung meistern; ich fühlte mich überlegen und gelangte zu einem eigentlich unangemessenen, mir im Grunde fremden Selbstwertgefühl.

Solang man trinken kann, lässt sich's noch glücklich sein.
(Goethe, Die Mitschuldigen)

Der Rheinwein stimmt mich immer weich und löst jedwedes Zerwürfnis in meiner Brust, entzündet darin der Menschenliebe Bedürfnis. (Heine, Deutschland, ein Wintermärchen)

Es ist eine Forderung der Natur, dass der Mensch mitunter betäubt werde, ohne zu schlafen. Daher der Genuss im Tabakrauchen, Branntweintrinken, Opiaten.
(Goethe, Maximen und Reflexionen, Aus Kunst und Altertum 1821)

Trink ihn aus, den Trank der Labe, und vergiss den großen Schmerz! Balsam für's zerriss'ne Herz, Wundervoll ist Bacchus' Gabe.
(Schiller, Das Siegesfest)

Wo Bacchus das Feuer schürt, sitzt Frau Venus am Ofen.
(Sprichwort, Autor unbekannt)

Sagt der Wein: Wieviel Gutes ich gestiftet, weiß ich nicht, aber das Unheil, das ich angerichtet, ist grenzenlos.
(Sprichwort aus Armenien)

Der Wein, er erhöht uns, er macht uns zum Herrn und löset die sklavischen Zungen. (Goethe, Gewohnt, getan[110])

Alkohol hat eine direkte Wirkung auf die Gehirn-Nervenzellen. Er ist ein stimulierendes Psychopharmakon, indem er Hemmungen herabsetzt, Spannungen, Angst und Traurigkeit mindert sowie Konflikte mit Mitmenschen erträglicher machen oder verdrängen kann. Insofern ist er auch ein Euphorikon, das eine rosige und lustbetonte Stimmung erzeugt und zu einer veränderten Wahrnehmung beiträgt.
Allen Ernstes muss ich an dieser Stelle sagen, dass ich damals auch gerne andere Drogen genommen hätte (Haschisch versetzte mich allerdings nicht in eine bessere Stimmung), wäre da nicht die panische Angst vor möglichen juristischen Folgen und Drogenabhängigkeit gewesen (einen Horror hatte ich zum Beispiel vor der grauenhaften Heroin-Abhängigkeit). Alkohol ist zudem eine gesellschaftlich akzeptierte Droge und relativ preiswert.
Zwei besondere Ereignisse leiteten die Abkehr von meinem exzessiven Alkoholkonsum ein: Der Tod eines Freundes, verursacht durch dessen Alkoholsucht, und meine Konfrontation mit der Polizei, nachdem ich im Alkohol-Medikamenten-Rausch gegenüber Polizisten

handgreiflich wurde. Die folgende Wiedergabe der entsprechenden Korrespondenz dokumentiert die Wende zu einer fast alkohol-abstinenten Lebensweise:

Rechtsanwalt und Notar *18. 7. 1986*

Polizeistation X

Ermittlungsverfahren gegen
Wolfgang Schade
Vorfall vom 8. 7. 1986

Sehr geehrte Herren,

in o. b. Angelegenheit hat mich Herr Schade gebeten, für ihn Stellung zu nehmen.

Bei der Wiedergabe des Sachverhaltes ist allerdings davon auszugehen, dass sich Herr Schade an den gesamten Vorfall nur in groben Zügen, gewissermaßen schemenhaft erinnert und nicht jede Einzelheit präsent hat.
Herr Schade erinnert sich daran, von einem Polizeibeamten angesprochen und aufgefordert worden zu sein, ein Privatgrundstück zu verlassen. Da Herr Schade offensichtlich zum Vorfallszeitpunkt nicht Herr seiner Sinne war, ist es zu einer Rangelei mit dem Polizeibeamten gekommen, die dahin ausging, dass der Betroffene in den Polizeiwagen verfrachtet und zur Polizeidienststelle gefahren wurde, wo eine Blutprobe durch den Arzt X. entnommen worden ist.
Herr Schade hat sich am Tage nach dem Vorfall sofort mit dem Eigentümer des Grundstücks in Verbindung gesetzt, auf dem er aufgegriffen wurde.
Dort sind keinerlei wesentliche Beschädigungen hervorgerufen worden. Der Eigentümer, Herr X wird keinerlei Strafanträge stellen oder Schadenersatzansprüche geltend machen. Dies haben die Betroffenen bereits unter sich geregelt.

Das Verhalten von Herrn Schade erklärt sich nicht durch das Ergebnis der Blutprobe, wonach eine Blutalkoholkonzentration von 1,00 g Promille zum Vorfallszeitpunkt festgestellt worden ist.
Bei derartig geringen Blutalkoholgehalten sind die Ausfallerscheinungen und die Erinnerungsstücke in keiner Weise erklärt.
Die Erklärung für diese Tatbestände liegt in der Zusammenwirkung von Medikamenteneinnahme und Alkohol, die in diesem Fall wohl in unkontrollierter Weise zusammengekommen sind.
Als Anlage überreiche ich die ärztliche Bescheinigung des Arztes Dr. W. vom 15. 7. 1986.
Herr Schade ist dort seit längerer Zeit in Behandlung und nimmt dort eine Arznei, die in Verbindung mit schon geringen Mengen Alkohol zu erheblichen Beeinträchtigungen der Reaktionsbereitschaft führen sowie Verhaltensstörungen hervorrufen.
Offensichtlich haben Arzt und Patient nicht damit gerechnet, dass die Beeinträchtigungen ein solches Maß annehmen können, wie es im vorliegenden Fall offensichtlich geschehen ist.
Es wird daher gegenüber der zuständigen Staatsanwaltschaft beantragt,
das Verfahren einzustellen.

Mit freundlichem Gruß
gez. X.
Rechtsanwalt

Datum, 15. 7. 1986
Ärztliche Bescheinigung

Betr.: Schade, Wolfgang, geb. 18. 7. 1947, wohnhaft in

Der oben genannte Patient nimmt wegen seiner Erkrankung einer endogenen Depression Monodemetrin. Dies kann in Verbindung mit schon geringen Mengen Alkohol zu erheblichen Beeinträchtigungen der Reaktionsbereitschaft führen, sowie Verhaltensstörungen hervorrufen. Die Medikation mit Monodemetrin wurde inzwischen abgesetzt.

Das Verfahren wurde eingestellt. Der Tranquilizer »Mono Demetrin« war nicht der einzige, den ich in langer Psychosedativa-Karriere verordnet bekam und gerne zu mir nahm: da waren Tafil, Durazanil, Lendormin, Tranxilium und Azutranquil.
Tranquilizer werden auch als »rosarote Pille für die Seele« beschrieben. Diese Benzodiazepine sind allerdings keine speziellen antidepressiven Medikamente wie z.B. das Ludiomil, das mir ebenfalls eine Zeitlang rezeptiert wurde.
Die genaue Wirkungsweise der Tranquilizer ist – wie bei den meisten Psychopharmaka – nicht sicher bekannt. Sie scheinen aber vor allem im Zentralnervensystem einzugreifen, also im Gehirn und im Rückenmark und verstärken dort die Hemmfunktion bestimmter Nervenstoffe bzw. die hemmende Wirkung einiger Überträgerstoffe«.[111] Diese Sedativa wirken ganz offenbar auf die Hirnregion Thalamus. Diese Region ist eine Nervenzellansammlung, die als letzte Schaltstation für unsere sensorischen Systeme auf dem Weg zur Großhirnrinde dient; die Großhirnrinde macht den Menschen zu dem, was er ist: Hier verbirgt sich ein entscheidender Teil des Geheimnisses unseres Bewusstseins und die Empfindsamkeit für die uns umgebende Umwelt.[112]
Wenn ich z. B. »Mono Demetrin« nehme, dann dämpfe ich das »Limbische System«. Es ist die Hirnregion, die Teile des Thalamus

und Hypothalamus umfasst und von der aus Antrieb, Aggressionen, Lust und emotionales Verhalten gesteuert werden. Der Tranquilizer soll helfen, Ängste zu lösen und die Stimmung aufzuhellen; damit würde er eine antidepressive Wirkung erzielen, dazu beitragen, unangenehme Stress-Situationen zu überwinden und insgesamt eine Entspannung von Körper und Seele zu bewirken.

Immer wieder ist in der Fachliteratur zu lesen, dass die Gefahr bestünde, mit Beruhigungsmitteln reale Probleme zu verdrängen und so an sich unerträgliche Lebensumstände erträglich zu machen und sie damit quasi festzuschreiben. Ja, meine Unterrichtstätigkeit wird begleitet von Verzweiflung, Angst, Hoffnungslosigkeit, Minderwertigkeitsgefühlen und Selbstmordgedanken. Natürlich sind das Warnsignale, Signale, die mich dramatisch darauf hinweisen, dass dieser Beruf entschieden falsch für mich ist! Mit Tranquilizern alleine könnte ich diese soziale Situation gar nicht mehr ertragen; nur mit zusätzlichem Antidepressivum traue ich mich überhaupt aus dem Haus! Die Tatsache, dass ich in der Depression den vollkommen falschen Beruf habe, ist nicht rückgängig zu machen. Alle Lebensplanungen und festgeschriebenen Lebenshaltungskosten und andere Aufwendungen, die das Leben mit sich bringt wie Unterhaltszahlungen und Kreditverpflichtungen, hängen von dieser Erwerbsquelle ab. Von daher will ich auf Psychopharmaka gar nicht verzichten – ich weiß keinen anderen Ausweg aus der gehassten Lebenssituation.

Der Arzt und Psychotherapeut J. Zehentbauer, Autor des erwähnten Buches »Chemie für die Seele«, macht darauf aufmerksam: *»Wer Tranquilizer verwendet, sollte sich bewusst sein, dass er bei aller Linderung seiner Beschwerden auf eine tatsächliche Problemlösung hinarbeiten muss, da er ansonsten auf die Tabletten angewiesen bleibt.«* Nochmals: Mein Problem ist es, in der Depression diesen Beruf zu haben und wegen meines Alters und der finanziellen Verpflichtungen (und materiellen Ansprüche) nicht aus diesem Beruf herauszukommen.

Und noch etwas macht mir Gedanken und große Sorgen: Zehentbauer meint, der Patient könne psychische Krisen mit weniger Tabletten überwinden, erhielte der Betroffene statt der Medikamente ein hohes Maß an menschlicher Zuwendung.

Mein Bedürfnis nach Zärtlichkeit, Zuwendung und Verständnis ist für mich geradezu eine Lebensnotwendigkeit wie das Essen, Schlafen und Trinken! Damit überfordere ich meine Frau, meine Freunde, meine beruflichen Ansprechpartner und meine Schüler. Für mich besonders beängstigend (und belastend) kommt hinzu, dass ich dazu neige, mich zärtlicher Zuwendung und Sympathie außerehelich zu vergewissern. Das ist kein Zeichen von Eitelkeit, sondern von Unsicherheit: Die größte Bestätigung, dass ich etwas »wert« bin, erfahre ich, wenn eine fremde Frau bereit ist, sich mir liebevoll hinzugeben. Manchmal wünsche ich, ich wäre ein Baby, das tagaus tagein umschmust wird. Diesen Akku kann meine Frau kaum noch aufladen, denn Ehepartner sind irgendwie auch unerotische Haushaltsmanager geworden. Das verwirrende Paradoxon demnach: Auch wenn wir noch zärtlich miteinander und sexuell aktiv sind, frage ich mich doch, ob ich noch um meinetwegen gemocht oder gar geliebt werde. Diese Unsicherheit macht mich schier verrückt und ich sehne mich nach anderweitiger Vergewisserung. Das ist ein Suchtverhalten, Sucht nach Anerkennung, das bislang keine Tablette zu heilen vermochte. Auch wenn es selbstmitleidig klingen sollte, traue ich mich zu sagen, dass diese »heimlichen« Gedanken Schuldgefühle auslösen und ich mich hinterhältig und schmutzig fühle. Wenn mir dagegen Medikamente verordnet werden könnten, würde ich sie mit Kusshand konsumieren.
Zehentbauer setzt sich übrigens sehr kritisch mit psychisch wirksamen Medikamenten, vor allem den synthetischen, auseinander.

Der amerikanische Psychologe und Facharzt für Psychiatrie, William Glasser, lehnte in einem Interview mit der Zeitschrift »Brigitte« die Behandlung mit Psychopharmaka in Bausch und Bogen ab. Ich muss ganz ehrlich sagen, dass ich dessen Auffassungen nur ungern wiedergebe. Glasser sieht auch in der schwersten Depression nicht nur einen indirekten Hilfeschrei, sondern vor allem auch ein selbst gewähltes Verhalten. Er behauptet allen Ernstes, Depression sei ein bestimmtes Verhalten, mit einer frustrierenden Lebenssituation umzugehen, dahinter stecke nämlich oft die Angst, zu versagen oder zurückgewiesen zu werden. Eine biochemische Ursache schließt der

»Erfinder« der Realitätstherapie in 99 Prozent aller Fälle aus. Da ist es nur verständlich, dass er Psychopharmaka als Drogen bezeichnet, die die Dinge nur scheinbar in Ordnung brächten. In meiner Situation reichte es mir tatsächlich vollkommen, wenn die Dinge mit »Drogen« nur scheinbar in Ordnung seien – die zementierte Realität – vor allem mein Dasein – ist ohnehin nicht zu revidieren, es sei denn durch Selbsttötung.
Weiter mit Glasser: Er sieht die eigentlichen Ursachen für eine Depression in unerfüllten seelischen Grundbedürfnissen. Das kommt meinem Denken und Fühlen allerdings schon näher.
Neben den physischen Elementarbedürfnissen werden von diesem amerikanischen Facharzt vier seelische Grundbedürfnisse genannt, die allen Menschen zu eigen seien: das Bedürfnis nach Liebe; das Bedürfnis nach Einfluss und Wichtigkeit; die Bedürfnisse nach Freiheit und Freude. Wird eines oder werden einige dieser elementaren Bedürfnisse nicht befriedigt, könnten wir darauf mit einer Depression reagieren. Glasser behandelt seine Patienten so, dass er im Gespräch mit ihnen auf eine Zeit zurückgeht, in der sie noch nicht unter Depressionen gelitten haben, um dann zu fragen, was sie gerne getan hätten und was ihnen Spaß machte. Auf diese Weise bekäme er Anhaltspunkte, um die Depressiven zu mehr Aktivität zu bewegen; sie bekämen die Chance, sich aus ihrer seelischen Erstarrung zu befreien. Das ist der Kern der Realitätstherapie: Der Therapeut befasst sich mit seinen Patienten und deren realen Problemen und sucht dafür mit ihnen nach realen Lösungen.[113]

Selbstverständlich reflektierte ich Glassers Behandlungsmethode und versetzte mich in die Lage eines Patienten: Große Freude hätte es mir bereitet, einen Beruf auszuüben, der mit Tieren und Pflanzen zu tun hat und nicht mit Menschen. Das wusste ich schon mit sicherlich acht Jahren, und »Natur« war aktives Hobby bis zur Pubertät. Die von Glasser genannten seelischen Grundbedürfnisse waren ebenso früh nicht befriedigt. Mit Ablauf der Grundschulzeit fürchtete ich mich vor dem Alltag. Ich erlebe seitdem jedes Aufstehen aus dem Schutz des Bettes als ungewollte Geburt. Wochenenden, Feiertage, Urlaub und Ferien konnte ich noch nie zum Kraftschöpfen nutzen,

weil der unweigerlich kommende Alltag mit seinen Anforderungen mir Angst machte und macht.
Ebenso wie mit dem Aufstehen geht es mir mit dem »Haus-Verlassen«. Panisch zögere ich den Zeitpunkt hinaus, zu dem ich die Wohnung letztlich verlassen muss: Das ist der Grund für meine notorische Unpünktlichkeit. Davor läuft es ab wie in der Siegfried-Sage: Der Held wälzt sich in Drachenblut, um unverletzlich zu werden, übersieht jedoch das Blatt und wird verwundbar. Das Drachenblut ist bei mir die Bekleidung und das Eincremen, beides soll mich wie ein Kokon schützen: Oberbekleidung, Schuhe, Strümpfe – alles muss zueinander passen und geeignet sein, mir ein gutes Selbstwertgefühl zu vermitteln; zuvor müssen Körper und Gesicht mit duftenden Cremes versiegelt werden. Die wunde Stelle aber bleibt die Weißfleckenkrankheit, sichtbar an Händen und Kopf, sie stellt das »Siegfried-Blatt« dar: Ein Makel, der meine Selbstachtung und mein Selbstbewusstsein verhängnisvoll befleckt. Diese »minderwertige Haut« – das bin ich!
So fühle ich seit »ewigen Zeiten«, und bevor mein Leben überhaupt richtig begann, war ich schon lebensmüde.
Nicht nur, dass ich meinen Traumberuf nicht realisierte, nein, ich fühlte mich dem Dasein nicht gewachsen und frage mich täglich, was das überhaupt solle – das hätte ich doch nie gewollt. Therapeuten wie Glasser können mir daher den Buckel runterrutschen: Ich möchte Psychopharmaka und Zuwendung und damit das Leben irgendwie hinter mich bringen!
Wenn ich weiß, dass z. B. der Wirkstoff »Reserpin«, ein pflanzliches Gift, Depression verursacht, weil er die Fähigkeit der Neuronen zerstört, an den Synapsen Noradrenalin und Serotonin zu speichern, dann gehe ich davon aus, dass es andererseits wirksame Medikamente gegen die Depression geben muss!
Auch das Wissen um die MAO-Hemmer stärkt meine Bereitschaft, mir von Medikamenten helfen zu lassen. Das Enzym »Monoaminoxidase« (MAO) ist für den Neurotransmitter-Abbau mitverantwortlich. MAO-Hemmer hemmen die Wirkung dieses Enzyms und werden wegen ihrer antriebssteigernden Wirkung besonders bei gehemmten und apathisch-depressiven Kranken eingesetzt. Auch mir

half der MAO-Hemmer »Jatrosom« beim Einstieg in den Alltag, wurde jedoch wegen seiner Nebenwirkungen wieder abgesetzt (die »manischen Phasen« mit heftigem Übermut häuften sich).
Eine weitere Erkenntnis stützt die Wirksamkeit neurochemischer Behandlungen: die antidepressive Wirkung des Schlafentzuges. Schlafunterbrechung in den REM-Phasen, den Traumphasen, verhindert, dass Neuronen des Hirnstammes, die das meiste Serotonin erzeugen, vollkommen ruhen. Schlafentzug bzw. -unterbrechung verhindert also die periodische Serotonin-Stille.
Ich bin, das ist die Bilanz dieses Kapitels, überzeugt davon, dass bei Affekterkrankungen das neurophysiologische Gleichgewicht gestört ist (aus welchen Gründen auch immer) und demzufolge mit neurochemischen Maßnahmen eine Annäherung an dieses Gleichgewicht wieder erreicht werden könne.

Von der Evolutionspsychologie …

… vom menschlichen Genom, von der Geist-Körper-Beziehung, vom Bewusstsein, von der Schuld und davon, wie alles mit der Depression zusammenhängen kann: Die Frage nach den Ursachen der Depression führt mich immer tiefer in die Ergründung des Phänomens »Menschsein«:

- welche Erkenntnisse liefert die Evolutionspsychologie?
- welchen Einfluss haben die Gene?
- wie kommt der Geist in die Materie?
- was ist Bewusstsein?
- wo liegt meine Schuld für das, was ich anrichte?

Du weißt, dass ich keinerlei Sinn in meiner Existenz sehe (abgesehen von dem Pseudo-Sinnvollen wie z. B. du bist ein einfühlsamer Lehrer, ein guter Vater etc.) Du weißt, dass ich lebensmüde bin (todmüde; bettreif schon nach dem Aufstehen; überlastet, überfordert, verbraucht, aufgerieben, zermürbt schon als junger Schüler). Du weißt, dass ich davon überzeugt bin, dass der Mensch dem anderen ein Wolf ist (Hobbes), und du weißt, dass ich unser Dasein als stetigen Konkurrenzkampf (z. B. um Job, Geschlechtspartnerin und Anerkennung) ansehe, den ich seit Beginn meiner Erkenntnis- und Einsichtsfähigkeit verabscheue.

Lass mich ein wenig ausführlicher auf Thomas Hobbes (1588–1679) eingehen, weil ich spüre, dass genau das, was dieser englische Philosoph dem Menschen bescheinigt, mich so niedergeschlagen macht. Nach Hobbes ist der Mensch von Trieben bestimmt, trachtet nach Selbsterhaltung und maximaler Bedürfnisbefriedigung.[114] Jeder Mensch funktioniert, sagt Hobbes, nach dem Naturgesetz der Selbstbesessenheit und Eigennützigkeit. Jeder von uns will nur das, was gut für ihn ist. So befinden sich die Menschen in einem Kriegszustand eines jeden gegen jeden. Dieser Existenzkampf würde das Leben der Menschen einsam, ärmlich, schmutzig, gewalttätig und kurz machen, behauptet Hobbes. Die Konsequenz sei, dass auf den Menschen eingewirkt werden müsse, so dass er bereit sei, sich von Regeln des gesellschaftlichen Lebens steuern zu lassen. Dieser »Vertrag« versichert dem Individuum, dass es das Gute und Beste für sich nur erreichen könne, nähme es auf das Wohl der anderen Rücksicht. Hobbes vertritt die deterministische Schule, weil er davon ausgeht, dass menschliche Neigungen von der Natur diktiert worden seien. Allgemeine Gefühlsregungen wie Liebe, Mitleid und Freundschaft stellen für diesen Philosophen nur Eigennutz dar, weil sich mit diesen »Großzügigkeiten« eine Befriedigung aus dem Gefühl der Macht, ein barmherziger Wohltäter sein zu können, ergibt. Statt Altruismus also doch nur Eigennutz.[115]
Ich interpretiere Hobbes so, dass er die menschliche Natur als unvermeidlich böse ansah – und ich ignoriere nicht, dass er den Menschen zugute hält, sie könnten kraft ihrer Vernunft die unheilvolle Selbstsucht bändigen. Mit zahlreichen Beispielen werde ich allerdings belegen, dass der Mensch das »schlimmste aller Raubtiere« (William James) ist.

Zunächst aber zur »Evolutionspsychologie«. Die heutigen Evolutionspsychologen kommen zu dem Schluss, dass Menschen weder grundsätzlich aggressiv noch grundsätzlich freundlich seien. Im menschlichen Verstand sind spezielle Mechanismen zur Konflikt-

bewältigung entstanden – gelegentlich können aber einseitige Missverständnisse oder Fehleinschätzungen dazu führen, dass es zu Gewaltausbrüchen kommt.[116]
Gerade eben schaute ich mit Entsetzen den Polanski-Film »Der Pianist«: Es geht um die verzweifelte Lage der Juden in Warschau nach dem Einmarsch der Deutschen. Mein Vater, nicht im Widerstand, hätte – wollte es der Zufall – an der Verfolgung der Juden teilnehmen können. Bin ich nicht Teil meines Vaters? Diese Schuld der Deutschen, diese grauenhafte »Politik«, quält mich noch heute bis ins Mark. Diese Aggression gegen Juden, Sinti und Roma, ist es das, was die Evolutionspsychologen meinen – Die Aggression des Menschen als wichtiges Werkzeug, um mit den Herausforderungen in ihrem komplexen Sozialleben fertig zu werden? Die Juden als Bedrohung der deutsch-arischen Rasse? Ich schäme mich zutiefst, ein Mensch zu sein. Schlimmer als alle anderen Raubtiere, fürwahr.
Der Mensch war im Verlauf der Geschichte Opfer willkürlicher feudaler Strukturen, oft »gottgegebener« Instanzen. Und trotz weltweiter Aufklärung und moderner Kommunikationstechnologien sind politische Unfreiheiten und katastrophale soziale Ungleichheiten noch heute gang und gäbe. Der Mensch ist nach wie vor der ärgste Feind des Menschen.
Für den Philosophen Hobbes sollten »Verträge« verhindern, dass die Menschen sich gegenseitig ausbeuten, umbringen, sich körperlich und seelisch quälen. Ja, »wir« haben uns nationale und internationale Verträge gegeben und uns gegenseitig versprochen, moralisch-ethische Grundsätze zu respektieren. Spätestens seit dem Mittelalter erfährt der Mensch Anerkennung als Träger individueller natürlicher Rechte und seit der französischen Verfassung von 1791 finden sich »Menschenrechte« in fast allen geschriebenen Verfassungen (Recht auf Unversehrtheit, Meinungs- und Glaubensfreiheit, Widerstand gegen Unterdrückung und vieles mehr).
Aber weder weltliche noch religiöse Vereinbarungen (also weder z. B. die UN-Charta noch die Zehn Gebote) können die Brutalität der Menschen zügeln. Ich leide zwar kaum unter Angst vor physischer Bedrohung, doch ich fürchte mich vor der mentalen Brutalität der Mitmenschen. Bei wirklich jeder menschlichen Begegnung spüre ich eine latente Gefahr.

Der Psychologe Zimbardo wurde 1971 mit dem Stanford Prison Experiment berühmt, in dem er mit Freiwilligen den Alltag im Gefängnis simulierte. Für die (Rollenspiel-) Wärter gab es keine Regeln, sie handelten weitgehend eigenständig, ohne Aufsicht eines »Vorgesetzten«. Das Rollenspiel musste nach sechs Tagen abgebrochen werden, weil die »Wärter« ihre »Gefangenen« systematisch misshandelten und sexuell erniedrigten. Unter bestimmten Umständen sind Menschen zu allem fähig, lautet Zimbardos Generalthese aus jahrzehntelanger Forschung.[117]

Wenn du dein Menschsein verstehen willst (dein Ich, dein Sein, dein Selbst, dein hier-und-jetzt-Sein) und wenn du die Depression in ihrer Vielschichtigkeit nachvollziehen möchtest, dann musst du in den Spiegel schauen: Ich hoffe, du siehst dann keine Bestie, aber auf keinen Fall erblickst du einen vollkommenen Gutmenschen. Der von mir gerne zitierte Friedrich Schiller studierte Medizin und Psychologie. Er erkannte: »Die Leidenschaften lassen den Menschen immer zwischen Gut und Böse schwanken, wobei sich die innere Waage des Menschen meist zum Letzteren hinneigt.«

Warum ich mich schäme, Mensch zu sein?

- Mitglieder der rechten Szene verletzten mehrere Menschen. Der Polizei zufolge war eines der Opfer vietnamesischer Abstammung (SZ, 4. 10. 2005).
- Mit dem eigenen Leben bezahlen die fanatischen Islamisten für ihr grausames Ziel, größtmöglichen Schaden anzurichten (Neuerliches Attentat auf Bali, SZ 4. 10. 2005)
- Ein 20-jähriger Amokläufer hat in einer Kindertagesstätte im belgischen Denkermonde zwei Babys und eine Erzieherin erstochen. Der vermutlich psychisch kranke Täter floh.
- Im Internet gab es anschließend eine Unterstützergruppe für den Messerstecher, die sich »Das schöne Massaker von Denkermonde« nannte. (ON v. 24. und 29. 1. 2009)
- Wie können Eltern so etwas tun? Diese Frage ist seit dem Hungertod der siebenjährigen Jessica immer wieder gestellt worden … Die Gutachter: Dem Vater sei bewusst gewesen, dass man ein Kind nicht verhungern lassen dürfe … Bei der Mutter sei keine krankhafte emotionale Veränderung festzustellen … Sie habe ihre

Kinder zwar stets als Bedrohung empfunden … Die Verantwortung für ein Kind, glaubt der Gutachter, hätte sie dennoch tragen können (Erschreckende Gleichmütigkeit, SZ vom 27. 9. 2005).

- In China werden Säcke voller lebender Katzen in siedendes Wasser geworfen. Derart getötet, erhofft man, makellose Felle zu bekommen (ZDF, 37 Grad extra zum Welttierschutztag, 4. 10. 2000). *»Wer gegenüber Tieren herzlos ist, ist es auch gegenüber den Menschen«,* sagte meines Wissens Albert Schweitzer.
- Berichten zufolge unterhalten die USA im Zusammenhang mit dem Krieg gegen den Terror in mehreren Ländern geheime Haftzentren, möglicherweise z. B. in Ägypten. Das widerspricht nicht nur internationalem Recht, sondern erleichtert auch die Anwendung von Folter (amnesty international Journal 09/2005)
- Tagtäglich werden Mitarbeiter unglaublich bösartig von ihren Kollegen/Vorgesetzten gemobbt; dieser Psychoterror wird kaltblütig mit berechnendem Vorsatz an den Opfern vollzogen.
- Wahlen in Afghanistan »… es wird von Rundbriefen berichtet, in denen umgerechnet 3.300 Euro für die Ermordung einer Kandidatin geboten werden. An die Wahlkommission wurden Ansinnen herangetragen, politisch aktive Frauen wegen ›Unmoralität‹ zu disqualifizieren. Auch männliche Familienangehörige müssen sich auf Ächtung einstellen, weil sie den Frauen die Kandidatur erlaubt hätten« (SZ, 15. 9. 2005)
- Häusliche Gewalt: In der Schweiz ist jede 5. Frau von körperlicher und sexueller Gewalt ihres Partners betroffen (3 SAT, 14. 9. 2005)
- Asbest: 1898 warnte ein englischer Fabrikinspektor erstmals vor Asbest. Seitdem haben Krebs und Staublunge Millionen Menschen umgebracht. Doch noch immer wird dieser gefährliche Stoff produziert. Jenseits der EU gibt es zumeist kein Asbestverbot. Als einziges westliches Land versucht Kanada auf aggressive Weise alle internationalen Abkommen der Asbestproduktion zu torpedieren. Was muss noch alles passieren, bis sich medizinische Erkenntnisse gegen wirtschaftlichen Druck durchsetzen? Geld geht über Leichen! (Die ZEIT, 29. 1. 2009)

Im Kontext dieser Gemeinheiten fallen mir die Fragestellungen zur Willensfreiheit ein, denn mit dem freien Willen ist dem Menschen die Möglichkeit eröffnet, zwischen Gut und Böse wählen zu können. Oder etwa doch nicht?
Eine Gruppe internationaler Philosophen tagte in Sao Paulo über Kant. Auf diesem Kongress konstatierte der Wuppertaler Philosoph Manfred Baum, Freiheit könne nur in einem Willen bestehen, der nicht auf vorhergehenden, ihn determinierenden Ursachen beruhe (Anne Tiltzorn in der SZ v. 13. 9. 2005 »Freie Liebe ohne Wahl«, über diese Tagung).
Was könnten denn die Ursachen für böses Handeln sein? Da wären als Erstes Experimente zur Willensfreiheit zu nennen, die der amerikanische Neurowissenschaftler Benjamin Libet durchgeführt hatte. Libet stellte fest, dass die Hirnaktivität, die eine Handlung einleitet, früher einsetzt als der bewusste Entschluss zu dieser Handlung. Die eigentliche Festlegung scheint auf der neuronalen Ebene zu fallen. Wohl um den Menschen nicht als neuronale Apparatur darzustellen, beruft sich Libet jedoch von vornherein auf die Möglichkeit eines bewussten Vetos, durch das der Handelnde spontan auch noch im letzten Moment die Handlung unterlassen könne (Michael Pausen, SZ vom 18. 3. 2005, »Das unfixierte Reich«). Ist der Willensakt, wie alle anderen geistigen Prozesse auch, etwa kein physischer Prozess? Ich denke, dass bei einschneidenden Ursachen und Gründen die im Freud'schen »Es« angesiedelten Triebe/Instinkte zu affektgesteuerten Handlungen führen können und zwar auf biochemischem Wege und/oder durch entsprechende elektrische Schwingungen. Der Mensch mag als Urheber moralischer Gesetze, Normen, religiöser Gebote und Tabus wirklich frei sein, doch in seinen Handlungen ist er sicherlich determiniert (auch durch sein Genom und seine evolutionspsychologischen Tradierungen).
Damit wir uns nicht falsch verstehen: Ich denke schon, dass wir Menschen grundsätzlich den kategorischen Imperativ, das unbedingt gültige ethische Gesetz der gegenseitigen Achtung, respektieren, doch die Hemmschwelle, dieses Gesetz zu verletzen, liegt außerordentlich niedrig, weil das Streben nach Eigennutz unbändig scheint! Auch daraus resultiert mein Weltschmerz: In bestimmten Situationen, die

du dir bitte vorstellst, hat der Mensch, haben wir, nicht die Fähigkeit, Präferenzen zu überdenken und zu ändern (wie der Philosoph Lutz Wingert von der Uni Dortmund meint, SZ v. 13. 9. 2005). Wir handeln spontan und doch mit Kalkül böse!

An den Zeitangaben zu den dargestellten traurig-dramatischen Vorgängen siehst du, dass ich das Zeitfenster nur ein wenig geöffnet habe, um den Blick auf die finstere Geschichte des Mensch-und-böse-Seins zu ermöglichen. Die Geschichte des so genannten »homo sapiens«, des vernunftbegabten Menschen, zieht sich wie eine blutige Spur durch Tausende von Jahren. Das ist kein Wunder, denn schon »unsere« christliche Glaubenslehre ist voller Gräuel: Kain und Abel, Kinder der biblischen Stammeltern Adam und Eva, geraten in Streit, und Kain erschlägt Abel; die Bewohner von Sodom und Gomorra werden im ersten Buch der Bibel (Genesis) als böse und sündhaft beschrieben und wie selbstverständlich gibt es ein göttliches Strafgericht: Sodom und Gomorra wurden »mit Mann und Maus« eingeäschert; sexuelle Obsessionen kommen vor (Juda verkehrte mit seiner Schwiegertochter Tamar für den Preis eines Ziegenböckchens, da er sie aufgrund ihres Schleiers für eine Dirne gehalten hatte, Gen 38, 15ff.) und schlussendlich stirbt Jesus einen entsetzlichen Tod am Kreuz.

Ich kann aber nicht verhehlen, dass es auch Gutes aus der »Heiligen Schrift« zu berichten gibt: Liebe deinen Nächsten wie dich selbst zum Beispiel. Da möchte ich ganz spontan antworten, dass es mir wie dem in der »Süddeutschen« zitierten Intendanten Stein geht: *»Ich will mir doch nicht selbst begegnen.«* Aber erst müssen die anderen herhalten; höchstwahrscheinlich Mitmenschen, die sich auch nicht leiden können: Die Kollegen, die andere bis aufs Blut mobben, also psychisch quälen.

Mobbing bedeutet, dass jemand am Arbeitsplatz systematisch und über einen längeren Zeitraum schikaniert, drangsaliert, benachteiligt und ausgegrenzt wird. Die gesamte Betroffenheitsquote beträgt ca. 11% aller Beschäftigten. Wenn ich mir vorstelle, dass jeder zehnte Arbeitnehmer morgens mit großer Angst zur Arbeit fährt und mit Angst zu Bett geht, wird mir richtig übel. Deprimierend ist auch,

dass bei weitem nicht nur Vorgesetzte quälen, sondern ebenso »Kollegen« untereinander. Und was besonders betroffen macht: der Mobbing-Risiko-Faktor ist bei sozialen Berufen am höchsten. Da verlierst du den Glauben an das vermeintlich Gute im Menschen!
Die meistgenannten Mobbing-Beweggründe: übertriebener Ehrgeiz, Existenzangst, Neid, Frust und weil unerwünschte Kritik geäußert wurde (Quelle: »Wenn aus Kollegen Feinde werden …«, Bundesanstalt für Arbeitsschutz und Arbeitsmedizin, Dortmund 2004).
Die Evolutionspsychologen können Erklärungsansätze für das Biest im Menschen liefern: In der Hauptsache gehe es um das Prestige, darum, sich Respekt zu verschaffen und um Ressourcen zu sichern (letztlich auch um Zugang zu Geschlechtspartnern, so der Evolutionspsychologe Allmann).
Die Sehnsucht nach Anerkennung steht ganz oben auf der Bedürfnisskala (nach Maslow)[118] und folgt unmittelbar dem Bedürfnis nach Existenzsicherung (also Nutzung der Ressourcen). Insofern benötigen wir sicherlich die Aggression, um uns Vorteile zu verschaffen (»Wer sich nicht wehrt, lebt verkehrt«) und um unsere Grundbedürfnisse angesichts knapper Ressourcen befriedigen zu können. Aber ist das nicht eine gefällige Konstruktion, um das Böse zu rechtfertigen? Sind wir überhaupt in der Lage, uns in der Gier nach Überleben und Status selbst zu steuern und das böse Tun zu erkennen? Geht es nicht um die erbarmungslose Realität unseres Daseins und liegt der Sinn des Daseins nicht im Überleben? Um diesen »Sinn« zu erfüllen, tun die Menschen sich gegenseitig und der Natur, die sie umgibt, Ungeheuerliches an!

»Die Welt entspricht mir nicht und ist sinnlos.«[119]

Ich glaube nicht, dass all die bösen Verhaltensweisen pathologische Ausfälle sind. Aus der Außenperspektive betrachtet, sind die Bösen immer die anderen. *»Die Hölle, das sind die anderen«,* sagte schon Jean-Paul Sartre.
Das ultimativ Böse in der Welt sei die Aggression, meinte Amos Oz, der israelische Schriftsteller, anlässlich der Verleihung des Goethe-Preises: Der Teufel stelle jedes Individuum auf die Probe, eine Pro-

be, die jeder von uns bestehen oder nicht bestehen könne. Der Teufel sei Verursacher und Verführer. Die Aggression könne in jedem von uns Fuß fassen. Amos Oz behauptet, auch wenn wir Böses täten, wüssten wir, was wir tun – uns sei der Unterschied zwischen Gut und Böse bewusst.

Verstand und Psyche des Menschen sind in Reaktion auf jene alltäglichen Herausforderungen entstanden, mit denen unsere Vorfahren konfrontiert waren. Denk- und Verhaltensschablonen sind Teil eines uralten Vermächtnisses, das auch heute noch eine wesentliche Komponente der Psyche und des Verhaltens des Menschen darstellt. Selbst Aggressionen sind Instrumente, die dem Menschen bei der Navigation durch das komplexe Geflecht sozialer Beziehungen helfen: Aber die schwierigste, gefährlichste und lohnendste Herausforderung ist seit jeher unser jeweiliges Gegenüber, von dem wir nie wissen, ob es gute oder böse Absichten hat. Das ist eine ungeheuer hohe psychische Belastung, zumal die Menschen, die heute mehr denn je in komplexen Gemeinschaften leben, anfälliger für Phänomene wie Ausbeutung und Aggression zwischen Gruppen werden.

Ich möchte diese evolutionspsychologischen Erkenntnisse auf das Mobbing übertragen. Weil der Hang des Menschen darin besteht, alles durch die soziale Brille zu betrachten, registriert der Mensch Hinweise aus seiner Umwelt und strebt an, emotionale Ziele zu verfolgen: Ein Angestellter beobachtet, dass ein ihm nicht sympathischer ehrgeiziger Kollege dem Vorgesetzten schmeichelt; folglich sieht er seine Position gefährdet und beginnt, gegen den gefährlichen Rivalen zu intrigieren. Diese evolutionäre Reiz-Reaktions-Schema lässt keinen Raum für die Introspektion: Der Intrigant wird die eigenen seelischen Vorgänge zum Zwecke psychologischer Selbsterkenntnis kaum analysieren können, d. h., er kann nichts Böses an seinem hässlichen Verhalten erkennen.

Allgemein könnte man daraus schlussfolgern, dass wir alle die Strategie verfolgen, generell schmerzhafte Emotionen (Schuld, Scham) zu vermeiden/verdrängen und gezielt erfreuliche Gefühle wie Stolz und Selbstwert zu suchen.

Von klein auf muss ich geahnt haben, dass ich diesen Kampf um die guten Gefühle nicht gewinnen kann, ja, dass ich mich diesem Kampf gar nicht stellen möchte. Dieser Wettbewerb hatte für mich nichts Sinnstiftendes! Für mich war jeder Tag eine entsetzlich sinnlose Stresssituation, auf die ich mit Angst, Aggression, Autoaggression und Fatalismus reagierte. Menschen (= Konkurrenten) ängstigen mich! Die Evolutionspsychologie geht davon aus, *»dass es für das Gehirn aufgrund der Chancen und Risiken im sozialen Tauschhandel sehr anstrengend ist, sich in einer großen Menschengruppe aufzuhalten.«*[120]

Die Evolutionsforscher unterstellen, dass der Mensch grundsätzlich kooperativ und nett ist, aber nur solange, wie seine Ressourcen nicht gefährdet sind. Ansonsten wird alles unter dem Aspekt des Eigennutzes betrachtet, und das Individuum verliert schnell das Gespür dafür, was andere Menschen brauchen.

Ist es da ein Wunder, dass ich bei diesem Hass auf das Böse und bei der Überlebensstrategie, immer nett zu sein, seit »ewigen Zeiten« keinen Bock auf »Leben« habe?! So stimme ich Marc Aurel begeistert zu: *»Das Ende des menschlichen Tuns, das Erlöschen der Fähigkeit zu empfinden und zu denken -mit einem Wort der Tod – ist kein Übel«.*[121]

Was ich zur Aggression noch sagen will: Die Kultur, die sogenannte Zivilisation, ist lediglich Spiegelbild der Biologie des Menschen, dessen materielle und soziale Umgebung im Verlauf der Evolution die ganze Palette menschlicher Verhaltensweisen hervorgebracht hat. Die Primatenforschung zeigt Ergebnisse, die sich auch auf die Menschen übertragen lassen: Es gibt kein spezifisches Gen für Aggressivität, doch beeinflusst das Genom eines Individuums die Zusammensetzung der chemischen Botenstoffe, das heißt der Hormone und Neurotransmitter, die das Verhalten steuern. Ein Mensch mit einer hohen Serotoninkonzentration ist in der Lage, seine aggressiven Impulse zu unterdrücken. Ich weiß, dass ich ein Serotonindefizit habe, wogegen ich mit entsprechenden Medikamenten therapiert werde. Meine »unzivilisierte« Impulsivität gegenüber anderen habe ich mit zunehmendem Alter in den Griff bekommen – die Autoaggressivität ebenfalls. Diese habe ich allerdings nur mit größerer Mühe bis heute unterdrückt. Die Evolutionswissenschaftler gehen davon aus, dass wir zwar mentale Mechanismen entwickelt haben, die uns im Umgang mit potentiell gewalttätigen Situationen helfen, und auch der Verstand soll über einen Apparat verfügen, mit Konflikten rational umzugehen. Doch ich muss wohl mit Tabletten korrigierend eingreifen: Nicht schön, mit dieser Zerbrechlichkeit des Gleichgewichts zu leben.

Der Serotoninmangel könnte ein Gendefekt sein oder es liegt eine psychosomatische Ursache vor. Das schließe ich aus der Erkenntnis, die Primatenforscher gewonnen haben, nämlich dass sich bei einem Affen, bei dem dieses Hormon genetisch bedingt nur in geringen Mengen gebildet wird, durch liebevolle Zuwendung der Serotoninspiegel doch noch erhöhte.

Wie ich dir schon offenbarte, fühlte ich mich von meinen Eltern nicht sonderlich geliebt; ich empfand deshalb auch weder gegenüber Vater noch Mutter eine besondere Zuneigung. In dem Roman von Jonathan Nasaw stieß ich auf eine Textstelle, die mich elektrisierte: *»Ihre Wut, besteht die Möglichkeit, dass sie fehlgeleitet ist? Dass Sie die Wut, die Sie auf Ihren Vater haben, gegen sich selbst gerichtet haben, weil es nicht ungefährlich ist, auf seinen eigenen Vater wütend zu sein?«*[122]

Ja, es hat sich wohl als schädlich erwiesen: Die Verbitterung über die Eltern könnte die Serotoninproduktion blockiert haben; ich bekam auch deshalb einen Hass auf mich, weil ich mich nicht gegen sie wehrte; ich erkaufte mir ihre »Zuneigung/Harmonie« mit angepasstem Wohlverhalten und verachtete mich dafür; ich litt und leide wegen der schlechten Gedanken über meine Eltern unter Schuldgefühlen; und Schuldgefühle münden in zersetzendem Minderwertigkeitsgefühl. Ich habe seitdem Probleme, Autoritäten zu akzeptieren und fürchte mich zugleich davor, eine eigene Meinung zu vertreten und diese selbstbeherrscht zu verteidigen (oft reagiere ich mit Fatalismus, Trotz oder Beleidigtsein). Der Weg in die Depression, sofern nicht auch veranlagt, war durch all diese negativen Emotionen sicherlich vorgezeichnet.

Auch schmerzhafte Gemütsverfassungen machen uns bewusst, dass wir leben und tatsächlich Menschenkinder sind: Nagende Schuldgefühle, Angst, aus einer Gruppe ausgeschlossen zu werden und Trauer über Rückschläge prägen neben Sozialisationserfahrungen unsere Stimmung. Emotionen gelten als innere Antworten, die uns vor Gefahren warnen. Sie sorgen dafür, dass wir in bedrohlichen Situationen richtig reagieren. Emotionen sind nicht die urzeitliche Seite unserer Seele, sondern Teil einer »sozialen Intelligenz«. Das Problem ist aber, dass es gefährlich sein kann, Gefühle zu zeigen, wenn man mit anderen kommunizieren/kooperieren möchte: Als Depressiver mit einer Sozialphobie bist du ein zu schwaches Mitglied im Erwerbsleben.

Aus evolutionsgeschichtlicher Sicht müssen psychische Schmerzen darauf aufmerksam machen, dass aus unserer Umgebung möglicherweise Gefahr droht. Phasen der Niedergeschlagenheit sollen dafür sorgen, dass man eine Zeitlang nicht in den Ring steigt, sondern sich in Ruhe erholt und eventuell einen Plan zur Lösung des Problems entwickelt (soziale Intelligenz). Die Depression sagt aus dieser Sicht sehr drastisch, dass es Zeit ist, aufzugeben und weniger schmerzhafte Lebensumstände zu suchen. Demnach müsste ich schleunigst das Unterrichten beenden.

Unsere moderne arbeitsteilige westliche Wirtschaftsgesellschaft erschwert mir jedoch bei gegebener Qualifikation, gegebenem höheren Alter und gegebener finanzieller Situation einen Wechsel in weniger gefährdende Gefilde. Mein täglicher Horror ist der Unterricht, ist meine Sozialphobie. Allmann, der Evolutionspsychologe, warnt davor, mit Psychomedikamenten den seelischen Schmerz zu überdecken, denn der so behandelte Patient würde damit »nur« das wichtige Frühwarnsystem »Psyche« ausschalten und damit letzten Endes alles noch viel schlimmer machen.[123]

Zu der katastrophalen psychischen Belastung kommt Erschwerendes hinzu: Ich bin nicht der Gutmensch, der ich sein möchte. Ich habe Ehefrauen betrogen und meine Kinder verlassen. Ein Therapeut in einer psychosomatischen Klinik eröffnete mir, möglicherweise hätte ich beide Familien aufgegeben, weil ich aufgrund meiner Vater-Erfahrungen nicht in der Lage gewesen wäre, Jungen zu erziehen. Ich flüchtete vor der Erziehungsverantwortung und vor der drohenden Gefahr, ebenso zu scheitern wie mein Vater. Seitdem verfolgen mich Gedanken: Vielleicht hätte ich gar keine Kinder haben dürfen? Wie darf ich das denken, wo doch die Kinder offenbar glücklich sind?! Und grundsätzlich: Wie konnte ich nur auf den Gedanken kommen, überhaupt Kinder haben zu wollen, wo ich doch selbst am liebsten gar nicht auf dieser Welt wäre?! Andere hässliche Seiten: Ich gebe zu Lasten meiner Partnerin zuviel Geld aus; ich mag – wie gesagt – meine Eltern nicht; was irgendwie unanständig ist; Mitmenschen gegenüber bin ich oft unehrlich, um Harmonie zu bewahren; mit teuren Konsumartikeln versuche ich, mein Selbst zu erhöhen; ich gebe oft vor, mehr zu scheinen als tatsächlich zu sein … Ich weiß schon, warum es mir nicht leicht fällt, in den Spiegel zu schauen: Ich mag mich nicht!

»Lasst uns das Leben genießen, solange wir es nicht begreifen« (Kurt Tucholsky). Es ist doch so einfach: Ich habe begriffen, dass ich in dieser dissozialen und materialistisch denkenden Welt nicht zufrieden/glücklich leben kann und will! Wie fremd klingt es, wenn ich lese: *»Der höchste Genuss besteht in der Zufriedenheit mit sich selbst«* (Jean-Jacques Rousseau). Dieses Gefühl kenne ich nicht und werde es wohl nie kennenlernen.

Mich tröstet es gar nicht, dass die Evolutionspsychologen davon ausgehen, dass die Menschen nicht grundsätzlich böse veranlagt seien. Mir bereitet es größte Schwierigkeiten, nicht »gut« sein zu können. Aber vielleicht kann jemand, der sich selbst nicht mag, überhaupt nicht anständig sein.

Apropos »selbst«: Die Evolution hat einen enormen, uns sicherlich unbewussten Anteil an unserem Selbst, dem Ich. Was mich schier verrückt macht, ist der Umstand, dass ich partout nicht weiß, wer »ich« eigentlich bin. Ich meine den Kern meines Ichs, den authentischen Teil. Also das, was übrig bleibt, wenn ich die Manipulation durch die Erziehung, die Einwirkung anderer Sozialisationsinstanzen, den Konformismus als Überlebensstrategie, die Auswirkungen der sozialen Phobie und die Deformation durch die Depression abschäle. Ich fühle mich durch diese »Herrschaften« wie in einem Käfig gehalten – mein »Ich« scheint sich bei aller Widerspenstigkeit nicht von den Fesseln befreien zu können.

Dabei ist eine weitere Fessel das Genom, die gesamte genetische Information eines Individuums: Jede einzelne Zelle enthält die kom-

plette Kopie des Genoms. Es geht also um etwas außerordentlich Wichtiges: Was tragen die Gene zum Wesen meines »Ichs« bei? Oder machen sie gar die Authentizität, das »echte Ich«, aus? Vielleicht ist das Genom auch nur ein weiteres Mosaiksteinchen zum vollständigen Mosaikbild der Person? Ich will es einmal andersherum betrachten: Wenn ich vom kompletten Bild alle »fremden« Steinchen wegnehme, bleibt ein kläglicher Rest übrig: Wäre das Verbleibende mein »Ich«? Für diese Winzigkeit lebe ich? Kämpfe ich? Leide ich? Das kann doch wohl nicht wahr sein!
Wenn der Sinn letztlich darin bestünde, die Art zu erhalten, dann hätte ich noch lieber auf dieses Leben verzichtet! Der Welt ginge es besser, gäbe es den Menschen nicht! Zurück zum »Bösen« und zum »Sinn«: Max Horkheimer fragte: *»Sind Gewalt und Sinnlosigkeit nicht zuletzt ein und dasselbe?«* Ich denke schon, denn weil ich in meinen Leben wirklich keinen Sinn sehe, empfinde ich meine Existenz in dieser Konkurrenzgesellschaft als Gewalttätigkeit gegen mich!

Nun sagt aber die Evolutionsbiologie, alle Lebensformen hätten sich entwickelt, um Gene zu verbreiten, und die Bestimmung des Menschen sei auf die Verbreitung von Genen beschränkt! Diese Annahme berührt mich zutiefst: Einerseits habe ich diesen egoistischen Arterhaltungsmechanismus mitgemacht und andererseits muss ich nun daran zweifeln, meine Kinder ihretwegen zu lieben, denn ich kann nicht mehr ausschließen, dass Kinderliebe lediglich zu den von unseren Vorfahren ererbten menschlichen Verhaltensmustern gehört. Ich bin verunsichert, weil ich auch hier nicht die treibende Kraft für mein Verhalten ausmachen kann: Wollte ich ein selbstloser, Nestwärme bietender Vater sein, wollte ich aus vernünftigen Verantwortungsgründen meiner Erziehungsaufgabe gerecht werden oder trieben mich die genetischen Absichten der Evolution?
Die Genforscher gehen davon aus, dass wir keinesfalls von Kind auf unveränderliche, stereotype Charaktere sind. Die genetische Weitergabe von körperlichen Merkmalen und sogar Verhaltensweisen ist selbstverständlich. Lass' mich das mit dem vorherigen Satz verknüpfen: Wir alle müssen mehr oder weniger liebevoll erziehen, das gebieten unsere Gene. In die Erziehung fließen bestimmte ererbte Ver-

haltensweisen ein, diese sind aber nicht unveränderlich. Ich denke, dass es bei mir so war: Von Anfang an war ich eher introvertiert. Weil ich dieses abgeschottete Leben jedoch meinen Kindern ersparen wollte, suchten meine Ehepartnerinnen und ich die Gesellschaft zu anderen, und so verhalfen wir unseren Kindern zu vielfältigen stimulierenden Sozialkontakten. Die Psychoanalyse lehrt uns, dass die Erfahrungen der Kindheit ähnlich fest in den Eigenschaften der späteren Erwachsenen verankert sind wie die Erbeigenschaften. *»Die Entwicklungsbiologie des Gehirns sagt uns somit, dass unsere Gene nur einen Mantel darstellen, innerhalb dessen wir unsere individuelle Persönlichkeit in Wechselwirkung mit Umgebung und Erfahrung gestalten ...«.*[124]

An dieser Stelle folge mir bitte zurück zum Mosaikbild und dessen kläglichem Rest. Das Gehirn kann also unter dem Einfluss von Erfahrung umgeprägt werden. Die vom Leben angebotenen Alternativen formen unser Gehirn (Plastizität des Gehirns). So wird die menschliche Individualität ermöglicht. Unser Gehirn kann sich im Rahmen vorgegebener genetisch bedingter Grenzen gewissermaßen selbst organisieren. Diese Selbstorganisation relativiert die Diktatur der Gene.

Ich habe versucht zu ergründen, wer ich als Person eigentlich bin. Es müsste so etwas wie einen Laborversuch geben: Genetische Ursprünge und Einflüsse durch primäre und sekundäre Sozialisation wären zu neutralisieren, um dann feststellen zu können: das bin ich pur! Mich quält der Gedanke, ich könnte lediglich ein Produkt aus Erbe und Anpassung sein.

Ich habe wenig Vertrauen in die eigenen Fähigkeiten, brauche Anerkennung als Lebenselixier und möchte allseits beliebt sein. Der Mangel an Selbstwertgefühl deformiert mein Ich – auch wegen der Angst, die ersehnten Bestätigungen könnten ausbleiben. Diese Furcht ist oft so stark, dass es mir schwer fällt, das Haus überhaupt zu verlassen. Meine Gedanken kreisen um mögliches Versagen, und ich kenne keine Quellen des Selbstwertes, die nicht mit dem Leistungs- und Anerkennungswunsch in Verbindung stünden.

Der britische Zoologe Richard Dawkins, ein atheistischer Verfechter der Evolutionstheorie, prägte den Begriff »egoistische Gene«.[125]

Er sieht den Eigennutz als Motor der Evolution. Du weißt, dass sich der depressive Mensch gerade wegen seiner Versagensängste und Minderwertigkeitsgefühle zu besonderen Leistungen antreibt: er ist Einpeitscher und Galeerensklave zugleich. Dawkins These nehme ich an dieser Stelle nur allzu gerne auf: Der Ich-suchende Depressive sieht sich im Fokus und sucht zum eigenen Wohlbefinden Anerkennung durch Leistung. Dass er deswegen mit Menschen seines Vertrauens kooperiert, geschieht insofern auch aus Eigennutz. So hätten meine Gene im Wettbewerb eine Chance. Ob mir mit dieser Annahme geholfen ist? Mein Verstand jedenfalls scheint beruhigt, eine Erklärung für meine Verhaltensmuster gefunden zu haben. Auf einem ganz anderen Blatt steht, dass Moleküle mich im Griff haben und die Frage nach dem puren Ich aus dieser Perspektive unbeantwortet bleiben muss.

Auf »Menschen meines Vertrauens« muss ich doch noch kurz zurückkommen. Aus der Sicht des Gehirns steht das Bedürfnis nach sozialer Gemeinschaft noch vor dem Überlebenstrieb. Das Gehirn bewertet soziale Isolation genauso wie körperlichen Schmerz. Allein aus diesem Motiv resultiert – bewusst oder unbewusst – das Ringen um Zuwendung. Entzug von Zuwendung vernichtet den Menschen.

Das Gehirn selbst besitzt die Macht, unser Verhalten auf bestimmte Ziele hin auszurichten. Du kannst dir denken, dass daher an erster Stelle steht, anderen Menschen durch gute Beziehungen verbunden zu sein. Dafür werden wir mit Glücksbotenstoffen belohnt.[126] Das muss die Gene ja auch freuen: Kooperation zum Arterhalt und damit erfüllter Eigennutz. So jedenfalls interpretiere ich Dawkins These. Der Depressive mit sozialer Phobie passt nicht so recht ins Programm der Arterhaltung! Auch wegen meiner Weißfleckenkrankheit suche ich eher Verstecke, als dass ich mich ins Rampenlicht traue: Der Wiener Verhaltensforscher und Evolutionsbiologe Karl Grammer konstatiert: Unser Gehirn ist im Laufe der Evolution darauf trainiert worden, aus Äußerlichkeiten relativ schnell abzuleiten, welche Anlagen die andere Person habe; dabei ist ein makelloser Körper ein Signal guter Gene.[127] Jetzt kannst du dir auch vorstellen, welch' un-

erträglicher Stress die tägliche Unterrichtssituation für mich bedeutet. 100 Milliarden Nervenzellen je TeilnehmerIn arbeiten nahezu gleichzeitig daran, mich zu beurteilen und zu verurteilen, und so versuche ich, durch kooperatives Verhalten auf jeden einzelnen Schüler einzugehen, seine Individualität zu berücksichtigen. Insofern bin ich ein kooperativer Egoist. Ich biete den von mir Abhängigen Kooperation an, auch um deren Wohlwollen zu gewinnen. Einerseits ist das eine anspruchsvolle moralische Handlung, andererseits eine berechnende pädagogische Maßnahme: Ich möchte von den Mitgliedern der Lerngruppe fair und herzlich behandelt werden. Dass ich die Lernenden für meine Zwecke (»habt mich lieb«) instrumentalisiere, kommt einem Missbrauch gleich: Ich besteche und lasse mich bestechen, um im sozialen Netzwerk gesichert zu bleiben und respektiert zu werden. Respekt … das ist es! Dieser Ehrgeiz ist ein evolutionäres Erbe – bei uns Depressiven allerdings psychopathisch verformt.
Das Problemfeld »Pädagogik« möchte ich mit einem passenden Lernziel abrunden. Es stammt von Seneca, meinem Freund im Geiste:

Ich hoffe nichts, ich fürchte nichts, ich bin frei.

Die evolutionäre Anthropologie sucht nach Gemeinsamkeiten mit unseren Vorfahren: Den aus Afrika eingewanderten Verwandten, den Neandertalern und beispielsweise den Schimpansen. Das ist von Interesse, weil ich nach dem suche, was mein Selbst ausmacht, und weil ich Belege dafür suche, dass wir Menschen keine Veranlassung haben, uns gegenüber der Natur derart borniert zu verhalten. Die Abstammungslinien von modernen Menschen und Neandertalern haben sich vor etwa einer halben Million Jahren getrennt. Sofern sich Gene von denen des Neandertalers und des Schimpansen von denen des heutigen Menschen unterscheiden, müssen diese entstanden sein, seit sich die Wege von Mensch und Neandertaler getrennt haben, z. B. Gene für die Sprachentwicklung oder für kognitive Leistungen.[128] Evolutionäre Anthropologen blicken mit Hilfe von speziellen Teilen des Erbguts (weibliche mitochondriale DNS und männliche Y-Chromosomen) in die Vergangenheit der Menschheit: Jeder

Mensch trägt heute Merkmale dieser Ureltern in sich.[129]
Ich frage dich: Ist es nicht deprimierend, dass wir uns nach Jahrtausenden Philosophie und Religiosität nicht von unseren vorsintflutlichen Denkmustern befreien können und wollen, in denen Grenzen und nationale Rivalitäten noch eine große Rollen spielen? Es wird Zeit, dass wir uns als eine große Homo-sapiens-Familie begreifen!
Du fragst, wieso das hier von Interesse ist? Nicht, weil mich der Gedanke an unsere »primitiven« Vorfahren krank macht, sondern weil wir das Primitive nach wie vor in uns tragen und es nur notdürftig in unserer zivilisierten Welt mit Moral, Sitte, Norm, Ethik und Religion kaschieren. Nicht, dass ich davon ausgehe, dass unsere Ahnen nur böse und aggressiv waren. Sicherlich aber waren sie emotionaler und instinktgesteuerter. Alles Eigenschaften, die heute verpönt sind und geächtet werden. Trotzdem: *»Vernünftig zu leben ist schön, aber kein Leben«,* zitiere ich Pablo Neruda.
Wenn das Leben einen Sinn machen soll, dann doch wohl den, in unserem einmaligen Dasein auf der Erde Authentizität zu erleben – mit der einzigen Begrenzung: den Mitmenschen nicht zu schaden (kategorischer Imperativ). Schon früh bekam ich mit, dass mein Leben fremdbestimmt verlaufen würde: Anpassung und Leistung, Liebe und Versorgung, finanzielle Ansprüche und Sehnsucht nach Auszeit.[130]
Ich hätte mir das Leben, mein Dasein, nicht herbeigewünscht: Ich kann auch heute noch nicht feststellen, warum ich hier bin – warum es überhaupt Menschen gibt. Der Künstler Anselm Kiefer versucht das Sinnproblem zu lösen, indem er mit seiner Arbeit anstrebt, an etwas heranzukommen, das er mit dem Verstand nicht mehr kontrollieren könne. Das Leben bezeichnet er als eine fortwährende Enttäuschung bis zum Tod. Zugleich sieht er in jeder Enttäuschung eine Stufe auf dem Weg zur Erkenntnis. Ich deute Kiefers Ansatz so, dass er von einer Balance zwischen Enttäuschung und Erkenntnis ausgeht – mit dem Resultat, aus dem Treibsand des Zweifels herauszukommen und sicheren Boden für ein Leben mit Sinn zu betreten. Dieses Gleichgewicht als Voraussetzung für Stabilität habe ich noch nicht gefunden; für mich gilt, was Hermann Hesse in dem Roman »Demian« eine Figur sagen lässt: *»Das Leben ist viel Aufwand für*

wenig Freude«. Statt Aufwand könnte ich auch »Enttäuschung« sagen und statt Freude »Erkenntnis«.
Soziobiologen versuchen die potentielle Selbstlosigkeit der Menschen zu ergründen und fragen, ob Moral bereits in den Genen stecke. Altruismus müsse doch die Einsicht vermitteln, dass Grenzen und Rivalitäten gerade heute überwunden werden müssten: Hungersnöte, ungeheure Waffenpotentiale, Bürgerkriege, religiöser Fanatismus, Bevölkerungsexplosion und eine gigantische Umweltzerstörung bedrohen die Menschheit, die Homo-sapiens-Familie.
Zurück zu den Soziobiologen: Altruismus gilt als exklusive Eigenschaft des Menschen. Die soziale Kompetenz hat wohl ihren Ursprung darin, dass Lebewesen sich auch gegen stärkere Gegner durchsetzen können, wenn sie Gruppen bilden, d. h. nicht jedes Gruppenmitglied darf bloß seinen unmittelbaren Vorteil suchen. Gene regen selbstloses Verhalten an und fördern damit das Überleben der Gruppe.
Insofern bildet Erbgut das biologische Fundament für psychologische Phänomene. Das Bindeglied zwischen Genen und dem sozialen Leben ist der Geist. Entwicklungspsychologen sehen, dass im menschlichen Gehirn eine Art Schablone für z. B. Moral angelegt ist – wobei Emotionen die Form der Schablone bilden, intakte Hirnfunktionen vorausgesetzt.
Pessimistisch stimmt mich, dass es auch von der Umwelt abhängt, wie die soziale Schablone ausgefüllt wird. Der Mensch spiegelt die Regeln seiner Gemeinschaft und erhält dadurch seine Wertmaßstäbe. Auf diese deprimierende Problematik werde ich an anderer Stelle gesondert eingehen.
Auf das gerade erwähnte Bindeglied »Geist« möchte ich kurz zurückkommen, allerdings noch nicht ausführlich auf die »Materie-Geist-Problematik«: Ein Astrophysiker berichtete in der 3 SAT-Doku »Alle Zeit der Welt« (19. 3. 2008), dass unsere Geschichte vor 14 Milliarden Jahren mit dem Urknall begann: Alles, was wir auf unserem Planeten vorfänden, organische und anorganische Stoffe, sei auf den »Sternenstaub« zurückzuführen. In diesem Zusammenhang erinnerte ich mich daran, dass ich las, genetische Einflussfaktoren der bipolaren Störung (manisch depressive Erkrankung) seien entdeckt worden. Einem Gen, das den Lithium-Haushalt im Gehirn steuere,

wird dabei eine besondere Rolle zugeschrieben. Und Lithium ist ein Metall, ein chemischer Grundstoff. Auch Lithium wird im Sternenstaub enthalten gewesen sein. Depression und Sternenstaub – wie romantisch,[131] und eine Therapiemöglichkeit!
In diesem Zusammenhang ist auch ein Experiment des Chemikers Stanley Miller erwähnenswert. Miller braute aus einfachen chemischen Verbindungen die Grundbausteine des Lebens zusammen und lieferte damit einen Hinweis auf den möglichen Ursprung des Lebens. Aus anorganischen Verbindungen erzeugte er Bausteine des Lebens.[132]
Aber wie kann es angehen, dass das Lebewesen »Mensch«, das ja aus solchen Verbindungen besteht, Folgendes empfinden kann: Ostersamstag 2008: Wir hatten die Einkäufe erledigt und meine Frau wollte nur noch eben in einer neu eröffneten Boutique für skandinavisches Design schnüstern. Ich wartete geduldig bei unseren Fahrrädern vor dem Geschäft. Es war mit einem Mal, als löste ich mich in Luft auf. Ich fühlte mich leer, nutzlos, überflüssig. Vollkommen fremd kam ich mir unter all den Menschen vor. Verloren, wertlos. Tränen kamen und ich fiel in das endlos tiefe schwarze Loch. Dabei kamen wir doch erst Karfreitag von unserem Inselurlaub heim. War es das Wissen, dass die Tage der Freiheit nur eine Illusion vorgaukelten? Dass ich mich drüben, auf dem Festland, außerhalb des Inselrefugiums, wieder der Leistung und den Menschen zu stellen hatte? Wieder zu Hause, kroch ich ins Bett; dachte, ohne den Schlaf, der mich aus der Wirklichkeit führen könne, hielte ich es nicht mehr aus. In ihrer Hilflosigkeit versuchte meine Frau, mich damit zu trösten, mein zeitweiliges Alleinsein vor dem Geschäft hätte in mir ein Gefühl der Verlassenheit ausgelöst, vielleicht auch, weil viele Menschen zu zweit oder in Gruppen an mir vorbeigezogen wären. Ärgerlich wies ich diese Erklärung als zu pragmatisch und oberflächlich zurück. Nun aber glaube ich, dass sie Recht hatte. Ich kann nicht mit mir alleine sein, zumindest nicht ohne eine Beschäftigung zu haben, in der ich selbstvergessen aufgehen kann. Mich überkam aus heiterem Himmel das Gefühl des Verlassenseins.
Wird nicht unser gesamtes Handeln dadurch motiviert, dass wir sozialen Kontakt gewinnen oder erhalten wollen? Neurobiologisch gilt

es als erwiesen, dass ein gelungenes soziales Miteinander vom Gehirn durch Ausschüttung von Botenstoffen belohnt wird. So fühlt man sich gut und genießt Wohlbefinden.

Ich möchte dir hier meine Gedanken und Erkenntnisse zum Angstphänomen schildern. Wissenschaftler gehen davon aus, dass sowohl eine Störung im Hirnstoffwechsel zur Entstehung depressiver Leidenszustände führen kann, als auch die Bindungsgeschichte des Patienten Einfluss auf die Gen-Expression mögliche Ursache sei.[133] Hier stellt sich wieder die Frage danach, wie der Geist in die Materie kommt bzw. danach, wie es überhaupt angeht, dass Materie denken und fühlen kann. Nicht, dass du glaubst, ich in meinen Beschränkungen könne eine Fragestellung klären, mit der sich wohl sämtliche Wissenschaften bis heute vergeblich beschäftigen. Aber immerhin ist es möglich, aus fragmentarischem Wissen Ahnungen zu formulieren.

Später im Leben auftretende konflikthafte und stresshafte Belastungen können früh erworbene, aber latent gebliebene Traumatisierungen auslösen und das geschieht über organische Stoffe, wie z. B. Botenstoffe. So entstehen Panikattacken, oft z. B. meine unangenehmen Schweißausbrüche vor Unterrichtsbeginn, vermutlich durch Fehlfunktionen des Furcht-Stress-Mechanismus' im Gehirn. Auslöser können u. a. nicht verarbeitete Verlustsituationen (wie die Situation vor dem Geschäft am Ostersamstag) sein. Neben dem bereits erwähnten chemischen Grundstoff Lithium können auch Steroide die Psyche beeinflussen. Hierzu zählen neben Hormonen auch Glykoside, Gallensäuren und die Vitamine der D-Gruppe. Eine hochdosierte Steroidgabe könne vor starken Stress- und Angstreaktionen schützen, so Psychologen der Universität Bielefeld.[134]

Es ist ja auch die Ambivalenz der Gefühle, die einem zu schaffen macht: Einerseits die Agoraphobie, die Angst vor dem öffentlichen Leben und andererseits die Angst vor der Ausgrenzung aus dem sozialen Leben. Einerseits die Bindungssucht, das zwanghafte Bedürfnis nach menschlicher Nähe und andererseits das Bedürfnis nach dem Alleinsein, auch, um niemandem zur Last zu fallen. Von Martin Buber soll die Aphorisme *»Der Mensch wird am Du zum Ich«*[135]

stammen. Was ist, wenn ich dem anderen misstraue, weil ich nicht glauben kann, dass er mich, ausgerechnet mich, mag oder liebt? Wenn ich mich selbst nicht lieben kann, spricht mir der Volksmund die Fähigkeit zur Liebe des anderen ab. Dann käme ich ja nicht zum Du und damit niemals zu mir.

Wegen dieser Verwirrung, weil mir das Menschsein so beschwerlich vorkommt, bin ich gerne in der »freien« Natur und studiere, so weit wie es geht, alles zum Thema »Natur«: Die Natur hat keine Meinung über uns, in ihr bin ich frei, weil ich sozial unangepasst sein darf. Den Grundgedanken zu dieser Aussage fand ich bei Friedrich Nietzsche.

Ich erlaube mir nicht die Meinung, ich sei ein guter Mensch. Dafür habe ich zu viele böse Gedanken (Rachegefühle, sexuelle Phantasien, Neid). Meine bösen Anteile werden, so denke ich, sichtbar gemacht durch die Weißfleckenkrankheit, gewissermaßen mein Stigma. Wie Psyche und Haut, unser größtes Organ, miteinander verbunden sind, dokumentiert die Aussage einer Studentin: *»Und mit dem Prüfungsstress konnte ich regelrecht zusehen, wie die Farbe aus meiner Haut entwich.«* Ist das Eitelkeit? Eitelkeit wird als schlimme Droge bezeichnet. Ist es Selbstmitleid? Hat einen ganz schlechten Ruf – ich müsste mich schämen!

Möglicherweise aber befinde ich mich am Rande einer Dysmorphophobie. Was die Betroffenen krank macht, ist ihr Aussehen, ihre vermeintlich unerträgliche Hässlichkeit. Für sie ist es schrecklich, sich selbst zu sehen und von anderen gesehen zu werden. Existenzielle Selbstzweifel sind die Folge. Der Weg in die Isolation ist vorgezeichnet.

Verzweifelt frage ich mich, was das Psychische eigentlich ist, und wie es sich zur Materie »Gehirn« verhält. Ich bin ja im Grunde nicht mein Körper, sondern ich bin das Gehirn. Es veranlasst allerdings Körpersprache und den reflektierenden Blick auf meinen Körper. Niemand aber weiß, auf welche Weise neuronale Netze und Zellverbände zum Beispiel Angst hervorrufen oder das Denken.

Im Sommer 2007 konnte im Hamburger Bahnhof und im Medizinhistorischen Museum der Charité Berlin eine Ausstellung zum Thema »Schmerz« besucht werden. In einem Kommentar zu diesem Ereignis las ich, dass Schmerz und Angst nicht nur Gegenpol zu Glück und Lust sind, sondern verhältnismäßig mehr als sie, denn verglichen mit einem Eisberg ragt ein Siebtel unserer Emotionen als Glück ins Licht, und der ganze Rest würde dem Reich des Leidens angehören.[136]

Der höchste Genuss soll angeblich in der Zufriedenheit mit sich selbst bestehen. Aber gerade das treibt mich tiefer in die seelische Not, wenn ich darüber nachdenken muss, zu welchen Aktionen das unheimliche Gehirn manche Menschen zwingt, um eben diese Zufriedenheit zu erreichen. Die bedauernswerten Betroffenen bezeichnen sich als »Body Integrity Identity Disorder«. Diese Kranken wollen einen Körper schaffen nach dem Bilde, das sie in sich tragen: Das Bild eines amputierten Menschen und ein Leben ohne diesen verhassten Arm oder ohne diese Beine, die nicht zu ihnen gehören. Ein innerer Zwang und die Angst, nicht zu wahrer Identität zu gelangen, lässt sie Guillotinen basteln oder in Länder fliegen, in denen ihnen chirurgische Eingriffe zum Glück verhelfen.

Was beide Betroffenengruppe eint, ist die Angst vor Ausgrenzung und Identitätsverlust. Ich bin der Angst auf der Spur, denn auch meine Depression ist Angst, nicht so konkret wie in den beschriebenen Fällen, sondern diffuser, ein Kaleidoskop der Ängste.

An sich ist Angst ein wichtiger Teil unseres Verhaltensrepertoires: Sie warnt vor Gefahr und löst Programme aus, die angemessene Antworten auf eine Bedrohung liefern. Die Fähigkeit, Angst zu empfinden, ist zum Teil genetisch festgelegt, ein anderer Teil wird durch Erfahrung erlernt.

Der Ursprungsort für das Angstgefühl liegt im Mandelkern, der Amygdala. Angst entsteht, wenn diese stammesgeschichtlich alte Gehirnregion gereizt wird. Der Mandelkern regt dann den Hypothalamus an, Cortisol und Adrenalin auszuschütten. Das sind Hormone, die den Körper aufputschen. Das vegetative Nervensystem schaltet dann auf Notprogramm um, und das Bewusstsein verliert die Kontrolle. Der Mensch ist das furchtsamste Wesen überhaupt, da zu der elementaren Angst vor feindseligen Artgenossen auch noch die intellektuell begründeten Existenzängste kommen.

Für manche Menschen besteht durch ihre genetische Grundausstattung eine größere Wahrscheinlichkeit, unter Ängsten zu leiden. Man weiß, dass die Gene keineswegs nur für die äußeren Merkmale eines Lebewesens verantwortlich sind; sie leisten noch viel mehr: Sie geben z. B. auch die Betriebsanweisung dafür, dass unser Gehirn denkt und z. B. Furcht überhaupt verspüren kann.[137] In welchem Umfang Eigenschaften oder Verhaltensweisen des Menschen von Genen bestimmt werden, ist eines der spannendsten und schwierigsten Rätsel, das die Genforscher noch zu lösen haben, d. h. diese Fragen können bis heute nicht eindeutig beantwortet werden.

Aber wie kann es angehen, dass anorganische Stoffe, wie z. B. Oxytocin, in den Mechanismen der Angst eine Schlüsselrolle spielen? Oxytocin ist ein Hormon, das in der Hypophyse, der Hirnanhangdrüse, produziert wird. Es gilt als Zärtlichkeits-, Besänftigungs- und Bindungsbotenstoff schlechthin. Daher ist die Theorie, wonach die Menschen eher unter Ängsten leiden, die weniger Oxytocin steigernde Mutterliebe empfangen haben, durchaus einleuchtend.[138]

Das nur am Rande: Die Kriminalprofiler typisieren Serienkiller, Menschen mit antisozialer Persönlichkeitsstörung. Unter diesen gibt es den »Casanova-Typus«, der ohne Mutterliebe aufgewachsen ist. Er mordet, um von seiner eigenen Mutter geliebt zu werden. Serienkiller wie diese sind überdurchschnittlich häufig Adoptiv- oder Heimkinder.[139]

Die Angst ist der mächtigste Antrieb des Bewusstseins. Auch Verzweiflung und innere Leere wirken neurobiologisch über das Bewusstsein (und noch mehr aus dem Unbewussten) an der Entstehung von abweichendem Verhalten und Krankheiten mit. Emotionale Verletzungen können vom Menschen ein Leben lang mit sich herumgetragen werden. Sowohl die Beziehungen zum Selbst als auch zu den Mitmenschen werden dann zerstört.

Bei Ängsten und Schmerzen wird der hintere Teil des Striatums aktiviert. In diesem Hirnbereich übt das Dopamin seine Funktion aus (allerdings gibt es keine einzige chemische Verbindung, die ausschließlich in einer bestimmten Gehirnregion vorkommt). Beim Eingehen von Risiken wird ein Gehirnteil aktiviert und als Auslöser dafür wurde der Neurotransmitter »Dopamin« identifiziert. Lust-

empfinden, Verlangen und die Wirkung der Libido des Menschen hängen von verschiedenen Varianten des Gens DRD4 ab; ein Gen, aus dem sich der Dopamin-DU-Rezeptor bildet. Er gehört zum Belohnungssystem des Menschen. Dopamin ist die Muttersubstanz der Hormone Adrenalin und Noradrenalin.[140]
Ich weiß, dass ich in depressiven Phasen besonders intensiv zumindest Zärtlichkeit herbeisehne und ohne Ende und ohne einen kritischen Blick auf den Kontoauszug zu werfen, Befriedigung durch Konsum anstrebe. Letztere Kompensation ist auch dafür verantwortlich, dass meine/unsere finanzielle Situation derart angespannt ist. Der Belohnungsdrang übt einen überwältigenden Einfluss aus.

Aber zurück zu meiner sozialen Situation in der Depression, die letztlich mein Streben nach Anerkennung durch Konsum auslöst. Hannah Arendt definiert das echte Leben als ein Leben, das immer auch ein Leben mit anderen ist. Für sie wird der Mensch erst durch den Menschen zum Mensch.
Ähnlich konsequent sind auch der russische Autor Jerofejew und der Regisseur/Intendant Claus Peymann. Jerofejew: *»Der Mensch muss sich geben, auch wenn ihn niemand haben will!«* Peyman: *»Seit dem Tod von Thomas Bernhard bin ich nur noch ein halber Mensch, und jetzt, nach dem Tod von George Tabor, dem Schauspieler, bin ich vielleicht gar keiner mehr.«*[141]
Das möchte ich ein wenig deuten: Der eine gibt sich, auch wenn ihn niemand haben will; der andere würde sich am liebsten aufgeben, weil er sich ohne die Freunde nicht mehr als Mensch empfindet. Anders als der russische Literat ertrüge ich es nicht, wollte mich niemand haben und hätte ich nicht jemanden, der sich freut, mich zu sehen. Ohne intensiven Sozialkontakt sähe ich keinerlei Sinn in meinem Hiersein. Ja, Peyman spricht mir aus der Seele!
Hier muss ich entsprechende Erkenntnisse der Hirnforschung einfügen: Amerikanische Forscher vom National Institute of Health konnten die Gehirnregion deaktivieren, die an der Ausübung der Selbstkontrolle beteiligt ist – sie liegt im präfrontalen Kortex. Dieser Teil des Stirnlappens wird mit Planung und Kontrolle in Verbindung gebracht. Und der mediale präfrontale Kortex, so weiß man heute,

beeinflusst den Ausdruck der eigenen Persönlichkeit, also auch das soziale Verhalten.

»Stets flieht ein jeder vor sich selber. Aber was nützt es, wenn er sich selber nicht entkommt. Er folgt sich selber und ist sein lästigster Begleiter. Deshalb müssen wir uns vergegenwärtigen: Das Übel, an dem wir leiden, liegt nicht außerhalb, sondern in uns ... Besonders gilt es unter den Menschen auszuwählen danach, ob sie es verdienen, dass wir für sie einen Teil des Lebens aufwenden ... Nichts aber erfreut wie eine Freundschaft in Treue und Liebe ... Eine Freundschaft, deren Zuwendung Zerknirschung lindert, deren Heiterkeit Schwermut zerstreut ... Besonders aber meide man melancholische und in allem hoffnungslose Leute, denen jeder Anlass zu Klagen gelegen kommt ... So ist doch ein Begleiter ohne seelisches Gleichgewicht, der über alles klagt, der Ausgeglichenheit des Geistes Feind ...«[142]

Da haben wir den Salat: Ginge es nach Seneca, dürfte mit mir niemand etwas zu tun haben wollen. Doch zum einen bin ich nicht absolut hoffnungslos (ich hoffe z. B. Menschen mit diesem Buch zu erreichen) und zum anderen nicht unbedingt humorlos (auch wenn mein Humor eher ein ironisch-makaberer schwarzer Humor ist). Diese Eigenschaft erhält mir die Ehe und den einen oder anderen Freund (Freundin). Zudem kann auch die Melancholie eine durchaus heiter-romantische sein.

Und dann ist da noch etwas: Gleich und gleich gesellen sich nämlich gerne. Von klein auf bis zum heutigen Tage fühle ich mich zu Menschen hingezogen, die nicht makellos sind. Die tiefere Ursache ist im Erbgut des Menschen zu suchen. Amerikanische Forscher behaupten nun, dass Kinder, die in schlechte Gesellschaft geraten seien, sich oft gerade diese Freunde gesucht hätten, weil sie dafür eine spezielle erbliche Veranlagung besäßen. Kritiker dieser These fordern einen molekularbiologischen Beweis. Meine Erfahrungen entsprechen den Annahmen der Deterministen (erbliche Veranlagung). Aber selbst aus dem Einwand der Kritiker leite ich ab, dass eine molekularbiologische Ursache durchaus zu diesen Freundschaften

führen könnte. Auf jeden Fall hat meine Affinität zu Außenseitern, also zu Menschen, die unvollkommen und unkonventionell sind, dazu geführt, dass ich nie ohne soziale Kontakte war.[143]
Mein Hingezogensein zu Menschen mit Makeln physischer, psychischer oder sozialer Art störte meine Eltern enorm und war oft genug Anlass zu Umgangsverboten. Jetzt, mit der zeitlichen Distanz, kann ich mir diese Präferenz erklären: Mangelndes Selbstvertrauen und schon damals vorhandene Minderwertigkeitsgefühle gaben mir Sicherheit im Kreis von meinesgleichen. Vielleicht auch deswegen gehörte ich zu den wenigen Lehrern, die sich freiwillig bereiterklärten, mit schwierigen Schülern zu arbeiten und auch von diesen akzeptiert wurde – diese schwierigen jungen Leute merkten, dass ich ein Herz für sie hatte. Daher der gute Draht zu ihnen.
Aber Berufsschullehrerarbeit ist allein schon Knochenarbeit. Mit meinem Mutter-Teresa- und Albert-Schweitzer-Syndrom war ich diesem jahrelangen zusätzlichen Druck nicht gewachsen, denn diese Selbstanforderung sattelte ich zusätzlich auf meine soziale Phobie und meinen Minderwertigkeitskomplex. »Burnout« – aber total – war die Folge. Mit Alkohol, Tabletten und spannendem Fremdgehen versuchte ich zu kompensieren, zu betäuben, zu berauschen.
Nach diesem Abstecher aber zurück zu meinem Elternhaus – zum Problem »Sozialstatus meines Umgangs«.
Die Eltern meiner Mutter führten in einer westfälischen Kleinstadt ein kleines Milch- und Käsegeschäft. Immer und immer wieder erzählte die Mutter uns vom Apotheker, Pfarrer, Studienrat, reichen Bauern, Rechtsanwalt und Tuchfabrikanten, die sich auch in Notzeiten die »gute Butter« leisten konnten. Meinen Vater meldete sie zum Meisterkurs an und ließ bei keinem Gespräch – auch in der Verwandtschaft – den Titel der Personen aus. Ich konnte es nicht mehr hören. Ich stellte erst im Nachhinein eine Verbindung zwischen ihrem Sozialneid und meinem Umgang her. Aus Mutters Sicht eine Katastrophe: Ich kann mir ihre Panik vorstellen, mich in einem wenig attraktiven Milieu zu wissen.
Fast 25 Jahre später muss sie sich am Ziel ihrer Träume gesehen haben. In einer Kleinstadt an der Nordseeküste bauten meine Frau und ich ein Häuschen und hatten höhere Beamte, Selbständige und

akademische Freiberufler als Nachbarn, Freunde und Bekannte. Ihr Sohn als Berufsschul-Studienrat-Fuzzi endlich im adäquaten sozialen Ambiente.

Dass ich auf Dauer in dieser Nachbarschaft immer unglücklicher wurde, immer mehr psychisch erkrankte, immer öfter frühmorgens aus einer Bar oder von einem Seitensprung nach Hause kam und immer häufiger »Suizid-Roulette« spielte, bekam sie nicht mit. Unangenehmes kam in unserer Familie auch nicht zur Sprache. Es war ein kaltes Unbeteiligtsein.

Ich bin felsenfest davon überzeugt, dass mir in die Wiege gelegt wurde, mich in »noblen, gediegenen Kreisen« nicht wohlzufühlen. Daran konnten auch die frühen Umpolungsversuche nichts ändern. Scheidung, Kinder und Haus fluchtartig verlassen, allerdings nur in der Sicherheit einer neuen Beziehung, war lediglich eine Frage der Zeit.

Nicht noch einmal Frau und Kind verlassen! Das hatte ich mir eigentlich geschworen. Nicht noch einmal Vertrauen missbrauchen und Unglück bringen. Doch mit Alkohol, Tablettenmissbrauch, Fremdgehen und »Harakiri« endete die erste wie die zweite Ehe. Ich war jedoch nicht ganz ohne Skrupel! Ich fühlte mich mies, als total schlechter Mensch. Ich sah mich einzig legitimiert dadurch, dass ich versuchen musste, durch Veränderung der Situation am Leben zu bleiben. Moralische Rechtfertigung leitete ich aus Pablo Nerudas Aussage: *»... ausgestattet mit der wertvollen Fracht unüberlegter Verrücktheit«* ab.[144] Noch heute, nach über 15 Jahren, schäme ich mich gegenüber meiner Ex-Frau und bitte innerlich die beiden Kinder um Verzeihung. Ich habe ein schlechtes Gewissen, mich zu Lasten der unschuldig Betroffenen besser zu fühlen als jemals zuvor. Durchhalten konnte ich das nur in der Obhut einer psychiatrischen Klinik. In den folgenden fünf Jahren nach der Trennung gab es nur noch zwei Suizidversuche. Heute denke ich zwar sehr oft an die Alternative, tot zu sein, engagiere mich quasi stellvertretend für die aktive Sterbehilfe, doch Hand an mich gelegt habe ich bis heute nicht mehr.

Wie konnte das alles passieren?! Wie du weißt, bin ich auf der Suche nach Authentizität. Was ist mein eigentliches ursprüngliches personales Wesen? Warum bin ich so böse?

Der Versuch einer Erklärung. Mit Hilfe gesellschaftlicher Normen wird die Eigentlichkeit des Menschen eingedämmt und in die erwünschten Bahnen gelenkt. Der Mensch hat seine »Natur« aufgegeben, seit er sich auf die »Kultur« der Zivilgesellschaft einließ. Alle menschlichen Verhaltensweisen sind selbst dann sozial geprägt und geregelt, wenn sie noch Anknüpfungspunkte an die biologische Dimension haben. Eigentlich habe ich mich immer recht emotional-spontan »natürlich« verhalten und dann aus den Reaktionen meines sozialen Umfeldes Schlüsse gezogen (oder auch nicht). So bin ich ein Mängelwesen mit diffuser Antriebskraft geblieben: sozial geprägt, geregelt, sanktioniert und Emotionen folgend (Konsum und Sexualität beispielsweise).[145]
Das begann früh: Vom Kindergarten bin ich sehr oft zu meiner Großmutter (nicht Mutter) geflüchtet; in der Grundschule war ich es, der am häufigsten in der Ecke stand, weil ich meine Impulsivität nicht unter Kontrolle halten konnte. Gab mir später eine Frau das Signal, sie wolle mit mir anbandeln, gab ich dem »triebhaft« nach. Habe ich den Eindruck, jemand sei arrogant mir gegenüber, verliere ich verletzt die Selbstbeherrschung … und und und.
Ich leide unter den sogenannten Expansionsbedürfnissen wie z. B. Konsum, soziale und fachliche Anerkennung, körperliche Nähe, Zärtlichkeit und Sicherheit. Zum Teil unterliegen diese Bedürfnisse sozialen Spielregeln oder anderen Begrenzungen, z. B. materieller Art. Diese Grenzen kann ich schlecht akzeptieren und bin daher sehr oft frustriert. Mich gesichtslos anzupassen, wo ich doch lieber »querdenke«, wäre mir wesensfremd.
Weil ich aber nicht auch auf die Expansionsbedürfnisse verzichten kann, bricht immer mal wieder der Schutzdamm in mir, und ich erleide einen mentalen Zusammenbruch. Diese Phasen sind die mehr oder weniger häufigen Abstürze in totale Finsternis. Das sind die Ausschläge in die Tiefe; sie können sich auch mit Höhenflügen (manischen Phasen) abwechseln; und es gibt längere Phasen der gleichförmigen Depression. Dieses Prozedere durchlaufe ich jetzt seit fast 50 Jahren. Die Sozialpsychologie beschreibt diesen typischen Ablauf so: Bestimmte soziale Bedingungen einschließlich Sozialisation von Anfang an; übersteigerte Bedürfniswünsche; dann mögli-

cherweise Scheidung, Selbstmord, Kriminalität.
Ich glaube immer noch nicht, dass ich unter Sozialneid leide, vielmehr macht mir mein mangelndes Selbstbewusstsein in Gegenwart von Menschen mit höherem Sozialstatus zu schaffen und zudem quält mich mein fordernder Narzissmus. Schwaches Selbstwertgefühl und narzisstische Vorstellungen: beides bestimmt meine Verhaltensweisen und verhindert eine ausgeglichene Gemütslage. Ich bin einerseits unfähig und andererseits unwillig, mich in jeweiligen Lebenssituationen erwartungsgemäß zu verhalten: treu als Ehemann, vorbildhaft als Lehrer, als verlässlicher Vater mit sparsamer Lebensführung, als dankbarer Sohn, als rücksichtsvoller Raucher; aber im Herzen ein Robin-Hood; als Exzentriker, dem es an Mut fehlt, exzentrisch zu sein. Du siehst, dass Leiden nicht unbedingt den Charakter stärkt.
Obwohl mir diese Fehlverhaltensweisen bewusst und unangenehm sind, ist der Rationalitätsgrad meines Verhaltens gering. Ich komme mir seit Jahrzehnten wie ein Kartenhaus vor, das schon bei der geringsten Störung oder Verlockung zusammenzubrechen droht. Die Statik ist miserabel.
Möglicherweise sind aber einige meiner Handlungen gar keine Abweichungen von Normen; vielleicht existieren diese Toleranzgrenzen für akzeptables Verhalten nur in meinem Kopf? Habe ich mir selbst Maßstäbe gebastelt, um als lammfrommer Gutmensch respektiert zu werden? Anerkennung ist für mich wie das tägliche Brot und ein Motivator, mich in bestimmten sozialen Situationen gebremst zu verhalten. Es sei denn, es kollidiert mit meiner Eigenwilligkeit, also mit dem, was ich als authentisch verspüre. Dann fahre ich unter Umständen auch ungebremst, bin nicht opportunistisch und nehme Liebesentzug in Kauf.
Schon vor dem Eintritt ins Jugendalter erschien mir das Hineinwachsen in den sogenannten Ernst des Lebens als Prozess der Depersonalisation. Ich spürte, dass dem Menschen recht bald ein bestimmtes Rollenverhalten übergestülpt wird. Das ließ mich schon als 13-Jähriger an Selbsttötung denken, denn den Zwang, den Druck, der zunehmend auf mich ausgeübt wurde, empfand ich als mir Fremdes und Bedrohliches.[146]

Meine Eltern verlangten (die schlagenden, mit Gegenständen werfenden Lehrer natürlich auch) totale Anpassung. Die Psychologie weiß, dass rigide Konformität kaum dazu verhilft, sich auf verändernde Bedingungen einlassen zu können. Und so war es dann auch: Kaum (mit 19 Jahren) aus dem Haus, stolperte ich hilflos und über die Stränge schlagend durchs »eigenverantwortliche« Leben.
Die Rollenpflichten aus Elternhaus, Schule und Lehrzeit sowie die Pflichten als junger Familienvater (und Alleinverdiener) mit erst 20 Jahren überforderten mich total. Kein Wunder, dass ich schon früh nach Ausgleichsventilen suchte, um diesen Druck zu mindern bzw. ihm auszuweichen (Fremdgehen, gepflegte Männerfreundschaften mit Sauforgien in Nachtclubs und Extra-Urlaube mit Freund Edgar – die ersten Suizid-Kamikaze-Aktionen).
Lehrern wird ja einiges zugestanden, zumindest ein gewisses Maß an Individualität und Originalität. Insofern fiel einiges, was ich anstellte, unter sozial akzeptierte Individualität. Vielleicht hatte ich diese höhere Toleranzgrenze, die es bei diesem Beruf im Gegensatz zu den »Leitenden Angestellten«, zu denen ich ja als Diplomkaufmann gehörte, unbewusst im Kopf, als ich mich entschied, »auf Lehrer« umzusatteln. Wie gesagt, ging und geht es mir ganz besonders um ein wesensgemäßes Leben, denn anderes hätte ich in der Depression nicht ertragen.
Im Zeitablauf habe ich dabei so manche Toleranzgrenze übersprungen und meiner sozialen Umwelt Kummer bereitet.

Eine meiner negativen Charaktereigenschaften ist der fast kindliche Trotz. Eigentlich ist es so, dass Personen mit unsicherem Status konforme Verhaltensweisen an den Tag legen, um ihren unsicheren Status zu stabilisieren. Dass dies bei mir nicht extrem ist, hängt mit meinem Trotz, aber auch mit meinem Verständnis von Würde zusammen. Wie bedeutsam die Würde für den Menschen ist, erkennst du daran, dass sie fast überall auf der Welt als Menschenwürde Verfassungsrang hat. Die »Würde« fußt auf den Ideen von der Autonomie und der Freiheit des Subjekts: Die freie Entfaltung der Person soll – unter Beachtung der Rechte der anderen – gewährleistet sein. Individualität und Freiheit: da haben wir es wieder, die Authentizität des Menschen. Im philosophischen Sinne wird der Mensch zum einen als geistiges Einzelwesen definiert, zum anderen als Wesen, das gerade im Gegenüber sich seiner selbst gewinnt (ich beschrieb das schon mit »vom Du zum Ich«). Am liebsten ist mir aber die Deutung der Existentialphilosophie: Der Mensch kann sich erst durch die Entscheidung, mit der er sein Sein übernimmt, zur Eigentlichkeit, d. h. zur erfüllten Verwirklichung seines Personseins, erheben.[147] Und das ist die Crux: Wahrscheinlich bin ich trotzig, ungeduldig, nonkonform und suizidgefährdet, weil ich mein »Sein« noch längst nicht übernommen habe. Du wirst es vielleicht nicht verstehen, aber seit spätestens meinem 13. Lebensjahr suche ich die »Eigentlichkeit«. Um bei diesem Wort zu bleiben: Eigentlich wäre ich am liebsten gar nicht geboren worden. Es ist schon mutig, als Geborener die eigene Geburt zu denunzieren. Bestenfalls giltst du als undankbar, wahrscheinlicher aber als Lebens- oder Elternhasser. Weil ich zweitem sehr nahe komme, werde ich mich an anderer Stelle kurz mit der »Philosophie der Natalität« auseinandersetzen müssen.[148]

An meinem nonkonformen Verhalten erkennst du, warum es fraglich ist, ob Bestrafungen langfristige Verhaltensdispositionen bewirken können. Von meinen Eltern sicherlich nicht beabsichtigter Nebeneffekt: Ich habe versucht, mich von ihnen emotional zu distanzieren und enge Kontakte, soweit einem vom Elternhaus abhängigen jungen Menschen möglich, zu meiden. Lügen, Heimlichtuerei, scheinbare Folgsamkeit wurden Elemente meiner Taktik; ganz kann ich mich selbst heute noch nicht davon befreien. Auch wohl deshalb empfinde ich mich als »schlechter« unehrlicher Mensch. Ein Gutmensch wollte ich schon sehr früh sein und hielt mich doch für einen bösen Menschen. Ein Grund mehr, das Leben als zu schwer für mich zu empfinden.

Suizidforscher führen die Frustrations-Aggressions-Hypothese an. Nimmt jemand sein Bezugssystem (hier Elternhaus und Schule) als Einengung von Möglichkeiten wahr, wird als Ausweg unter anderem der autoaggressive Akt als Fluchtmöglichkeit gewählt. Ständig bin ich auf der Jagd nach Ausgleichsmechanismen, um den Druck zu mindern bzw. ihm auszuweichen. Die Rollen-Pflichten haben stets meine mentale Leistungsfähigkeit überfordert.

Ich verfüge in keinster Weise über den sicheren Grund, der erforderlich ist, um sich und anderen vertrauen zu können. Kein schönes Leben! Mir fehlt absolut die Emotionsgewissheit.
Die emotionale Deformation kann ungeheuerlich sein: Es gibt Menschen wie den amerikanischen Bombenleger Kaczynski, denen es einzig darum geht, andere Menschen zu töten, zu verstümmeln und sie so unglücklich zu machen, wie sie selbst sind. Als Motiv gab Kaczynski an, er habe sich für die vielen Zurückweisungen und Demütigungen, denen er im Elternhaus und in der Schule ausgesetzt war, rächen wollen.[149]
Es gibt Menschen, die leiden unter Kannibalismus (Anthropophagie), wie etwa der »Kannibale von Rothenburg«. Viele Lustmörder, die menschliches Blut oder Fleisch konsumiert haben, berichten von einem euphorischen, betäubenden Effekt. Diese Reaktion ist ähnlich der, wenn ein starkes anormales Sexverlangen befriedigt wird.[150]
Mit diesen Extremen als Beispiel will ich nochmals auf die Frage nach dem freien Willen oder dem determinierten Willen eingehen. Immerhin musste Prof. Staugier und sein Forschungsteam von der Hochschule Jena feststellen, dass bei 25% der Patienten auch nach einer kognitiven Verhaltenstherapie deren soziale Angststörung nicht behoben werden konnte. Die zwanghafte Angst (Phobie) kann auch ich mit bestem Willen nicht ablegen.
Den einen Beweger in unserem Kopf, das eine Ich, gibt es nicht. Ein dezentrales Netzwerk regiert unser Handeln. Jeder Mensch handelt (und denkt) so, wie seine Persönlichkeit – bestimmt durch Gene, Hirnentwicklung, Neurochemie, frühkindliche Erfahrung und spätere Sozialisierung – es vorschreibt. Die Möglichkeit des »Anders-Handeln-Könnens« ist praktisch nicht gegeben. Wir wissen zwar nicht genau, wie die Komplexität des Hirnlebens vonstatten geht, doch ist es gewiss, dass wir unserem Sein mit all seinen Facetten im Denken und Verhalten nicht entrinnen können.[151]
Hier einige Beispiele:
Die evolutionäre Anthropologie geht davon aus, wir hätten von unseren tierischen Vorfahren den Neid ererbt – aus Neid hätten sie sich angestrengt und gegen die Konkurrenten durchgesetzt. Neid als Werkzeug der Evolution.[152]

Dass Depressionen zu 50 bis 80 Prozent erblich bedingt sind, wussten Wissenschaftler anhand von Familienstudien schon lange. Doch nun erst wurde ein Gen identifiziert, dem eine entscheidende Rolle bei der Entstehung dieser psychischen Erkrankung zugeschrieben wird. Ein Gen, das am Kalziumstoffwechsel beteiligt ist. Münchner Psychiatriespezialisten weisen aber darauf hin, dass ein Gen alleine noch keine Depression mache. Daran seien noch andere Gene und auch die Umwelt beteiligt.[153] Es gehe insofern weniger um die Genforschung an sich, sondern um die Verhaltensgenetik, also um die Frage: Bei welchem genetischen Risiko führen welche Umwelteinflüsse dazu, dass Gene aktiv werden und eventuell schädlichen Einfluss haben?[154] Ich will es mal flapsig sagen: Bei einer angenommenen genetischen Disposition mussten bei mir angesichts fieser Sozialisationsinstanzen zwangsläufig »Schäden« auftreten (und bleiben).
Bei einer bipolaren Störung spielt die Vererbung eine weit größere Rolle als bei einer unipolaren. Dass auch biochemische Faktoren mitmischen, kann daraus abgeleitet werden, dass Stimmungsstabilisierer (Valproinsäure, Lithium, Carbamazepin, atypisches Neuroleptikum) helfen können. Übrigens sind bipolar Erkrankte besonders gefährdet, sich selbst zu töten, zumal bei ihnen noch weitere Störungen wie Angst oder Alkoholismus auftreten.[155]
Das Dopamin erwähnte ich bereits an anderer Stelle. Sowohl bei der Schizophrenie als auch bei der schweren Depression – der Unterschied zwischen beiden ist relativ gering – liegen Störungen im Botenstoffsystem des Gehirns zugrunde. Dabei beginnen Nervenzellen im Gehirn ein Übermaß an Dopamin zu produzieren. Auch ein zweites Botenstoffsystem, das des Serotonins, beginnt, auf Hochtouren zu laufen. Dieses System ist unter anderem für die Erarbeitung von Strategien zuständig. Falsche Realitätsvorstellungen kommen durch die Fehlfunktion zustande. Jetzt kannst du vielleicht nachvollziehen, warum auch gute Beurteilungen mich nicht davon abhalten können, meine Arbeit subjektiv viel schlechter zu beurteilen: Die Realität der Schülerbeurteilungen kann ich beim besten Willen nicht akzeptieren (nur ein Beispiel für Realitätsverlust).
Neuroleptika könnten dem entgegenwirken: Sie dämpfen die Er-

regungsübertragung zwischen den Nervenzellen, indem sie die Dopamin-Rezeptoren blockieren. Die Balance des Botenstoff-Stoffwechsels wäre wieder im Gleichgewicht. Allerdings dürfte es derart linear nur im Labor zugehen – denn im menschlichen Alltag sind natürlich auch psychologische und somatische Prozesse im Spiel.[156]
Am Uniklinikum Freiburg fanden Forscher bei der Fahndung nach den Ursachen von Depressionen Hinweise darauf, dass Depressionen möglicherweise auch auf einer Störung der synaptischen Plastizität basierten. Plastizität bedeutet die Fähigkeit des Gehirns, sich fortlaufend zu verändern. Dies geschieht, indem die Verbindungen zwischen den Nervenzellen, die Synapsen, neu gebildet oder gelöst werden. Bei depressiven Menschen gibt es Hinweise für eine eingeschränkte synaptische Plastizität.[157]
Bei »Synapsen« sollte man sofort an Botenstoffe denken. Das bereits genannte Glutamat ist ein solcher. Das Anästheticum und Schmerzmittel »Ketamin« wirkt auf den Glutamat-Stoffwechsel. Zwei Fliegen werden mit einer Klatsche geschlagen: Das Gedächtnis kann sich mit Hilfe des Ketamins auf positive Erinnerungen konzentrieren und die »Stoffwechselmanipulation« beeinflusst die Emotionen positiv (die Kaskade in den Gehirnzellen sorgt dafür, dass negative Erinnerungen gelöscht werden). Ist es nicht unglaublich, ja unheimlich, dass beispielsweise ein Serotoninungleichgewicht die neuronale Verarbeitung von selbstwertbezogenen Informationen so gestalten kann, dass der Betroffene über kein Selbstwertgefühl verfügt?[158]
Der Hirnforscher H. Markowitsch geht davon aus, dass alles, was je auf den Menschen einwirkte, sich in dessen Gehirn eingegraben hat. Das menschliche Handeln ist durch die Verschaltungen in unserem Gehirn determiniert. Viele davon sind stabil, andere verändern sich ständig im Wechselspiel mit der Umwelt, mit dem Werden und Vergehen von Neuronen und der Ausschüttung von Neurotransmittern. Hirnchemie und Konstitution des Hirnorgans können also unser Denken und Handeln beeinflussen. Da ist beispielsweise der Patient, der unter einem Tumor in der rechten Hirnhälfte litt. Er hatte über sein Verhalten keine Kontrolle mehr. Nach Entfernung des Tumors kehrt er zu einem »anständigen« Sozialverhalten zurück. Bei

Waisenhauskindern maß man einen veränderten Hormon- und Transmitterspiegel. Die Kinder zeigten ein unsicheres Bindungsverhalten und einen Impulskontrollverlust. Diese Feststellungen lagen erschreckend nahe an den Merkmalen von Amokläufern und Selbstmördern.[159]
Das Gen für das Enzym »Monoaminoxidase A« ist zuständig für den Abtransport von Neurotransmittern, die mit Gewalt in Verbindung gebracht werden. Misshandelte Kinder entwickeln eher ein asoziales Verhalten, wenn sie eine Mutation an diesem Gen haben. Ein Indiz dafür, dass gewalttätiges Verhalten vererbt werden könnte?[160]
Mag ich ab und an Gewaltphantasien haben und einerseits Bilder von Gewaltopfern mit schauriger Neugierde betrachten, es aber andererseits nicht ertragen, einen Thriller von Anfang bis Ende zu lesen, ist mir Gewalt gegenüber anderen Menschen unmöglich. Allerdings greife ich gerne ein, wenn Hilflose bedroht oder gequält werden.
Eigentlich hatte ich das Thema »Angst« im Kopf. Wohl daher lenkte ich auf das Problem »Gewalt«. Als Zentrum, von dem die Angst ausgeht, gilt ein winziger Bereich im Gehirn: der Mandelkern (Amygdala). Dort werden Informationen von außen emotional eingefärbt. In Bruchteilen von Sekunden entlädt sich ein Nervengewitter. Bei mir ist seit Jahrzehnten Alarm angesagt: Mich unter Menschen zu begeben, z. B. früher als Schüler bei Pflichttheaterbesuchen: der gefürchtete Aufenthalt im Foyer erzeugte Ängste in mir. Die Angst, alle Augenpaare würden sich abschätzig auf mich richten, ist auch eine Hässlichkeitsangst. Der Thalamus regt unaufhaltsam den Mandelkern an und dieser bringt andere Hirnstrukturen in Gang. Sinneseindrücke laufen im Thalamus ein. Dieser sortiert die Informationen vor und schickt sie in die Stirnlappen der Großhirnrinde. Dort beurteilen Gehirnzellen die Gefahr. Und erst jetzt wird mir die Gefahr bewusst, d. h. mir müsste nun einleuchten, dass keine Gefahr für die Seele besteht. Aber ich fühle mich, als stünde ich nackt und wehrlos auf offener Fläche einem Rudel hungriger Löwen gegenüber.
Solch einen »Fehlalarm« erlebte ich erst vor wenigen Tagen, also 45 Jahre nach dem Schüler-Theaterbesuch wieder – Panikattacke im

Möbelhaus: Herzrasen, Atemnot, Schwindelgefühle, Schweißausbruch, Kribbeln im Nacken, als legte man mir Brennnesseln auf die Haut.

Mein Lehrerberuf brachte anhaltende, intensive Angstzustände mit sich. Die Gedächtniszentrale, der Hippocampus, hätte längst Entwarnung geben müssen – aber sie hat wohl ihre Funktion, die eingehenden Informationen richtig zu deuten, eingebüßt. Wenn Gene an der Entstehung dieser sozialen Angst beteiligt sind, kann mein Hippocampus trotz Therapie und Psychopharmaka wohl nicht anders.

Man geht davon aus, dass die Hälfte aller Angstpatienten eine Depression hat. Vielleicht hätte mir eine rechtzeitige Konfrontationstherapie geholfen, meine Meinung über mich selbst ein wenig zu korrigieren. Wegen meiner erdrückenden Schulden wollte ich aber nicht aus dem Leistungsprozess aussteigen, auch nicht zeitweilig. So hat sich das Gefühl der Minderwertigkeit manifestiert. Heute gelte ich als therapieresistent. Im Grunde ist mir das recht, weil ich für eine lange anstrengende Therapie keine Kraft mehr habe. Ich versuche mich mit Tabletten in den Zieleinlauf zu retten: in die Rente, und in mein Zuhause. In seinem Kriminalroman »Ein sturer Hund« spricht der Autor Heinrich Steinfest von einer Wohnung so: *»... eine tapezierte Trauerkugel, in die sich die Menschen vor einer lebensfeindlichen Umwelt flüchten.«*[161]

Da besteht nun das Gehirn zu 75% aus Wasser und ist doch so mächtig, mich aus Scham und Unsicherheit immer weiter in Angstzustände und Depression flüchten zu lassen. Eigentlich sollten Medikamente das Ungleichgewicht der Botenstoffe im Körper wieder ins Lot bringen. Das ist bei mir selbst nach über 40-jähriger Medikamenteneinnahme zwar nicht der Fall, aber ich bin schon dankbar dafür, dass ich mich von den Alkoholräuschen verabschiedet habe, dass ich von der Sucht nach Sex befreit bin, dass ich seit über zehn Jahren kein Suizid-Roulette mehr gespielt habe und dass ich überhaupt in der Lage bin, das Haus zu verlassen (erwähnenswerte Nebenwirkungen durch Psychopharmaka habe ich nicht zu vermelden).

In Verbindung mit der Problematik der »Bindung« werde ich dir zwar von der besonderen Rolle des Hormons Oxytocin erzählen, doch auch bei der hier anstehenden Angstproblematik ist es von Relevanz:

Psychiater aus Gießen haben einen Hinweis darauf gefunden, dass Oxytocin das Angstverhalten zu mindern scheint. Es reduziert die Aktivierung einer zentralen Stelle der Furchtregulation im Gehirn, der Amygdala.[162]
Je mehr ich dir von meinem Seelenleben erzähle und je mehr ich von der ursächlichen Chemie entdecke, desto mehr toleriere ich meine Situation: Wer sagt mir denn, dass ich ein schäbiger Niemand bin? Eine defizitäre Hirnchemie soll mich nicht dazu bringen, mir das Leben zu nehmen: Eine Einsicht, die meine Zuversicht verstärkt.
Wie sehr selbst wir zivilisierten Menschen auf Angst eingestellt sind, fanden Forscher in den USA heraus: Auf Gesichter, die Furcht spiegeln, reagiert die Amygdala unseres Gehirns am schnellsten. Diese Wahrnehmung, die flink ins Bewusstsein dringt, hat etwas mit Empathie zu tun, und da schneiden wir Männer »naturgemäß« schlecht ab: Im typisch männlichen Gehirn ist eine sehr niedrige Aktivität der neuronalen Verknüpfungen feststellbar, die die Fähigkeit steuern, sich in andere Menschen hineinzuversetzen. In autistischen und männlichen Hirnen entwickelt sich übrigens die Amygdala ähnlich.[163]
Koriander soll Ängste nehmen und die Psyche stabilisieren: Darauf will ich nicht weiter eingehen. Wohl aber sollst du von einer illegalen Droge erfahren: dem »Indischen Hanf«. Hanf enthält wichtige Signalstoffe, die Endocannabinoide: Neben anderen Funktionen dämpfen sie Angst und Schmerz. Illegal? Sei getrost, denn unser Körper stellt ähnliche Substanzen selbst her und Cannabinoid-Rezeptoren sind im Gehirn allgegenwärtig. So kann es sein, dass hinter Angststörungen möglicherweise eine mangelnde Aktivität der Endocannabinoiden steckt.[164]

»Rezidivierende (in Abständen wiederkehrende) depressive Störung; Persönlichkeit vom Borderline-Typ« heißt es in einem Arztbericht. Das war, als ich 59 Jahre alt war. Ich denke, es ist wichtig, das auch im Zusammenhang mit dem Problembereich »soziale Beziehungen« zu erwähnen.
Diese Krankheit bringt selbstzerstörerische Handlungen, Verlassensängste und Realitätsverlust (z. B. Narzissmuss) mit sich. Die Betroffenen haben meist nicht gelernt, ihre positiven wie negativen Ge-

fühle zu steuern. Drei Viertel der Erkrankten sind übrigens Frauen.[165]

Empathie ist die Bereitschaft und Fähigkeit, sich in andere hineinzuversetzen, eine so fundamentale Kompetenz, dass sich das Spektrum empathischen Verhaltens auch bei Säugetieren beobachten lässt. Menschenaffen haben im Tierreich die höchste Stufe erklommen: Sie können sich in andere Artgenossen hineinversetzen. Sie verfügen zum Beispiel über die Fähigkeit, den Kummer eines anderen zu spüren und Trost zu spenden.[166]

Wie kann es dann dazu kommen, dass Menschen wie ich einerseits Angst vor den Menschen in der Öffentlichkeit haben, andererseits aber meinen, nicht ohne Mitmenschen leben zu können, um dann wiederum in einer Beziehung, die man getrost als gefestigt ansehen kann, von Verlassensängsten geplagt zu werden? Bislang geschah es mehrmals, dass ich unter diesem Druck von mir aus die Familie verließ, um nicht verlassen zu werden; was ich mir fast pathologisch einredete. Das ist ein schäbiges Verhalten, für das ich mich schäme. Zudem ist das paradox und ein Indiz für Realitätsverlust.

Wenn ich mich danach frage, wie es dazu kommen kann, dann führt mich das wieder zur Borderline-Krankheit. Borderline-Betroffene versetzen Menschen, die ihnen nahe stehen, in ein Wechselbad der Gefühle und machen es ihnen nicht leicht, sie zu lieben. Weil ich ja ahne, dass die Beziehung durch die Depression strapaziert wird, griff ich bislang dem Verlassenwerden vor. Das ist typisch für die Borderline-Störung. Zum einen eine starke Kontaktbedürftigkeit und zum anderen die gestörte enge Beziehung. Wenn diese Störung zu einer Trennung vom Lebenspartner führt, entsteht sofort das Bedürfnis nach einer neuen engen Beziehung. Meine Trennung war verursacht durch eine neue Freundschaft, so stürzte ich nicht ins Bodenlose. Diese neuerliche Beziehung ist mittlerweile 20 Jahre alt und führte vor acht Jahren zur dritten Ehe. Eine Studie des »Psychologischen Instituts der Michigan University« analysierte eine deutsche Zufriedenheitsumfrage und stellte fest, dass die Zeit nicht alle Scheidungswunden heilt. Wer sich scheiden lässt, bleibt dauerhaft unglücklicher als vor der Ehe, lediglich eine neue Ehe könne das Glücksgefühl wieder ein wenig heben.

Nun willst du wissen, wie meine Befindlichkeit ist. Ich bin zwar immer noch verliebt in meine Frau und habe ein zärtliches Gefühl, doch getrübt wird mein Glück durch die Schuldgefühle gegenüber den Ex-Frauen und den Kindern. Das ist wohl der Preis dafür, auf Kosten der Verlassenen glücklicher geworden zu sein. Vielleicht fällt dein Urteil gegen mich milder aus, weil ich Bedauern und Gewissensbisse zeige.[167]
Meine Frau bekommt die klassischen Borderline-Störungsbereiche mit, z. B. die Folgen des Narzissmus, die Überempfindlichkeit schon bei geringster Kritik und die Auswüchse der Minderwertigkeitsgefühle. Trotzdem wage ich zu behaupten, dass ich mich bei aller Grundtraurigkeit derzeit ganz gut im Griff habe. Ich bin jetzt 62 Jahre alt und hätte wohl keine Kraft, eine weitere Ehescheidung zu verarbeiten. Hinzu kommt, dass ich meiner Frau dankbar dafür bin, es trotz meines schwierigen Charakters mit mir auszuhalten, was aber nicht heißt, dass ich mich ihr ausgeliefert fühle. Dann wäre sie verantwortlich für mich. Das passte überhaupt nicht zu meiner Vorstellung von »Würde«.
Wir alle träumen von einem harmonischen Miteinander, von Verständnis, Fürsorge und Liebe. Es muss einfach so gewesen sein, dass ich mich als Kind und Pubertierender ungeliebt fühlte. Ich spreche immer von einer formalen Eltern-Kind-Beziehung. Und darin liegt wohl die Ursache, dass ich noch als Erwachsener Probleme mit Bindungen durchmache. Mir fehlt die seelische Erdung.
Der Theorie nach zähle ich zum »ängstlich-vermeidenden Bindungstyp«, weil ich sowohl Angst vor Nähe zu Menschen habe als auch Angst davor, verlassen zu werden. Ursache könnte sein, dass es mir im Elternhaus nicht möglich war, ein sicheres Vertrauensverhältnis aufzubauen (die Mutter verwöhnte und schlug, der Vater strafte mit Schweigen, wenn man nicht in seinem Sinne parierte). Ich weiß nicht, ob ich meine Eltern hasse. Ich weiß wohl, dass ich sie nicht liebe bzw. liebte. Schon früh wusste ich, dass sie es mir nicht ermöglichten, Spaß am Leben zu haben. Ihre umfassenden Verbote, Nachstellungen und Bestrafungen (vor allem die Schläge ins Gesicht und das Schweigen) empfand ich als Ablehnung. Interessant in diesem Zusammenhang: Meine Quartalssauferei, meine Kaufsucht und mein

Drang zum Fremdgehen könnten Folgen der »gefühlskalten« Erziehung sein. Die Kränkungen sind in der Tiefe des Hirns immer noch präsent und einflussreich. Kein Wunder, denn die soziale Formung ist der empfindlichste Funktionsbereich des sich entwickelnden Kindes.

Das mentale Bewusstsein wird durch Zuneigung verstärkt und es ist besonders die mütterliche Sensibilität, die Kinder sozial und emotional prägt.

Erziehung ist ein geistiger Prozess. Ich kann dir leider auch nicht sagen, wie der Geist sich im Hirn zu Materie verwandelt. Das gehört zu den großen Rätseln der Natur- und Geisteswissenschaften. Erwiesen ist, dass durch die Qualität der Eltern-Kind-Beziehung die Hirnchemie (die Materie) beeinflusst wird. Irgendwie werden dadurch die Gene angeregt, aus immateriellen Eindrücken (z. B. Vertrauen) Materie zu erschaffen: Die Ausschüttung des Bindungshormons Oxytocin ist bei umhegten Kindern höher als bei vernachlässigten. Neben Oxytocin ist auch das Hormon Vasopressin am Aufbau von sozialen Bindungen und Gefühlen im Gehirn beteiligt. Bei Menschen, die sich in angenehmen (sozialen) Situationen befinden, steigt der entsprechende Hormonspiegel.[168] Dann bräuchte ich nur noch das Nasenspray, das Schweizer Forscher entwickelt haben, mit dessen Hilfe das Vertrauen zu anderen Menschen gesteigert werden könne (ON, 3. 6. 2005). Ich vertraue den Aussagen der Bindungstheorie, die zu den am besten fundierten Theorien über die psychische Entwicklung des Menschen gehört. Es gibt tatsächlich ein »Verlassenheitspaniksystem« im Gehirn.[169]

Erinnerte Bindungsqualen: Sechzehnjährig verfasste ich einen Brief an meine Freundin und Tanzpartnerin Vera. Damals schrieb ich alle Briefe ein zweites Mal für mein Tagebuch. Daher kann ich diesen Brieftext vortragen:

Geliebte Vera!

Nun sind wir auf unserer Klassenfahrt schon einige Tage in Berlin und genießen den Urlaub vom Elternhaus. Es fällt mir leicht, Dir in diesen Tagen treu zu bleiben, und ich wünsche, Du wärst bei mir. In diesen Augenblicken bin ich mir aber auch nicht im klaren, ob ich

Dein alleiniger Herzensbrecher bin und denke bekümmert an die Tage, an denen unsere Freundschaft in die Brüche zu gehen schien. Vielleicht würdest du jetzt wieder gesagt haben »Alles Einbildung!« Ich muss gestehen, ich hatte schon mehrere Bekanntschaften längerer oder kürzerer Dauer, aber zu keiner fühlte ich mich so hingezogen wie zu Dir. Vielleicht bist Du meine erste Jugendliebe.
Falls uns unsere Freundschaft bis zu den Herbstferien und danach bindet (der Gedanke an ein Ende stimmt mich melancholisch), können wir sie ja gemeinsam gestalten. Ich jedenfalls werde mir weiterhin die größte Mühe geben, Dir zu gefallen. Wenn Du auch kein kleines bisschen Entgegenkommen opferst, wird sich unser Zusammensein festigen und Monate überspannen (wenn nichts dazwischen kommt).

Dein Dich immer liebender
Wolfgang!!

Im Herbst 1964, siebzehnjährig nun, ein Gedicht unter dem Titel »Glückliches Ende?«, das ich meinem Tagebuch anvertraute. Ich glaube nicht, dass Vera Adressantin ist – es müsste Ilse gewidmet sein, meiner späteren (1967) ersten Ehefrau:

So plötzlich wir uns fanden,
so plötzlich wird es enden,
doch damals wussten wir es nicht,
denn wir gaben uns Täuschungen hin.
Wir versuchten uns zu finden,
zu finden mit innerer Kraft;
es sollt' uns nicht gelingen,
denn unser Herz versagt.

Das Herz und nicht das Äußere
hat Macht und wird uns trennen.
Wir glauben nicht daran,
doch das Glück wird uns entrinnen.

»Versuch einer Ich-Bestimmung« betitelte ich das im Herbst 1964 begonnene Tagebuch. Daraus werde ich jetzt Textstellen wiedergeben, die mit meinen Beziehungen zum anderen Geschlecht, mit meiner Furcht vor der Öffentlichkeit und mit meinem Komplexen zu tun haben.

»... kann man die Zuneigung, Sympathie oder das Verständnis eines anderen Menschen gewinnen, wenn man schweigsam ist und von Natur aus oder durch gegebene Umstände zur Melancholie drängt?
... neige ich zu der Ansicht, dass ich für jedes Mädchen eine Zumutung bin. Selbstverständlich versuche ich dabei die Pigmentierung zu ignorieren, denn sie ist der Ursprung allen Übels. Obwohl nicht unmittelbar sichtbar, habe ich durch sie Komplexe – Minderwertigkeitskomplexe aufgrund äußerlicher Fehler und auch durch schulische Misserfolge. Aus allen diesen Gründen versuche ich, die Öffentlichkeit zu meiden.
... Nicht eines der Mädchen habe ich erobert. Plötzlich ging ich mit ihnen. Es klingt paradox, aber ich fürchte mich vor einer Absage. Ich glaube, ich würde eine solche nicht schnell überwinden und die Angst vor dem Ich würde überhand nehmen. Warum diese Furcht? Wovor diese Angst? Wo liegt der Ursprung?
... Öffentliche Veranstaltungen sind mir ein Gräuel. Bei der Theatervorstellung sehne ich mich nach der Verdunkelung und bei Tanzveranstaltungen freue ich mich auf den Nachhauseweg. Das Gefühl, schreien zu müssen, droht mich zu übermannen. Ich komme mir hier unpassend und dort zu aufdringlich vor.
... Überhaupt beherrschen mich nur Gedankengänge, die mich misstrauisch machen und meine Bewegungen und Gefühle hemmen. Wenn doch diese elenden Minderwertigkeitsgefühle nicht wären; dieses Misstrauen vor dem eigenen Ich; dieses Misstrauen für die von anderen dargebrachten Gefühle.
... ich will einen gewissen Lebensstandard erreichen, um Anerkennung zu erlangen. Wieweit kommt man mit quälenden Minderwertigkeitsgefühlen? Wieweit kommt man, wenn man sich nichts zutraut? Die Komplexe wegen der Haut glaube ich überwunden zu haben. Eine Verschiebung zu Lasten des Berufes, wegen der schlechten

Selbsteinschätzung, ist eingetreten. Es ist entsetzlich.« (Lehre zum Industriekaufmann ab April 1964)

Meine Freundin Ilse ist im Frühjahr 1967 schwanger, fast gleichzeitig mit dem Abschluss meiner Lehre. Dass sich meine Eltern nicht darüber freuten, kann ich nachvollziehen. Im Gegensatz zu meiner Mutter kannte mein Vater meine Freundin nicht. Er wollte nicht, dass eine Freundin von mir ins Haus kam. Er zweifelte die Schwangerschaftsatteste immer wieder an, musste dann aber erschüttert, entsetzt und fassungslos klein beigeben. Als seine Schwiegertochter in spe ihm mutig erwiderte, dass auch er und seine Frau heiraten mussten, weil deren Hochzeitstag im April 47 läge und ich im Juli 1947 geboren sei, dachte ich, der Mann schlägt uns jetzt tot. Nie werde ich das Bild vergessen, wie ihm die Farbe aus dem Gesicht wich. Am schlimmsten aber die Augen: nackte Wut und blanker Hass ihre Signale. Nie hätte ich mich getraut, mich derart gegen den Vater zur Wehr zu setzen. Ich bewunderte meine Freundin und dankte ihr, den Nimbus gebrochen zu haben.
Mit Hilfe meiner Mutter wurde ich für volljährig erklärt, weil ich Ilse ehelichen wollte.

»... und heirateten im Mai 1967 (der Sohn Holger kam im Oktober d. J. zur Welt, Anmerkung 2008). Ich verspürte eine tiefe Zuneigung zu ihr, die jedoch nicht Liebe genannt sein kann. Nein, ich fühlte mich ihr auf eine eigenartige Weise verpflichtet – hätte ich sie alleine gelassen, wäre ich in tiefer Schuld ihr gegenüber geblieben.«

Im Juni 1967 ging ich für die Olympia Werke zunächst alleine nach Madrid; meine Frau Ilse kam mit Säugling Holger Ende 1967 nach.

»... Ein Hang zur Polygamie zeigte sich: Ich lernte die Büroangestellte Dagmar in Madrid kennen. Sie imponierte mir durch ihr Selbstbewusstsein und vor allem ihre Unkonventionalität. Ich verabredete mich des öfteren mit ihr und hatte näheren Kontakt – als ich aber mehr wollte, ließ sie mich nicht. Danach versuchte ich mit einer Spanierin anzubandeln. Es blieb jedoch dabei; meine Schwä-

che: Ich finde irgendwie alle weiblichen Wesen gut – als wollte ich dadurch Selbstbestätigung.«

Zurück in Wilhelmshaven, besuchte ich von 1970–1973 die Fachhochschule Wirtschaft, wurde alsbald unter anderem Semestersprecher, folgte dem zwingenden Gefühl, Autoritäten anzugreifen und brachte durchaus »befriedigende« Leistungen.

»... trotz dieser Anerkennungen quälen mich Depressionen. Meine Ehe mit Ilse gerät ins Schlingern, weil ich begonnen habe, ein ausschweifendes Studentenleben zu führen.
... Die Studienfahrt nach Winterberg/Sauerland im Herbst 1971 brachte meine Ehe in akute Gefahr: Ich lernte Christa kennen, eine fast 15 Jahre ältere hübsche Frau; sie ergriff mit einer Einladung die Initiative; ich hätte den Mut nicht aufgebracht. Ich begann, mich in sie zu verlieben (das tat ich bei neuen Bekanntschaften immer). Christa und ich versprachen, einander wieder zu sehen. Bei unserem Abschied trug sie schwarz und weinte. Auch ich war sehr traurig. Der Suizidgedanke tauchte mit Macht wieder auf. Wohl weil ich eingestehen musste, dass ich durch sehr frühe eheliche Bindung und Vaterschaft meine Freiheit verloren hatte.
... die Akzeptanz durch eine Frau bringt mir weit mehr als alles andere: Weil ja eine Frau sich dem Menschen Wolfgang hingibt. Andererseits der Freiheitswunsch: Die Sehnsucht, die individuellen Wünsche ausleben zu können und wegen Frau und Kind kein ›Korsett‹ anzulegen. Ich bin überhaupt noch nicht fähig, ein verlässlicher Mann und Vater zu sein – aus mir müsste noch viel Ehehinderliches heraus.«

Das Tagebuch führte ich bis zum Herbst 1973. Es ist mir unangenehm, aber meine Aussagen zur Ehe und zur Vaterrolle galten mindestens bis zu meinem fünfundvierzigsten Lebensjahr. Bis zu diesem an sich reifen Alter lebte ich nach dem Motto von Oscar Wilde: *»Versuchungen sollte man nachgeben. Wer weiß, ob sie wiederkommen.«* Das war mein Getriebensein in der Depression – schlimm für meine Angehörigen. Anlässlich meiner klinischen Psychotherapie

in der Klinik Wittgenstein in Bad Berleburg im Herbst 1989 mutmaßte man, ich sei nicht in der Lage, Söhne zu erziehen; ich habe zwei Söhne und eine Tochter.
Eigentlich geht es immer um die Frage nach dem Ursache-Wirkungs-Zusammenhang. Die sozialen (Aus-)Wirkungen meines zerrissenen Charakters hatten schlimme Folgen, wenigstens bis zu meinem fünfzigsten Lebensjahr. Seitdem stabilisierte sich mein Verhalten gegenüber meinen Nächsten, also gegenüber meinen letztgeborenen Kindern, meiner dritten Ehefrau und meinen Freunden. Meine Angst und meine Komplexe sind geblieben. Und die Ursachen?

- die rigide, lustfeindliche Erziehung, die ich erleiden musste
- die unberechenbare Mutter
- mein »Hass« auf Autoritäten
- mein Drang, Fesseln zu zerschneiden (Motto: Wer sich frei entfalten will, muss viele Ratschläge in den Wind schlagen können)
- meine Introvertiertheit und meine Depression
- mein unmäßiger Alkoholkonsum bis zur Lebensmitte
- meine Suche nach Geborgenheit, Zärtlichkeit und Harmonie
- mein selbstzerstörerisches Verhalten und meine Verlassensängste
- mein Gefühl, vom Vater nicht akzeptiert und gemocht zu werden
- mein Ehrgeiz, Bildungsabschlüsse zu erreichen
- meine Unfähigkeit, mit mir zufrieden zu sein (mein Narzissmus also)
- mein Wunsch, nicht geboren worden zu sein
- meine Konsumgeilheit
- meine Neigung zum Fluchtverhalten (der Eskapismus = Flucht vor der Wirklichkeit und den realen Anforderungen des Lebens; Zerstreuungssucht als Abkehr von eingefahrenen Gewohnheiten und Verhaltensmustern) hat mich durchdrungen, und zwar nicht nur als Todessehnsucht, sondern als Vorstellung, diesem Leben zu entfliehen. Zu DDR-Zeiten dachte ich, mich in den Sozialismus abzusetzen sei die Lösung; faszinierend aber auch der Gedanke, in die Bergwelt zu flüchten, in die französischen Seealpen, in die Pyrenäen … Orte mit Spiritualität)
- mein Hass auf meinen Körper
- meine Sehnsucht nach Anerkennung

Diese vielschichtigen Ursachen führten und führen zu den bekannten Wirkungen. Für mich nicht einschätzbar ist die mögliche genetische Veranlagung und die implizierte hormonelle Verfassung (Testosteron, Oxytocin, Dopamin, Adrenalin usw.)
Auf die genetische Disposition will ich näher eingehen. Ich bitte dich, das nicht als entschuldigende Erklärung aufzufassen, sondern »nur« als Suche nach Mosaiksteinchen, die für meine Lebensäußerungen maßgeblich sein könnten. Beginne ich doch mit meinem exzessiven Alkoholgenuss zwischen meinem zwanzigsten und fünfundvierzigsten Lebensjahr:
Genetiker der University of North Carolina suchten im Erbgut von Rauchern nach Gensequenzen, von denen bekannt ist, dass sie das Trinkverhalten beeinflussen, und die so bestimmen können, ob jemand zum Alkoholiker wird. Diese Gensequenzen tauchten auch bei den Nikotinfreunden auf.[170] Meine Anmerkung dazu: Hätte ich nicht mein soziales Umfeld gewechselt, hätte ich nicht die Chance gehabt, meine Berufsschullehrertätigkeit niederzulegen und hätte ich nicht so sehr gefürchtet, sozial abzusteigen, wäre ich mit meiner Disposition in der Alkoholfalle gefangen worden. Seit sicherlich fünfzehn Jahren trinke ich kaum etwas, vermisse den Alkohol überhaupt nicht und bin nicht einmal stolz darauf, wenn ich mich mit Mineralwasser beglücke. Entscheidend war die Angst, mit steigendem Alkoholkonsum immer mehr an Würde und sozialer Anerkennung zu verlieren.
Ein Mensch besitzt ungefähr 100.000 Gene. Jedes Gen bestimmt einen winzigen Teil davon, wie wir sind, aussehen, fühlen, wie wir erwachsen werden und am Ende sterben. Die Befehle, die in einem Gen stecken, müssen im Körper genau zur richtigen Zeit, im richtigen Maß und an richtiger Stelle erfüllt werden. Dass bei solchen Mengen an Ordern, die die Gene in allen Körperzellen ständig geben müssen, mal etwas falsch verstanden wird, kannst du dir ja vorstellen.
Bei Menschen mit einer bestimmten Genvariante beispielsweise bleiben Medikamente gegen Depressionen ohne ausreichende Wirkung. Eine Voraussetzung für die Wirkung von Psychopharmaka ist, dass sie aus der Blutbahn ins Gehirn gelangen. Am Münchener Max-

Planck-Institut für Psychiatrie wurde der Nachweis erbracht, dass der Transport verschiedener Antidepressiva in das Gehirn genetisch programmiert ist. Ein bestimmtes Gen gibt den Bauplan für dieses Transportmolekül. Dieses Molekül steuert den Zutritt oder auch Rücktransport von Substanzen; es könnte also den Zutritt von Antidepressiva verhindern. Vielleicht liegt hier die Ursache dafür, dass Antidepressiva nur bei 30% der Patienten zu einer Heilung führen. Mittlerweile habe ich das Gefühl, mich einer umfassenden Gen- und chemischen Analyse unterziehen zu müssen, um die Ursache der nicht enden wollenden depressiven Phasen zu erfahren.[171]
Zwischen der Depression und der Libido besteht ein Spannungsverhältnis. Auch hier kommt es auf die Chemie an. Es gibt nämlich ein körpereigenes Hormon, das im Gehirn jenen Bereich aktiviert, der für die sexuelle Erregung zuständig ist und mehr bewirkt als Viagra: Es hat Wirkung darauf, wie wir – was die Erotik angeht – denken und fühlen. Viagra ist dagegen ein ganz simples technisches Bumsmittel.
Ich bekenne, die männliche Sexualität im Fokus gehabt zu haben. Daher ein kurzer Exkurs zur weiblichen Lust: Frauen mit einer hohen Östradial-Konzentration gaben in einer US-Studie mehr Affären zu als solche mit niedrigen Werten. Wissenschaftler vertreten die These, Frauen seien evolutionsbedingt an den Tagen des Eisprungs besonders anziehend für Männer, weil sie Signale der Fruchtbarkeit aussenden. Ergo: Auch hier steuern physiologische Abläufe das sexuelle Verhalten des Menschen.[172]
Was haben Gene mit Minderwertigkeitskomplexen zu tun? Untersuchungen mit Zwillingen haben ergeben, dass uns bereits mit dem Erbgut ein bedeutender Teil an Selbstwertschätzung mitgegeben wird. Was meine feminine Seite anbelangt: Frauen scheint es besonders wichtig zu sein, von den Mitmenschen anerkannt und akzeptiert zu werden; Männer dagegen sind schon dann besonders zufrieden, wenn sie besser sind als andere.[173]
Rührt mein ungenügendes Selbstwertgefühl also daher, dass ich erstens genetisch vorbelastet bin, zweitens Erziehung und Schulerfahrungen in Kindheit/Jugend belastend waren und ich mich drittens wegen meines höheren weiblichen Anteils in der männlichen Konkurrenzgesellschaft unterlegen fühle?

Es wirken biologische Faktoren, denn das Verhalten des Menschen ist das Ergebnis seiner biologischen Voraussetzungen. Und die Konsequenzen dieses Verhaltens wirken auf die Biologie des Menschen zurück. Wir Menschen (Tiere und Pflanzen sicherlich auch) sind ein Produkt sich ständig ändernder Moleküle und dessen, was die Lebensbedingungen unserer Biologie abfordern. Die Schilddrüse beispielsweise, eine wichtige Hormondrüse, kann in der Unterfunktion unsere Psyche beeinflussen: Niedergeschlagenheit, Verlangsamung, Depression, Antriebslosigkeit können daraus resultieren.[174]
Oder das Prader-Willi-Syndrom: Hier fehlt den Betroffenen aufgrund eines Fehlers der Erbanlage das Chromosom 15. Das bewirkt die Störung des Hypothalamus. Normalerweise gibt dieses Organ Botenstoffe ab, um andere Hormondrüsen zu regulieren. Wenn hier ein Gendefekt vorliegt, führt das nicht nur zu körperlichen Beschwerden, sondern auch zu psychisch-geistigen Auffälligkeiten. Viele dieser Kranken fallen zwar durch ihr liebenswertes Wesen auf, doch sie können auch zu großer Eigensinnigkeit und Abkehr von der Umwelt neigen.[175] Diese Beispiele zeigen einmal mehr, dass es kein Organ »Seele« geben kann, mithin auch keinen Dualismus »Materie – Geist«. Alles Geistige – Intellekt und Emotion – entspringt den Materialien »Gen/Hormon/Zelle-Molekül …«. Wie aber Nervenzellen »denken« und »wer« das Nervenorchester dirigiert, zählt immer noch zu den großen Rätseln der Menschheit.[176]
Was wir jedoch wissen: Das menschliche Gehirn ist kein Sack voller Charakterzüge, zu denen sich jeweils ein bestimmtes Gen gesellt. Die neuronale Entwicklung ist ein unfassbar komplexer Prozess, der von einer großen Anzahl Gene gesteuert wird, die in Rückkopplungsschleifen aufeinander einwirken. Bemerkenswert ist zudem, dass selbst eineiige Zwillinge, die gemeinsam aufwachsen und also nicht nur ihre Gene, sondern auch ihr Umfeld teilen, in ihren Persönlichkeitsstrukturen nur sehr unvollständig übereinstimmen.[177] Daraus kann abgeleitet werden, welch enorme Rolle der Zufall bei der Entwicklung des Menschen spielt, denn die meisten Gene haben mehrere Wirkungen. Die Evolution wählt darum jene Gene aus, die den besten Kompromiss zwischen positiven und negativen Auswirkungen erzielen.

Lass' mich dir hierzu eine Hypothese demonstrieren: Ein depressiver Mann mit sozialer Phobie, mit einem gewissen Maß an Aggressivität, um seine Komplexe zu überwinden, hütet eher das (steinzeitliche) Haus als ein extrovertierter, der meist wenig häuslich ist. In diesem Fall wäre die Depression zweckdienlich, denn sie trüge dazu bei, die daheimgebliebene Sippe zu schützen.[178]
Wenn ich schon dieses archaische Bild vor Augen habe: Meine Stammesbrüder jagen in der offenen Savanne, ich sitze mit dem Rest der Sippe am Berg vor der schützenden Höhle und bin immer zur Gegenwehr bereit. Ich will mit diesem Bild auch über die Anziehungskraft sprechen, die Berge auf mich ausüben. Diese Affinität hat gewiss zu tun mit dem Unbehagen, das ich verspüre, wenn ich mich in einer offenen, ebenen, weiten Landschaft befinde. Dann bewege ich mich hart am Rand der Agoraphobie: dem Unvermögen, freie Plätze ohne Angst zu überschreiten.
Die Präferenz für einen ganz speziellen Landschaftstypus ist stammesgeschichtlich angelegt. Es gibt Lebensräume, die diesen Anforderungen entsprechen und in denen wir uns bevorzugt aufhalten. Landschaftspsychologen sprechen von »evolutionspsychologischen Aspekten der Landschaftswahrnehmung« und gehen davon aus, dass die Bevorzugung einer Landschaft größtenteils auf irrationalen Prozessen beruht. Eine positiv bewertete Landschaft ruft Glücksgefühl und Wohlbefinden in uns hervor, sie wirkt entspannend und stressabbauend (der amerikanische Autor Eric Weiner spricht von der »Geografie des Glücks«).[179]
Dass von Evolution die Rede ist, kann ich gut verstehen, denn die Zeit, die unsere Zivilisation im Verhältnis zur gesamten Menschheitsentwicklung ausmacht, ist minimal. So reichte sie wohl nicht aus, uns körperlich und seelisch an die moderne Industriegesellschaft anzupassen. Der Einfluss der Natur – bei mir wäre es die Berg- und Tallandschaft – geht sogar soweit, dass schon die Betrachtung von Naturfotos Herzschlag und Kreislauf beruhigen kann.
Jean-Jacques Rousseau (1712–1778) notierte in den »Bekenntnissen« über sein Landschaftsideal: *»Niemals erscheint eine flache Landschaft meinen Augen als schön. Ich brauche Felsen, Tannen, Berge, buckelige Wege mit Abstürzen an den Seiten, die mir Furcht einflößen.«*

In der ebenen Landschaft erscheint selbst ein Zwerg groß. Aber ich fühle mich nicht groß. In den Bergen stimmen für mich die Verhältnisse. Der englische Maler William Turner (1775–1851), ein Pessimist, daher mir nicht wesensfremd, bemerkte zur Größe der Alpen: *»Im gewaltigen Licht- und Naturspektakel bestätigt sich mein Weltbild vom Individuum als geworfenes, unterlegenes Geschöpf.«*
Caspar David Friedrich (1798–1840), vom Naturell ein romantischer Melancholiker wie ich, begriff die Schlucht im Gebirge gar als Todesmotiv.[180] Ein mir bekanntes Motiv, wie du weißt. Das Gebirge mit seinen Tiefen als Wunschprojektion! Und so wundert es dich auch wohl nicht, dass ich ein Suizid-Roulette in einem Waldstück auf dem Harzer Brocken vollzog. Der englische Maler und Schriftsteller John Ruskin schrieb 1862: *»Die Berge begannen eine starke und häufig verhängnisvolle Anziehungskraft auf die menschliche Seele auszuüben.«*
Ich hasse Arroganz. Der Berg bestraft Überheblichkeit. Er fordert Demut. *»Berge geben uns etwas Sanfteres und unendlich Mächtigeres: Sie machen uns bereit, Wunder zu akzeptieren. Auf den Bergen erleben wir eine Natur, die sich der Mensch noch nicht völlig untertan gemacht hat, eine Wildnis, die uns zum Staunen einlädt und uns die Seele öffnet, in der wir uns gleichzeitig ganz klein und ganz groß fühlen können. Berge ragen aus unserer Zivilisation heraus. Vielleicht empfinden wir sie deshalb gerade heute als so befreiend«,* heißt es im Editorial vom Geo Spezial »Die großen Berge der Erde«.[181]
Ich freue mich, mit Pier Paolo Pasolini (1922-1975), dem sozialkritischen italienischen Regisseur und Schriftsteller, noch jemanden gefunden zu haben, der einen Zusammenhang zwischen Landschaft und Seele sieht: Die Seele sehne sich danach, in ganz bestimmten Landschaftsformen ihre Entsprechung zu finden.[182]
Dem norditalienischen Maler Giovanni Segantini (1858–1899) wird der intensivste physisch-geistige Kontakt zur Bergwelt nachgesagt. Seine Berglandschaften zeigen sich bewahrend, mütterlich, bergend.[183] Weil ich mir in der Ebene nackt, schutz- und wehrlos, also ausgeliefert vorkomme, ist auch mir dieses Bergverständnis nicht fremd. Seit Beginn meines bewussten Lebens bin ich auf der Suche nach warmer Geborgenheit und Schutz. Berg und Tal vermitteln mir

diese Gefühle. Du weißt, dass ich am liebsten nicht geboren wäre. Also zurück in den Schoß, in das Tal.
Bis ins 17. Jahrhundert galten die gewaltigen, zerklüfteten Umrisse der Gebirge als schädlich für den natürlichen Gleichmut der Seele. Man sprach von »Furunkeln auf dem Antlitz der Erde« und, inspiriert von vaginalen Talfurchen, von »Schamteilen der Natur«.[184] Diese Metapher erkenne ich. Ich kann mir Sinnliches unter einem kuscheligen Bergtal vorstellen, und sehr wohl die warme Geborgenheit einer Vagina, die mich willkommen heißt.

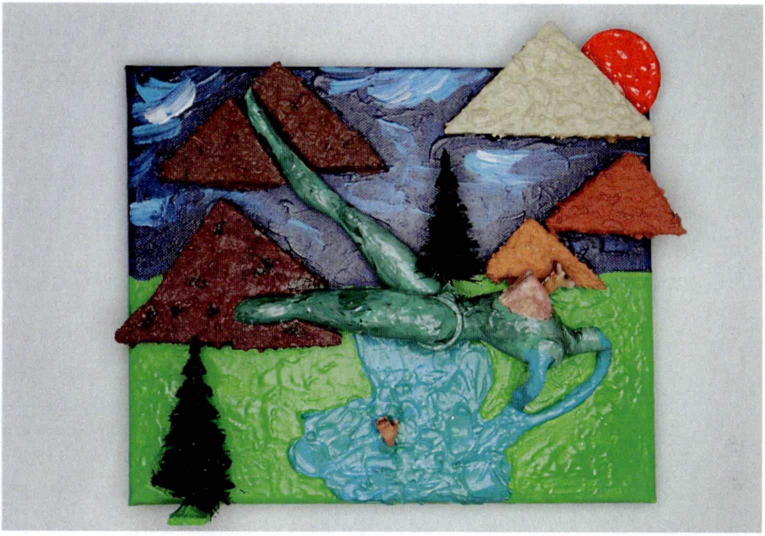

Foto: Margit Siemons. Objekt: W. Schade
Berg, Tal und Wald: Sinnlichkeit und Geborgenheit

Vom »Venushügel« herunterzukommen und sich sodann Sigmund Freud zuzuwenden, ist ein Leichtes, denn wo ich einen Gipfel sehe, sieht Freud ein Phallussymbol; wo ich unter Höhenangst leide, sieht Freud Kastrationsängste. Möglicherweise übertreibe ich hier ein wenig. Sein Begriff »Libido« jedenfalls bezieht sich nicht nur auf

die Liebe der Geschlechter, sondern auch auf konkrete Gegenstände. Alle Gefühlsbindung (z. B. die Sehnsucht nach Berg und Tal) ist nach seinen Erkenntnissen im tiefsten Wesen Sexualität.
Während sich das erwachsene »Ich« der Illusion hingibt, Herr im eigenen Hause zu sein, führt das infantil-archaische »Es« mit seinen unbewussten Triebwünschen aus dem Kellergeschoss das Kommando. Was Freud erkannte und was auch als Verdrängung beschrieben wird, besagt aus neurobiologischer Sicht, dass sexuelle Faktoren eine zentrale Rolle in unserer Beziehung zu Menschen und Objekten (Konsumzwang) spielen müssen. Man könnte jetzt meinen, Freud ginge es ausschließlich um das mechanische Kopulieren, aber weit gefehlt: Es ging ihm um die psychosexuelle Entwicklung zu einem liebesfähigen Menschen.[185]
Geleitet vom Misstrauen gegenüber meiner Mutter, von der gefühlten Ablehnung, war ich immer auf der Suche nach Zuneigung und Zärtlichkeit nicht nur im Bekommen, sondern auch im Gebendürfen. In depressiven Phasen steigerten sich meine Zweifel an der jeweiligen Ehefrau, und ich unterstellte innerlich, sie wäre nur noch wegen der Kinder und der Alltagsroutine mit mir zusammen. Mit weit ausgefahrenen Antennen observierte ich in Beruf und Freizeit hochkonzentriert meine Umwelt und reagierte auf jedes gezeigte weibliche Interesse mit sofortiger Hingabe.
Aber nicht nur in Zeiten größter Traurigkeit und Selbstzweifel gab es diese Eskapaden, sondern auch in manischen Phasen war ich ein Seismograf, der erotische Signale registrierte. Nicht selten ergaben sich »ernsthafte« Beziehungen, die dann zu Auszügen aus der gemeinsamen Wohnung und zu Scheidungen führten. Emotionen und nicht Pflichtgefühle gegenüber Frau und Kindern bestimmten über mich in diesem fast 25-jährigen Lebensabschnitt.
Die englischen Bindungsforscher Peter Fonagy und M. Target beschäftigen sich mit der Frage, wie sich das Selbst des Kindes entwickelt. Sie gelangten zu der Einsicht, dass die innere Repräsentation, die wir von all unseren Gefühlen haben, nur in der Beziehung zu einem Gegenüber entstehen kann.[186] Durch die Interaktion mit (vor allem) der Mutter lernt das Baby, seine Gefühle, sein Selbst zu regulieren. Hier entsteht eine neurochemische Zündschnur, die vom

Kleinkindhirn direkt in die Gegenwart des Erwachsenen führt.[187]
Ich sage es in diesem Kontext nochmals ganz eindringlich: Gene und Stoffwechsel spielen bestimmt eine große Rolle bei der Charakterbildung, doch meine Zerrissenheit resultiert aus dieser herzlosen Erziehung. Ich hätte verdammt noch mal Liebe, Vertrauen, Verständnis, Kommunikation gerne gehabt!
Warum dieses »Minenfeld« Sexualität in meinem Leben? Ängste, Aggressionen oder andere elementare negative Gefühle heften sich an die Sexualität. Sie lassen via Erotik und Geschlechtlichkeit intensivst Dampf ab. Versagensängste, etwa aus der Kindheit, können den erwachsenen Mann gar impotent werden lassen. So lebenswichtig und wunderbar die Mutterbeziehung für ein Kind ist, so belastend kann sie auch sein.
Früh Traumatisierte, zum Beispiel durch Ablehnung, entwickeln im Mittelhirn einen niedrigeren Anteil von Dopaminrezeptoren; ihr Lustsystem ist deshalb nur empfänglich für starke Reize – es kann jedoch bestochen werden, z. B. durch Alkohol und/oder Sex.[188]
Weißt du, es ist zum Verzweifeln: Ist mein »Ich« die Güte meines Chemiehaushaltes? Was ist mein »Selbst«? Wenn ich derart bestochen bin, kann ich dann darauf vertrauen, mit einem hohen Anteil meines Selbst beteiligt zu sein?
»Tue nichts, von dem du nicht willst, dass man dir tut« oder so ähnlich, ist im Grunde mein Motto ab Beginn meiner Bewusstheit. Viel besser klingt natürlich Kants »kategorischer Imperativ«: *»Handle nur nach derjenigen Maxime, durch die du zugleich wollen kannst, dass sie ein allgemeines Gesetz werde.«*[189]
Ist mein »Selbst«, bin »Ich« nun böse? Eine Frage, die mich quält. Über meine Kinder und beide Ex-Frauen habe ich ja eine Zeitlang Unglück gebracht. Ich machte sie traurig, den Kindern versetzte ich einen Schock. Das ist gemein gewesen. Kant spricht vom »Wollen«. Klar, dass ich Trauer und Vertrauensbruch nicht wollte. Bin ich ein skrupelloser Egoist? Und wenn meine Hirnchemie es veranlasste, mein Familienleben aufs Spiel zu setzen, wenn meine neurologische Disponiertheit mein Verhalten steuerte? War »Ich« es, der die Ehe brach? Der Wille ist aber nur dann frei, wenn er unabhängig von Neigungen und Trieben ist, so Kant. Meine Neigung, mich mit an-

deren Frauen einzulassen, hat mit meinen Komplexen zu tun, mit meiner Depression, mit den manischen Phasen: Verriet ich Frau und Kinder nicht aus einer »inneren Notwendigkeit« heraus?

Erlaube mir bitte einen Ausflug in die Kriminalgeschichte. Jürgen Bartsch war ein schlimmer Serienmörder, ein erbarmungsloser Triebtäter. Der Schlachterberuf konnte den Heranwachsenden nicht verroht haben. Er brachte es nach Aussage seines Lehrherren, seines Adoptivvaters, nicht fertig, Tiere zu schlachten, weil sie ihn immer so treuherzig anblickten.
Einerseits beklagte Bartsch, seine Eltern hätten ihm keine richtige, helfende Liebe geben können, andererseits machte er Kindheit und Jugend nicht für seine Verbrechen verantwortlich. Bartsch sieht sich als Opfer von Zwangshandlungen. Zwangsvorstellungen sind beherrschende Bewusstseinsinhalte, die den Leidenden gegen seinen Willen überwältigen (Zwangsneurosen). Der damalige Gutachter Bresser kam zu diesem Urteil: *»Er (Bartsch) besitzt das, was wir Gemüt nennen. Seine willentliche Steuerung schlug lediglich unter dem Einfluss der ihn weitgehend beherrschenden Triebimpulse um, stellte sich ganz in den Dienst der wohlbedachten Tatausführung und entzog sich dem Einfluss des besseren ›Ich‹.«*[190]
Wieder und wieder frage ich mich: War ich böse, als mein Trieb mich zu »Suizidspielen« trieb, die zu mehr oder weniger langen Krankenhausaufenthalten führten und meine Angehörigen quälten? War ich böse, als es zu besinnungslosen Besäufnissen kam und meine Kinder mich frühmorgens auffanden?
Der Verhaltensforscher und Psychologe Prof. J. Eysenck antwortete auf die Frage, ob der Mensch einen freien Willen besäße und demnach für sein Handeln verantwortlich sei: *»... mit dem Begriff der Willensfreiheit könne er nichts anfangen; entweder ist etwas ererbt oder erlernt.«* Eysenck räumte allerdings ein, dass der Mensch fähig wäre zu lernen und dem Schicksal nicht unabwendbar ausgeliefert sei.[191]
Gewissenhaftes Verhalten und Gutsein bedeuten eine schwierige Aufgabe. In den sozialen Netzwerken, in die ich vor meinem fünfundvierzigsten Lebensjahr eingebunden war, hätte ich nicht an die

Lösung dieser Aufgabe herangehen können, denn wer eine überdurchschnittliche Schuldneigung aufweist, wird höchstwahrscheinlich auch in Phasen der Ich-Schwäche und in der Triebspannung nichts an seiner Situation nachhaltig ändern können.
Ich lebe jetzt – trotz anhaltender Bipolarität und immer noch quälenden sozialen Ängsten – in einer glücklichen Beziehung mit meiner dritten Ehefrau. Dennoch frage ich mich angesichts meiner Vorgeschichte, ob mein Glück auch »legitim« und moralisch gut ist.
Aber was ist das »Gute«? Welche Vorstellung habe ich davon? Zunächst will ich Zweifel daran hegen, ob aufgrund der Naturbedingtheit des Menschen (z. B. Ehrgeiz, Macht, Materialismus) die Möglichkeit des Guten überhaupt gegeben ist. Und dann: Die Philosophie spricht vom »Strebens-Guten«, der grundsätzlichen Fähigkeit des Menschen, sich Gutes vorzustellen und mit Rücksicht auf die Mitmenschen entsprechend gut zu handeln.[192]
Die Arbeit an diesem Buch, die vielen Anregungen, die Selbstreflexion beim Feilen an der Aussage eines jeden Satzes, die Emotionen, die aufsteigen … all' diese Berührungen sind Empfindungen, die mich beziehungsweise die jeweiligen Korrelate in meinem Gehirn verändern. Die Wissenschaft spricht hier von der Plastizität des Hirns. Eine Psyche ohne materielle Grundlage ist nicht mehr vorstellbar.[193] Es ist eines der größten Rätsel, vor dem wir stehen: Wie entsteht aus rund 1400 Gramm Hirnmasse – mit einem Wasseranteil von ca. 75% – das bewusste und unbewusste Innenleben eines Menschen? Wie entsteht aus 100 Milliarden Nervenzellen, aus 100 Billionen Synapsen und bei einer ungeheuren Anzahl von möglichen Kombinationen von synaptischen Verbindungen, die größer ist als die Gesamtzahl der Atome im Universum, eine einigermaßen geregelte Ordnung in unserem Oberstübchen?[194]
Ausgegangen bin ich von der Anzahl der Nervenzellen. Jede Zelle enthält einen Zellkern. Im Zellkern befinden sich die Chromosomen und auf den Chromosomen sitzen die Gene, die Erbanlagen. Diese Erbanlagen bestehen aus chemischen Bausteinen (Molekülen), der Nukleinsäure. Die Bausteine aus Phosphorsäure, Zucker und Basen, sorgen dafür, dass der Aufbau der Proteine aus Aminosäuren auch richtig konstruiert wird. Die Gene bestimmen letztlich, welche Ei-

weiße entstehen und welche Aufgaben im Körper damit erfüllt werden.
Der Mensch besitzt Zehntausende verschiedener Arten von Proteinen. Die Zellen kontrollieren die Gene (Chromosomen) bei deren Produktion von Aminosäureketten, damit kein falsches – krankmachendes – Eiweiß entstehen kann. Zwischen geschätzten 40.000 bis 200.000 Gene sind es im menschlichen Körper, die unser Körper- und Charakterbild formen.[195]
Wie kann jedoch Geist in diese Materie kommen? Dass Informationen binär durch elektrische Impulse im Gehirn verarbeitet werden, leuchtet jedem PC-Anwender ein. Aber Gefühle, Träume, Körpersprache, Unbewusstes, Emotionsgedächtnis, spirituell-religiöses Denken … wie kommt das in dem Hirnzellhaufen zustande?
Der amerikanische Philosophieprofessor Colin McGinn ist dem Rätsel des Bewusstseins auf der Spur. Einige anregende Fragestellungen aus seinem Buch »Wie kommt der Geist in die Materie?« möchte ich vorstellen:

- Wie ist denkendes Fleisch möglich?
- Wie kann eine Ansammlung von Zellen Bewusstsein entstehen lassen?
- Wie kann das Gehirn eine bewusste Erfahrung dadurch hervorbringen, dass ein elektrischer Strom durch eine Hand voll Zellen gejagt wird? (elektrochemische Reaktion)
- Stimmt es, dass neuronale Prozesse keine Bewusstseinsprozesse verursachen, sondern selbst Bewusstseinsprozesse sind?
- Warum löschen Hirnschäden geistige Fähigkeiten aus, wenn der Geist seine Existenz angeblich nicht dem Gehirn verdankt?
- Ist Bewusstsein eine fundamentale biologische Realität oder ein Produkt von Kultur, Zivilisation oder Sprache?
- Wie können sich aus einem System, dessen Funktionsweise auf Materie und Energie basiert, Melancholie, Depression, Hass, Mordlust, Suizidgedanken, Minderwertigkeitsgefühle entwickeln (die Astrophysik geht mit der Quantentheorie davon aus, dass aus Energie Materie geworden ist – was unser Dasein überhaupt voraussetzt)?
- Wie ist Introspektion möglich, also die Beobachtung der eigenen

seelischen Vorgänge zum Zwecke psychologischer Selbsterkenntnis? (bis zu welcher Dimension ist es möglich, über sie selbst nachzudenken, sich selbst zu ergründen?)

- Wie wird eine Ansammlung von Gehirnzellen mit einem Selbst, dem bewussten Subjekt, assoziiert? Und wieso kann ich ein negatives Selbstwertgefühl von mir haben, meinem Selbst, meinem Ich?
- Was wandelt biologisches Gewebe in ein »Ich«?
- Warum können wir unser eigenes Wesen nicht begreifen?
- Wie ergibt sich Bewusstsein aus biologischem Gewebe?
- Ist Bewusstsein letztlich ein Energiebündel?
- Es muss in den Genen geeignete Instruktionen geben, um »Geist« entstehen zu lassen – aber Gene haben keinen Geist und kein Bewusstsein, sie schaffen jedoch Bewusstsein aus Materie: ab dem Zeitpunkt, zu dem Ei und Spermium verschmelzen.

Weil das alles sehr abstrakt ist, suchte ich nach einem Bild, um mir die Entstehung der Depression vorstellen zu können: Ich denke mir, mein Geist (Ratio, Gefühle, Bewusstes, Unbewusstes) sei wie eine Pflanze im Boden verwurzelt (also in der körperlichen Materie und Energie). Dieser Boden enthielt von Anbeginn an zu wenig Nährstoffe, ja sogar Schadstoffe. Diese Mängel versuchte ich mit Psychopharmaka, Alkohol und stimulierenden Lebensentscheidungen zu kompensieren.

In Philosophie und Psychologie wird unter Bewusstsein die Beziehung des menschlichen Ichs auf einen körperinneren oder äußeren Gegenstand verstanden. Der bewusste Anteil davon ist der Bewusstseinsinhalt. Alle damit verbundenen geistig-seelischen Prozesse hängen mit der DNA (DNS), also mit dem molekularen Bereich, zusammen.[196]

Wirkung im molekularen Bereich bedeutet auch, dass seelische Wahrnehmungen in biologische Signale umgewandelt werden. Diese Wahrnehmungen, z. B. soziale Begegnungen, haben auf dem Weg über Nervenzell-Systeme einen Signalzufluss zur Großhirnrinde und dem mit ihm verbundenen limbischen System zur Folge. Untersuchungen haben gezeigt, dass zwischenmenschliche Beziehungen massiven Einfluss auf die Regulation zahlreicher Gene und aufgrund dessen nicht nur seelische, sondern auch weitreichende biologische Auswirkungen haben.[197]

Beispiele für mögliche organische Beschwerden:

- Verengte Bronchialpassagen als Ausdruck einer generellen Kontakthemmung mit Menschen; Asthmaanfälle sind häufig Ausdruck für die mangelnde Verarbeitung seelischer Leiden, ein unterdrückter Schrei; es gibt männliche Asthmakranke, die in einer markanten Pose erstarrt sind: Sie wollen als sehr maskulin anerkannt werden. Ihr Zustand bessert sich erst, wenn sie beispielsweise lernen, sich ihre Besessenheit einzugestehen und ihre Lage zu beweinen. Im Weinen kann sich der Wunsch ausdrücken, wieder in die Geborgenheit des mütterlichen Leibes zurückzukehren. Entsprechend lässt sich bei den meisten Asthmatikern ein intensives Auseinandersetzen mit der Mutter beobachten. Dieses Verhältnis ist häufig auch im Erwachsenenalter nicht aufgelöst.
- Hauterkrankungen weisen im Allgemeinen auf eine Regression auf frühkindliche Erfahrungs- und Verhaltensmuster hin. Patienten leiden oft an verdrängten Aggressionen und sind von enormem Hass erfüllt.
- Bluthochdruck (vor einigen Jahren hatte ich einen systolischen Druck von 280, ein Wert, der bei mir niemals vorher und auch danach nicht wieder auftauchte; seitdem aber leide ich unter labiler Hypertonie, die medikamentös behandelt wird). Beim systolischen Druck ist oft eine stressbedingte Komponente im Spiel. Untersuchungen belegen, dass die Persönlichkeitsstruktur des Herz-Kreislaufpatienten es diesem nahezu unmöglich macht, Stresssituationen aus dem Wege zu gehen. Dieser Persönlichkeitstypus zeichnet sich aus durch
  - Starke Selbstkontrolle
  - Starke Leistungsorientierung
  - Orientierung an Langzeitzielen, wobei er sich keine kurzfristige Befriedigung seiner Bedürfnisse gönnt
  - Ein schwach ausgeprägtes Selbstbewusstsein, Verunsicherung und übertriebene Anpassung, wobei er nach außen sehr beherrscht und diszipliniert wirkt

- Extrem starkes Bedürfnis, seinem Ärger Luft zu machen und Aggressionen abzureagieren
- Die Angst, die Zuneigung der Umwelt zu verlieren
- Den Drang, es deshalb allen recht zu machen[198]

Du wirst erkannt haben, dass die beschriebenen Verhaltensweisen auch auf mich zutreffen. Eine der möglichen psychosozialen Hochdruck-Ursachen träfe auch auf mich zu: eine gestörte Elternbeziehung.

Besonders die Hypertonie beweist, wie sehr sich die Qualität der sozialen Beziehungen und die Reaktionen auf die soziale Umwelt in biologische Signale umwandeln. Und unter dem Einfluss dieser Signale verändert das Gehirn sogar seine eigene Mikrostruktur. Die Gene führen kein isoliertes Eigenleben. Sie reagieren über die Sinnesorgane auf die Umwelteindrücke. Die Faktoren, die die Gene steuern und die Gesundheit beeinflussen können, kommen zu einem wesentlichen Teil aus dem Bereich der zwischenmenschlichen Beziehungen.[199] Und du weißt, dass gerade hier mein Leidensdruck am schlimmsten ist. Da nützt es mir zwar, auch Einsicht in die Wirkung »schlechter« Gefühle zu haben – mein Verstand kann das nachvollziehen – doch die Ängste vermindern sich nicht entscheidend. Die Fachwissenschaft geht davon aus, dass beispielsweise »Neid« anzeigen soll, dass mit dem Selbstwertgefühl etwas nicht in Ordnung ist. Ich könnte mich demnach fragen: »Was fehlt mir in meinem Leben?« oder »Will ich wirklich, was der andere hat?« Aber das komplexe System negativer Emotionen, das ja auch tief im Unterbewusstsein wütet, kann zumindest ich nicht mit banalen Fragen bewitzen. Ich habe im Kopf ein Raster für das, was ich als »hochwertig« bei anderen Menschen erkenne, und davon leite ich reflexartig mein »minderwertig« ab. So geht es mir seit frühest bewusster Kindheit. Ob beim Leistungssport oder im pädagogischen Beruf: mich haben die Lebenssituationen nicht stärken können. Veränderungsprozesse im Gehirn lassen sich durch reale Handlungen (»by doing«) grundsätzlich verbessern, weil neue synaptische Bahnen gebildet werden.[200] Diese Plastizität könnte eventuell dazu beitragen, Schüchternheit und soziale Phobie zu minimieren. Bei mir hat das leider nicht geklappt, ich bin das introvertierte Hanserl geblieben. Wenn es hinausgeht in

die vermutete »feindliche« soziale Umwelt, versuche ich mit meiner Körpersprache kein ängstliches »Hanserl«, sondern den starken »Hans« darzustellen.
Ob ich mich wirklich immer unter Kontrolle habe, da bin ich mir nicht sicher. Sicher bin ich mir hingegen, wie ich auftreten möchte: So selbstbewusst wie Clint Eastwood oder John Wayne in ihren besten Western-Filmen. Da muss ich ausnahmsweise meiner Mutter dankbar sein: Andere Mütter mögen ihren Kindern morgens, auf dem Weg zur Schule, eine Kusshand nachgeschickt haben. Meine Mutter stand am Fenster und signalisierte: Kreuz gerade, Brust raus, Bauch rein.
Eigentlich wird der Körperausdruck des Menschen von dem beeinflusst, was sich in seinem Innern abspielt, denn der Übergang zwischen Gedanken, Gefühlen und Körperempfindungen verläuft fließend. Viele Redewendungen drücken den »Körper-Geist«-Zusammenhang aus: den Kopf nicht hängen lassen. Ein aufgerichteter Körper führt, so sagt die Körpertherapie, zu mehr Selbstbewusstsein und verbessere auch das Leistungsvermögen. Vielleicht hatte meine Mutter mein Problem intuitiv erkannt: Tägliche Appelle an den aufrechten Gang könnten dazu führen, die alte »gefühlte« Ausdrucksebene zu verlassen. Die ständig demonstrierten Handlungsmuster würden die alte Ausdrucksebene »neuronal« überschreiben und zu seelischer Stabilität und innerer Harmonie führen.[201]
Klaus-Maria Brandauer, der großartige Schauspieler, berichtete, dass bei einem Vortrag der Inhalt der Rede das Publikum nur zu 7 Prozent beeinflusse. Dagegen mache die Körpersprache 55 und die Stimme 38 Prozent der Wirkung des Vortrages aus.[202] Die Stimme: Auch ein Zeichen selbstbewusster Männlichkeit. Im Unterricht versuche ich so markant zu sprechen, als hätte ich mich mit Testosteron volllaufen lassen. Das aber zerfrisst dich, weil es nicht der tatsächlichen Verfassung entspricht. Nach Auffassung von Stimmspezialisten ist Heiserkeit zu neunzig Prozent auf psychosomatische Störungen zurückzuführen. Menschen, die häufig davon befallen werden, litten mit großer Wahrscheinlichkeit unter einem heftigen Widerstreit ihrer Gefühle oder unter Wünschen, die sie selbst als verwerflich empfänden. Die Stimmschwäche käme wie gerufen, um ein Aus-

sprechen ihres Dilemmas zu verhindern.[203] Bis zum heutigen Tage habe ich allerdings mit diesem Problem nur ganz wenige Male zu tun gehabt – einmal allerdings so heftig, dass ich an den Stimmbändern operiert werden musste!

Sowohl vom Auftreten als auch von der Stimme her versuchte ich, mich »im Griff zu haben« oder, um es ehrlicher zu sagen, meiner Umwelt etwas vorzugaukeln. Hätte ich allerdings geahnt, dass professionelle Hilfe nötig gewesen wäre, wenn Stimme und Psyche nicht zusammenpassen, hätte ich einen Logopäden/eine Logopädin aufgesucht. Jetzt aber, wo meine Pädagogenarbeit bald endet, will ich mich dieser Mühe nicht mehr unterziehen. Vielleicht kann ich dann entspannen und authentischer agieren.

Wissenschaftler haben herausgefunden, dass Lächeln anstrengt, wenn einem nicht danach zumute ist. Wer Gefühle zeigt, die er nicht hat, kann auf Dauer das Burnout-Syndrom entwickeln. Die Betroffenen fühlen sich erschöpft und von der Arbeit überfordert. Letztendlich kann dieses sich Verstellen Ursache für Depressionen oder Persönlichkeitsstörungen sein.[204] Unter »Persönlichkeit« wird das »wahre Ich« verstanden; davon unterscheidet sich das »Selbstkonzept«. Dieses Konzept ist gewissermaßen die Strategie, mit der die Person das Leben angeht. Ich mache mir eine Vorstellung von dem, wie ich mich in bestimmten Situationen (z. B. im Beruf) verhalten müsste, um sozial bestehen zu können. Ich will kompatibel sein, d. h. Eigenschaften zeigen, die mit dem vermeintlich Erwarteten übereinstimmen. Das bedeutete jahrzehntelangen Stress.[205]

Viel lieber hätte ich authentisch gelebt, und zwar nach der Ahnung, die ich von meinem »wahren Ich« habe. Erich Fromm hat so ein Leben als *»Leben aus den eigenen Quellen«* bezeichnet. Der Psychotherapeut und Sozialwissenschaftler sprach von »Fassadenexistenz«[206]; wenn sich jemand so wie ich anzupassen versuchte.

Im Prinzip hat jeder von uns die Freiheit, sein »wahres Ich« zu leben. Selbstverständlich hat diese Freiheit auch Grenzen; zum Beispiel haben wir nicht das Recht, die Würde des Mitmenschen zu verletzen. Es gab allerdings Zeiten, in denen sich die Mitmenschen selbst durch einen Exzentriker verletzt fühlten: dem Dandy Oscar Wilde erging es so.[207] Eine erste wissenschaftliche Untersuchung von

Exzentrikern besagt, dass sie glücklicher, kreativer und gesünder sind als durchschnittliche Konformisten. Auch insofern lohnt es sich, exzentrisch zu sein. Das Einzige, wovor ich Angst hätte, wäre die mögliche soziale Isolation.[208]

Der Mut zur Authentizität hat zutiefst mit der Frage nach dem Sinn des Lebens zu tun. Wer sich selbst nicht finden kann, verliert die Vorstellung von dem, was Sein bedeutet und der verliert seine Identität. Das erzeugt Traurigkeit, die sich aus dem Fehlen eines Selbst ergibt. Sie ist die negativste aller Emotionen und richtet sich gegen das Leben. Der Mensch ist seiner Natur nach ein Wesen für andere. Das kann ich unterschreiben, weil ich zwar gerne alleine bin, aber Einsamkeit – nicht gemocht werden – nicht ertrüge. Leider teile ich aber auch Sartres Pessimismus: Er meint, es gebe überhaupt keine Kommunikation, und die Hölle, das seien die anderen. Das entspricht meiner Sozialphobie und dem Misstrauen gegenüber anderen: Andere zu lieben sei nichts mehr als die Erwartung, geliebt zu werden oder besser: die Angst, nicht geliebt zu werden.[209] Sartre philosophiert darüber, alle Bindungen auszuschlagen, um sich über den Abgründen dieser Freiheit (Unabhängigkeiten?) neu zu erfinden.[210] Andererseits könnte man sich fragen: »Wer sind wir, wenn niemand uns kennt?«[211]

Diese Furcht basiert wohl auf bewussten und unbewussten Bildern des Versagens, das ich bei sozialen Begegnungen erlebt habe, diese halten mich von einem selbstsicheren Auftreten ab. Ich denke hier insbesondere an Bestrafungen durch die Eltern und die ersten Lehrer (in-der-Ecke-Stehen, Backpfeifen), Körbe von den Mädchen … Vieles von dem muss ich mir zu eigen gemacht haben – wie könnte es sonst angehen, dass ich kein beglückendes persönliches Wachstum hingelegt habe? Die Liste meiner Selbstherabsetzungen ist lang. Ich werde diese Liste besonders aufmerksam durchforsten, denn ich bin es leid, in dieser »Knecht-Beziehung« zu leben, nämlich als Knecht meiner Ängste und als Knecht in sozialen Beziehungen (der sich mit Konformität knechtet, z. B. die Angst vor Widerrede, vor Ablehnung, vor dem Nein-Sagen).

Ich bin mir darüber im Klaren, dass auch hier die Emotionen eine rationale Vorgehensweise torpedieren könnten: Zusätzlich zum

Vernunftzentrum des Hirns wird das berühmt-berüchtigte limbische System aktiviert. Es könnte also durchaus sein, dass mein Gefühlszentrum die tradierten Selbstherabsetzungen beibehalten möchte.[212] Da wird im Oberstübchen Überzeugungsarbeit zu leisten sein.

Wie schwer das fällt, möchte ich am Beispiel der negativen Emotion »Neid/Schadenfreude« erläutern: Neurologen des University College of London entdeckten, dass der Hang zur Schadenfreude tief in der Nervenstruktur des Gehirns verwurzelt ist. Dabei ist es nicht so, dass das reine Unglück eines Menschen uns erfreut, vielmehr kommt es darauf an, wie das Sozialverhalten dieses Menschen zuvor beurteilt wurde. Der Nucleus accumbens, in dem Belohnungen verarbeitet werden, sprang bei Versuchspersonen an, wenn sie Rachegefühle bei einem als unsympathisch dargestellten Probanden zeigen durften.[213] Das ist zwar ein verständliches, trotzdem jedoch ein sozial unfreundliches Verhalten.

Gestatte mir in diesem Zusammenhang ein kurzes Abschweifen zu den Spiegelneuronen. Eine alte Fragestellung der Psychologie lautet: »Woher stammt die menschliche Gabe, sich einzufühlen?« Die Suche nach einer Antwort führte zu einem speziellen Typ von Nervenzellen im Gehirn, den so genannten Spiegelneuronen. In uns spiegelt sich das sinnlich Wahrgenommene wider und führt zu einem Verstehen des anderen durch Mitempfinden. Dank dieser neuen Erkenntnis bekommen nun Intuition und Empathie eine biologische Grundlage. Ist es nicht unglaublich, dass Zellen, also Materie, beispielsweise den Schmerz unseres Gegenübers erfassen und ihn uns nachempfinden lassen können? Wir sind der Resonanzboden für die Signale unserer Mitmenschen: Wir schwingen förmlich mit, und zwar intuitiv. Das erspart unserem Verstand die Arbeit, permanent unsere Gegenüber bewusst einschätzen zu müssen. An Autismus Erkrankte haben unter anderem Schwierigkeiten, sich in andere Menschen hineinzuversetzen. Ihnen schienen die Spiegelneurone zu fehlen. Wenn aber die Spiegelneurone extrem sozial ausgerichtet sind, wie kann es dann geschehen, dass wir unter Umständen Schadenfreude regelrecht genießen können? Auch dafür gibt es eine plausible Erklärung: Jeder ist in seinen persönlichen Denkschemen gefangen und beurteilt Eindrücke auf der Basis seiner Erfahrungen. Zu meiner leidvollen Eigenschaft zählt mangelndes Selbstwertgefühl. Wenn mir nun jemand sehr arrogant daherkommt, verliere ich die Nerven und werde aggressiv; sollte es dann eine unangenehme Situation für den Arroganten geben, hätte ich ein angenehmes Gefühl der Schadenfreude.

Reaktionen, die mein Gehirn selbst erzeugt, sind nun einmal intensiver als Spiegelungen, die mein Gegenüber auslöst. Das müsste demnach eine Frage der Sympathie und des Vertrauens sein. Bei Arroganz empfinde ich kein Vertrauen, sondern sowohl Zorn als auch ein starkes Angstgefühl.[214]

Weil wegen der Spiegelneuronen auch Versuche mit Affen gemacht wurden, muss ich unbedingt den Neuro-Wissenschaftler Gerhard Roth von der Universität Bremen zitieren. Er äußerte sich zu dem Unterschied zwischen menschlichen und tierischen Zellen: *»Unsere Nervenzellen sind die gleichen wie die des Affen. In den Nervenzellen selbst ist nichts Menschliches. Geist und Bewusstsein des Menschen werden lediglich durch die große Zahl an Gehirnzellen gebildet und durch deren Verdrahtung. Das ist das Entscheidende, was den Mensch zum Menschen macht.«*[215]

Wenn wir schon auf den Affen gekommen sind, können wir auch noch einen weiteren Schritt ins Tierreich unternehmen. Der Medizinnobelpreisträger und Hirnforscher Eric Kandel wählte als Forschungsobjekt eine Meeresschneckenart.

Wenn diese Schnecke lernt, verändern sich nicht die Neuronen selbst, sondern die Verbindungen zwischen ihnen, die Synapsen. Der Zellkern muss neue Eiweißverbindungen produzieren, um eine dauerhafte Erinnerung zu formen, was auch zu neuen Synapsen, also Lernmöglichkeiten, führt. Diese Erkenntnisse sind auf den Menschen übertragbar und dafür bekam Kandel den Nobelpreis. Nach und nach erarbeitet die Wissenschaft zwar ein biologisch fundiertes Bild der Psyche, kann aber das Mysterium »Gehirn« dennoch nicht enträtseln.

So sehr mir diese materialistische Deutung gefällt – die schöpfungsgeschichtliche religiöse Erklärung ist mir zu naiv –, so sehr deprimiert mich auch diese prinzipielle Determiniertheit.

Ein Beispiel? Im Verhalten des Menschen zeigen sich Neigungen, die sich aus der Evolution erklären lassen, aber moralischen emanzipatorischen Werten widersprechen. Frauen zum Beispiel sind an ihren fruchtbaren Tagen eher auf einen Seitensprung aus.[216] Warum mich das deprimiert? Es sind nicht die Seitensprünge an sich. Mir geht es um den freien Willen. Diese Illusion möchte ich mir gerne bewahren – was soll sonst das Menschsein?! Traurig zitiere ich den bereits erwähnten Roth: *»In unseren Absichten und Handlungen frei zu sein, ist ein Trug. Das Gehirn gaukelt dem Selbst seine Freiheit nur vor.«*[217]

Zur Schaffung der Aufrechterhaltung des Selbst sind viele Gehirnregionen beteiligt. Aber wie schafft es das Gehirn, das aus Milliarden einzelner Neuronen besteht, diese einheitliche Wesenheit zu schaffen, die wir das Selbst nennen? Wir wissen, dass es keinen Ort gibt, an dem die unendliche Vielfalt des Gehirns sich physisch vereinigen kann, um einen zentralisierten Geist oder eine Einheit des Selbst zu schaffen. Was ist es, das im Gehirn das subjektive Gefühl schafft, dass wir ein inneres Selbst besitzen? Und da wäre noch eine Frage, die mich ewig beschäftigt: Was hält die Neuronen unseres Gehirns davon ab, eigene Wege zu gehen? Ist es zum Beispiel überhaupt wichtig zu wissen, ob meine Neuronen unter der Depression und Sozialphobie leiden oder ob »Ich« der Leidtragende bin? Wenn das neurobiologische Selbst als eine verschachtelte Hierarchie von Sinn und Zweck unserer Handlungen verstanden wird, bleibt mein »geistiges Selbst« dann außen vor?

In der verschachtelten Hierarchie des Hirns gibt es kein Oben und Unten – woher kommt dann der dominierende Zwang, der unser Gehirn leitet und kontrolliert? Ist es einzig die »Sinn und Zweck«-Orientierung, welche den Geist einigt, um das »innere Ich« des Selbst zu bilden?

Mit einem Computertomogramm können wir wohl das Neuronenfeuer bei Hirnreizen beobachten, doch das bewusste Hirn hat keine Empfindungen von sich selbst. Die graue Masse da oben verrät mir in keiner Weise seine eigene Struktur: Zwar wissen wir, dass für eine angemessene Beziehung zwischen dem Selbst und der Welt beide Frontallappen notwenig sind, doch die Frontallappen korrespondieren mit anderen Gehirnarealen und die machen dann »ihr Ding«.

Das kann gut anhand von Menschen nachgewiesen werden, die eine Schädigung im mittleren unteren Stirnhirn haben. Kognitive Fähigkeiten sind bei ihnen nicht eingeschränkt. Ihre Persönlichkeit dagegen verändert sich stark: Triebenthemmung, Gefühlsarmut, mangelndes Einfühlungsvermögen, viel weniger Gewissensbisse, Mitleid-, Scham- und Schuldgefühle und die Missachtung sozialer Normen können die Folge sein.

Weil in der Liste der Verhaltensauffälligkeiten auch riskante Sexualkontakte (was immer das sein mag) und die Neigung zu schlechter Finanzplanung genannt sind, wurde ich hellhörig. Zusammen mit der gewiss dissozialen Realisierung von Selbsttötungsversuchen erkenne ich nämlich Parallelen zu meinem Verhalten in dunkelsten depressiven Phasen. In diesen Zeitabschnitten scheinen die rationalen Mechanismen den emotional-affektiven untergeordnet zu sein.[218]

Keine Frage, mein Tun (und Denken?) bleibt an sich unmoralisch. Aber kann ich nicht vom Vorwurf des »bösen Vorsatzes« befreit werden, weil ein temporärer Mangel an Schuldbewusstsein das unsoziale Verhalten ermöglichte? Es verhält sich so, dass das Gehirn das Selbst, das wahre Ich, umformen kann. Immer ist es die Hirnaktivität, die unser Tun bestimmt; wir selbst haben keinen bewussten Zugang zu den Hirnteilen, die entscheiden. Die Frage allerdings, welche Variablen letztlich in unser Entscheidungssystem kommen, kann heute noch nicht beantwortet werden.[219]

In einer 3 SAT-Dokumentation vom 10. April 2008 hieß es, dass weltweit 50.000 Neurowissenschaftler im Einsatz seien, um dem Hirn seine Geheimnisse zu entreißen. Ein Beispiel: In der Süddeutschen Zeitung von 23. März 2005 berichtet der Autor Ulrich Kraft von der Meditation als Neuro-Experiment. Die Forscher wollen herausgefunden haben, dass regelmäßige meditative Reisen ins Innere das Gehirn verändern und damit auch die Art und Weise, wie der Mensch denkt und fühlt. Menschen mit intensiver Meditationserfahrung, die zudem optimistisch sind, haben einen aktiveren linken Frontalkortex als unglücklichere Naturen. Offenbar hält dieses Hirnareal schlechte Gefühle im Zaum und sorgt für heitere Ausgeglichenheit und Gemütsruhe. Während der Meditation wurden bei Probanden die Hirnströme gemessen, die Aktivität der Gamma-Wellen stieg stark an.

Bei Wahrnehmungen kommunizieren die beteiligten Nervenzellen über eine Art Erkennungscode, so die Annahme. Das Hirn erfasst in verschiedenen Arealen alle Aspekte des wahrgenommenen Objektes mittels Gamma-Strahlen. Schwingen die Signale im Gleichtakt von z. B. 40 Hertz, taucht der wahrgenommene Gegenstand vor dem inneren Auge auf. Gamma-Wellen könnten also eine übergeordnete Steuerfrequenz sein, welche die Hirnareale synchronisiert und zusammenführt. So könnten aus Wahrnehmungen Bewusstseinszustände entstehen.

Es ist begründet anzunehmen, dass die gesamte Persönlichkeit durch Meditation gezielt beeinflussbar ist. In buddhistischen Meditationen etwa geht es um tiefe Veränderungen des Seins. Auf lange Sicht würde man deshalb eine andere Person werden.[220]

Mein Freund Dieter Jäntsch überredete mich 1974 zu einem Meditationsseminar im Benediktinerkloster Neresheim in der Schwäbischen Alb. Ich hatte gerade mit dem Lehrerberuf begonnen und befand mich in einer katastrophalen depressiven Situation. In diesem Depressionsschub kulminierte mein Verlangen nach einem weiteren Suizidroulette: Ich sprang winterlich bekleidet von der hohen Hafenmauer ins Hafenbecken. Dieter, wegen einer Krankheit nicht schwimmfähig, sorgte dafür, dass mir geholfen wurde, und ich musste ihm versprechen, zu dem Mönch-Therapeuten Pater Beda in die Meditation zu gehen.

Nie zuvor hatte ich meditiert, ich hielt mich mit meinem inneren Vulkan auch gar nicht für fähig, mich kontemplativ hinzugeben. Es ging in diesem altehrwürdigen Kloster nicht um die Versunkenheit in Werk und Wort Gottes, wie ich anfangs befürchtete. Pater Beda hielt die Meditierenden an, sich zum Beispiel der Betrachtung eines Sonnenstrahles hinzugeben und sich mental in etwas hineinzuversetzen (z. B. in die Kraft des Lichts).

Zwei, drei Wochen wollte ich bleiben, aber die karge Klosterzelle, die Anmache eines Homosexuellen, die allgegenwärtige Frömmigkeit und meine Schwierigkeiten, in der Meditation Selbstdisziplin zu üben, ließen mich nach einer Woche in die profane Welt zurückkehren.

Die so sehr gewünschte Erleuchtung konnte es unter diesen Umständen nicht geben; dennoch gewann ich die Erkenntnis, dass ich versuchen muss, die Lebenspraxis mit einer meditativen Grundhaltung besser zu bewerkstelligen.[221]

Im Kloster reflektierte ich meine Situation. Dort verfasste ich u. a. diese Zeilen:

> *»Der Beruf ist der entscheidendste und konfliktreichste Punkt im Leben. Das ganze Leben ist darauf abgestimmt, etwas zu leisten. Die Zeit zwischen Beginn und Ende der Berufsausübung ist die Kernzeit des Lebens und von der Reifung und der Belastung her gesehen die aktivste und folgenschwerste Zeit. Wenn der Beruf dir Kummer bereitet, könnte ebenso lange Folter kaum schmerzhafter sein.*
>
> *Das mir zufällig und ungewollt gegebene Leben möchte ich gemäß meinem Charakter, meiner Persönlichkeit, meiner Erbmasse möglichst frei gestalten – ob das nun gesellschaftsadäquat ist oder nicht. Das Ich muss sein Leben bewusst erleben; ansonsten nimmt es großen psychischen Schaden.«*

Die folgenden Monate hatten es in sich: Mit Autoabgasen versuchte ich einen Suizid, zog aus der gemeinsamen Wohnung aus, schmiss die Lehreranstellung, heuerte bei einem Unternehmen an, kündigte nach wenigen Tagen und bat die Bezirksregierung, mich als Lehrer wieder einzustellen (was auch geschah). Möglicherweise hätte ich diese lebensentscheidenden Aktionen ohne Beachtung der inneren Stimme (Meditation) nicht gestartet und vollzogen. Ich handelte wohl im Sinne von Kant: *»Es kommt hierbei nicht auf das an, was die Natur mit dem Menschen macht, sondern was dieser aus sich selbst macht.«* Kloster Neresheim hatte in mir zwar etwas ausgelöst; aber ich kehrte ohne »Rezepte« zurück.

Des Öfteren, auch im Unterricht, war ich mit der Bedürfnisskala nach Maslow befasst. Die Bedürfnisse sind hierarchisch geordnet, d. h. die Rangordnung spiegelt zugleich die Dringlichkeit ihrer Erfüllung wider.[222] Ich möchte dir gerne die Rangfolge meiner Bedürfnisse zeigen:

- Bedürfnis nach Zugehörigkeit und Liebe
- Bedürfnis nach Achtung

- Bedürfnis nach Selbstverwirklichung, z. B. das Selbst und seine Natur akzeptieren

Diese Bedürfnisse wollten dringend befriedigt werden. Nach der Meditation verspürte ich ein Fallenlassen letzter Skrupel und den unbändigen Wunsch, meine Lebenssituation zu ändern. Meine Ex-Frau meinte, die neue kritisch-akademische Umgebung hätte mich »verrückt« gemacht. Auch das mag stimmen, zumal ich mit der »Verrücktheit« liebäugelte, mit einer Gruppe Frauen und Männer eine Kommune am niedersächsischen Steinhuder Meer zu gründen. Diese Gruppe Idealisten wollte ihr Leben im Sinne einer sozial-ökologisch orientierten Lebens- und Wirtschaftsweise einrichten. Ich wäre allzu gerne bereit gewesen, diese Alternative für mich, ohne Familie, zu realisieren. Das Projekt entsprach voll und ganz meinem Bedürfnis nach Authentizität und Selbstverwirklichung. Mit dem Anspruch Naturschutz, humaneren miteinander Umgehens und am Gemeinwohl orientierten Wirtschaftens rannte man bei mir offene Türen ein. Das Vorhaben scheiterte an den finanziellen Problemen. Ich denke, dass mein Ausstiegs-Ansinnen schon damals eine ersehnte Möglichkeit war, aus der ungeliebten Realität zu flüchten.[223] Da ist aber noch etwas: So »alternativ« ich auch gewesen sein mag, so sehr war ich auf Einkommen und Status fixiert. Das Verlangen nach Anerkennung und Selbstbewusstsein war schon damals ein kräftiger Wegweiser. Je mehr die Mitmenschen mich anerkannten, desto mehr konnte ich mich selbst respektieren. Geringschätzung hätte noch weiter in den Selbsthass geführt. Mit Statussymbolen muss ich mich nach wie vor schmücken. Es sind meine Krücken des Selbstwertes. Der Philosoph Alain de Botton brachte es auf den Punkt: *»Um uns selbst lieben zu können, sind wir auf die Zuneigung anderer angewiesen.«* Wer weiß, vielleicht hätte ich als Öko-Aussteiger und Sozialromantiker mehr echte Zuneigung erwiesen bekommen?

Maslow fragt auch danach, wie es angehen kann, dass Menschen unbewusst bestimmte Motive mehr oder weniger stark ausgeprägt in das eigene Ich einbeziehen können. Grundsätzlich geht er davon aus, dass das Verhalten gesunder Personen weniger von Angst, Furcht, Unsicherheit, Schuld und Scham bestimmt ist. Kranke und schwache Menschen dagegen nehmen wegen ihrer Unsicherheit gerne in

Kauf, von anderen bewegt zu werden. Aus Furcht agieren sie nicht, sondern sie reagieren. Die Betroffenen neigen daher dazu, hilflos, ausgeliefert und total determiniert zu sein. Voraussetzung für selbstbewusstes Verhalten ist Selbstakzeptanz – für schwache Personen, Selbstzweifler also, eine der schwersten Leistungen. Es ist nicht überraschend, dass Neurotiker eine zwanghafte und angstvolle Abhängigkeit vom Bekannten und einen Schrecken vor dem Unvertrauten und dem Unerwarteten haben.

Dass ich eher diesem Typus angehöre, weißt du aus dem Vorangegangenen, und dass ich dieser zermürbenden Angst immer nur einen kleinen Schritt voraus bin, sagte ich auch schon. Dass aber der Botenstoff »Dopamin« das Selbstbewusstsein, um das es geht, unterstützen kann, war mir nicht bekannt.[224]

Es gibt aber nicht nur eine Repräsentation der Außenwelt (z. B. andere Menschen, Geschehnisse in der eigenen Umwelt, in den Medien), sondern auch eine Repräsentation des eigenen Zustands im Gehirn. An diesem Zustand sind auch die von Maslow beschriebenen Motivationen und Emotionen selbst verankert.[225] Ich mag es kaum notieren, aber es ist tatsächlich wohl so, dass sich prinzipiell auch das Bewusstsein als Eigenschaft bestimmter Systeme von Nervenzellen erklären lässt.

Aber wie können aus dem Feuern von Neuronen subjektive Eindrücke, Gedanken und Emotionen entstehen? Man kann davon ausgehen, dass die neuronale Basis des Bewusstseins höherer Ordnung Ereignisse, wie z. B. Entscheidungen treffen, auslösen kann. Dabei ist das Bewusstsein ganz und gar vom Gehirn abhängig. Es gibt aber keine speziellen Bewusstseinsneuronen, sondern man muss das Bewusstsein als dynamischen Prozess verstehen. Dieser Prozess, die Kommunikation zwischen Neuronen beteiligter Hirnbereiche, ist eine Mischung aus elektrischen und chemischen Vorgängen.

Bewusstsein kommt aber erst dann zustande, wenn eine bestimmte Gruppe von Neuronen die Schwelle zur Großhirnrinde (Kortex) überwindet. Zudem helfen Regulierungsfunktionen, beim Erleben von Wahrnehmungen Kategorien zu bilden, sog. Bewertungssysteme, die mit unterschiedlichsten Neurotransmittern arbeiten. Signale aus der Umwelt beispielsweise nehmen Einfluss darauf, welche Synapsenpopulationen – wenn sie den Anforderungen von Bewertungssystemen entsprechen – eine »Chance« haben, Verhalten zu generieren.[226] Wie dramatisch ein hormonähnlicher Stoff und Neurotransmitter das Sozialverhalten von Lebewesen steuern kann, lässt sich am Verhalten von Wüstenheuschrecken beobachten. Normalerweise sind diese Insekten extrem ungesellig. Bei Begegnungen mit Artgenossen reagieren sie daher aggressiv. Wird allerdings ihre Nahrung knapp, ändert sich ihr Verhalten drastisch: Sie rotten sich zu riesigen Schwärmen zusammen. Der Nerven-Botenstoff Serotonin verursacht die Wandlung vom Einzelgänger zum Schwarmwesen. Ob bei Säugetieren und Menschen ein Serotonindefizit einzelgängerisches Verhalten veranlassen könnte? Interessant wäre es, man würde Eremiten daraufhin untersuchen.[227]

Warum es mir schwer fällt, das zu akzeptieren? Weil meine Bewusstseinsmerkmale formale, materielle, neurobiologische Grundlagen hätten. Das befremdet mich. Warum? Stelle dir bitte folgendes Zitat von Oscar Wilde vor: *»Ich liebe den Aberglauben. Er bringt Farbe in unser Denken und unsere Phantasie. Er ist der Gegner des gesunden Menschenverstandes. Gesunder Menschenverstand ist der Feind der Romantik. Lassen Sie uns etwas Unwirklichkeit. Machen Sie uns nicht allzu vulgär vernünftig.«* Oder: *»Mich dürstet nach der Schönheit des Lebens, mich verlangt nach der Freude.«*[228]

»Das Herz hat seine Gründe, die der Verstand nicht kennt«, schrieb der Philosoph, Mathematiker und Physiker Blaise Pascal schon im 17. Jahrhundert.[229] Da empfinde ich, der auch zum Irrationalen, Psychologisieren und Bauchgefühl neigt, doch eine Schadenfreude. Maslow spricht vom »Akzeptieren des Selbst«. Der Neurowissenschaftler Joseph LeDoux beschreibt das Selbst als ein synaptisches Phänomen. Andere wiederum sehen im Selbst keine Sache der Nerven, sondern betrachten es vielmehr als etwas Psychisches, Soziales, Moralisches, Ästhetisches oder Spirituelles. Ich möchte Letztgenannten gerne zustimmen, bin aber inzwischen davon überzeugt, dass unsere Gene und die Lebenserfahrungen von Anbeginn die synaptische Struktur des Gehirns mitgestalten. Die Muster, die dabei entstehen, bilden den Schlüssel zum Wesen des Menschen. Die Prägung des individuellen Verhaltens geschieht dadurch, dass die

Gene Proteine erzeugen, die dann steuern, wie die Nervenzellen miteinander verschaltet werden: innerhalb dieses Schaltplans handeln, denken und fühlen wir. Das Grundmuster des Plans, unser Kernselbst, dürfte festgeschrieben sein. Ansonsten gilt, dass sich die beteiligten Synapsen aufgrund von Erfahrungen verändern.
Wenn das so ist, dann scheine ich aus den Unterrichtserfahrungen nicht lernen zu können. Seit Jahr und Tag ließ ich mich von Schülern, die entlassen wurden, bewerten. Und äußerst selten ist eine schlechte Beurteilung darunter. Diese Erfolge kann ich jedoch nicht verinnerlichen. Die Ängste sind nach wie vor unverändert, und das Gefühl, nicht zu genügen, peinigt mich.
Was ein Mensch ist und was er denkt, fühlt und unternimmt, hängt nicht nur vom Bewusstsein ab. Viele unserer Gedanken, Gefühle und Handlungen laufen automatisch ab, das Bewusstsein registriert sie allenfalls. Das Unbewusste macht einen Großteil unseres Innenlebens aus. Mir ist allerdings schleierhaft, wie das Selbst über diese inneren Zustände Kontrolle ausüben kann. Es macht mich traurig, dass das Selbst, dessen wir uns bewusst sind, mein Selbstbild generiert, die anderen Aspekte des Selbst sich aber dem unmittelbaren Zugriff entziehen.
Seit Kindheit und Jugendzeit wurde ich im wahrsten Sinne des Wortes gezähmt und auf Gehorsam getrimmt. Seitdem bin ich allergisch gegen Autoritäten. Das ist mir schon bewusst, aber wie viel anderes mag mich unglücklich machen und ich kann es nicht erfassen. In mir selbst arbeitet etwas, beeinflusst mein Denken, Sprechen und Handeln, und ich muss es gewähren lassen. Ich habe keine Handhabe für »das« da in der endlosen Tiefe des Oberstübchens.
Nehmen wir meine Angst vor den Mitmenschen, meine Minderwertigkeitsgefühle. In der Fachsprache hat es etwas mit »Introversion« zu tun, also Konzentration auf die Innenverarbeitung der Erlebnisse und weg von der Außenwelt. Diese Introvertiertheit ist die am stärksten genetisch festgelegte Eigenschaft. Aus introvertierten Kindern werden sehr wahrscheinlich ängstliche, depressive Erwachsene. So schlimm es auch ist, ich bin meinen Persönlichkeitseigenschaften treu geblieben. Das lese ich in meinem Tagebuch von 1964: *»Kann man die Zuneigung, die Sympathie eines anderen Menschen gewin-*

nen, wenn man so schweigsam-schüchtern ist und von Natur aus oder wegen gegebener Umstände zur Melancholie drängt?«
Synaptische Verbindungen sorgen dafür, dass das Selbst bei den meisten von uns ein intaktes System ist. Manchmal allerdings entkoppeln sich Gedanken, Emotionen, Motivationen und Handlungen: Das Selbst beginnt, sich aufzulösen. Wenn die Emotionen, wie bei einer Angststörung oder einer Depression, außer Kontrolle geraten, dann ist der Betreffende nicht mehr der Mensch, der er einmal war.[230]
Das Ich ist die Person, die sich aller Umstände bewusst ist. Unter »Selbst« wird jedoch die Erweiterung des »Ich« um die Unbewusstheit verstanden.
Mir flößt es Angst ein, dass da oben im Schädel ein Organ sitzt, das eine unergründliche kosmische Tiefe aufweist. Weder meinen Sinnen noch durch Überlegungen kann ich mein Gehirn erschließen, einzig unter Einsatz der Hypnosetechnik könnte ich als Hypnotisierter Kontakt mit meinem Unterbewusstsein aufnehmen. Allerdings gehöre ich wohl zu den 10 bis 20% der Menschen, die nicht hypnotisierbar sind.[231]
Die Reise ins Unbewusste wäre auch deshalb interessant, weil erwiesen ist, dass dem bewussten Willen ein Entscheidungsprozess im Unterbewusstsein vorausgeht. Das »Ich« hat darauf keinen Einfluss, es spielt allenfalls eine beratende Rolle. Am Ende gewinnt ein bestimmtes Motiv. Empfindet das Bewusstsein, es hätte selbst entschieden oder zumindest Kontrolle ausgeübt, dann wird es »wissen«, dass unbewusste Vorgänge von größter Bedeutung für die Erzeugung von Bewusstsein sind.[232] Das Selbst, also das um das Unterbewusstsein erweiterte Ich, umfasst Eigenschaften, die wir zum Ausdruck bringen, verbergen oder einfach schlummern lassen, also sowohl wie wir gerne wären als auch, wie wir nie zu werden hoffen. Ich will dem Kapitel »Das Böse« nicht vorgreifen, doch ich muss in diesem Zusammenhang den furchtbaren, grausamen, sadistischen, unmenschlichen »Vater von Amstetten« erwähnen, der seine Tochter 24 lange Jahre eingesperrte und missbrauchte. Er, sein Ich, hat die Tat begangen, doch wie sieht der unbewusste Teil seines »Selbst« aus? Wollte dieser intelligente Mensch, der zuletzt Skrupel gegenüber seinem Kind/Enkelkind empfand, die Kinder wirklich quälen?[233]

Welche Kraft aus dem Kosmos des Unbewussten brachte ihn dazu? Es steht auch noch die Frage im Raum, ob es nicht logisch unmöglich ist, sein Selbst zu definieren. Das wäre ja ungeheuerlich! Warum lebe ich überhaupt, wenn ich niemals wissen werde, was mein wahres »Ich/Selbst« tatsächlich ist? Wie könnte ich, wie kann ich wirklich sinnerfüllt leben, wenn ich nicht weiß, was in mir ohne Zweifel authentisch ist? Was für eine Qual und wie dämlich, ein Leben aus zweiter oder dritter Hand führen zu müssen, gleichsam als Marionette des Unbewussten. Nach kartesianischer Auffassung (Leib-Seele-Dualismus nach Descartes) sitzt die Seele (das Unbewusste) im Körper wie ein lenkender Kutscher auf dem Kutschbock, und ich denke, dass das auch bei neurobiologischer Betrachtung so ist.
Bryan Appleyard schreibt in seinem Buch »Der halbierte Mensch – Die Naturwissenschaften und die Seele des modernen Menschen«: *»Das Selbst ist nach und nach als religiöser, philosophischer und schließlich auch allgemein narzisstischer Zufluchtsort entdeckt worden.«* Er meint damit sicherlich die Inflation der »Selbstanschauungen« wie z. B. Selbstwertgefühl, Selbstbewusstsein, Selbstreflexion, Selbstkultivierung, Selbstlosigkeit, Selbstbeherrschung, Selbstbefriedigung, Selbstbeschränkung, Selbstbesinnung, Selbstbestätigung, Selbstzweifel, Selbstbestimmung, Selbstbereicherung, Selbstbildnis, Selbstdisziplin, Selbsterkenntnis, Selbsterhöhung, Selbstüberwindung, Selbstentfaltung, Selbstverwirklichung etc. Es geht ja nicht nur um die Verherrlichung des Selbst und auch nicht darum, so Appleyard, dass das »Selbst« als sicherer Zufluchtsort den Charakter eines unantastbaren Erholungsortes angenommen hat. Es geht, so denke ich, vielmehr um die verhängnisvolle Annahme, das Selbst könne ein Rückzugsort sein, an dem es sich angenehm leben ließe, denn von verschiedenen Seiten wird suggeriert, es ließe sich ein »selbstgeschneidertes« und »selbstkontrollierbares« »Ich-Selbst« basteln. Die Selbsttäuschung liegt auf der Hand und die Enttäuschung ist vorgegeben: In Trance/Hypnose könnten wir zwar ein Stückchen von dem unbewussten Selbst erfahren, aber einen freien bewussten Zugang haben wir nicht. Was bliebe übrig? Eine eingebildete, unkritische, unreife esoterische Selbstverliebtheit mit dem Hang zum Narzissmus.[234]

Wir werden von zwei Arten von Triebimpulsen geleitet: erotisch-sexuellen und aggressiven. Hinzu kommen weitere innere Beweggründe zum Denken und Handeln, zum Beispiel die Sicherheitsbedürfnisse, Bindungswünsche, das Machtstreben. Diese Ich-Funktionen agieren relativ unabhängig und sind darauf ausgerichtet, Triebimpulse zu kanalisieren und mit den Erfordernissen der Realität abzugleichen. Krankhafte Abweichungen erleben wir tagtäglich: Suizid, Mobbing, Vandalismus, sexueller Missbrauch, Amoklauf …

Du könntest nun annehmen, da gäbe es ein zentrales »Ich«, das den Menschen im Guten wie im Bösen steuere. Das wäre gar nicht so schlecht, dann könnten wir das »Ich« lokalisieren und bei abweichendem Verhalten wäre die Chance auf Heilung größer. Aber da ist wieder das Drama: Wir nehmen an, dass unser »Ich« handeln würde und dass wir dieses auch selbst wahrnehmen können. Aber obwohl wir in uns sind, können wir uns dennoch selbst kaum beobachten. An unglaublich vielen Orten unseres Gehirns laufen »Rechenoperationen« ab und das Ergebnis ist unser Denken, Sprechen, Handeln. Wer der Dirigent dieses Orchesters ist – und ob es überhaupt einen Dirigenten gibt – ist noch unbekannt.

Nehmen wir mein Gefühl (meine Überzeugung) der Minderwertigkeit. Viele Puzzle-Teile aus Kindheit, Jugend, Sozialisationsinstanzen, Erbgut ergeben meine Persönlichkeitsstruktur mit einer ganz bestimmten Konzeption: Minderwertigkeit im Vergleich zu anderen und eine geringe Selbstachtung.

Mein Gehirn hat auf der Grundlage aller vorangegangenen Lebenserfahrungen aus sich selbst heraus eine seelisch-geistige Struktur entwickelt, niedergelegt in neuronaler Hirnstruktur, mit der ich seit mindestens 45 Jahren im Clinch liege. Die Vergangenheit ist unabwendbar in der jeweiligen Gegenwart wirksam.

Der Autor, Psychoanalytiker und Professor für Psychosomatische Medizin und Psychotherapie, Friedrich-W. Deneke, beschreibt in seinem Buch »Psychische Struktur und Gehirn« den Begriff der »authentischen Selbstgewissheit« (und meint damit nicht das Selbstbewusstsein). Mit näheren Erklärungen dazu bringt er mich in Verlegenheit: Es gibt depressive Patienten, die den Eindruck hinterlassen, dass sie sich ihrer eigenen Geschichte, ihrer Schicksalsschläge, Fähigkeiten und Begrenzungen trotz eines hohen Leidensdruckes in authentischer Weise gewiss sind. Und dann gibt es solche, die sich hochgradig unsicher darüber sind, wer sie eigentlich sind. Das sind Patienten mit einer narzisstischen oder Borderline-Persönlichkeitsstörung.[235]

Ich kann mich nicht einordnen. Wie die depressiven Patienten bin ich mir der verhängnisvollen Einflüsse bewusst; bin mir aber andererseits sehr unsicher, wer ich eigentlich bin. Ich neige also zum narzisstischen bzw. Borderline-Typ. Vielleicht ist es ja schon neurotisch, auf gar keinen Fall ein narzisstischer Mensch sein zu wollen.

Die wichtigste Erfahrung ist die, dass meine Bedürfnisse von meinen Eltern in keinster Weise befriedigt wurden. Schlimme Erlebnisse erfuhr ich auch als Schüler durch Lehrer, die auf meine Individualität mit entwürdigenden Körperstrafen reagierten. Diese Prägungen geben mir Sicherheit in der Frage, wie es zu meinen Komplexen und Ängsten kommen konnte. Mein Gehirn realisierte die gewesenen Vorkommnisse als subjektive Wirklichkeit, legte diese als seelisch-geistige Struktur in sich nieder und schuf ein instabiles Selbst.

Sollten nämlich Wirklichkeiten bedrohlich oder kränkend sein, wehren wir uns dagegen, und diese Abwehr kann tatsächlich eine Änderung des zuvor Gespeicherten bewirken. Ich weiß aber nicht, ob die Änderung des zuvor Festgehaltenen gleichzusetzen ist mit einem ewigen Vergessen oder ob die Änderung einer Archivierung in der hintersten Ecke des Gehirns entspricht. Sollte Letzteres zutreffen, fällt mir bei der intensiven Beschäftigung mit dem Thema wieder etwas ein, was peinlich ist und meinem Wunschbild von mir nicht entspricht: Als Jugendlicher klebte ich Rock Hudson-Bilder an die Wand. Ich meinte, etwa so auszusehen wie er und das machte mich stolz. Viele Jahre später erfuhr ich dann, dass der Schauspieler homosexuell war und das ist das Letzte, was ich sein möchte (bei anderen ist mir das egal, beeile ich mich politisch korrekt zu versichern).

Bei meinem Blick ins Innere gewinne ich einen subjektiven Eindruck von meinem Seelenleben – mit Hilfe der Psychoanalyse könnte ich womöglich mehr über meine Furcht vor Homosexualität erfahren. Soweit bin ich aber mit der Analyse gar nicht gekommen. Ich habe sie ungeduldig abgebrochen.

Hier liegt eine Bewertung der Homosexualität vor; keine moralische, sondern die Beantwortung der Frage, ob diese Sexualform opportun für mich wäre. Das ist sie nicht – hier hat das Bewusstsein seine Funktion wahrgenommen: Es sagt mir, wie ich mich angesichts einer inneren und/oder äußeren Situation fühle. Das Bewusstsein verfügt über vier basisemotionale Steuerungssysteme:

1. das Vergnügungs-Lust-System
2. das Ärger-Wut-System
3. das Furcht-Angst-System
4. das Trennungs-Angst-System

Was die Sexualität angeht, haben meine Steuerungssysteme Gott sei Dank die für mich passende Richtung vorgegeben – falls ich das so sagen darf/kann.

Auch hier bin ich mir durchaus im klaren darüber, dass jeder meiner bewussten Momente durch unbewusste Vorgänge geprägt wird, die sich aus einer persönlichen und biologischen Vergangenheit/Mitgift herleiten. Ein homosexueller Mensch argumentiert und fühlt selbstverständlich ganz anders. Es wird so sein, dass bei der hetero- oder homosexuellen Veranlagung dem Selbst gar kein freier Wille seitens der »Natur« zugestanden wird. Das heißt, die Fähigkeit zur Hemmung, etwas nicht zu tun, ist stark eingeschränkt. Das ändert aber nichts an der Tatsache, dass die grundsätzliche willentliche Hemmungsmöglichkeit eine zutiefst menschliche Fähigkeit ist. Das physikalische Korrelat dazu befindet sich übrigens in den Präfrontallappen, der Krönung des menschlichen Hirns. Hier also thront die Gabe des Nachdenkens. Nun sind die Präfrontallappen kein gegebenes physikalisch-biologisches Phänomen: Ihre (neurochemische) Hemmungsfähigkeit wird von den Eltern (im wesentlichen) in den ersten Kindheitsjahren buchstäblich geformt.[236] Bedanken kann ich mich hierfür nicht.

Die Frage nach der sexuellen Orientierung lässt mir keine Ruhe. Daher komme ich nochmals auf den bereits erwähnten Analytiker Deneke zurück. »Die Fähigkeit, sich seiner selbst in wichtigen Aspekten, die die eigene Entwicklung und personale Eigenart betreffen, gewiss sein zu können, schließt auch viele Aspekte der Identitätsbildung ein. Von Bedeutung ist hier vor allem, ob es einem Men-

schen gelungen ist, zu einer stabilen Identität als Frau oder Mann gefunden zu haben, die Identität innerlich bejahen zu können, zumindest um Unsicherheiten zu wissen, die sich auf die eigene Geschlechtsidentität beziehen.«[237]
Während des Aufenthaltes im Kloster Neresheim versuchte ein junger Mann aus einer bekannten Künstlerfamilie Annäherungsversuche. Charmant und lasziv buhlte er um meine Gunst. Weil mir so etwas noch nie passiert war, irritierte mich sein Verhalten kolossal. Allein die Tatsache, dass seine Zuneigung mir galt, warf in mir die Frage auf, ob ich Anlass für seine Avancen gegeben hätte. Ich schämte mich. Ich glaube, diese Verwirrung trug ebenfalls dazu bei, dass ich den Klosteraufenthalt vorzeitig abbrach. Lesbische Liebe ist für mich allerdings nicht unästhetisch, geht es doch um Frauenkörper. Homoerotische Beziehungen unter Männern dagegen empfinde ich als unästhetisch. Sich küssende Männer sind mir ein Gräuel. Ich betone jedoch nochmals, dass dies eine ästhetische Frage ist und keinerlei moralische Bewertung sein kann und darf. Um es noch deutlicher zu machen: Während meiner Aufenthalte in psychosomatischen Kliniken hatte ich einige homosexuelle Mitpatienten, es waren wundervolle Menschen.
Ich habe geradezu eine Phobie vor Homosexualität. Wenn ich mit einem Freund unterwegs bin, kann es soweit gehen, dass ich hoffe, die Umwelt möge nicht glauben, wir wären Homos. Die vielen »kleinen« Nadelstiche, wie ich sie mir zum Beispiel durch diese Einbildung zufüge, lassen meine Lebensfreude peu à peu ausbluten. Nadelstiche werden auch durch Ungewissheit/Unsicherheit zugefügt: Zweimal jährlich lasse ich mir vom Friseur eine Dauerwelle legen. Ich mag es nicht, wenn meine (längeren) Haare glatt und schlaff herunterhängen. Wenn ich dann in den Spiegel schaue, die Lockenwickler und die Haube sehe, zweifle ich bei dieser Eitelkeit an meinem Mann-Status. Ich leide ja auch unter meinen Hautflecken – darf ein Mann solch eine Gefallsucht haben? Ist das nicht feminine Koketterie, wie Schwule sie ebenfalls an sich haben können?

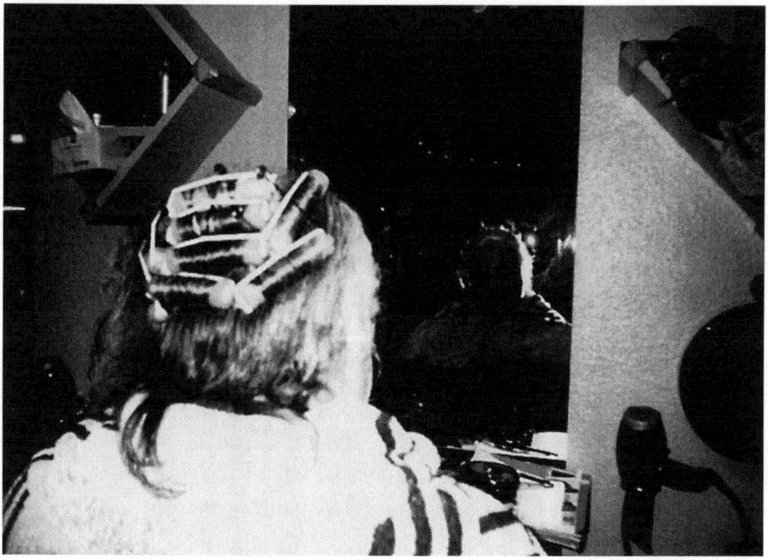

Foto: Hakan, Aurich
Ich zweifle bei dieser Eitelkeit an meinem Mann-Status – darf ein Mann solch eine Gefallsucht haben? Ist das nicht feminine Koketterie?

Ich muss an meinen Großvater denken (um 1895 geboren). Ich sehe, wie wir mit den Großeltern die ersten Fernsehshows mit Fernsehballett guckten. Jedes Mal, wenn ein Balletttänzer hervortrat, rastete mein Großvater angesichts der »weibischen« Tänzer aus. Mein Opa (väterlicherseits) tat immer sehr markig-männlich. Das imponierte mir, weil ich eher ein sensibler Introvertierter war (und bin). Wie alt ich zu dieser Zeit war? Das gemeinsame Fernsehen geschah bis zu meinem 13. Lebensjahr. Ich denke, dass meine Einstellung gegenüber Schwulen zu dieser Zeit geprägt wurde.
In mir, in meinem Großvater und in Dutzenden Generationen manifestierte sich eine Verunglimpfung der gleichgeschlechtlichen Sexualität. Schon im Gesetz Mose wird Homosexualität als strafbare Handlung mit dem Tode geahndet. Und eines der Verbrechen, weswegen die Stadt Sodom vernichtet wurde, war gleichgeschlechtliche Liebe. Im neuen Testament gilt Homosexualität als Zeichen von

Menschen, die sich von Gott entfernt haben. Diese »Sünde gegen die Natur« bestimmte das weltliche und kirchliche Recht für Jahrhunderte. Meine Urgroßeltern konnten 1871 mit Einführung des Reichsstrafgesetzbuches erfahren, dass »die widernatürliche Unzucht zwischen Personen des männlichen Geschlechts« mit Gefängnis zu bestrafen sei. Im Dritten Reich wurde ein noch strengeres Strafmaß angelegt. Erst seit 1969 ist »nur« noch zu strafen, wenn ein über 18 Jahre alter Mann mit einem unter 18 Jahre alten Mann geschlechtlichen Verkehr hat.[238]

Warum ich diesem Thema soviel Raum gegeben habe? Die geschlechtliche Identität und die sexuelle Orientierung sind nicht erst seit Freud von höchster Bedeutung für den Menschen. Wenn eine sexuelle Spielart derart verteufelt und teuflisch über Jahrhunderte bestraft wurde, muss sich in uns neuronal etwas verändert haben. Sicherlich bei nicht wenigen passierte daher eine entsprechende Speicherung im Unterbewusstsein. Darf ich unter diesen verlogenen dogmatischen Einflüssen »selbstgewiss« sein, kein homosexuelles Verlangen zu haben?

»Seine Höllenbestimmung: Ewig vom Zweifel zernagt zu sein«, heißt es in Friedrich Max Klingers (1752–1831) Roman »Fausts Höllenfahrt«.[239] Damit beende ich die Reflexionen zu dieser Problematik. Ich hoffe, dass du die Spannung nachvollziehen kannst, die diese Ungewissheit mit sich bringt: Vor allem deshalb, weil ich die (geschlechtliche) Liebe zwischen Frau und Mann so grandios finde. Ich strebte immer danach, so zu werden, wie ich mir es wünschte, um mein Selbst zu verwirklichen. Ausgerechnet die Zeitspannen tiefster Depressionen ließen in mir Visionen hochkommen, die ich noch realisieren wollte. Das gab mir Kraft bis zur nächsten Talfahrt. So ging es von »Station zu Station« weiter und nun bin ich doch sage und schreibe sechzig Jahre alt geworden. *»Werde, der du bist«* (Nietzsche) – gar nicht so leicht bei meinem instabilen Selbstbild. Als Erstes müsste ich lernen, aus mir selbst und aus meinen persönlichen Bedingungen heraus zu leben und nicht abhängig zu sein vom Darstellungszwang. Nach dem Motto: *»Weil wir nicht selbst sind, müssen wir haben«* (z. B. die Dauerwelle).

Wenn ich es schaffen könnte, vom »haben Wollen« und »darstellen Wollen« wegzukommen, dann ginge es mir schon besser. Was mir angesichts der vielen Defizite und Wünsche, die ich habe, sehr schwer fällt, ist, einen »Leuchtturm« zu finden, der mir Orientierung geben könnte: Ein »persönlicher Wesentlichkeitsbegriff« wäre solch ein Wegweiser.[240]
Enid Howarth und Jan Tras schlagen in ihrem Ratgeber »Unvollkommen lebt sich's besser« vor, das Selbstbewusstsein von Fesseln zu befreien, die uns an äußere Maßstäbe ketten (Macht, Reichtum, Konsum, Beurteilung durch andere usw.) Sie empfehlen, nicht vertikal hierarchisch zu denken, sondern ausgeglichen auf horizontaler Ebene »sein« Leben zu führen.[241] Unvollkommen lebt sich's besser. Weil:

- Ich liebe und respektiere meinen Körper, so wie er ist.
- Genau in diesem Augenblick bin ich zufrieden.
- Ich bin pleite, also bin ich.
- Ich bin mehr wert, als ich wert bin.

Diese für mich bedeutsamen Bestärkungen zu verinnerlichen, möchte ich zu meinem »persönlichen Wesentlichkeitsbegriff« bündeln. Ich hätte ein neues erstrebenswertes Ziel vor Augen und käme zumindest ein weiteres Jahr über die Runden.
Ich will nicht behaupten – und damit eine Selbsttäuschung begehen –, dass dieses Fokussieren auf das Wesentliche schon der direkte gepflasterte Weg zur Selbstverwirklichung wäre. Es wäre aber ein Schritt dahin, mich selbst anzunehmen, mit allen Konflikten, mit allen Widersprüchen und mit der Gesamtheit der hellen und dunklen Seiten. Ich hoffe, auf diesem Gang die eigenen Fehler und Grenzen nicht nur als Belastungen zu erkennen (das gilt vor allem für den Unterricht und die Vitiligo), sondern auch als Antriebskräfte zu einem generell intensiveren und bewussteren Leben.[242]
Streng genommen wäre ich mit diesem Vorsatz schon fast am Ziel meiner Träume, gäbe es da nicht das unbarmherzige Fangeisen, den Morgen und somit den Alltag als etwas niederdrückend Unerträgliches wahrzunehmen.[243] Aber auch in dieser Hinsicht will ich mir einen Ausweg bauen, der an der Falle vorbeiführen soll: Den Mut

haben, Angst und Zorn als Miesmacher zu entlarven und ihnen zum Trotz die Umformung meines Denkens und Handelns einzuleiten. Dann kann ich sein, wie ich bin und mein wahres Selbst angstfrei entfalten. Ich glaube, spät – aber nicht zu spät – beginne ich, meine eigentliche Natur zu erkennen, zu akzeptieren und danach zu handeln. Auch das verstehe ich unter Zuversicht.

Um an den Kern heranzukommen – die eigentliche Natur, das wahre Selbst – will ich Begriffe präzisieren: Die den Kern umgebende Hülle bezeichne ich als »Ego«, den Kern selbst als »Persönlichkeit«. Mit diesem Duo lässt sich meine Intention viel besser erläutern. Meine Äußerlichkeiten und mein dargestelltes Wesen sind nicht deckungsgleich mit der Persönlichkeit. Aber die Kraft, die erforderlich ist, um die Fassade aufrecht zu erhalten, steht der Entfaltung der eigentlichen Persönlichkeit nicht mehr zur Verfügung. Du bist wie eine Schmetterlingspuppe, deren Energie nicht mehr ausreicht, sich zum prächtigen Falter zu vervollkommnen.
Ich verspüre es am eigenen Leib, dass das Ich (und das Selbst) permanent durch die Befriedigung der Ansprüche des Ego verschmutzt wird. Meinem Ego dürstet nach Befriedigung höherer materieller Ansprüche (z. B. Bekleidung aus wertvollen Materialien) und nach Anerkennung und Gemochtwerden durch all die Menschen, denen ich begegne. Dieses Streben nach größtmöglicher Zahl der »Dinge« und die Versuche, die Depression zu kompensieren, hat meine Persönlichkeit derart deformiert, dass ich mich frage, wer »Ich« eigentlich bin. Geld, Konsum, Beifall, Belohnung, Geltung dürfen keine derartige Wichtigkeit mehr haben. Womit wir wieder bei der persönlichen Wichtigkeit wären.[244]
Konsum und Anerkennung liegen tatsächlich auf einer Ebene. Vor allem von höherwertiger Bekleidung verspreche ich mir ein Mehr an Anerkennung. Diese Art von Anerkennung kann aber nur einen Teil meines Gefühls der Minderwertigkeit wettmachen. Ebenso wichtig ist mir die Anerkennung, die ich wegen meiner Leistungen erhalte. Also biete ich neben meinem kaum noch ertragbaren Unterricht Seminare an, die mich eigentlich überfordern. Ich denke an die Seminare in Kroatien (englischsprachig, obwohl mein Schulenglisch

gar nicht ausreicht), an den Volkshochschulkurs »Weimarer Republik« (obwohl ich nur marginal Bescheid wusste), an das Uni-Seminar »Montessori-Pädagogik im SEK-II-Bereich« (bei dem mich die Anwesenheit des Professors aus der Bahn warf) und ich denke an die Aktionen als Unternehmensberater, bei denen ich mich entsetzlich unwohl fühlte, weil ich den kompetenten überaus erfahrenen »Willi« spielen musste (eine emotionale Fehlbesetzung, obwohl die Seminarkritik gar nicht so schlecht war).

Was sollen diese Höhenflüge nach Ikarus-Manier? Vor zwei Jahren meinte ein behandelnder Psychiater, ich litte an einer narzisstischen Störung. Mein »Haus-Neurologe-Therapeut«, bei dem ich bestimmt seit 20 Jahren in Behandlung bin, erwähnte diese Neurose in der ganzen Zeit nicht einmal. Ich war erschrocken über die Diagnose, weil ich alles andere als ein Egomane oder selbstverliebter Narziss sein möchte. Wie denn auch, wo ich mich selbst kaum leiden kann und das Wörtchen »ich« nur mit schlechtem Gefühl ausspreche? Vielleicht wollte ich aber durch die Überforderung unbewusst Ikarus sein? Das »Wörterbuch der Psychiatrie und medizinischen Psychologie« definiert die narzisstische Persönlichkeitsstörung so: *»Die Betroffenen haben ein abnormes Verhältnis zu sich selbst. Dies äußert sich in verschiedenen Charaktereigenschaften und dem Abwehren dagegen.«* Unter psychischer Abwehr ist die Gesamtheit der (unbewussten) psychischen Vorgänge, die das Ich gegen Gefahren schützen sollen, zu verstehen. Das Ich als Instanz nimmt die Rolle für die Abwehr ein, da es zwischen den vom Lustprinzip beherrschten Wünschen des Es und den Erfordernissen der Realität vermittelt. Das Es stellt den unteren, triebhaften Pol der Psyche dar, dessen Inhalte jedoch unbewusst bleiben. Konflikte mit dem Ich und Über-Ich sind vorprogrammiert, da es letztlich um die Realisierung der Triebregungen und Wunschtendenzen geht. Der psychische Apparat wird vom Prinzip beherrscht, Lust zu gewinnen und Unlust zu vermeiden. Das unbewusste Über-Ich kann gar nicht anders: Als höchste Instanz der Persönlichkeit ist es einerseits die Vertretung der moralischen Bedenken und andererseits der Anwalt des Strebens nach Vervollkommnung. Konflikte zwischen dem Über-Ich und dem Es spielen auch bei psychogener Depression eine große Rolle.

Zurück zur Abwehr: Zur Abwehr kann das Ich grundsätzlich jegliche psychischen Vorgänge und Verhaltensweisen benutzen; meine Strategie liegt in der Freundlichkeit gegenüber jedem und Feindschaft, wenn meine Freundlichkeit nicht erwidert wird. Diese zu simple »Freund-Feind-Methode« zieht, wen wundert es, neue Konflikte nach sich. Bislang hatte ich nicht die Kraft und den Mut, meine »Strategie« zu ändern.

Fast 20 Jahre konnte ich mit der so genannten »Besetzung« leben. Durch sie wird ein bestimmter Betrag an psychischer Energie mit einer bestimmten Vorstellung fest verbunden; d. h. besetzt. In meinem Falle ist die Besetzung dadurch erfolgt, dass ich glauben wollte, wegen meiner Freundlichkeit, Hilfsbereitschaft und Geduld im Unterricht ein geliebter Lehrer zu sein. Viele Jahre funktionierte diese Besetzung, doch dann bröckelte dieses Selbstbild-Konstrukt; eine Gegenbesetzung musste her. Die Gegenbesetzung ist ein psychischer Vorgang, durch den die psychische Abwehr unterstützt wird. Ich entwickelte einen selbstzerstörerischen Hass auf die Institution »Berufsschule«, auf den Fächerkanon, auf die behördliche Schulverwaltung und auf die Schüler. Selbstzerstörerisch deshalb, weil ich begann, mich als Teil des Ganzen ebenfalls zu hassen. Ich mochte mich noch nie gerne leiden, doch nun verabscheute ich mich geradezu. Die Gegenbesetzung muss wohl eine Zeitlang darin bestanden haben, eine übertriebene Fürsorge und eine unmenschliche Geduld gegenüber den Berufsschülern aufzubringen.

Irgendwann konnten sich Besetzung und Gegenbesetzung nicht mehr im Gleichgewicht halten; die Abwehr brach zusammen und mein Ich wurde mit Angst derart überflutet, dass an Unterrichten nicht mehr zu denken war. Es folgten Aufenthalte in »Psycho-Kliniken«.

Zurück zu den Merkmalen der narzisstischen Persönlichkeitsstörung; parallel dazu will ich einschätzen, ob das jeweilige Merkmal auf mich zutrifft oder nicht:[245]

Merkmal	trifft zu/nicht zu
Intensiver Ehrgeiz	trifft zu
Größenphantasien	trifft zu
Minderwertigkeitsgefühle	trifft zu
Abhängigkeit von Bewunderung	trifft zu
Zustimmung von außen	trifft zu
Gefühle der Langeweile	trifft nicht zu
Gefühle der Leere	trifft zu
Bestreben, wohlhabend, mächtig und schön zu sein	trifft zu
Stetige Ungewissheit	trifft zu
Mangelnde Ungewissheit über sich selbst	trifft zu
Intensive Neidgefühle	trifft zu

Ich denke, da habe ich die Arschkarte gezogen! Aber das ist längst nicht alles! Ich denke, ich serviere es dir häppchenweise: Es ist die verfluchte narzisstische Empfindlichkeit. Kritik interpretiere ich grundsätzlich negativ und verstehe sie als Generalangriff auf meine Person. Kritik könnte wohlmeinend geäußert und als Geste des Vertrauens interpretiert werden. Doch nein, misstrauisch deute ich Kritik als Verlust von Anerkennung, Respekt, Sympathie, Zuneigung und Image. Der Kritisierende tritt als Ankläger und feindlich gesonnener Richter in mein Unterbewusstsein, und ich kann erst dann wieder unbeschwert auftreten, wenn die Kritik aufgehoben oder entschärft wird. Sollte es nicht dazu kommen, müsste ich, auch wenn es schädlich für mich wäre, den Anlass der Kritik zukünftig meiden, z. B. den Seminarauftrag. Mit einem lädierten Selbstbild kann ich unmöglich vor anderen Menschen auftreten. Verletzt bedeutet nämlich unerträgliche Berührung des Selbstwertes, der Selbstachtung und des Selbstbewusstseins.

Du erinnerst dich an die Stichworte »Abwehr, Besetzung und Gegenbesetzung«? Dann weißt du, dass ich vergeblich versuche, ein emotionales Gleichgewicht zu erreichen. Entsprechend groß sind meine emotionalen Investitionen. Mein Kritiker belohnt diese Investitionen nicht, so denke ich, und wende mich »folgerichtig« von ihm ab.

Vor einiger Zeit verhielten sich Lehrgangsteilnehmer trotz meiner eingebrachten Gefühle nicht so, wie ich mir das vorstellte. Zunächst wurde ich aggressiv gegenüber diesen »undankbaren« Menschen, dann zog ich mich zum Ärger des Bildungsträgers aus dem laufenden Seminar zurück. Ja, es gab Ärger und keinen Folgeauftrag. Aber Schaden machte mich bis zum heutigen Tag nicht wesentlich klüger. Als narzisstisch-depressiver labiler Mensch neige ich dazu, jedes »verkehrte« Wort und jede »verkehrte« Mimik/Geste auf die Goldwaage zu legen. Selbstverletzend seziere ich Botschaften, Gefühle und Verhaltensweisen der Umwelt nach meinen »verrückten« Maßstäben und finde immer ein Haar in der Suppe. Beispiel: Neulich fragte ein Teilnehmer, warum ich keinen Doktortitel hätte. Sicherlich hatte er keinen »schlechten« Hintergedanken. Doch für mich brach eine Welt zusammen. Zum einen vermisse ich nichts mehr als diesen Titel, zum anderen deutete ich die Frage so, dass sie von mir als Kritik an meiner Fachkompetenz verstanden werden musste.[246]
Du fragst, worauf ich dieses Dilemma zurückführe? Es wird angenommen, dass die narzisstische Struktur aus einem Defizit an Wertschätzung in der Kindheit entsteht. Ich denke, dass es bei mir so war. Sowohl reale Selbstüberschätzung als auch herbeigesehnte Größe sollen diese mangelnde Wertschätzung kompensieren.
Im Sinne der Narzissmus-Theorie schreibe ich mir bewusst keine herausragenden Attribute zu. Wohl aber phantasiere ich für mich selbst davon, wie schön es wäre, ich hätte diese oder jene Eigenschaften und Fähigkeiten. Dann kann ich durchaus neidisch auf diejenigen sein, die darüber verfügen. Der Begriff »narzisstisches Größenselbst«[247], von dem die Fachwissenschaft spricht, bringt mich in Verlegenheit: Ich hasse Arroganz. Aber wenn ich daran zurückdenke, zu welchen Themen und mit welcher Chuzpe ich Seminare veranstaltete, dann war ich tollkühn oder überheblich oder größenwahnsinnig. Bevor ich mich jedoch als unangenehmes narzisstisches Größenselbst charakterisiere, stufe ich mich lieber als verwegenen Bildungskamikaze (Grandiosität?) ein – im Inneren jedoch blieb ich gegenüber den zu Unterrichtenden ein zuwendungsbedürftiges trauriges Angsthäschen, das sich zwar selbst überschätzte, zu dessen Natur es aber nicht gehört, überheblich zu sein. Von narzisstischer

Grandiosität keine Spur also, denke ich.
In der Wilhelmshavener Psychiatrie diagnostizierte der Professor neben der Depression auch eine narzisstische Störung. Das war mir peinlich und wurde als Vorwurf der Charakterschwäche empfunden. Ist das narzisstische Kränkbarkeit?
Interessant ist der Zusammenhang zwischen Depression und Narzissmus. Hierzu zitierte ich *Alice Miller*, † 2010, die Schweizer Philosophin und Psychoanalytikerin: *»Bei manifester Grandiosität lauert ständig die Depression und hinter der depressiven Verstimmung verbergen sich oft unbewusste oder zwar bewusste, aber abgespaltene Größenphantasien. Eigentlich ist die Grandiosität die Abwehr gegen die Depression und die Depression die Abwehr des tiefen Schmerzes über den Selbstverlust.«*[248]
Und noch ein Aspekt ist wichtig, weil er eine Verbindung zur Todessehnsucht erlaubt. Die Narzissmus-Theorie ist ein Erklärungsmodell für den Suizid-Wunsch: Selbstunsichere Menschen, die alle Kompensationsmöglichkeiten ausgeschöpft haben, begehen oftmals Suizid. Der suizidale Mensch ist nicht mehr zu einer reifen Bewältigung von Kränkungen in der Lage. Er reagiert auf Verletzungen des Selbstgefühles u. U. mit einem Rückzug (Regression) in den vermeintlich harmonischen Primärzustand, d. h. er sucht im Suizid Geborgenheit, Ruhe und Harmonie. Er ist in allem überfordert und wünscht sich nichts mehr, als die ungewollte Geburt rückgängig zu machen. Vielleicht gehört es zum fordernden Narzissmus, noch einmal Größe zu zeigen und sich selbst zum Herrn über Leben und Tod zu machen, sich Unverschämtes wie das Lebenmüssen nicht bieten zu lassen. Das ist wieder der Trotz, eine narzisstische Bockigkeit. Der narzisstischen Katastrophe wird mit einem Freitod zuvorgekommen. Der hohe Preis für die Rettung des Selbstwertgefühles ist die Vernichtung der eigenen Person.[249] Wie soll ein Gesunder das je nachvollziehen können?
Dass ich auf eine kontinuierliche Zufuhr von Anerkennung angewiesen bin, weil ich auf frühere Anerkennung nicht zurückgreifen kann, gebe ich unumwunden zu. Zwangsläufig muss ich hier an mein Elternhaus denken. Meine Mutter schwatzte unentwegt von den Titeln ihrer Milchladenkunden und den beruflich Erfolgreichen der

buckligen Verwandtschaft. Mein Vater, von dem ich gerne Anerkennung für meine Leistungen erhalten hätte, konnte hierzu den Mund nicht aufmachen. Hin und wieder ertappte ich mich bei dem verwegenen Gedanken, er könnte eifersüchtig auf mein »erfolgreiches« Tun gewesen sein.

Im Zusammenhang mit einem verwandtschaftlichen Problemfall, zu dem ich Aufklärung wollte, drohte mir mein Vater damit, böse zu werden, sollte ich nicht endlich ruhig sein. Jahrzehntelang buhlte ich um die Gunst meiner ungeliebten Eltern, sehnte ich mich nach Anerkennung und Austausch – und dann diese Drohung nach einem Muster, das ich noch aus der Kindheit in schlechtester Erinnerung habe. Leider schrie ich ihm meinen Zorn nicht ins Gesicht, sondern beschwerte mich erst danach telefonisch und brieflich. Ich kündigte die Beziehung auf und bestrafte damit endlich meinen »Feind«.

Aus Rücksicht auf die Familie gebe ich hier nicht den kompletten Brief an meinen Vater wieder, sondern zitiere lediglich einen relevanten Auszug. Aber auch der hat es in sich: *»... Ein Vater, der liebt, führt seine Kinder in das Leben ein und wäre stolz auf eigene Meinungen seiner Kinder – stattdessen hast Du unterdrückt und das Wachsen einer starken Persönlichkeit verhindert ... Stattdessen befand ich mich in einer Besserungsanstalt, obwohl ich nur ‚Ich' war – ich wusste gar nicht, wofür ich durch Nichtbeachtung bestraft wurde. Ich durfte nichts, nichts, nichts – alles heimlich, so eignete ich mir schon automatisch ein schlechtes Gewissen an, auch dafür, dass ich überhaupt existiere.«* (12. Juni 2006)

Ich möchte dem noch eine Anmerkung aus der Narzissmus-Forschung hinzufügen: Im Zusammenhang mit der Suizid-Forschung wurde die Narzissmus-Theorie als eine Freitod-Ursache formuliert. Und da heißt es u. a.: *»Menschen, die in früher Kindheit die ihnen entgegengebrachte Wärme und Zuwendung nicht wahrzunehmen vermochten, leiden in der Folge an einer narzisstischen Störung.«* Reflexartig gerate ich ins Grübeln darüber, ob ich mir die kalte Strenge, die im Elternhaus nach meinem Empfinden herrschte, nur einbilde. Aber da sind Menschen, die die Atmosphäre kennen gelernt hatten und meinen Eindruck bestätigen. Ich litt also nicht unter einer Wahrnehmungsstörung.[250]

Wenn ich nun auf das »Aufmerksamkeitsdefizit und Hyperaktivitätssyndrom (ADHS)« zu sprechen komme, denkst du sicherlich, jetzt kommt er aber hypochondrisch daher. Es ist aber wirklich so, dass ich Merkmale entdeckt habe, die auch auf mich zutreffen. In der ADHS-Erkrankung bildet sich eine emotional instabile Persönlichkeit, eine Borderline-Störung oder/und eine Depression ab (wobei die Depression eine Folgestörung sein kann). Wie bei der narzisstischen Persönlichkeitsstörung werde ich Merkmale des ADHS aufzählen und feststellen, ob das jeweilige Merkmal auf mich zutrifft oder nicht:[251]

Merkmal	trifft zu/nicht zu
Stimmung zwischen euphorisch und depressiv	trifft zu
Gesprächspartner unterbrechen	trifft zu
innere Unruhe	trifft zu
äußere und innere Reize können nicht unterdrückt werden	trifft zu
unruhig beim Zuhören	trifft zu
schnell reizbar	trifft zu
starrt häufig ins Leere	trifft zu
Kann nicht ruhig genießen	trifft zu
kann nicht abschalten	trifft zu
macht sich unnötig Sorgen	trifft zu
schnell beleidigt	trifft zu
schnell gestresst	trifft zu
zerstreut, vergesslich	trifft zu
ist immer da gerne gesehen, wo »etwas los« ist	trifft nicht zu
kommt phasenweise mit extrem wenig Schlaf aus	trifft nicht zu
ist an seiner Arbeitsstelle eigentlich unterqualifiziert	trifft nicht zu
kann sich nicht gut in andere hineinversetzen	trifft nicht zu
schiebt Routineaufgaben vor sich her	trifft zu
braucht feste Strukturen	trifft zu
ist psychisch ermüdet	trifft zu
kann schlecht einer Versuchung oder einem Bedürfnis widerstehen	trifft zu
bewusste Aktivierung von innen erfolgt mühsam	trifft zu
hat morgens große Anlaufprobleme	trifft zu
der Gerechtigkeitssinn ist ausgeprägt	trifft zu
Verhaltenskritiken senken das Selbstwertgefühl	trifft zu
die eigene Leistung wird unrealistisch unterschützt	trifft zu

alles wird aus eigener Warte gesehen	trifft nicht zu
irgendwie bin ich wohl noch ein großer Kindskopf	trifft zu
die eigene Meinung kann sehr bestimmt vertreten werden	trifft zu
ein ruhiges Diskutieren scheint nur schwierig möglich	trifft zu
ein Wunsch kann entstehen, ständig mit dem anderen zusammen sein zu wollen	trifft nicht zu
andererseits extreme Angst vor dem Alleinsein	trifft zu
Trennungen/Scheidungen gibt es bei ADHS-Personen häufiger	trifft zu
abwechslungsreiche, kreative Berufe wären ideal	trifft zu
Neigung zum Hörsturz	trifft zu
intensive Versuche der Selbstmedikation	trifft zu
Kaufrausch, Hochrisikoverlangen, Angst, Depression	trifft zu
manchmal Angst, verrückt zu werden, der »Kopf platze«	trifft zu
Versuch, sich mit angenehmer Beschäftigung Befriedigung zu schaffen	trifft zu

Manisch-depressive Erkrankung, Borderline, Narzissmus, ADHS: Alles hängt mit allem zusammen. Die Ursachen lassen sich bündeln: Gene, familiäres Umfeld im Kindes- und Jugendalter, Neurobiologie. Die Autoren Jones, Hayward und Lam beschreiben in ihrem Buch »Aus den Fugen« das Leben mit Bipolarität und manischer Depression als »ein Leben in der Hölle«.[252] Die Bezeichnung »Hölle« halte ich in diesem Zusammenhang für unangemessen – Hölle, das muss bleiben für Folterzentrum, Konzentrationslager und Despotie. Ich möchte dieses Leben vielmehr als »unerträglich zerrissen« definieren. Meine Verhaltensdispositionen und Wertvorstellungen wurden überwiegend vom Elternhaus geprägt. Diese übernommenen Überzeugungen, das spürte ich früh, passten nicht zu mir. Diese Tatsache wird dysfunktionale Überzeugung genannt. Dysfunktional deshalb, weil sie zu einer Belastung wird/geworden ist.
Beispiel: Wenn ich nichts leiste, bin ich auch nichts wert. Der narzisstische Erfolgsdruck, der deshalb auf mir lastet, zerreißt mich. Verstärkung erfährt dieser Druck noch dadurch, dass meine Vorstellung davon, wie ich auf andere Menschen wirke, negativ ausfällt. Ein Grund mehr, mich vor der Gesellschaft mit anderen zu fürchten. Das gilt für Freizeit und Beruf.

Ich halte mich nicht unbedingt für einen moralisch gut denkenden und handelnden Menschen. Die Dimension »Denken« hat durchaus Gewicht, weil das Denken an sich ein Probehandeln ist. Und mein tatsächliches Agieren war nie weit vom gedanklichen Probehandeln entfernt: Fremdgehen, Scheidungen, Lügen, Kinder im Stich lassen, Schulden machen etc. Wie kann solch ein Mensch gemocht und geliebt werden? Diese und andere Unsicherheiten ziehen sich durch mein ganzes Leben. Es ist eine furchtbare Zerrissenheit.
Du bemühst dich, ein gutes Kind zu sein und hast dennoch das Gefühl, nicht angenommen zu werden. Du hast als einziger im Schulabschluss-Aufsatz ein schwieriges Thema gewählt und erhältst trotz des Mutes die schlechteste Zensur. Du wirst vom Sportlehrer zu einem Lauf-Duell mit einem schwächeren Mitschüler eingeteilt, verzichtest auf einen Sieg und wirst dafür geohrfeigt.
Du hältst das Leben für einen großen Aufwand bei wenig Freude und möchtest deshalb am liebsten nicht mehr leben – andererseits lebe ich noch, weil ich das »bisschen Freude« kennenlernen möchte. Eine bescheidene Zuversicht.

Zerrissenheit

Melancholie – Euphorie
gut – böse
leben – sterben
sinnlich – vernünftig
freier Wille – Zwang
Wahrheit – Lüge
Müßiggang – Karriere
Optimist – Pessimist
Ökologie – Ökonomie
Sexualität – Triebhemmung
schön – hässlich
Altruist – Egoist
Freude – manisches Aufbäumen

Das zerreißt: In meiner Phantasie wäre ich gerne ein genialer Physikprofessor, aussehend wie ein Filmheld, reich wie ein Scheich, stark wie ein Bär und schnell wie eine Antilope, Nobelpreisträger, Gründer einer Umweltinitiative, überparteilicher Politikberater und begehrter Gastredner, z. B. auf dem Weltwirtschaftsforum in Davos. Siehst du, Narziss bin ich nur in Gedanken – tatsächlich bin ich nur ein Multiplikator dessen, was in Lehrbüchern steht, habe mit Mühe die Grundregeln der Mathematik kapiert und leide unter sozialer Phobie. Wozu mich der Narzissmus – sollte ich wirklich ein Narziss sein – trieb, ist ein dünnes Volkswirtschaftslehrbuch, erschienen in einem »guten« Schulbuchverlag. Ich konnte es schwer ertragen, immer mit fremden Lehrbüchern zu arbeiten.
Das auch: Sehr gerne schaue ich mir Dokumentationen über ferne Länder an. Ich liebe außerordentliche Landschaften und Kulturen. Je einsamer der vorgestellte Landstrich, desto dringender allerdings mein Wunsch, dorthin zu reisen, um Suizid zu begehen.

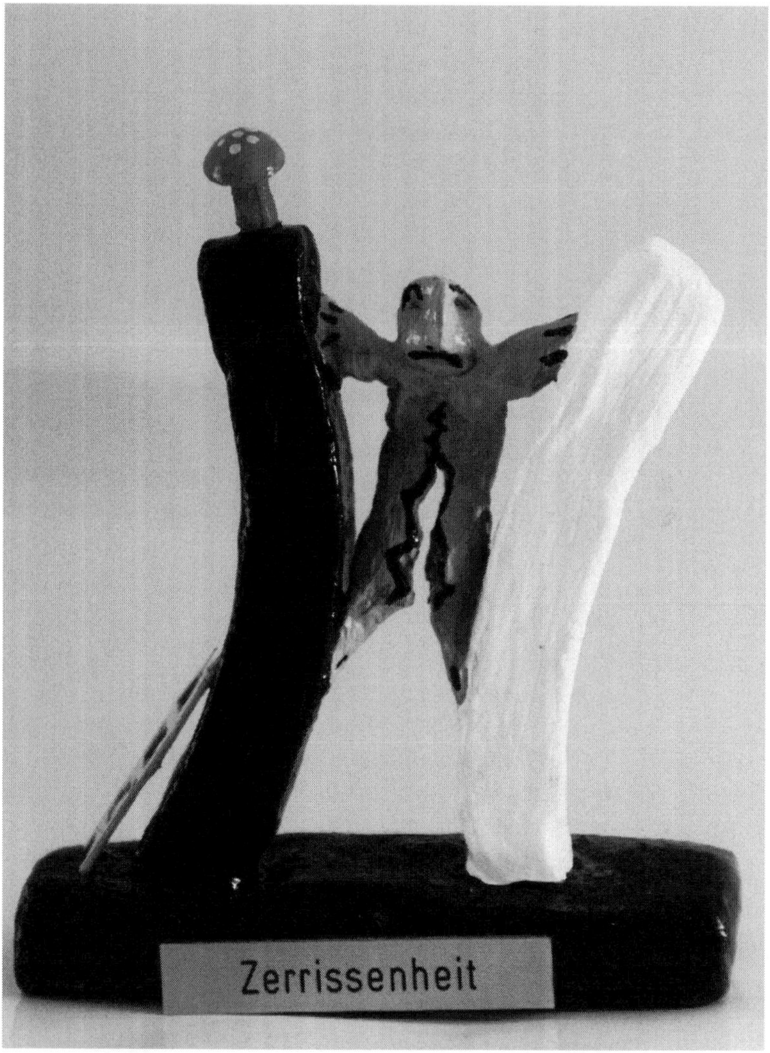

Foto: Reiner Tränapp, Aurich
Objekt: »Die rastlose Suche nach dem Glückspilz zerreißt mich«, W. Schade

Und das:
Sitze ich allein im Café
oder gehe ich solo ins Kino,
denke ich, die anderen könnten
denken, »so sieht er auch aus,
hat keine Freunde.«

Sitze ich jedoch mit einem Freund
im Café oder gehe mit ihm
ins Kino, denke ich,
die anderen könnten denken,
»so sieht er auch aus, der ist schwul.«

Weißt Du, ich denke meist,
(eigentlich immer) »die
anderen könnten denken«;
entweder unterlasse ich das
Jeweilige deswegen oder tue es doch
und fühle mich dann
äußerst unwohl.

Das geht mir schon ewig
lange so und verwehrt mir
ein authentisches Leben;
weil ich mein Leben
nicht leben kann, wurde
ich beizeiten lebensmüde.

Wie oft sage ich meiner Frau, die ich sehr liebe, ich würde ihr Leben wegen meiner schwierigen Mentalität belasten, sie solle sich doch eine Trennung überlegen. Töricht und gemein, das zu sagen. Ich schäme mich dafür, doch der Gedanke, jemandem das sowieso schwere Leben noch schwerer zu machen, quält mich. Die Quelle solchen Redens liegt im Versuch, den »kategorischen Imperativ« zu befolgen: *»Handle nur nach derjenigen Maxime, nach der du zugleich wollen kannst, dass sie ein allgemeines Gesetz werde.«*[253] Neuere

Ethiker haben daraus ein Moralprinzip formuliert: *»Man sollte keine Handlung ausführen, deren allgemeine Ausführung schlechte Folgen hat.«*[254]

Damit wir uns hier verstehen: Dem »kategorischen Imperativ« bzw. dem »Moralprinzip« zu folgen, damit meine ich nicht die »schlechte« Aussage, sich eine Trennung vorzustellen, sondern meinen Wunsch, die Lebensqualität keines anderen Menschen irgendwie zu beeinträchtigen, oder volkstümlicher ausgedrückt: *»Das, was man mir nicht antun soll, tue ich auch keinem anderen an«*. Jetzt allerdings habe ich ein Problem: Ich möchte nicht unbedingt, dass meine Frau mich bittet, über eine Trennung nachzudenken.

Wie dem auch sei: Schon bevor ich mir Kants Überlegungen in groben Zügen aneignete, fragte ich mich verzweifelt, wie sich die Menschen gegenseitig Böses antun können. Dann schäme ich mich, ein Mensch zu sein, ein angeblich kulturelles, zivilisiertes, soziales, christliches, moralisches Wesen. Gorillas tun sich das nicht an.

Vom Bösen, der Schuld und der Moral

Wenn du seit frühester Bewusstheit anstrebst, ein guter Mensch zu sein, d. h. den kategorischen Imperativ als Leitmotiv umsetzen willst, dann kannst du nur entsetzt darüber sein, was Menschen ihren Mitmenschen und der Natur antun können. Mir geht es bei der Betrachtung des Bösen um das faktische Böse und nur am Rande um das metaphysische Böse, die Sünde.[255]

gnadenlos
niederträchtig
unerbittlich

Der Stacheldraht heute
Trotz seines hohen Alters und obwohl er sich seit einem Jahrhundert kaum verändert hat, erscheint der Stacheldraht immer noch in einer großen Anzahl von brutalen Abgrenzungen sozialer, politischer und wirtschaftlicher Art. In Brasilien besetzen Großgrundbesitzer oft illegal beträchtliche Flächen und verjagen durch Stacheldrähte und Terror die indianischen Stämme oder arme Kleinbauern. Stacheldraht und Überwachung bilden ein einzigartiges Ensemble für die Anwendung von Macht.[256]

hässlich
kaltschnäuzig
machtgeil

Am 7. April ist Weltgesundheitstag. Der Arzt und Menschenrechtler Marcelo Cano Rodriguez wird diesen Tag im Gefängnis verbringen. Er war am 25. März 2003 in der Stadt Las Tunas festgenommen worden, als er der Festnahme eines anderen Arztes, Jorge Luis Garcia Paneque, nachging. Luis Garcia Paneque, der wie sein Kollege zur unabhängigen kubanischen Ärztevereinigung gehört, war einige Tage zuvor mit vielen weiteren Dissidenten festgenommen worden. Marcelo Cano Rodriguez machte man den Prozess und verurteilte ihn wegen »konterrevolutionärer Aktivitäten« zu 18 Jahren Gefängnis. Er wur-

de vom Gericht beschuldigt, Gefangene und ihre Familien besucht und Verbindungen zu der internationalen Organisation »Ärzte ohne Grenzen« zu haben.
Das Recht auf ein faires Verfahren ist auf Kuba eingeschränkt, da die Gerichte und Staatsanwälte von der Regierung kontrolliert werden. Die Wahrung des Rechts von Dissidenten auf eine faire und angemessene Verteidigung ist ebenfalls unwahrscheinlich, da Kubaner keinen Zugang zu einem Rechtsbeistand ihrer Wahl haben; Rechtsanwälte sind grundsätzlich bei der Regierung angestellt. Als solche könnten sie zögern, Staatsanwälte oder vom staatlichen Geheimdienst vorgelegtes Beweismaterial in Frage zu stellen.[257]

diabolisch
heimtückisch
abscheulich

Österreicher tötet fünf Verwandte
Ein 39-jähriger Mann hat in einer Gewaltorgie seine Frau, seine Tochter, seine Eltern und seinen Schwiegervater getötet. Er erschlug seine Opfer mit einer Axt. Als mutmaßliches Motiv des Mannes nannte die Polizei Geldsorgen. Der Täter habe eine sechsstellige Summe verspekuliert; das Geld hatte er sich nach eigenen Angaben von seiner Familie geborgt.

(Ostfriesische Nachrichten, 15. 5. 2008)

grausam
eiskalt
hemmungslos

Hundewelpen auf die Autobahn geworfen
Ein unbekannter Tierquäler hat in der Nacht auf der Autobahn 2 in Hannover zwei Hundewelpen aus seinem Auto vor einen Lieferwagen geworfen.
Der Unbekannte hat nach Polizeiangaben plötzlich das Seitenfenster heruntergekurbelt und die kleinen Hunde herausgeworfen.

(Ostfriesische Nachrichten, 15. 5. 2008)

boshaft
rücksichtslos
egozentrisch

Ökonomische Zwänge und menschliche Beziehungen

Die Individuen sind, soweit sie im Rahmen ökonomischer Konkurrenzbeziehungen aufeinanderstoßen, gezwungen, den jeweiligen anderen zu hindern, ihn zu schädigen. Unter kapitalistischen Konkurrenzbedingungen ist die größere Leistungsfähigkeit eines anderen Menschen zunächst keineswegs etwas, über das ich mich freuen könnte, sondern primär etwas, das bei mir selbst Versagensangst und die Angst, überflüssig zu sein, hervorruft. So fördert diese Ökonomie die Entwicklung eines Menschentyps, der das Gefühl hat, nur dann ein gesichertes Leben führen zu können, wenn er andere leiden sieht (ich denke hier an die Mobbing-»Kultur«). Andererseits: Keine Gesellschaft kann ohne Wettbewerb gedacht werden. Aggression ist eine Grundmacht des Lebens.[258]

triebhaft
sadistisch
herrisch

Sadismus

Als Sadismus bezeichnet man die sexuellen Praktiken derjenigen, die Gefallen daran finden, anderen Menschen seelische oder körperliche Schmerzen zuzufügen. Unter diesem Begriff ist nicht das einverständliche Sexspiel unter Erwachsenen zu verstehen, nämlich der masochistische Wunsch des anderen Partners. Echte Sadisten kümmern sich dagegen nicht darum, ob das Opfer Vergnügen dabei empfindet. Sadismus gibt dem Quälenden ein Gefühl von Macht und Stärke und erhöht sein Selbstvertrauen. Die Fähigkeit, rational zu denken und zu handeln, geht verloren. Sadismus kann eine Art Rache dafür sein, dass man selbst als Unterlegener in der Vergangenheit Qualen ertragen musste.[259]

zerstörerisch
skrupellos
profitgierig
räuberisch

Die apokalyptischen Reiter

Dort, wo die Atmosphäre den Bäumen das Überleben noch gestatten würde, in den Tropen vor allem, ist es ein alle natürlichen Regenerationsmöglichkeiten überschreitender Raubbau, der die tropischen Regenwälder mit beängstigender Geschwindigkeit dahinschwinden lässt. Biologisch unersetzliche großräumige Ökosysteme haben wir unwiederbringlich zerstört ... Es gibt medizinische Statistiken, aus denen sich ein Anstieg von Atemwegserkrankungen in Abhängigkeit von der jeweiligen durchschnittlichen Schadstoffexposition der einzelnen Patienten ersehen lässt. Die Bäume wären die effektivsten Schadstoffreiniger. Es ist traurig, wenn Politiker das Ausbleiben einer ökologisch dringend erforderlichen Entscheidung damit entschuldigen, dass sie politisch nicht durchsetzbar sei.[260]

Das Böse, die Schuld – seit Beginn der Menschheitsgeschichte dürften sich unsere Vorfahren mit diesem psychosozialen Phänomen auseinandergesetzt haben, so auch im alten Ägypten: Ein Schlüsselwort altägyptischer Religion ist die Ma'at. Sie beschreibt u. a. Regeln für das Verhalten der Menschen untereinander. Im Totengericht wurde das Herz gegen ein Symbol der Ma'at abgewogen. Das Herz galt als Sitz des Denkens. Konnte der Verstorbene Sprüche rezitieren wie zum Beispiel: »Ich habe kein Unrecht gegen Menschen begangen, und ich habe keine Tiere misshandelt«, dann galt er als »gut«. Konnte er dagegen nicht wiedergeben: »Ich habe keinen Gott beleidigt und nichts getan, was die Götter verabscheuen«, galt er als »böse«. Beeindruckt hat mich auch dieses Verbot des altägyptischen Totenbuches: »Es ist verboten, jemanden zum Weinen zu bringen.« Ein fast unmenschlicher Anspruch, das Böse in Schach zu halten.
Alle heutigen Aggressionstheorien müssen Brücken schlagen zu den unterschiedlichsten Einflussfaktoren von Gewalt. Das heißt, sie müssen den biologischen Grundlagen, den soziologischen Bedin-

gungen, den Normen, den verinnerlichten Wertschätzungen, den kognitiven Deutungssystemen, den gespeicherten Handlungsmustern und dem Glaubenssystem im Einzelfall Rechnung tragen.
Ich möchte die Betrachtung des faktisch Bösen (Mord, Missbrauch, Raub …) auf das Individuum beziehen. Auf gesellschaftlicher Ebene begangenes Böses (Krieg, Ausbeutung, Naturzerstörung, Machtsystem) müssen außen vor bleiben.
Sehen wir das Böse also als individuelle Aggression. Als biologische Faktoren sind zum Beispiel Hormone wie Testosteron für ein besonderes Erscheinen aggressiven Verhaltens bekannt; ebenso wie hirnorganische Defekte. Als psychologische Faktoren sind Kränkung, Neid, Eifersucht, Angstabwehr, empfundene Ohnmacht, Rachegefühle usw. zu nennen. Soziokulturelle Faktoren, wie zum Beispiel strafender Erziehungsstil oder Aggressionserlaubnis bei erhöhter Aggressionsbereitschaft der sozialen Umgebung, können zu bösem Verhalten führen.[261]
Im Gehirn werden zwei unterschiedliche Netzwerke aktiv, wenn der Mensch Handlungen moralisch zu beurteilen hat. Betrifft eine Situation absolute Verbote wie Mord oder Inzest, aktiviert das im Gehirn sofort hemmende Gefühle. Nicht essentiell moralische Fragen dagegen – zum Beispiel, ob eine Steuer moralisch gerechtfertigt ist – beurteilen wir rational distanziert. Soziopathen, die den Unterschied von Gut und Böse sehr wohl rational kennen, fehlen emotionale Warnsignale, die sie von grausamen Vergehen abhalten könnten. Liegt an wichtigen Schaltstellen des Gehirns ein neuronaler Schaden vor, könnte das demnach entscheidend dafür sein, ob eine Person zum Verbrecher wird oder nicht.
Gibt es wohl böse Taten, aber keine bösen Menschen? An der Universität Liverpool hat man belegt, dass viele Serienkiller in der Kindheit selbst Opfer waren. 63 Prozent von ihnen wurden missbraucht oder misshandelt. 45 Prozent trugen schwere Kopfverletzungen davon. Ein bis dahin unauffälliger Motorradfahrer, der mit schwersten Kopfverletzungen im Koma lag, wurde nach seiner »Genesung« gewalttätig. Er vergewaltigte und mordete: Sein Mandelkern im limbischen System, in dem Emotionen verarbeitet werden, war schwer geschädigt.[262]

Der Psychologe Adrian Raine von der Uni Südkalifornien untersuchte 41 Mörder tomographisch. Er stellte fest, dass bei ihnen das Frontalhirn Aggressionsimpulse aus dem limbischen System fast ungehindert passieren ließ. Im Gehirn oberhalb der Augen vermuten Hirnforscher den Bereich, der für soziales Verhalten verantwortlich ist: Erregung, Empfinden von Mitleid, Gewissen. Menschen, die insofern keine »Gefühlsbremse« haben, werden als Psychopathen bezeichnet. Allerdings können auch traumatisierte Menschen eine Dysfunktion haben und doch keine psychopathischen Verbrecher werden.[263]

Also doch? Gehirne begehen keine Verbrechen, Menschen tun es! Der Mensch ist auf Kultur, auf Zivilisation angewiesen. Und dazu bedarf es eines Gewissens, das sich durch rationale und kulturell-emotionale erlernte Anteile aufbaut und sich an Normen, Schuldfähigkeit und Schamgefühlen orientiert.

Andererseits ist dieses »Bewusstsein« nicht ohne biologische Basis vorstellbar. So ist u. a. die Amygdala, der Mandelkern, für das erweitere Bewusstsein, das über den Überlebenstrieb hinausgeht, zuständig. Was ist, wenn das Bewusstsein selbst nicht mehr die Ursache einer Handlung ist, sondern sein Ursprung, das Gehirn? Wenn keine Reue, kein Schamgefühl, kein Schuldgefühl, kein Mitgefühl, kein freier Wille vorhanden ist?[264] Was ist, wenn ein Gen-Defekt vorliegt, wie z. B. bei einer holländischen Familie, in der seit Generationen Männer durch Brandstiftung, Exhibitionismus und Vergewaltigungen auffallen? Molekularpsychologen fanden endlich heraus, dass bei ihnen eine Gen-Mutation vorliegt. Der Abtransport von Neurotransmittern war gestört.[265]

Werden wir, wenn die Neurobiologie und -chemie nicht stimmt, auf unsere Natur zurückgeworfen? Wann hat man es noch mit einem »normalen« Hirn zu tun, das frei entscheidet? Und wann mit einem, das bei grausamen Taten nicht mehr Herr seines eigenen Willens ist? Wenn es nach dem Evolutionspsychologen David M. Buss ginge, dann können wir nicht sehr entscheidend auf unser Hirn einwirken, weil z. B. der Impuls zu töten keine Abnormität darstellt, sondern vielmehr evolutionär im Hirn verankert ist und nur auf einen Auslöser wartet: Der Mordimpuls erwächst aus elementaren, unbewussten psychischen Mechanismen. Gefühle sind dann ein effizientes Mittel zur Erreichung eines Zieles (Verbrechensmotiv) und keineswegs ohne weiteres durch die Vernunft regulierbar.

Wir alle kommen mit einer psychischen Grundausrüstung auf die Welt, d. h. die koevolutionäre Gewaltspirale, deren Potential uns mitgegeben worden ist, dreht sich auch heute noch im Kampf um Leben, Besitztümer, Freiheit und Fortpflanzungschancen. Frei, soviel scheint festzustehen, ist der, der sein Tun an seinen Präferenzen, Werten und sozialen Normen ausrichten könne. Insofern verfügen wir »nur« über einen bedingten freien Willen, denn die Qualität dieser Präferenzen, Werte und sozialen Normen richtet sich nach den individuellen Prägungen und Wertvorstellungen. Menschen sind a priori kriminell.[266]

Hannah Arendt, kürzlich verstorbene amerikanische Politikwissenschaftlerin und Soziologin, befasste sich vor allem mit dem Totalisierungsproblem. Ausgehend von Hitler und anderen verbrecherischen Konsorten erkannte sie die »Banalität des Bösen«. Das Böse ist alltäglich und stellt gar nicht so sehr etwas Besonders dar. Der Moralsinn ist eine angeborene Struktur, die sich nur unter den »richtigen« Bedingungen entwickelt. Dieser Moralsinn macht aber nicht per se den »guten« Menschen aus; es gibt viele psychologische Mechanismen, die den Moralsinn überlagern können. Ich denke hier vor allem an Affekthandlungen. Auch Intuitionen zähle ich dazu, die so kräftig sein können, dass eine Impulskontrolle kaum mehr möglich ist, z. B. bei Eifersuchtshandlungen.

Einige Neurowissenschaftler rütteln heftig am Grundpfeiler des Rechtssystems, der Schuldfrage. Sie behaupten, kein Mensch habe überhaupt die Wahl, moralisch gut oder böse zu agieren. Der freie Wille sei eine Illusion, das Böse im Kopf ein biologisches Phänomen. Demnach wäre durch entsprechende Schaltungen im Gehirn unser gesamtes Handeln determiniert: Schon Kleinkinder verfügen über moralische Grundurteile, weil das Netzwerk der Moral durch die Evolution in die Hirnanatomie eingebunden wurde.

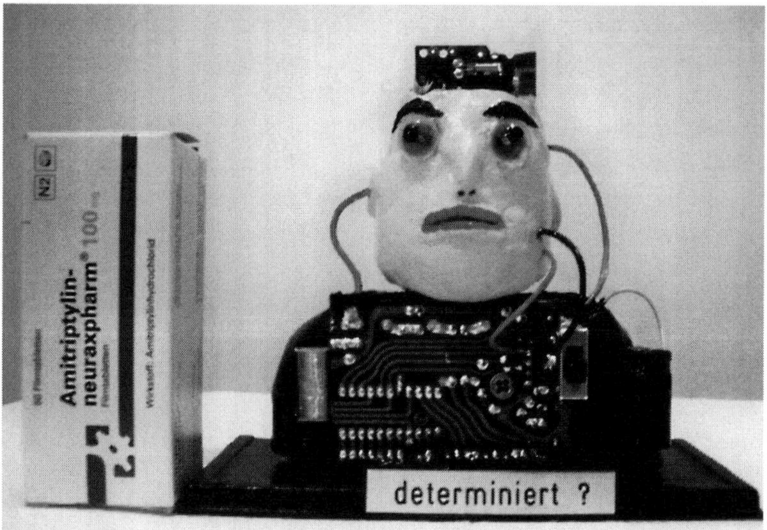

Foto: Heike Heims, Aurich. Objekt: W. Schade.
Der freie Wille eine Illusion? Moralisches Handeln nur ein physiologisches Phänomen? Chemisch-physikalisch begrenzt, bestimmt und entschieden?

Im Grunde genommen befinden wir uns durch diese Mitgift mehr oder weniger in der Balance zwischen »vernünftigen« Fähigkeiten und animalischen Trieben.[267] Da gibt es Schwankungen von Mutter Teresa bis Hitler, Stalin, Idi Amin, Pinochet oder diesem unsäglichen Vater Fritzl aus dem österreichischen Amstetten. An dieser Gegenüberstellung siehst du, dass die Waage nicht ausgeglichen ist: Mutter Teresa gegen den Rest der Welt. Die Gefahr für den Menschen ist – abgesehen von Naturkatastrophen – der Mensch selbst. Sozialdarwinismus, wo wir hinschauen: Der Wettbewerb ums Dasein findet im Allgemeinen unter Artgenossen mit besonderer Härte statt.
Du hast gerade gelesen, und wir wissen es aus Nachrichten und eigener Anschauung, was Menschen einander alles antun! Die Fähigkeit zur Unmenschlichkeit scheint geradezu ein Gattungsmerkmal des Menschen zu sein. Du wendest ein, es seien angesichts der Mil-

liarden Menschen nur relativ wenige, die vergewaltigen, töten oder morden. Trotzdem, es ist kein quantitatives Problem. Allein der Umstand, dass ein Mensch bereit sein kann, andere Menschen zu töten oder zu foltern, muss uns zu denken geben. Ich gehe noch ein Stückchen weiter: Es gibt mittlerweile genügend Versuche, in denen Menschen wie du und ich andere Menschen bestrafen dürfen. Alle psychosozialen Experimente mussten abgebrochen werden, weil die, die »bestrafen« durften, zu unmenschlich wurden. Das zeigt auf deprimierende Weise, zu was jeder von uns potentiell fähig wäre. Eine grausige Vorstellung, in mir schlafe ein Monster, das nur auf seine Aktivierung zu warten scheint. Manchmal kann ich es nicht ertragen, überhaupt ein Mensch zu sein! Aber das war ja überhaupt noch nicht die Summe des Elends: Mittels der Technik und wegen der Profitgier und Konsumgeilheit beuten wir mit ungeheurer Geschwindigkeit die Ressourcen des Planeten aus und vergiften die natürliche Umwelt.

Adalbert Stifter, 1805–1868, österreichischer Naturwissenschaftler und Literat der Romantik und des poetischen Realismus, sieht durch die Naturbetrachtung *»ein Gefühl in unsere Seele kommen, das alle unsere kleinen Leiden und Bekümmernisse majestätisch überhüllt und verstummen macht und uns eine Größe und Ruhe gibt, der man sich beugt.«* Und er sieht die Ästhetik der Natur: *»... Was nach der Religion am zartesten unser Herz beseligt ... ist das Gefühl des Schönen ... Mit der Natur steht eine Schönheit vor uns auf, die uns entrückt und schaudern macht, die uns beseligt und vernichtet.«*

Schaudern verspüre ich, wenn ich lese, was Stifter schon zu Beginn des 19. Jahrhunderts beklagte: *»Ehe die Giftlüfte der Städte und Niederungen in die Berge kommen, haben sie sich verloren, und die Luft ist rein. Jeder Atemzug bringt nun erneute Gesundheit und Fröhlichkeit.«*[268]

Seit mindestens 200 Jahren wird im deutschen Sprachraum also über die Ästhetik der Natur und die Notwendigkeit des Naturschutzes für Leib und Leben des Menschen informiert. Und was haben wir daraus gelernt?

In seinem Buch »Warten auf die Aras – Geschichten aus dem Zeitalter des Verschwindens«[269] erzählt der Autor Terry Glavin von der

Erkenntnis eines kanadischen Indianerhäuptlings: *»... dass man die Kilometer der im Winter tiefer in das Stammesgebiet getriebenen Holzfällerstraßen zählen konnte, um eine ziemlich genaue Vorhersage über die Zahl der Jugendlichen aus der Indianergemeinde treffen zu können, die im darauffolgenden Sommer Selbstmord begehen würden.«* An anderer Stelle zitiert er E. O. Wilson, den Vater der Biodiversität: *»... dass die Menschen im Verlauf der Hunderttausende von Jahren währenden Evolution eine natürliche emotionale Bindung zu anderen lebenden Organismen entwickelt haben ...die Empfindungen für andere Lebensformen seien elementare Teile der Vernunft ...«.*
Edward O. Wilson veröffentlichte dies 1933. Ich bitte dich, Wilsons Äußerungen mit den fast 200 Jahre älteren von Adalbert Stifter zu vergleichen. Ist das nicht verblüffend? Der kanadische Autor T. Glavin fügt Wilsons Aussage hinzu: *»Von allen Strömungen ist keine so kraftvoll wie die Liebe der Menschen zu den Dingen, die aus der Erde wachsen.«* Ich wünschte, es wäre wirklich so, denn dann hätte ich nicht zu lesen brauchen, was sieben- und achtjährige Kinder auf die Frage »Was macht Dich traurig?« antworteten: »Die Umweltverschmutzung« und »Eine ausgestorbene Tierart«.[270] Eine deprimierende Umwelt. Ich muss an die jugendlichen Indianer denken, die sich aus Kummer über die Zerstörung ihrer Wälder das Leben nehmen. Wenn ich das auf die unzähligen Kinder und Jugendlichen weltweit hochrechne, wird mir angst und bange. Und ich wundere mich nicht, dass die jungen Leute den Respekt vor den erwachsenen Umweltschlächtern verlieren.
Du weißt: damit noch nicht genug! Würden sich alle Regierungen der Welt um das Wohlergehen ihrer Bürger mehr Sorgen machen als um ihre militärische Schlagkraft, bräuchten nicht stündlich etwa 1500 Kinder wegen Unterernährung zu sterben. Jede Minute werden weltweit knapp zwei Millionen Dollar für militärische Rüstung ausgegeben.[271] Der Mensch selbst scheint eine Naturkatastrophe zu sein; er ist nicht edel, hilfreich und gut!

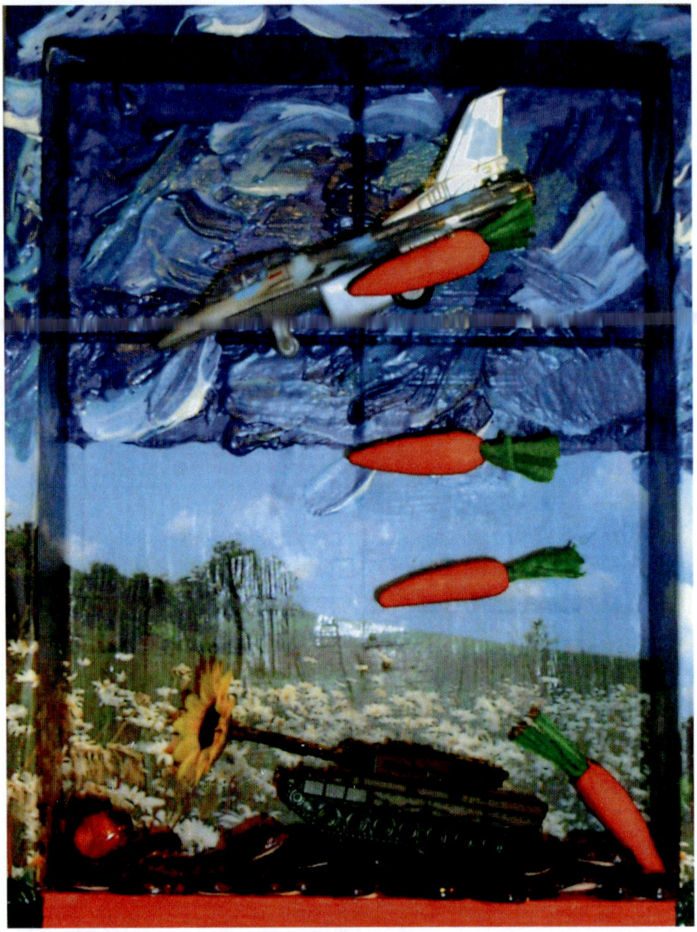

Foto: Heike Heims, Aurich, Objekt: »Sattmachen statt Plattmachen«, W. Schade.

Zorn und Aggression verätzen die Seele im wahrsten Sinne des Wortes. Bei Opfern von Kindesmisshandlungen, aber auch bei Opfern autoaggressiver Taten (z. B. Selbsttötung) hinterlässt die Gewalt Spuren im Gehirn. Wenn der Mensch unter Stress steht, aktiviert ein Rezeptor bestimmte Systeme im Gehirn. Als Reaktion auf die Gewalt muss der genetische Bauplan für das entsprechende Rezeptor-Protein Schaden genommen haben. Die verminderte Rezeptoranzahl im Hippocampus bewirkt, dass die Gewaltopfer schlechter auf Stress reagieren können und anfälliger für Depressionen sind.[272]

Aber wie kommt es überhaupt zum Bösen im Menschen? Zu fragen ist nach der Biologie, die hinter dem Entstehen aggressiver Gefühle steckt. Wie also wird aus Neuronen Geist und wie tragen Hormone zum Entstehen des Bewusstseins bei? Beispielsweise das Bewusstsein über den Unterschied von Gut und Böse?

Mit Hilfe der entsprechenden Untersuchungen von Adoptionskindern und Zwillingen sind Hirnforscher zu der Erkenntnis gelangt, dass der biologische Hintergrund für den sozialen Erfolg, also Nicht-Gewalttätigkeit, von großer Bedeutung ist. Bei eineiigen Zwillingen besteht nämlich eine sehr hohe Wahrscheinlichkeit, dass das Geschwister ebenfalls kriminell wird.

Viele Gefühle, die wir erleben, liegen unterhalb unseres bewussten Verstehens, höchstwahrscheinlich sind sie Folgeeffekte der Aktivität unterschiedlich stimulierter Gehirnsysteme. So könnte das Testosteron das genetische Abbild der menschlichen Aggression sein. Die für Angst, Wut und Libido verantwortlichen Gehirnregionen erzeugen emotionale Empfindungen nicht allein, sondern bedienen sich auch der Hormone. Die Amygdala, eine dieser Regionen, beeinflusst das Aggressionsverhalten, indem sie mit einem Testosteronschub heftige elektrische aggressionssteigernde Impulse in Gang setzt.

Dann ist da noch das Gas »Stickoxid«. Es wird in Zellen hergestellt und aktiviert Gene. Diese Stickoxid-Gene sind im limbischen System, das auch bei Aggressionen eine Rolle spielt, nachgewiesen worden. Es wird besonders in Hirnregionen abgegeben, die bekanntermaßen Wut erzeugen. Je niedriger der Gehalt an Stickoxid-Molekülen ist, desto aggressiver gebärden sich die Betroffenen. Bei Versuchen mit Mäusen, denen das Stickoxid-Gen weggezüchtet wurde, zeigte sich ein äußerst aggressives Verhalten – sie waren zu Unterwürfigkeitsgesten nicht fähig.

Als dritter Wirkmechanismus gilt das Serotonin. Du weißt, dass es bei unterschiedlichen, die Stimmung betreffenden Prozessen verwendet wird. So verwundert es nicht, dass sich Affen, deren Serotoninspiegel künstlich erhöht wurde, weniger aggressiv verhielten. Zum Vergleich schaltete man bei Mäusen den Serotoninrezeptor aus: folglich verhielten sich diese Mäuse wie Killer.

Und dennoch: Zur Plastizität des Gehirns gehört, dass es nicht nur auf Veränderungen der Biochemie reagiert, sondern auch auf Umweltbedingungen: Der Serotoninspiegel verändert sich auch mit den sozialen Umweltbedingungen. Das bedeutet, dass die biochemischen Gegebenheiten nicht genetisch festgeschrieben sind, sondern dass auch soziale Einflüsse zu einer Gemüts- oder Geisteskrankheit führen können.

Böses Verhalten kann uns eher widerfahren, als dass wir es selbst willentlich herbeiführen – feindselige Gefühle und Reaktionen folgen aus Aktivitäten des Hirn-Aggressionssystems. So paradox es klingen mag: Unbewusste Stimulationen sind ein wichtiger Bestandteil des Bewusstseins. Wir haben – im Gegensatz zu instinktgesteuerten Tieren – immerhin die Chance, uns die Folgen unseres Handelns bewusst zu machen.

Andererseits ist die Verbindung zwischen Intuition und bewusster Erinnerung stärker, als wir bislang annahmen. Die meisten intuitiv getroffenen Entscheidungen beruhen offenbar auf früheren Erinnerungen, derer wir uns meist nicht mehr bewusst seien, stellten Neurowissenschaftler fest.[273] Intuitive Bauchentscheidungen müssen zwar nicht immer die verkehrten sein, doch oft genug gibt es ein böses Erwachen, wenn wir »unüberlegt« im Affekt handelten.

Davon kann ich mehr als nur ein Lied singen. So unternahm ich vor vielen Jahren mit einer Ex-Verlobten eine Kaffeefahrt, auf der Pelze angeboten wurden. Obwohl schon damals knapp bei Kasse, war ich einer der ganz wenigen, der spontan etwas kaufte. Der Verstand war ausgeschaltet – ich wollte beeindrucken, Anerkennung, Respekt, ein Gefühl des Stolzes.

Der Mensch ist, wenn man ihn organisationstheoretisch definiert, ein Organismus, ein System, das sich gegen andere Systeme durchsetzen muss (Ernährung, Fortpflanzung, Schutz, Betätigungsmöglichkeiten). Am besten wäre es, er würde zwecks Bedarfsdeckung kooperieren (friedliche Kooperation im Sinne der Vorteilsmehrung für beide Seiten). Tatsächlich aber sind wir eher egoistisch auf unse-

ren Vorteil bedacht. Die Konflikte mit anderen Systemen sind vorprogrammiert. Und so wundert es nicht, wenn der Gedanke des Konfliktes praktisch unser ganzes Denken durchzieht. Er ist ein Hauptthema im Mythos, im Märchen, in Politik und Religion, Ökonomie, Psychologie und der Literatur.[274]
Konstruktive Kooperation, nicht zerstörender Konflikt, setzt ein entsprechendes reifes Sozialverhalten voraus. Statt dieses Streben anzuerkennen, verhöhnen nicht wenige Menschen den »Frauenversteher«, den »Gutmenschen«, das antiautoritäre, nicht herrische »Weichei«. Besonders boshaft ist es, Menschen, die den geringsten karitativen Einsatz leisten, als unter »Helfersyndrom« Leidende an den Pranger zu stellen. Es ist dagegen beschämend, wie respektvoll und unterwürfig skrupellosen, selbstsüchtigen Ellenbogenmenschen begegnet wird.

Die Faszination des Schrecklichen

Es ist eine allgemeine Erscheinung in unserer Natur, dass uns das Traurige, das Schreckliche, das Schauderhafte selbst mit unwiderstehlichem Zauber an sich lockt, dass wir uns von Auftritten des Jammers, des Entsetzens mit gleichen Kräften weggestoßen und wieder angezogen fühlen ...
Es muss in der ursprünglichen Anlage des menschlichen Gemüts gegründet und durch ein allgemeines psychologisches Gesetz zu erklären sein.

(Friedrich Schiller, Über die tragische Kunst, 1792)[275]

Als Depressiver, introvertiert, mit geringem Selbstwertgefühl, mit einem Eindruck der Minderwertigkeit der eigenen Person, mit dem brennenden Wunsch, gemocht zu werden, hast du Angst vor Konflikten. Wegen deines narzisstischen Anteiles gerätst du aber in Spannungssituationen, weil du auf Respekt und Anerkennung angewiesen bist. Dieser innere Konflikt, der sich bei extremen Konstellationen als Aggression seinen Weg nach außen bahnt, lässt dich von dir selbst meinen, du seist ein schlechter Mensch. Du willst aber »gut« sein, weil du ansonsten nicht geliebt werden würdest. So frisst du vieles in dich hinein und ziehst dich in deine Gedankenwelt zurück: Dein Hirn gebiert Rachegefühle, Lügen, sexuelle Phantasien, Liebesentzug durch Unterlassen von Kooperation, Ausflüchte … Es entsteht ein Teufelskreis. Du siehst entsetzt deine innere Hässlichkeit, zweifelst noch mehr an dir selbst und bist noch mehr davon überzeugt, du seiest nicht liebenswert…

Ich habe Angst vor mir

Ich habe keine Angst vor einer Gefahr. Stiege ein Mann bei mir ein, so würde ich ihn, ohne zu zittern, umbringen. Auch vor Geistern habe ich keine Angst; ich glaube an nichts Unnatürliches. Ich habe keine Angst vor den Toten; ich glaube an die endgültige Auslöschung jedes hingeschiedenen Wesens!
Ich habe Angst vor mir selbst!
Ich habe Angst vor der Angst!
Angst vor den Verkrampfungen meines närrisch werdenden Gehirns!

(Guy de Maupassant, Er?, 1883)[276]

Und ich habe Angst vor mir, weil ich nicht durch und durch gut bin, weil ich keine reinen Gedanken habe, weil ich nicht weiß, ob ich bereit bin, meine glückliche Beziehung aufs Spiel zu setzen, weil ich nicht weiß, ob ich nicht doch Suizid begehen könnte – weil ich zu emotional bin. Ich habe Angst, weil ich diese Keime in mir trage! Das Böse, dieses Hässliche, wird umso stärker, je mehr ich ermüde, je erschöpfter ich bin, je unfreier mich meine Ängste machen, je schwerer das Joch des Lebens wird. Ungeduldig mit den Mitmenschen zu sein, weniger tolerant und nachgiebig zu sein, weniger Aufmerksamkeit zu schenken, weniger Skrupel zu haben … Alles das wäre boshaftes Verhalten. Ginge es aber nach diesen Kriterien, dann wäre ich doch noch ein bisschen »gut«:

Geduld ist gezähmte Leidenschaft.

Geduld ist die Fähigkeit, die dann, wenn man sie am meisten braucht, erschöpft ist.

Geduld ist die Tugend der Kraft- oder Mutlosen.

Geduld: eine milde Form der Verzweiflung, verkleidet als Tugend.

Geduld ist die Kunst zu hoffen.

Geduld ist so etwas wie »praktische Liebe«.[277]

Zu viele Gefühle wie Freude, Angst und Wut können dazu führen, dass sich jemand nicht steuern kann. In einer »Verführungssituation«, in der z. B. die Belohnungserwartung riesig ist, könnte die rationale Kontrolle der Emotionen zusammenbrechen. Impulsives Handeln im Affekt wäre die schlimme Folge.

Psychisch gesunde Menschen haben bei starken negativen Emotionen einen hohen Schutz davor, aggressiv gegen sich oder andere zu werden. Ein Gesunder hätte Angst vor Strafe, würde sich schämen, befürchtete den sozialen Abstieg, hätte Mitleid usw. Es gibt unzählige Bedingungen, unter denen man so und nicht anders rational handelt. Die Vernunft des seelisch Stabilen wägt zwischen den Bedingungen ab und trifft eine »Willens«-entscheidung. Die Freiheit des Willens ist verknüpft mit der Möglichkeit, relativ sachlich zu denken, zu urteilen und zu handeln.

Meine Manie, meine Depression hindern mich daran, streng rational vorzugehen; ich war schon immer eher ein »Bauchmensch« als ein »Kopfmensch«. Ich behaupte von mir, dass alle meine Entscheidungen in der Zeit nach Abschluss der Realschule irrational waren. Meine Existenz ist wirklich auf emotionalem Sand und nicht auf rationalem Beton errichtet.

Aggression, Impulsivität, Selbststeuerungsfähigkeit und Emotionen können mehr Macht über menschliche Entscheidungen haben als der Verstand. Ich will mich mal als Biobündel bezeichnen und damit andeuten, dass mein Denken und Handeln durch »kuriose« Schaltungen im Gehirn (neuronale Systeme) determiniert ist.[278] Wenn ich mir meine Vita anschaue, dann kann ich gar nicht anders schlussfolgern als die Lebens-Ereignisse determiniert zu sehen, determiniert im Sinne von genetischer vorgeburtlicher und kindlicher Prägung.[279]

Obwohl ich versuchte, die Schäden, die ich anrichten würde, zu minimieren, lastet ein Gewicht von Schuldgefühlen so sehr auf meinen Schultern, dass ich kaum noch »aufrecht« gehen kann. Kinder und Ex-Ehefrauen habe ich schwer enttäuscht. Dabei wollte ich doch immer »gut« sein! Gerade in der Depression dürfen Schuldgefühle nicht unterschätzt werden: Wer eine überdurchschnittliche Schuldneigung aufweist, wird wahrscheinlich auch in der so genannten Ich-Schwäche und in der Triebspannung über dem Durchschnitt liegen. Das Über-Ich (das Gewissen, das Gutsein) bestimmt das Anspruchsniveau in der konkreten moralischen Aufgabe. Es kann sein, dass ich von Anfang an mit den Aufgabenstellungen des Alltags überfordert war.
Das Ich dagegen hält als Bewusstsein den Kontakt mit der Außenwelt aufrecht. Allerdings spielen im psychischen Leben unbewusste Inhalte eine große Rolle; Inhalte, die dem Bewusstsein unzugänglich sind. Das Ich wird bei allen Regungen vom strengen Über-Ich beobachtet und hält ihm bestimmte Normen zu seinem Verhalten vor. Im Falle des Verstoßes gegen die Normen wird das Ich mit den Spannungsgefühlen der Minderwertigkeit bestraft. Das Ich wird vom Es angespornt und vom Über-Ich diszipliniert. Wenn es seine Schwäche bekennen muss, bricht es in Angst aus: Angst vor der Außenwelt, Gewissensangst vor dem Über-Ich und neurotische Angst vor der Stärke der Leidenschaften im Es.[280]
Wie schwer es ist, die Ansprüche des Trios »Über-Ich/Ich/Es« zu realisieren, wird deutlich beim Nachdenken über den Konfirmationsspruch einer befreundeten Familie:

Liebet eure Feinde, tut denen Gutes, die euch hassen, segnet die, die euch verfluchen, und betet für alle die euch schlecht behandeln.

(Lukas 6, 27–28)

Das kann ich alles nicht! Und wenn ich dazu nicht in der Lage bin, dürfte ich mir trotzdem selbst vergeben, um endlich mit mir selbst versöhnt zu sein?

Vom glücklichen Leben

Als rosarote Brille für die Seele werden Tranquilizer oft bezeichnet. Diese Medikamentengruppe (Benzodiazepine), zu der u. a. Valium gehört, wirkt angenehm beruhigend und sorgt als »Glückspille« für eine künstliche Harmonie der Seele, macht jedoch abhängig. Daher sollten »traurige« Menschen versuchen, körpereigenes Valium (Endovalium) zu aktivieren. Durch Übungen, z. B. autogenes Training oder entspannende Musik, kann das Gehirn angeregt werden, diese valiumähnlichen Stoffe zu produzieren. Zusammen mit den körpereigenen Morphinen (Endorphine) bildet sich eine körpereigene »Arznei«, die beruhigend wirken und glücklich machen kann.[281] Verlassen würde ich mich jedoch nicht darauf.

Josef Zehentbauer, Autor der Bücher »Psycho-Pillen« und »Chemie für die Seele«, lernte ich anlässlich seines Melancholie-Seminars am Ammersee kennen. Ein ungemein sympathischer Psychotherapeut, der äußerst skeptisch den Psychopharmaka gegenübersteht. Ich werde noch auf ihn zurückkommen, vor allem was die körpereigenen Drogen angeht.

Wie ich Dir schon erzählte, nehme ich seit fast 35 Jahren »Chemie für die Seele« und kann nur sagen, dass sie mir seitdem eine erträgliche Grundstabilität verschaffen konnte. Darauf errichtete ich mir peu à peu mein kleines Lebensgebäude und versuchte mein Glück. Dass grundsätzlich jeder seines Glückes Schmied sein kann, glaube ich jedoch nicht. Was ich dagegen weiß, ist, dass Glück die Abwesenheit von Unglück ist.

Ebenso wenig will ich darüber spekulieren, ob es nun Glück oder Pech war, dass ich bei den Suizidversuch-Roulette-Abenteuern mit dem Leben davonkam und kaum über bleibende Schäden berichten kann. Was die chronisch-obstruktive Bronchitis und das Lungenemphysem betrifft, meint mein Lungenfacharzt, könnten die Autoabgase etwas dazu beigetragen haben. Hauptursache sei aber das Rauchen, ganz auszuschließen wäre allerdings eine psychische Ursache bei meinen asthmatischen Beschwerden auch nicht.

Ein glückliches Leben kann ich mir ohne Gesundheit und körperliche Unversehrtheit kaum vorstellen. Ich könnte auch nicht glücklich sein, wären meine Frau oder meine Kinder ernsthaft krank. Rundum kerngesund bin ich nicht.

Morgens, mittags und abends nehme ich neben den verordneten Tabletten zahlreiche Nahrungsergänzungsmittel ein (darunter auch homöopathische Beruhigungs- und Asthmamittel): Weißdorn, Kürbis, Lachsöl, Mistel, Cranberry, Ginkgo, Passionsblume, Vitamin-A und B-Mittel. Ob ich ein Hypochonder bin oder worin liegt das Motiv? Aus ständiger Angst, krank zu sein oder zu werden, beobachte ich mich nicht ununterbrochen und deute geringfügige Beschwerden nicht sofort als schwerwiegende Krankheitssymptome. Ich bin auch nicht eingebildet ständig krank.

Ich möchte lediglich vorbeugen. Meine Befürchtung, nicht meine Angst, liegt darin, die mir verbleibenden Jahre ohne die ungeliebte Arbeit nicht mehr aktiv gestalten zu können. Eigentlich habe ich mein ganzes Leben darauf gewartet, nicht mehr arbeiten zu müssen (weil ich immer mit Ängsten zur Arbeit gegangen bin – das fing schon mit der Lehre an). Trotz der Depression habe ich durchgehalten, um erleben zu können, was es heißt, angstfrei – also glücklich – zu leben.

Das Leben ist viel Aufwand für wenig Freude; dennoch habe ich versucht, eine Balance hinzubekommen. In die Waagschale der Freude habe ich etliche Gewichte in Form von Hoffnung, erreichbare Ziele (z. B. Bildungsabschlüsse), einplanbare Erlebnisse (z. B. Englandurlaube), die Entwicklung der Kinder begleiten, Meistern von Herausforderungen (z. B. Schuldenabbau) und – wie gesagt – Gestaltung eines angstfreien »Lebensabends« geworfen.

Was mich sofort aus dem Gleichgewicht bringen würde, wäre eine Krankheit mit unerträglichen Schmerzen, eine Behinderung, Demenz oder Parkinson zum Beispiel. Mein größter Wunsch wäre dann die Möglichkeit der aktiven Sterbehilfe.

Wie ich reagieren werde, sollte meiner Frau oder den Kindern etwas zustoßen, vermag ich nicht vorherzusagen. Was ich dagegen ganz sicher weiß: Sie sind Teil meiner Glücksvorstellung.

Das Glück ist aber ein flüchtiger Zustand, wie eine Imagination. Es lässt sich weder festhalten noch endlich definieren.[282] Es ist die Vereinigung von Wunsch und Wirklichkeit, wie ich mir vorstelle, wie

die Wirklichkeit zu sein hätte. Zum Beispiel ohne Depression und Luftnot zu sein und mit »lieben« Menschen zu leben.
Wesentliche Voraussetzung für ein glückliches Leben ist ganz sicher, die Möglichkeit zu haben, die Grundbedürfnisse nach Ernährung, Wohnen, Schlaf, Sexualität befriedigen zu können. Zum Lebensglück gehört auch die Gewissheit, diese Existenzbedürfnisse über einen längeren Zeitraum erfüllen zu können. In welchem Umfang ich diese physiologischen Bedürfnisse befriedigen kann oder möchte, hängt von der Angemessenheit meiner Wünsche, von meinem Einkommen, meiner Bedürfnisstruktur, meinem Umfeld und dem Entwicklungsstand der Gesellschaft ab, in der ich lebe. Da ich keinen Mangel leide, müsste ich mich einen glücklichen Menschen nennen. Du weißt jedoch, dass meine Grundstimmung eher unglücklich ist. Eigentlich schlimmer als »unglücklich«: ich bin depressiv. Da bist du satt, hast eine wunderbare Frau, schläfst kommod, hast eine Wohnung mit viel Natur drumherum, dein Einkommen ist nicht übel (dass ich mit dem Geld nicht klarkomme, steht auf einem anderen Blatt; es hat auf jeden Fall mit ersehnter Anerkennung zu tun: ich denke an unsinnige Hausbauten), sexuell ist es auch in Ordnung, gesundheitlich könnte es noch schlechter gehen, die Kinder sind wohlgeraten ... Und doch bist du todtraurig. Das kann doch wohl nicht wahr sein. Die Glücks-Voraussetzungen sind erfüllt und könnten ein stabiles Fundament für mein Lebensgebäude sein. Ich bin ganz bestimmt nicht doof, warum also klappt das nicht mit dem Glücklichsein? Ich weiß, dass da diese Schwachstellen sind: Die Angst vor den Menschen, die Sehnsucht nach Anerkennung, das Gefühl, nie authentisch gelebt zu haben. Warum kann der Verstand nicht über die Selbstzweifel Oberhand bekommen, Gebieter sein?
Wahrscheinlich ist es wie beim »Bösen«: Auch wenn es ums »Glück« geht, hat die Neurochemie, die Neurophysik, haben die zahlreichen anderen Determinanten (Vitamine, Hormone, Mineralien, Gene) einen gewaltigen Einfluss. Dem will ich im Folgenden auf die Schliche kommen.
Vor mir steht ein Fläschchen Schüßler-Salz, das biochemische Ergänzungsmittel Nr. 16, das »Lithium Chloratum« in der Potenz »D 12«. Ich nehme davon täglich 1 Tablette, weil ich las, es würde

auch bei Depressionen helfen. Obwohl kein Esoteriker, will ich trotzdem aus dem Buch »Lebensquelle Schüßlersalze« von Monika Helmke-Hausen zitieren: *»... Die Salze reinigen u. a. Nervenzellen von Toxinen und Ablagerungen, verbrennen und transportieren Stoffwechselrückstände, sorgen für die Ausscheidung und für die Erneuerung und Verjüngung; auch bewirken sie die zügige Nervenübertragung, greifen in unseren Hormonhaushalt ein und wirken damit ausgleichend auf unser Seelenkostüm.«* Unter der Überschrift »Seelische Dauerbelastung« heißt es weiter: *»Wer in andauernden oder auch in akuten seelischen Problemsituationen festhängt, dessen inneres Milieu reagiert sauer, so dass der Organismus in seinem Ausgleichsstreben vermehrt auf die körpereigenen Salze zurückgreift.«* Ein entsprechendes Schüßlersalz könnte dem entgegenwirken. Ich habe mich für das Salz Nr. 16 entschieden; vielleicht probiere ich auch mal das Salz Nr. 3 »Kalium Phosphoricum«: Es wird empfohlen für Personen mit einem sorgenvollen Gemüt, die sich ausgebrannt fühlen und überempfindlich sind.[283]
Eigentlich müsste ich den mich behandelnden »Schulmedizinern« den Vorwurf machen, mich auf diese Therapiemöglichkeit nicht hingewiesen zu haben. Aber mein Respekt ist zu groß, ich will es mir nicht mit ihnen verderben. Durch Zufall bin ich auf die Salze gekommen. Besser geht es mir dadurch zwar nicht, möglicherweise ginge es mir aber ohne noch schlechter. Inwieweit die Wirksamkeit der Schüßlersalze wissenschaftlich nachgewiesen ist, entzieht sich meiner Kenntnis – aber selbst Placebos können bei (psychischen) Erkrankungen helfen.[284] Der Glaube macht's.

Auch wenn es derzeit keine befriedigende Erklärung dafür gibt, wie Depressionen entstehen, so gibt es doch begründete Ahnungen: Gerät der Stoffwechsel aus den Fugen, wird zu wenig »Serotonin« gebildet und der Betroffene erkrankt an einer Depression. Neben Serotonin geriet der Neurotransmitter »Vasopressin« in Verdacht, an der Entstehung von Depressionen beteiligt zu sein.[285]
Bleiben wir doch bei den Stoffwechseleinflüssen: Das Schmerzmittel »Ketamin« wirkt auf den Glutamat-Stoffwechsel. Und der Botenstoff Glutamat beeinflusst die Emotionen. Sollten frühe Erinnerun-

gen dazu beitragen, dass ich mich unglücklich fühle, wäre eine Ketamin-Therapie vielleicht nicht schlecht, denn negative Erinnerungen können dadurch gelöscht werden.[286]
Lass mich bitte nochmals auf das Geld zurückkommen. Ich denke, mein irrationaler Umgang damit lässt sich mit der Sehnsucht nach Geltung und Anerkennung, meinetwegen auch Narzissmus, erklären. Immer dann, wenn ich einen Kauf tätige, fühle ich mich sauwohl. Ja, ich bin sogar stolz darauf, dass mir eine höhere Kreditlinie eingeräumt wird.[287] Jetzt, kurz vor dem Ende der finanziellen Fahnenstange, durchschaue ich diese biochemische Falle: Mein Gehirn belohnt mich mit der Ausschüttung endogener Opiate; aber dieses gute Gefühl hält nie lange vor. Ich bestelle nach wie vor Wunschartikel, meist Bücher, kleine Kunstgegenstände, Hemden und Pullover, und ich bin schon glücklich beim Auspacken der Päckchen. Vielleicht schaffe ich es ja demnächst, auf diese »Glücksbringer« zu verzichten.[288]
Wissenschaftler der britischen Universität Essex fanden heraus, dass manche Menschen eine gengesteuerte Neigung hätten, eher die Sonnenseite des Lebens zu sehen. Ein bestimmtes Gen spiele im Gehirn beim Transport des Neurotransmitters Serotonin eine wichtige Rolle. Bei einer Variante dieses Gens zeigten Probanten die Neigung, bevorzugt das Gute im Leben zu sehen. Sie verfügten über einen kognitiven Kernmechanismus, der darüber entscheide, wie stressbelastbar (und unglücklich) ein Mensch sei. Mit der anderen Variante ging eine stärkere Anfälligkeit für Depression und Selbstmordversuche einher.[289]
Glück ist kein Gefühlszustand, der sich über einen langen Zeitraum auf höchstem Niveau statisch verhält. Ich denke, Glück bewegt sich dynamisch in Zyklen mit »Hochs und Tiefs«. Du kannst dir vorstellen, dass ich während manischer Phasen Bäume ausreißen will, und es ist nachvollziehbar, dass ich in der Depression verzweifelt nach Kicks suche. Das fing in der Kindheit mit dem riskanten Erklettern höchster Bäume an und endete im Erwachsenenalter mit den »rauschigen« Suizid-Ereignissen. Besondere Hochgefühle verschafften mir die Abenteuer des Fremdgehens, in die ich aber meist auch tiefe Gefühle einbrachte, was die Situationen noch verschlimmerte.

Die elementaren Bedürfnisse (Existenz- und Sicherheitsbedürfnisse) waren befriedigt, und die große Leere des Selbstverständlichen warf mich auf mich selbst zurück. Neben diesen Reizen verschaffte ich mir Glücksgefühle durch Verschwinden in Kurzurlaube, z. B. mit Freundin nach Schleswig-Holstein, zu einer »Geliebten« ins Sauerland oder zu meinem Freund Dieter Jäntsch nach Lorsch, um dort dem Federweißen zu huldigen. Besonders heftig waren die Eskapaden mit meinem Freund und Kollegen Edgar Harms. Unvergessen der Straßburger »Southern-Comfort-Rausch« mit ihm und seiner WG-Partnerin Gunda. Und geradezu einmalig unser Wohnmobil-Herbsturlaub in der Provence mit dem unvergesslichen Abstecher nach Avignon. So viel Bierlaune, so viel Unsinn, so viel Romantik pur, so viele Flirts, so viel Unbekümmertheit wie selten zuvor.
Legendär auch meine Fortbildungen. Nach Jahren in einer Seminarschlaufe waren wir zuletzt ein geschlossener »Haufen« Männlein und Weiblein, in den wir niemand anderes mehr ließen. Regelmäßige abendliche Sitzungen bis morgens früh; Erinnerung an die Förstersfrau, die mich mochte und auch an eine Kollegin, die deswegen zwar eifersüchtig war, aber dennoch signalisierte, zum Intimsten bereit zu sein.
Ich denke, ich muss es noch einmal betonen: Es geht mir beim Sex nicht primär um die körperliche Liebe, die Geilheit des Eindringens. Vielmehr ist diese intensivste und intimste Körperlichkeit für mich das Symbol der unbedingten Annahme durch den anderen. Die Sehnsucht des Geliebtwerdens erfüllt sich. Die empfangene Liebe gibt mir endlich das Gefühl eines eigenen Wertes.
Natürlich ist es problematisch, durch das starke Bedürfnis, geliebt zu werden von anderen abhängig zu sein. Aber den Depressiven quält die trennende Kluft zwischen dem Ich und dem Du. Er will dem Du so nahe wie möglich sein und leidet unter der isolierenden Distanz und der Ungewissheit. Die Ich-Schwäche, das ständige Gefühl der Ungeborgenheit, verliert sich, wenn die größtmögliche Nähe erreicht ist. Die größtmögliche Nähe ist für mich in der sexuellen Hingabe vollendet.
Um diese größtmögliche Nähe wahr werden zu lassen, sind nach Überzeugung des depressiven Menschen Voraussetzungen zu reali-

sieren: Harmonie, Anpassung, Vermeidung von Konfliktsituationen, Zärtlichkeit, Zurückstellung eigener Wünsche, Berührungen, Aufhebung von Blockaden, Sicherheit, Zuneigung, Wahrnehmung …
Das Touch Research Institute in Miami erforscht seit Jahren, wie wichtig Nähe und Berührungen für den Menschen sind und äußert dazu: *»Über die Berührung eines anderen Menschen erkennt der Mensch sich selbst.«*[290]
Wenn meine Partnerin, dieser andere Mensch, ähnlich empfindet oder wenn ich ihr das Gefühl vermitteln kann, gemocht zu sein und angenommen zu werden, brauche ich mir nicht den Selbstvorwurf zu machen, den anderen zu instrumentalisieren. Im Gegenteil: Der Depressive ist zur extrem einfühlsamen Identifikation mit dem auserkorenen geliebten Menschen fähig. In liebender Zuneigung erfasst er das Wesen des anderen. Die Literatur sieht hierin eine der schönsten Eigenschaften des depressiven Menschen.[291]
Für meine damaligen Ehefrauen muss das Fremdgehen ein Horror gewesen sein und ich schäme mich noch heute dafür. Ich schien (und scheine ein wenig immer noch) meinen Hypothalamus zwingen zu wollen, Dopamin (die Muttersubstanz der Hormone Adrenalin und Noradrenalin) und Endorphin (ebenfalls ein Hormon) in Unmengen auszuschütten, um die Depression zu kompensieren. An dieser Kompensation muss auch das limbische System beteiligt gewesen sein (und ist es immer noch). In diesem Gefühlszentrum des Gehirns entstehen unter anderem die Glücksgefühle, auf die ich so scharf war: Östrogen, Progesteron, Testosteron und Oxytocin, alle Hormone wurden in Bewegung gesetzt, um dem depressiven Fuzzi euphorische Gefühle zu verschaffen.
Wegen meines Lungenemphysems und der obstruktiven Bronchitis sollte ich natürlich nicht rauchen. Wenn du aber das gerade Geschriebene bedenkst, kannst du meine Tabakunvernunft nachvollziehen: Nikotin hat deswegen ein hohes Suchtpotenzial, weil es die Konzentration der Botenstoffe Dopamin und Serotonin erhöht, diese steuern das Belohnungssystem des Gehirns und sorgen für das ersehnte Wohlbefinden.
Wenige Zeilen zuvor beklagte ich mein schlechtes moralisches Verhalten. Ich will kurz auf den Zusammenhang zwischen Moral und

Glück eingehen. Wegen des Leidensdrucks der Krankheit »Depression« habe ich mir fast 25 Jahre lang das Recht gegeben, Glück für mich zu definieren und ohne Rücksichtnahme auf Glückssuche zu gehen. Jeder, außer vielleicht ein Heiliger, weiß, dass zwischen Glück und Moral ein Konflikt besteht. Auch jetzt, nach so langer Zeit, habe ich noch ein schlechtes Gewissen. Und ich kann mir nicht vorstellen, damals nicht einen Augenblick lang Schamgefühle gehabt zu haben. Deswegen weiß ich, dass ohne Moral das Glück eines gelungenen Lebens schier unmöglich ist: das Gewissen würde mich erdrücken. Allerdings darf die Moral ab und an nicht so genau hinschauen, wenn es der Tugend nicht ganz gelingt, den Menschen zu bändigen. Dann müsste aber zumindest das moralische Instrument »Reue« den Sünder maßregeln.
Ich war ein Quartalssäufer. Es war ein Trinken gegen die Traurigkeit und ich danke den Göttern dafür, dass ich kein Alkoholiker geworden bin. Dabei fürchtete ich weniger die gesundheitlichen Schäden als die Schande des sozialen Abstiegs. Was ich fand, das war ein sprödes, lausiges »Glück«. Aber jahrelang konnte ich mit ihm Furcht und Realität verdrängen. Vielleicht hast du es gemerkt: Die Sucht nach den Verdrängungsmedien wurde immer stärker; mein Verhalten immer exzessiver. Ein Beispiel für dieses Exzessive, für das Geraten an den Rand des sozialen Abgrunds und für den Verlust der Würde war mein Nacktauftritt in einer Bar. Betrunken ließ ich mich auf der Bühne des Etablissements von einer Animierdame von oben bis unten einseifen, vor allem dem Ort angemessen »unten«. Wegen des Alkoholpegels aber ohne Reaktion »da unten« – sehr zur Gaudi der Gäste. Für mich und meinem Freund gab es ein Honorar in Form freier Getränke. Für dieses Benehmen gibt es mindestens zwei Gründe. Zum einen wirken die Stoffe, die im Gehirn das Glücksgefühl auslösen, von Mal zu Mal weniger, zum anderen merkt sich das Gehirn, wenn wir ein Glücksgefühl schon mal hatten. Dann treibt unser Unbewusstes uns dazu an, neue Dinge zu probieren: Neue Beziehungen, neue Abenteuer … sehnsüchtig immer auf der Suche nach neuen Kicks mit noch intensiveren Belohnungen – diese jedoch bewirken kein »echtes« Glück, sondern betäuben nur das Unwohlsein in der depressiven Lebenssituation.[292]

Ich kann mir gut vorstellen, dass ich mich schon als Kleinkind abgelehnt fühlte (später sowieso). Dadurch könnten sich weniger Dopaminrezeptoren ausgebildet haben. Mein Lustsystem war (und ist) deshalb nur empfänglich für starke Reize. Ein starker Reiz, gar nicht mal sexuell motiviert, ist das wohlige Zärtlichkeitsgefühl, das ich seit Jahren gegenüber meiner jetzigen Frau empfinde. Ein sehr starker Reiz ist die Aussicht, bald nicht mehr unterrichten zu müssen. Und dann ist da noch der Kick, den mir die Tätowierungen versetzen. Die Motive? Adler, Wolf, Tiger: das sind die Starken; Blume, Schmetterling, Krebs: das sind die Zarten und Bedächtigen. Beide zusammen ergeben Yin und Yang: Die Harmonie, auf die ich so bedacht bin, die Sonnen- und Schattenseiten. Die Schattenseiten zu akzeptieren muss ich nach und nach noch lernen. Das Yin/Yang-Zeichen ist bereits tätowiert.
Aber da ist auch noch der Trotz. Meine Sehnsucht nach etwas mehr Mut zur Exzentrik kennst du inzwischen, und du weißt auch, dass meine Eltern meinen Umgang mit »Schmuddelkindern« nicht gerne sahen. Es bereitete mir ein Vergnügen, ihnen vor zehn Jahren die ersten Tattoos zu präsentieren: Eine Provokation – zumal die Mehrzahl der Kunden von Tattoo-Studios den weniger privilegierten »Klassen« angehören; allerdings dringen die Körperbilder immer mehr von den Randbereichen in den Kern der Gesellschaft vor. Im Buch »Body turn« des Herausgebers Robert Gugutzer schreibt Hannelore Bubitz, *»der neue, der optimierte Körper sei ein Glücksträger«.*[293]
Dem stimme ich nur zu gerne zu: Ich habe mich von meinen Eltern nicht zum Kastendenken verführen lassen; ich erhebe Einspruch gegen Konventionen; ich folge meinem Hang nach Selbststilisierung; ich zeige Impulsivität, Entschlusskraft, Verbindlichkeit und einen Hauch von Verruchtheit. Das gesellschaftliche Umfeld ist nicht mein Souverän der Ästhetik – ich bin es selbst. Das hat etwas mit der Authentizität zu tun, die ich so gerne als ein wesentliches Lebensziel erreichen möchte. Insofern sind meine Tattoos Schmuck, Bekenntnis und Protest zugleich. Das freut mich, macht mich einen Hauch glücklicher.
Ich will auch im Zusammenhang mit der Tätowierung den Aspekt »Geschlechtlichkeit/Sexualität« zumindest gestreift haben. Tattoo und

verruchtes Milieu der Seeleute kann man in einem Atemzug erwähnen, und ich kann überhaupt nicht leugnen, dass auch ich mit den Körperbildern maskulin-dominanter wirken möchte. Ich kenne wohl die Ergebnisse evolutionsbiologischer Studien, nach denen der Mann in erster Linie auf der Suche nach einer Frau sei, die fruchtbar ist. Gelesen habe ich auch, dass sich Frauen in der empfängnisbereiten Zeit eher einen maskulinen Mann wünschen.[294] Weißt du, ich bin ein 62-jähriger, seit 25 Jahren sterilisierter Mann, der endlich glücklich verheiratet ist. Die Tattoos als Ticket zum Fremdgehen kommen – so gesehen – Jahre zu spät. Ich kann es dir versprechen: Es gelten wirklich nur die Motive, die ich anfangs beschrieb: vor allem gegen Konventionen rebellieren (der alte 68er hat gesprochen).
Kaum zu glauben, dass das soeben Festgestellte eine hirnbiologische, also materielle, Grundlage hat. Stärkste Erinnerungen sind die, die mit Gefühlen verbunden sind. Ich hasste meine Eltern für die Umgangsverbote. Auch das hat mein Bewusstsein – vielleicht mittels Molekülen – geprägt. Man spricht daher auch von der bindenden Kraft des Gedächtnisses.[295] Im Grunde besteht unser ganzes Leben aus Empfindungen. Die manisch-depressive Seelenerkrankung – wenn auch biologisch generiert – ist selbst eine Kaskade, eine Achterbahnfahrt an Empfindungen. Weil die Psychotherapie, so einige Skeptiker, zu denen auch »mein« Neurologe gehört, an die tiefsten Schichten menschlicher Gefühle wie Leidenschaft, sexuelle Triebe, Rache oder Eifersucht kaum heranreicht, glaube ich an die »Chemie für die Seele«.[296] In Phasen tiefster Depression, wenn der grundsätzlich mögliche Suizid der einzige Trost ist, ein Zustand der mich alle fünf, sechs Wochen lähmt, wünsche ich mir Säcke voller Psychopillen. Flaut dieser Zustand ab, beginne ich regelmäßig darüber nachzudenken, ob ich nicht Auffälligkeiten/Belastendes wie Schüchternheit, Sensibilität, Ängste, Grübeln, Gefühle des nicht gut Seins als Charaktereigenschaft akzeptieren könne. Stimmt eventuell mein Glücksanspruch nicht? Will ich womöglich ein selbstbeherrschtes, funktionierendes, stromlinienförmiges Neutrum sein, das rundum kompatibel ist? Nein und nochmals nein!
Glück hängt davon ab, wie wir die Dinge betrachten, und wie wir die Dinge betrachten, ist geprägt durch unseren Denkstil. Unter die-

ser Prämisse habe ich wiederum schlechte Karten, zumindest auf den ersten Blick: Ein negativer Denkstil geht mit einem neuronalen Muster einher,[297] wie es für Depressive charakteristisch ist. Möglicherweise befindet sich dieses Muster im medialen präfrontalen Cortex, der für das Selbstbild einer Person prägend ist. Von diesem Selbstbild hängt entscheidend die Antwort auf die Frage ab, was ein Leben wirklich zu einem guten Leben macht, denn es sind unsere eigenen Erwartungen, Ambitionen, Maßstäbe und Forderungen und die korrekten (z. B. realistischen) Bewertungskriterien, die uns glücklich oder unglücklich werden lassen. Nur dann handelt es sich um eine glückliche Disposition, wenn z. B. Erwartungen und Bewertungskriterien übereinstimmen. Dabei spielt es kaum eine Rolle, ob es dabei um eine gegenwärtige einzelne konkrete Situation geht,[298] um das derzeitige umfassende Lebensgefühl oder das bisherige Leben als Ganzes.

Ich möchte dir das erläutern: Im Moment des Schreibens empfinde ich Freude darüber, dass ich in der Lage bin, meine Gedanken und Empfindungen zu Papier zu bringen (Bewertung: Zufriedenheit). Das derzeitige Lebensgefühl ist geprägt von dem unangenehmen Gedanken, die nächsten Wochen verschärft Seminare geben zu müssen (Bewertung: Anspruch, es allen Teilnehmern recht machen zu wollen, ist unangemessen). Das bisherige Leben insgesamt war geprägt vom unbedingten Wunsch, Anerkennung zu bekommen und von der Ungeduld, das Berufsleben endlich beenden zu können (Bewertung: hätte ich nicht die vielen kleinen manisch-ekstatischen Glücksmomente gehabt – oder waren es lediglich »Späße«? –, hätte ich das Leben nicht ertragen).

Jemand, der entschlossen ist, sich glücklich zu fühlen, muss – denke ich – zweierlei lernen: Ein Leben kann nicht einfach glücklich sein, ohne etwas Wertvolles zu enthalten. Und: Ein Mensch, der sich entschlossen hat, sich glücklich zu fühlen, muss lernen, passende Bewertungskriterien zu finden und sie flexibel (situationsbedingt) anzuwenden.[299]

In diesem Zusammenhang finde ich es bemerkenswert, dass seit 2007 an der Heidelberger Willy-Hellpach-Schule erstmals in Deutschland das Fach »Glück« unterrichtet wird. Im Kern geht es darum, Schülern ein Bewusstsein von sich, ihrer Umwelt und der Gemeinschaft zu geben. Auch körperliches Wohlbefinden und soziale Kompetenzen sollen vermittelt werden. Wenn in diesem Kurs, der sogar abiturrelevant ist, jedem einzelnen Schüler die zu ihm passenden Bewertungskriterien bewusst gemacht werden können, wird die Schule zuversichtliche Persönlichkeiten entlassen.[300] Ich wünschte mir, dass sich die Schüler mit diesem Zitat auseinandersetzen: *»Was war das Tapferste, das du je getan hast?«, fragt der Junge einmal. »Dass ich heute morgen aufgestanden bin«, antwortet der Mann.*[301] Das kann ich nachempfinden. Wie glücklich wäre ich, könnte ich frohen Mutes aufstehen. Auch ohne einen der häufigen Albträume zu haben, beginnt jeder Tag mit Schrecken.

Im Wechsel von Steigen und Fallen liegt der größte Reiz des Lebens, da das Glück nur durch den Vergleich offenbar wird.
(August Strindberg)

In der Besprechung von Rolf Häubls Buch »Neidisch sind immer nur die anderen«, schreibt Bernd Eilert: *»Wir trachten nach einem anderen Los, weil wir das unsere nicht zu nutzen wissen und wollen über uns hinaus, weil wir nicht begreifen, was in uns ist.«*[302] Über die Interpretation dieser Aussage lassen sich ganz bestimmt Bewertungskriterien herausarbeiten, denn auch als depressive Menschen verfügen wir über ein gerüttelt Maß an Empfindungsqualität, z. B. indem wir in der Lage sind, uns nach dem Aufstehen mit einer Tasse Kaffee und einer Zigarette zu belohnen oder wenn wir es uns an einem melancholischen Regentag so richtig gemütlich machen oder wenn uns ein Bekannter freundlich zulächelt. Bewertungskriterien und Empfindungsqualitäten dürfen aber nicht als äußere Faktoren dominieren – vielmehr müsste innere Ruhe zur psychischen Stabilität beitragen. Jedes Gehirn ist plastisch, also veränderbar, zum Beispiel durch das Zulassen kleiner Freuden. Auch, dass wir bei allem Gefühl der Minderwertigkeit nicht vergessen, dass Stolz ein angeborenes Gefühl ist: Wir können also stolz darauf sein, es überhaupt geschafft zu haben, aus der Deckung des Bettes herausgekommen zu sein. Die Größe der Leistung definieren einzig und allein wir. Wir müssen aber verinnerlichen, dass wir, solange wir zu so einer positiven menschlichen Gemütsbewegung fähig sind, nicht zu den seelisch Toten gehören. In uns Depressiven ist ein Teil, der nicht gerne lebt, der eigentlich sterben möchte. Der andere Teil ist immerhin noch zu positiven Gemütsbewegungen in der Lage. Wir können versuchen, den Teil zu stärken, der offensichtlich noch leben möchte.

Solch eine Stärkung wäre beispielsweise durch Musik erreichbar. Wenn Babys etwas vorgesungen bekommen, sinken ihre Stresshormonspiegel und diese bleiben zudem deutlich länger auf dem niedrigen Niveau, als wenn die Mütter lediglich reden. Musik stimuliert das Belohnungszentrum und löst dadurch Glücksgefühle aus. An der Universität Witten/Herdecke musizierte der Musiktherapeut W. Schmid mit Patienten mit multipler Sklerose: Das Selbstwertgefühl der Teilnehmer stieg und die Depressionen nahmen ab.[303] Ich erzählte dir von dem Melancholie-Seminar am Ammersee, an dem ich teilnahm. Melancholische und depressive Menschen trafen sich, um mehr zu dem Thema »Heitere Melancholie« zu erfahren und zu erleben. Ein bedeutender Stundenanteil war »melancholischer Musik« gewidmet: Insbesondere die portugiesische Fado-Musik ging nachhaltig unter die Haut!

Diese und ähnliche spirituelle Erfahrungen (auch andere kreativer Art) können grundlegende Veränderungen im Gehirn bewirken. Einzige Bedingung scheint zu sein, dass ich »eins werde« mit dem Objekt, dem ich meine Aufmerksamkeit widme. Der Lohn ist entsprechend: Ich empfinde Glücksmomente.

Das hat rein gar nichts zu tun mit dem »immer-gut-drauf-Sein«, also mit dem Zwang zur positiven Ausstrahlung im privaten und beruflichen Alltag. Ängste, Zweifel, Niedergeschlagenheit haben keinen Platz in dieser »alles-ist-gut-Gesellschaft«. Alle unerwünschten Gefühle und Eigenschaften wie Schüchternheit, Depression, Zwanghaftigkeit und Neid sind zu beseitigen. In den Industriegesellschaften werden Psychopharmaka konsumiert, als wären es Gummibärchen.[304] Du willst keine Karriere machen in dieser Leistungsgesellschaft? Du strebst nicht nach dem Brotkorb, der immer höher gehängt wird? Du lebst nicht nach dem Motto »Hast du was, bist du was«? Du nimmst nicht an dem teil, was der »letzte Schrei« ist? Du hast unabhängig von den auf dich niederprasselnden »Glücksgeboten« deinen eigenen Maßstab entworfen, nach dem du glücklich werden möchtest? Dann steigst du mutig, ja selbstbewusst, aus diesem unbarmherzigen Hamsterrad der leistungsorientierten Konsumgesellschaft aus! Deine Philosophie vom Glück kontrastiert jetzt zu der gängigen Lebensauffassung. Du lebst nachhaltiger, weil du nicht der Meute hinterherhechelst. Die Depression steht im krassen Widerspruch zu der oberflächlichen Spaßgesellschaft. Wie wär's, wenn wir ganz simpel zu unserer weisen Einschätzung stünden, dass diese grelle Welt nichts für uns ist? Weil wir das Fadenscheinige der Konkurrenzgesellschaft erkennen, sind wir Depressive eigentlich die wahren Realisten. Wie wär's, wenn wir es uns in der »Rolle« des Exzentrikers, also jenseits des Kerns von Konsum, Leistung und Anpassung, gut gehen ließen? Dieses Glück definierte Sigmund Freud übrigens als *»Glück des Kontrasterlebnisses«*.

Auch eine andere Definition finde ich reizvoll: Der Schriftsteller Manes Sperber nannte »Glück« eine »Überwindungsprämie«. Meine Tendenz zur Starrköpfigkeit erleichtert mir das Aushalten von Kontrasten: Meine Unterrichtmethode ist beispielsweise im Vergleich zum Gewohnten recht unkonventionell; ich bin aber von der Richtigkeit meines pädagogischen Tuns überzeugt und halte Widerstände aus. Ich freue mich einerseits über meinen konsequenten schülerorientierten Ansatz, fürchte mich aber andererseits vor meiner auffälligen individuellen Herangehensweise.

Das war ein Beispiel für eine ganz konkrete aushaltbare kontrastierende Lebenssituation. Anders verhält es sich mit meiner Duldsamkeit, wenn sich herbeigesehnter Anspruch und herbe Wirklichkeit gegenüberstehen. Diese Kontraste kann ich schlecht ertragen. Dann verliere ich schnell den Mut und verspüre aufkommende Lebensunlust. Ich reagiere wie ein Kind, das Wünsche nicht unmittelbar erfüllt bekommt.

Kann ich den einen oder anderen Kontrast wegen meiner Sturheit wohl aushalten – vor allem wenn es um Überzeugungen geht – fällt mir das Überwinden im Sinne von M. Sperber schwer: Ich schaffe es beispielsweise nicht, mein Schamgefühl wegen der Weißfleckenkrankheit zu bezwingen. Da fühle ich mich wie eine monströse

Figur im Panoptikum. Ich ertrage die Gaffer nicht. Ich weiß, dass mich diese Verwundbarkeit unfrei macht. Und weil ich kein Mittel gegen diese Überspanntheit kenne, bleibt mir hier das Glücksgefühl als Prämie für mutige Überwindung verwehrt. Das gilt auch für andere Überwindungssituationen, vor allem für Anlässe, bei denen ich mich zum Verzicht überwinden müsste.

Ganz unabhängig von Kontrast und Überwindung: Das Leben mit der Depression allein ist schon kräftezehrend. Die Energie für den Umgang mit Kontrasten und die Willenskraft zur Überwindung von tiefsitzenden Anspruchsvorstellungen kann ich fast nicht mehr aufbringen.

Statt mich über das halbleere Glas zu ärgern, könnte ich mich doch darüber freuen, dass es noch halbvoll ist. Ich überwinde meinen Pessimismus und schon sieht die Welt freundlicher aus. Wenn das nur so einfach ginge, wie es klingt! Ich müsste über meinen Schatten springen, um die Welt mit diesen Augen sehen zu können, will sagen: es geht um Disposition, Charakter, Selbstbeobachtung.

Zunächst habe ich mir bewusst zu machen, dass Menschen in fast jeder Lebenssituation Lebensfreude verspüren können. Die guten Gefühle sind nämlich im Gehirn angelegt, so dass die äußeren Umstände das Wohlbefinden nur geringfügig beeinflussen können (Experten sprechen von allenfalls zehn Prozent). Wir können die neuronalen Schalter für die guten Gefühle potentiell durch bewusstes Üben stärken, weil es an uns liegt, uns gezielt in Situationen zu versetzen, auf die wir dann mit Freude und Lust reagieren. Entscheidend ist, dass wir irgendwie aktiv sind.[305] Ich komme wieder auf das morgendliche Aufstehen zurück, da dies zunächst die höchste Hürde für den schwer Depressiven sein dürfte. Ich könnte mir ein bescheidenes Ziel vorstellen, z. B. den Morgenkaffee und danach ein Telefonat mit einer Vertrauensperson oder das Schreiben eines Briefes oder den Genuss einer leckeren Scheibe Brot oder ein Spaziergang hinaus in die Natur. Wem Leichtsinn nicht als Zumutung vorkommt, der klinkt sich mal aus Verpflichtungen aus und unternimmt spontan einen Wochenendurlaub und findet darin vielleicht sein kleines Paradies, wie der Philosoph Ludwig Marcuse den Leichtsinn beschrieb.[306] Das gibt das Gefühl, sich zumindest hin und wieder von

Abhängigkeit, Gewohnheit, Kontrolle und Bedenklichkeit zu verabschieden. Goethe wusste, warum er den Leichtsinn als göttliches Gefühl beschrieb. Ich habe mir diese kleinen Freiheiten, oft mit schlechtem Gewissen genossen, gegönnt. So fühlte ich mich nicht total den Umständen ausgeliefert – das konnte ich aber nur verantworten, weil ich meiner Partnerin dasselbe zugestehe. Sich ausgeliefert zu fühlen, gehört zu den unerträglichsten Empfindungen. Wenn ich jedoch den Eindruck habe, eine autonome Person sein zu können, wage ich eher den Schritt in Richtung »Glücksmomente«.

Selbstverständlich kann ich dir keine Rezepte mit garantiertem Erfolg ausstellen. Bei allem handelt es sich jedoch um Verhaltensweisen, die ich selbst einübe, um letztlich sagen zu können: »Es war ein relativ geglücktes Leben«.

Du solltest auf der Suche nach dem Glück zunächst versuchen, dich selbst kennen zu lernen. *»Glücklich ist ein Leben in Überstimmung mit der eigenen Natur«,* schreibt der Philosoph Seneca in seinem Brief »Vom glücklichen Leben«.[307]

Wir müssen uns dazu aufraffen, Wünsche überhaupt zu formulieren. Aufraffen klingt nach Anstrengung. Ich weiß, dass es in Zeiten schwerster Depression fast unmöglich ist, überhaupt positiv an »wünschen« zu denken. Der negative Todeswunsch verhindert jeglichen Optimismus, und Wünsche haben etwas mit einer »guten Zukunft« zu tun. Sie sind für uns Wolkenkuckucksheime, Träume also. Ich sagte ja, ich könne keine individuell angepasste Rezepte ausstellen. Allerdings kennen wir beide die allgemeinen Nöte eines Depressiven und die daraus resultierenden Wünsche, die elementare Bedürfnisse sind: Wunsch nach Gemeinschaft, Anerkennung, Entspannung, Geborgenheit und Selbstbewusstsein.

Sämtliche Bedürfnisse innerhalb kürzester Zeit zu befriedigen, dürfte kaum möglich sein. Derzeit arbeite ich zum Beispiel an dem Wunsch nach »Entspannung«: Ich konzentriere mich auf nur wenige Aufgaben, lege öfter Pausen ein, mache einen Mittagsschlaf, gehe in der Natur spazieren (*»Durch die Natur wird das Herz des Menschen gemildert und besänftigt«*, Adalbert Stifter) und versuche, ihre Laute wahrzunehmen, setze mich in einem Biergarten ganz an den Rand des Geschehens, strecke die Beine aus und versuche, den Kaffee-

geschmack zu genießen, ich reflektiere darüber, ob es schlimm war, mich in die Öffentlichkeit zu setzen und was der üble Kontrast zu meiner jetzigen relativ guten Situation sein könnte. Das praktiziere ich – nach Absprache mit meiner Frau – schon eine Zeitlang und merkte, dass es innerlich gut anzukommen scheint. Aber Achtung: Dieses Programm der Bedürfnisbefriedigung ist nicht nach einem Monat abgehakt. Das dauert!
Wie alles hat auch dieses Verhalten etwas mit unserem »Oberstübchen« zu tun. Der Schlüssel liegt in Nervennetzwerken des Gehirns. Die Motivationssysteme befähigen den Menschen dazu, ein zielorientiertes Verhalten zu entwickeln, indem sie es mit der Ausschüttung von Glücksbotenstoffen belohnen.[308] Das Gehirn besitzt also die Macht, unser Verhalten auf bestimmte Ziele hin auszurichten.

Zu sein, was wir sind und zu werden, was wir werden können, ist der einzige Sinn des Lebens. (Robert Louis Stevenson)

Was man im Leben verpasst, ist das Leben. (Autor unbekannt)

So viel ich das Leben betrachte, ich kann keinen Sinn hineinbringen. (Sören Kierkegaard)

Die Vollendung setzt sich aus Kleinigkeiten zusammen. (Joseph Joubert)

Wirklich zu leben ist das Kostbarste auf der Welt. Die meisten Menschen existieren bloß, sonst nichts. (Oscar Wilde)

Was passt am Ende dieses Kapitels besser als die Frage nach dem Sinn des Lebens? Der depressive Mensch ist ein kranker Mensch. Welchen Sinn macht das Leben als kranker Mensch in einer Leistungsgesellschaft? Diese Frage stellt sich, weil die Arbeit, also die Leistung, heute letztlich unser gesamtes soziales Leben bestimmt. Und weil alle Aspekte der Lebensqualität (eines glücklichen Lebens?) aufs Engste mit dem Leistungsprinzip, der Leistung und dem stolzen Bewusstsein hoher Leistung verbunden sind. So ist es kein Wun-

der, dass sich das Leistungsprinzip allmählich zur alles bestimmenden Norm des privaten, beruflichen und öffentlichen Lebens entwickelt hat.
Demzufolge – als logische Konsequenz – gehört der berechtigte Stolz auf die eigene Leistung sicherlich ebenfalls zur Qualität des Lebens (zu einem glücklichen Leben?).
Unter Erfolgstüchtigkeit sollen hier alle Eigenschaften und Verhaltensweisen verstanden sein, die auf die Durchsetzung der Leistung und folgerichtig der eigenen Persönlichkeit gerichtet sind. Je nach Bedeutung dieses Erfolgs findet dann die soziale Rangzuweisung statt.
Hier möchte ich die Depression und die Sinnhaftigkeit ins Spiel bringen. Zunächst: Leistungsfähigkeit, da sind wir uns wohl einig, steht in einem Zusammenhang mit der Intelligenz des Leistungsträgers. Aber was ist »Intelligenz«? Ganz bestimmt mehr als logisch-mathematisches, räumliches und sprachliches Denken. Das Spektrum ist also um zusätzliche Elemente zu erweitern, zum Beispiel: handwerkliches Geschick und gute Feinmotorik, soziale und emotionale Intelligenz. Die beiden letztgenannten Intelligenzkriterien will ich ins Visier nehmen.
Charakteristisch für die manisch-depressive Erkrankung ist u. a. Kontaktvermeidung, Traurigkeit, mangelndes Selbstwertgefühl, Stimmungsschwankungen, Narzissmus: Alles Eigenschaften, die die soziale und emotionale Intelligenz einschränken; folglich die Leistungsfähigkeit reduzieren.
Schauen wir uns eine weitere Definition von Leistung an: *»Leistung ist immer das Ganze, und menschlich ist eine Leistung nur dann, wenn alle Wesensseiten und Kräfte des Menschen beteiligt waren, wenn der Mensch sich als Ganzer in ihnen ausdrücken kann.«*[309]
Ich hoffe, deine Fähigkeit, dich selbst stimmig einzuschätzen, bewahrt dich davor, mit der Last der Depression auf das Karriere-Karussell aufspringen zu wollen. Selbst wenn du noch so viele Antidepressiva, Stimmungsaufheller und Beruhigungspillen in dich hineinstopfst, du wirst bloß existieren/funktionieren und am Leben gingst du vorbei (s. Oscar Wilde). Davon unabhängig: Es wächst die Zahl der Menschen, die in ihrer Arbeit und in ihrem Leben keinen Sinn

mehr sehen. Der Begriff »nachhaltig« fiel an anderer Stelle. Durch Nachhaltigkeit geschieht Sinngebung. Und Nachhaltigkeit bedeutet, Lebenszusammenhänge herzustellen – ich erinnere dich an die Aphorisme *»Die Vollendung setzt sich aus Kleinigkeiten zusammen«*. Du musst die Puzzleteile geduldig, selbstkritisch und auf Erfahrungen basierend zu einem harmonischen Bild zusammenfügen. Bei mir hat das viele Jahre gedauert; auch wenn ich zwischenzeitlich dachte, sie sei beendet, geht diese »Arbeit« doch weiter, vielleicht bis zum Lebensende. Eines aber habe ich begriffen: Ich habe mittlerweile sogar an den unscheinbarsten Puzzlestücken meine Freude. Das »Leben an sich« hat für mich nach wie vor keinen Sinn, aber das »Mosaiksteinchen-Leben« mit der Wertschätzung kleinster Teile bereichert mein Dasein. Als Trostpflaster, als allerletztes Teil, habe ich nicht mehr den Suizid, sondern die »aktive Sterbehilfe«, für die ich mich auch engagiere. Vielleicht kannst du es dir auch erarbeiten: mit dir selbst befreundet zu sein. Das macht Sinn, oder?

Ein insgesamt glückliches Leben ist ein sinnerfülltes. Jede Chance sollte genutzt werden, die Spitze der Bedürfnispyramide zu erklimmen: Der Gipfel, der Mount Everest der Bedürfnispyramide, ist die Selbstverwirklichung, Authentizität, Selbsterkenntnis.

Vor ungefähr zwanzig Jahren stieß ich auf Hermann Hesses »Demian«. Ein Jugendroman: Ein bewundernswerter Einblick in die Jugendpsychologie, wie Stefan Zweig anmerkte. C. G. Jung verglich die Wirkung dieses Buches mit dem »Licht des Leuchtturms in einer Sturmnacht«.

Nach der Lektüre war ich (im Alter von vierzig Jahren!) wie elektrisiert. H. Hesse lässt seinen »Sinclair« unglaublich Einleuchtendes zur Sinnfrage sagen. Ich werde einen Text formulieren, der aus Aussagen besteht, die mir extrem wichtig sind, weil sie mich zutiefst persönlich berühren.

Schon ganz früh erwachte in mir *»das Heimweh nach mir selber«*. Und ich merkte, dass ich mir selber – vor allem aber die Umwelt – die Grenzen meiner Persönlichkeit viel zu eng zog. Jahrzehntelang spürte ich diese Beklemmungen und hörte *»die Stimmen meiner Seele, aber ich überließ mich ihnen nicht, sondern richtete mich nach Autoritäten, Moral und Tugenden und verdarb mich damit.«*

Seitdem (und das bis heute) ist mein Hass auf Autoritäten groß; aber in Wirklichkeit *»hasse ich mich selber, weil ich die eigene Welt in mir gar nicht zu Wort kommen ließ«* und immer noch nicht zufrieden stellend zu Wort·kommen lasse.[310] Dabei *»gibt es keine Pflicht für erwachte Menschen, als die eine: sich selber suchen, in sich fest werden, den eigenen Weg vorwärts zu tasten, einerlei wohin er führe. Im Grunde genommen vollzieht sich erst dann die zweite und bedeutendere Geburt, das seelische Geborenwerden«. »Wer geboren werden will, muss eine Welt zerstören«*: die Welt des Angepasstseins (einschließlich der Profiteure deiner Anpassung) und die Welt der bequemen sozialen und materiellen Sicherheit.

»Jeder von uns muss für sich selber finden, was ihm erlaubt und was ihm verboten ist.« Dabei ist jedoch zu *»bedenken, dass deine erlaubte Welt bloß die Hälfte der Welt ist, und du versuchst, die zweite Hälfte dir selbst zu unterschlagen. Das glückt keinem, wenn er einmal das Denken angefangen hat.«*

Aber »ausführen« kann ich das nur, wenn der Wunsch ganz in mir selber liegt, wenn wirklich mein Wesen ganz erfüllt von ihm ist. *»Sobald du probierst, was von innen heraus dir befohlen wird, dann geht es auch.«* Vor diesem ersten Probieren hatte ich eine lähmende Angst: Die Alkoholprobleme begannen und die Depression wurde heftiger. Hermann Hesse: *»Nichts auf der Welt ist dem Menschen mehr zuwider, als den Weg zu gehen, der ihn zu sich selber führt.«*[311]

Soweit die Verflechtung meiner Gedanken mit Hermann Hesses Offenbarungen.

Authentisch leben; eine Arbeit, die keine Angst bereitet; Selbstverwirklichung auch im beruflichen Leben; Selbstwertgefühl; keine soziale Phobie: Diese fünf Wünsche/Aufgabenstellungen, wären meine »Quintessenz« für ein glückliches Leben.

Ich stelle Dir nun fünf Bücher vor, mit deren Hilfe (unter anderem) ich seit längerer Zeit versuche, die selbstgestellten Aufgaben Stückchen für Stückchen ins tägliche Leben umzusetzen.

(1) Authentisch leben, Erich Fromm. Kurzinhalt: Wissen, was die eigene Person ausmacht. Nicht fremdbestimmt, sondern bewusst die eigenen Quellen leben. An die eigenen Ressourcen kommen, keine Fassadenexistenz führen, sondern intensiv fühlen

und authentisch leben. Ein Satz, der mich beeindruckt: *»Freiheit ist die Offenbarung der menschlichen Würde oder das Wesen des Menschen selbst, also das, was er ist und was er trotz aller durch seine Endlichkeit bedingten Schranken, Hindernisse und Grenzen zu sein vermag.«* (S. 48)

(2) Keiner ist perfekt, Allan E. Malinger / Jeanette de Wyze. Kurzinhalt: Die Tugend als Laster: Keiner ist perfekt, aber immer mehr Menschen glauben, perfekt zu sein sei die erstrebenswerteste aller Tugenden. Sie leiden oft unsäglich unter der Angst zu versagen. Das Buch lehrt, mit sich selbst und anderen Gelassenheit zu üben und Schwächen zu akzeptieren. Ein Satz, der mich beeindruckt: *»Zwanghaften fällt es oft schwer, einfach zu akzeptieren, dass andere sie lieben. Sie sind nicht fähig, ihre Beziehung zu anderen Menschen zu genießen. Und sie haben das Bedürfnis, über alle Kritik erhaben zu sein – moralisch, beruflich oder persönlich«.* (S. 17, 19, 160). Eigene Anmerkung: Auf S. 160 ist weiterhin zu lesen »oft glauben (die Zwanghaften) nicht, dass jemand, der sie jetzt mag, sie wahrscheinlich auch in Zukunft mögen wird.« Ich könnte schwören, dass diese Einbildung, die enorme moralische und finanzielle Belastungen nach sich zog, aus Verlassensängsten resultierte: Aus Angst, irgendwann urplötzlich verlassen zu werden, »musste« ich die Initiative ergreifen, um meinen jeweiligen Partnerinnen zuvor zu kommen.

(3) Sehen und gesehen werden. Wie man Beachtung und Anerkennung findet, Irmtraud Tarr. Kurzinhalt: Nicht übersehen zu werden ist ein Grundbedürfnis. Beachtung ist die Glücksformel im Zusammenleben: Sie macht uns zu dem, was wir sind. Sie ist stärker als Geld, Macht oder Herkunft. Wie schafft man es, Aufmerksamkeit anderer auf sich zu lenken? Ein Satz, der mich beeindruckt: *»Wir ertragen es nur schwer, wenn wir für andere keine Rolle spielen ... Unser Selbstbild hängt entscheidend davon ab, welche Bedeutung wir für die anderen haben.«* (S. 33)

(4) Ist das alles? Erfolg ist eine Frage der richtigen Erwartungshaltung, David Brandt, Ariston-H. Kurzinhalt: Wir erwarten von uns, was andere wollen, was aber weder unseren Fähigkeiten

noch Bedürfnissen entspricht. Gezeigt wird, wie man aus dieser Negativspirale ausbricht, wie man selbstgesetzte und von außen angetragene Erwartungen realistisch einschätzt und wie die richtige Erwartungshaltung eine der stärksten und positivsten Kräfte sein kann. Ein Satz, der mich beeindruckt: *»Hinter dem narzisstischen Stil, der durch grandiose Erwartungen gekennzeichnet ist, verbirgt sich der Lebenswunsch, etwas Besonderes zu sein. Narzissten müssen diesen illusorischen Wunsch aufgeben. Sie müssen akzeptieren, nicht in allem herausragend sein zu können und ein ausgeglicheneres Selbstbild entwickeln. Für Narzissten bedeutet gewöhnlich sein wertlos sein.«* (S. 149)

(5) Anleitung zum Müßiggang, Tom Hodgkinson. Kurzinhalt: Die Anleitung ist eine hochaktuelle Gesellschaftskritik, die, obgleich urkomisch und ironisch überspitzt, sehr ernst genommen werden will. Der Autor ruft zur Faulheit auf, plädiert für mehr Produktivität durch entspannte Arbeit und für einen gelasseneren Umgang mit der Arbeitslosigkeit. Und um die stetig wachsende Schar der Kritiker kapitalistischer Arbeitsethik mit Munition zu versorgen, zitiert er weltberühmte Philosophen ebenso wie längst vergessene Punkmusiker. Ein Satz, der mich beeindruckt: *»Trotz aller Versprechungen der modernen Gesellschaft, dem Menschen Freizeit, Freiheit und Selbstbestimmung zu schenken, sind die meisten von uns nach wie vor Sklaven eines Stundenplanes, den wir uns nicht ausgesucht haben ... Die Propaganda gegen das Verschlafen reicht zurück bis zur Bibel. So lautet ein Spruch Salomons: Gehe hin zur Ameise, du Fauler, siehe ihre Weise an ... Ich möchte den Geisteszustand einer Religion ernsthaft in Frage stellen, die die Ameise als Beispiel dafür hinstellt, wie man leben soll. Der Ameisenstaat ist eine ausbeuterische Aristokratie ...* (S. 15f.). *Es gibt in der Tat keinen Ort, auf den die Wahrheit des Evangeliums, ›Gottesfurcht ist von großem Gewinn‹, mehr zutrifft, als auf die Führung einer großen Fabrik* (S. 35).«

Eigene Anmerkung: Seit kurzem bin ich Mitglied im »Verein zur Verzögerung der Zeit«. Ich zitiere aus der Internet-Präsentation: *»Es geht den Vereinsmitgliedern um einen neuen, ge-*

sünderen, menschlicheren Umgang mit der Zeit in allen Bereichen ... In einer Zeit, in der wir immer mehr gedrängt werden, zu beschleunigen und mehrere Dinge gleichzeitig zu tun, gehört schon eine große Portion Mut dazu, dem Beschleunigungs- und Gleichzeitigkeitswahn entgegenzusteuern und Zeit zu verzögern ... Das Wichtigste erhält ein Vereinsmitglied mit dem Gefühl der Sicherheit, einer Gruppe von Menschen anzugehören, die sich über alle Gruppierungen hinweg durch ihre Existenz, aber auch durch Worte und Taten, gegen eine Beschleunigung um jeden Preis wendet.«[312]

Von der Religion, vom Atheismus und von den Naturreligionen

»Gottesfurcht ist von großem Gewinn«, zitierte ich gerade. Diese These möchte ich überprüfen. Es ist mir überhaupt nicht möglich, den christlichen Glauben, diese Gott-Jesus-Maria-Theologie nachzuvollziehen. Der Inhalt des Alten Testaments ist eine Ansammlung von Gräueltaten, Drohungen infolge des so genannten Sündenfalles und eine Überlieferung von Mythen, Heldensagen und märchenhaften Erzählungen. Gott opfert seinen Sohn, Maria gebar unbefleckt. Ich kann und will die Grausamkeit des »Herrn« nicht nachvollziehen, und ich kann und will in der »Fleischeslust« nichts Schlechtes erkennen. Die Figur des Jesus und dessen Anhänger waren, so interpretiere ich die Historie, Guerilleros gegen die römische Besatzung. Der Name »Jesus« bedeutet im hebräischen »Rettung«, und »Christus« steht im Griechischen für »der Gesalbte«, was ein Hoheitstitel ist. »Jesus Christus« wäre demnach gleichbedeutend mit »der gesalbte, also rechtmäßige König von Juda, der neue Moses und Messias des Volkes Israel«. »Messias« kann übersetzt auch Befreier, Erlöser aus religiöser, sozialer und politischer Unterdrückung bedeuten. »Jesus«, ich will keineswegs religiöse Gefühle verletzen, ist insofern für mich der Wilhelm Tell der Unterdrückten (hier wird der Legende nach ebenfalls ein Sohn in Gefahr gebracht).

Ob Tell oder seine Gefolgschaft allerdings so grausam gegen die war, die nicht der Lehre folgen wollten, ist mir nicht bekannt (hier will ich keinen Bezug zu Jesus und seinen Jüngern herstellen, sondern die Institution »Kirche« mit ihrer entsetzlichen Missionierung an den Pranger stellen).

»Wir müssen unser Ziel in Gottes Hände geben und den Weg Gottes Führung überlassen. Leider haben in den letzten Jahren viele Patienten und Ärzte die Überzeugung verloren, dass alle Dinge in Gottes Hand liegen. Wenn wir wieder von der hohen Bedeutung der göttlichen Hilfe bei all unserem Tun überzeugt sind, dann erst werden wir wahre Fortschritte bei der Wiedergewinnung der Gesundheit erringen. Wie immer auch unsere Probleme geartet sind, es gibt eine Macht, die mit ihnen fertig wird. Es gibt nichts in der Welt – keine Schwierigkeiten und keine noch so schwere Niederlage – die nicht durch positives Denken und Vertrauen in Gott überwunden werden könnte«. Das sind Zitate aus dem Buch »Die Kraft des positiven Denkens« von Norman Vincent Peale.[313] Einem Spiritualisten kannst du getrost erzählen, »der Herr« sei übers Wasser gelaufen oder ließ Brot vom Himmel regnen (Manna), denn sein Spiritualismus ist eine metaphysische Lehre, die das Wirkliche als Erscheinungsweise des Geistigen annimmt,[314] will sagen, einen Gottesbeweis zu führen ist mit Verstandeskraft allein nicht möglich. Entweder musst du Spiritualist oder/und Esoteriker sein, um annähernd nachvollziehen zu können, was die Kreationisten allen Ernstes – und das ist das eigentlich Lustige – behaupten: dass die Erde mit allen Lebewesen vor 6000 Jahren erschaffen wurde (so glauben auch die »Zeugen Jehovas«) und dass tatsächlich ein Schöpfer, also Gott, Flora und Fauna kreiert haben soll.

Wenn dann noch der katholische Bischof Walter Mixa das Festhalten an der Evolutionstheorie als etwas »Totalitäres«[315] bezeichnet, könnte ich endgültig vom Glauben abfallen – aber das war ich schon davor. Die christliche Idee eines allmächtigen Schöpfers verleiht der Evolutionsbiologie einen Beigeschmack der Gottlosigkeit – am besten erklären wir die Erde wieder zur Scheibe.

Der Personenkult der monotheistischen Weltreligionen ist mir noch nie geheuer gewesen. Da könnte ich mich eher für den Hinduismus begeistern, der keine Stifterreligion (Jesus, Allah, Buddha) ist und keine in sich geschlossene dogmatische Lehre kennt – wenn es in dieser Religion nicht das Kastensystem und die Drohung mit der endlosen Kette der Wiedergeburt gäbe. Aber auch, dass der lange Weg durch die Wiedergeburten dadurch verkürzt werden könne, dass ich der Welt entsage, macht diese Religion nicht beruhigender: Wenn ich der Welt entsagen müsste, sähe ich noch viel weniger Sinn in meiner Existenz. Dennoch bleibt im Vergleich zum Christentum etwas sehr Sympathisches: Zum einen gibt es große und kleinere lokale Götter, zum anderen genießen Naturerscheinungen wie Sonne, Mond oder Wind Verehrung. Die Schonung alles Lebendigen gilt sowieso als höchstes Gebot, denn man könnte darin ja wiedergeboren werden. Das klingt viel barmherziger als »macht euch die Erde untertan.«[316]

Die Religionen sind der Ausdruck des ewigen und unzerstörbaren metaphysischen Bedürfnisses alles Menschlichen.

(Jacob Burckhardt, Historiker, 1818–1897)

Dieses »metaphysische Bedürfnis« lässt sich auch in der Nähe meines Heimatortes Aurich feststellen: Am Rande eines 4500 Jahre alten Weges zum Überqueren eines sumpfigen Geländes wurde ein Kultpfahl aus Erlenrundholz mit einer plastisch geformten Kopfkugel gefunden. Im Zusammenhang mit der Goldenen Sonnenscheibe von Moordorf bei Aurich und dem Zentrum der Heiligen Linien, einem urgeschichtlichen Grashügel, dem Upstalsboom, wird von einer großen astronomischen Anlage der Steinzeit gesprochen. Dass unsere Vorfahren die Klärung ihrer Existenz auch im Himmelsgewölbe suchten, kann ich nachvollziehen.

Metaphysisches auch auf einem anderen Kontinent: Die nordamerikanischen Anasazi-Indianer glaubten an ein Fortleben nach dem Tod, das dokumentieren entsprechende Grabbeigaben. Die nachfolgende Korbflechterkultur, ca. 3500 v. Chr., widmete der Maispflanze, der Quelle allen Lebens, mythologisch-religiöse Zeremonien.[317]

Hast du dich gefragt, warum ich diesen Ausflug in die spirituelle Welt unserer Ahnen unternehme? Weil ich davon überzeugt bin, dass unser Verstand niemals in der Lage sein wird, den »Ur-Grund«, die

»Ur-Sache des Seins« und des Kosmos' zu verstehen. Dazu werden wir trotz Relativitätstheorie, Quanten- und Astrophysik niemals fähig sein. Das mögen bereits unsere Vorfahren geahnt haben. Weil es so faszinierend ist, will ich noch bei der Spiritualität verweilen, die eine »echtere« Religion ist als die große westliche monotheistische Glaubensrichtung, die ihre Anhänger zum Popanz (Popanz: (abwertend) willenloses Geschöpf; unselbständiger, von anderen abhängiger Mensch, Quelle: Duden, Das große Fremdwörterbuch) macht.

In Afrika, in Libyen, fanden Archäologen Steingeräte, deren Alter auf ca. 180.000 Jahre datiert wird. Sensationell aber ist der Fund von Perlenschmuck, der sich hier (El-Greifa) ebenfalls befand, sensationell deshalb, weil das Tragen von Schmuckobjekten nämlich Selbstbewusstsein und ein Verständnis für die individuelle Existenz voraussetzt. Diese Schmuckperlen können zudem sowohl eine soziale Position markieren als auch magisches Hilfsmittel oder Talisman gegen Geister gewesen sein. Das hatte man Menschen aus dieser Zeit noch nicht zugetraut.[318]

Was mich daran deprimiert, ist der Umstand, dass wir so tun, als gäbe es eine ernstzunehmende »Religion« erst seit der so genannten Zeitenwende. Unsere Brüder und Schwestern aus den Zeiten davor disqualifizieren wir als ethikferne unsensible barbarische Heiden. Aber keine animistische (animistisch: Anschauung, die die Seele als Lebensprinzip betrachtet. Glaube an gedachte seelische Mächte, Geister. Quelle: Der Große Fremdwörter-Duden), schamanistische, polytheistische oder andere spirituelle Religion richtet soviel Unheil an wie Herrscher und Staaten im Namen oder mit Billigung des Kreuzes: Von den Kreuzzügen bis zum Genozid unter Naturvölkern (Inkas zum Beispiel), von den Hiroshima- und Nagasaki-Atombomben bis zum Holocaust (der vom erzkonservativen englischen katholischen Bischof Williamson tatsächlich geleugnet wird). Das beantwortet für mich per se die Frage nach der »Theodizee«, der Rechtfertigung Gottes hinsichtlich des von ihm in der Welt zugelassenen Bösen. Es kann angesichts der Würde der Opfer keinerlei Rechtfertigung geben!

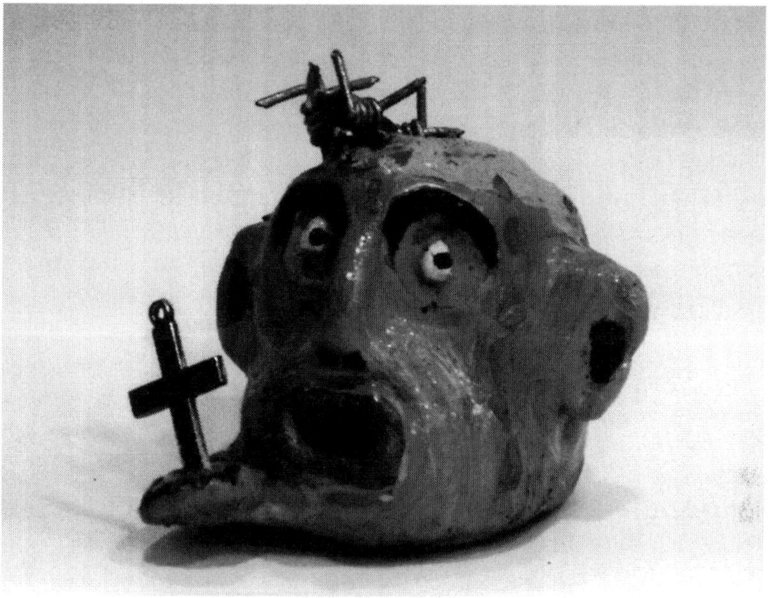

Foto: Heike Heims, Aurich. Objekt: Wolfgang Schade, 2007

Wir haben gerade Religion genug, um einander zu hassen, aber nicht genug, um einander zu lieben.

(Jonathan Swift, 1667–1745, irischer Schriftsteller)

Aber zurück zu den vergleichsweise »unschuldigen« Vorfahren: Die Kultur der Altmenschen, z. B. der Neandertaler, erschöpfte sich nicht in der Beschaffung des materiell Überlebensnotwendigen, sondern befasste sich auch mit animistischen Inhalten: Das geht aus Neandertalerbestattungen hervor, die ein Gefühl der Verbundenheit und der Fürsorge für die Verstorbenen auch nach dem Tod ausdrücken. Möglicherweise zeigte das bereits eine Form des Jenseitsglaubens. So könnte man jedenfalls den Fund eines ungefähr vierjährigen Kindes interpretieren: Es war im Jungpaläolithikum (vor annähernd 25.0000 Jahren) bestattet und über und über mit rotem Ocker, der Farbe des Lebens, bestreut worden.[319]

Das Wort »Religion« ist lateinischen Ursprungs und bedeutet nichts anderes als »Gottesfurcht«, »religiöse Scheu«, »Gottverehrung« oder »innerliche Frömmigkeit«, will sagen: Bitte setze »religiös« nicht gleich mit »christlich«. Und was heißt schon »fromm«? Fromm waren ganz sicher auch die Germanen, die an Wotan (Odin) glaubten, dem Künder der höchsten Weisheit, dem Lenker von Kriegsgeschick und Todesschicksal. Segnen nicht auch die heutigen Militärpfarrer die Waffen »ihrer« Nation im Namen des Herrn? »Fromm« bedeutet auch »heilsgewiss« sein und »inbrünstig« um »Erhörung« zu bitten. Vor rund 2000 Jahren soll Jesus im armen bäuerlichen Galiläa, das unter der römischen Herrschaft litt, als eine Art Robin Hood aufgetreten sein. Sein Einklagen von mehr Nächstenliebe diente als Modell der Umverteilung. Er predigte einen gewaltlosen Widerstand gegen soziale und koloniale Unterdrückung.
Und heute? Unterstützte die päpstliche katholische Kirche etwa offensiv den katholischen brasilianischen Erzbischof Helder Camara, den profiliertesten Vertreter des progressiven Flügels der katholischen Kirche Brasiliens, der eine sozial orientierte Entwicklungs- und Bildungspolitik verlangte? Nein, er stand als »linker« Befreiungstheologe alleingelassen da. Das ist zutiefst unmoralisch und widerspricht Jesus' Worten (falls sie überhaupt so gesprochen sein sollten). Die Kirche hat schon immer dem Mammon gedient. Matthäus jedoch wird nachgesagt: »Ihr könnt nicht Gott dienen und dem Mammon«. Erzbischof Camara hätte diesen Weg im Sinne des Apostels Matthäus mit Unterstützung der offiziellen Kirche gehen können: Er plädierte für einen im Evangelium begründeten Sozialismus.

Der Zweck der wahren Religion soll sein, die Grundsätze der Sittlichkeit tief in die Seele einzudrücken.
(Gottfried Leibniz, Philosoph und Mathematiker, 1646–1710)

Die Kirche scheint es eher mit Apostel Paulus zu halten. Bei ihm heißt es: »Wer nicht arbeiten will, der soll auch nicht essen.« Das entspricht der heute angesagten neoliberalen Wirtschafts- und Sozialpolitik. Vielleicht aber war Paulus' Kritik an die römische feudale Oberschicht gerichtet. Aber selbst das würde der heutigen frömmelnden Kirche überhaupt nicht ins kirchenpolitische Konzept passen.[320]

Glaube an Gott und verehre ihn, aber forsche ihm nicht nach!

(Philemon, gestorben 264 v. Chr.)

Glaube, Kult, Magie, Religion: Wer über den spirituellen Zauberstab verfügt, konnte und kann an der Destabilisierung der »Gottesgläubigkeit/Gottesfurcht« kein Interesse haben. Warum wohl wurde Gotteslästerung immer aufs Fürchterlichste bestraft (wie z. B. aktuell in islamischen Ländern)? Warum wurde und wird im religiös-gesellschaftlichen Bereich derart strategisch manipuliert? Dieser Frage möchte ich am Beispiel »Arbeit« nachgehen.

Eine jede Arbeit, welche den Menschen in Anspruch nimmt, macht den Menschen still und bewirkt, dass er sich in das gesellschaftliche Gefüge seiner Stelle einordnet.

(Paul Ernst, Kulturkritiker, 1866–1933)

ora et labora/(bete und arbeite) (alte Mönchsregel)

»Arbeit« hat also durchaus einen religiösen Bezug und diesem müssen Motive zugrunde liegen, d. h. es gibt ein Interesse daran, dass Arbeit als zu erfüllende Pflicht verinnerlicht wird.

Alle Räder stehen still, wenn der Arbeiter es will.

(aus der Gewerkschaftsbewegung)

Die Arbeiter, alle unselbständig Tätigen, stellen einen Machtfaktor dar, der von gesamtgesellschaftlicher Bedeutung ist. Aber noch einflussreicher sind die Eigentümer an Produktionsmitteln. Zu diesen fühlt sich die Kirche seit Jahrhunderten hingezogen und dementsprechend diszipliniert sie die Arbeitnehmerschaft mit religiösen Geißeln. Alttestamentliche Quellen (Genesis) beziehen sich nicht auf die Arbeit als Tätigkeit, sondern auf die damit verbundene Mühe. Und das Neue Testament sieht Arbeit in erster Linie als ein Bestandteil geordneten Lebens. Aus theologischer Sicht gilt Arbeit als Fortführung und Vollendung göttlicher Schöpfungstat. Am Arbeitsethos zeigt sich, wer sich Mühsal, Not und Beschwerde ergeben beugt; verbunden mit Fleiß und anderen Sekundärtugenden wird der Leidende seiner Auserwählung gerecht.[321] Der weltliche Beruf, der des Handwerkers oder Hirten zum Beispiel, wurde zur Berufung durch Gott und die Arbeit am gottgewiesenen Platz zum Gottesdienst. Der Reformator Calvin, 1509–1564, deutete den Beruf als Bekundung innerer Erwählung durch Gott. Berufseifer und Berufserfolg wurden zum Zeichen ewigen Heils erklärt. Moral, hier christliche Ethik, wird immer einem gottgefälligen Leben gleichgesetzt. Die Liebe und das Erbarmen des Herrn offenbaren sich im Tun des gehorsamen Volkes und des einzelnen Menschen.

Das Neue Testament spricht vom »geordneten Leben«. Was hier wohl mit »Ordnung« gemeint sein könnte? Sicherlich die gesetzgebende Autorität des göttlichen Willens, dem alle Menschen zu absolutem Gehorsam verpflichtet sind.

Was soll man dagegen als »geknechteter Malocher« sagen? Gott ist die Personifizierung des an sich Guten, ist Inbegriff der Werte, ist Verteiler des ewigen Glücks oder ewiger Verdammnis, ist das Ideal absoluter Vernunft.

Dem Gottesfürchtigen ergeben sich angesichts einer solchen wahrhaftigen Autorität keinerlei Widerspruchsmöglichkeiten. Der Gottesfürchtige dürfte der kleine, arme und wenig intellektuelle Besitzer der Arbeitskraft gewesen sein (und ist es wahrscheinlich heute noch). Über Jahrhunderte hat sich eine Dankbarkeit und Unterwürfigkeit gegenüber den »höheren« Ständen, die besaßen und regierten, entwickelt und tief ins Hirn eingegraben. Aus Bescheidenheit im Anspruch und aus der erwarteten Bereitschaft zur Unterwerfung entwickelte sich ein Pflichtgefühl, das Eingang in die christliche Ethik fand. Das Pflichtgemäße wird zum Gottgefälligen.[322]

Noch 1905 (!) stellte Max Weber (1864–1920) in seiner Schrift »Die protestantische Ethik und der Geist des Kapitalismus« die These auf, dass calvinistisch-protestantische Glaubens- und Lebensvorstellungen als ethisch-religiöse Entstehungsgrundlage des modernen Kapitalismus anzusehen seien.[323] Gewinnstreben, Marktmechanismen und

allgemeine Leistungsmotivation gelten als geachtete Merkmale der industriellen Leistungsgesellschaft. Für die (protestantischen) Puritaner ist die Arbeit von Gott vorgeschriebener Selbstzweck des Lebens überhaupt und Arbeitsunlust gilt als Zeichen fehlenden Gnadenstandes. Im Reichtum als Frucht der Berufsarbeit kommt angeblich der Segen Gottes zum Ausdruck[324] – das sind die deprimierenden religiösen Wertideale, die zur Manipulation der »kleinen Leute« instrumentalisiert wurden. Neuere Forschungen zu den protestantischen Einflüssen in der deutschen Wirtschaftsgeschichte rütteln an Max Webers Thesen. Nach diesen Erkenntnissen rief Luther zum Bau von Schulen auf, damit alle Protestanten die Bibel lesen könnten. Der Nebeneffekt war, so die Studie, dass Protestanten produktiver wurden und damit erfolgreicher. Die Studie relativiert Webers Annahme, dass Protestanten fleißiger arbeiteten, weil sie wirtschaftlichen Erfolg als Zeichen für Gottgefälligkeit ansehen würden.[325]
Karl Marx (1818–1883) hat diese elenden »Machenschaften« erkannt: *»Nicht die Religion macht den Menschen, sondern der Mensch die Religionen ... Die Religion ist der Seufzer der bedrängten Kreatur und das Gemüt einer herzlosen Welt ... Wer die Aufhebung der Religion verlangt, fordert damit zugleich das wirkliche Glück für das Volk.«*
Aber wie kann es angehen, dass bis zum heutigen Tage der Glaube – nicht nur der christliche – Ängste und Schuldgefühle auslöst und immer noch menschliches Handeln beeinflusst? Der Philosoph Sören Kierkegaard (1813–1855) formulierte eine Erklärung, die auch jetzt noch Gültigkeit haben könnte: *»Durch die Verantwortung für die eigene Existenz wird jede Entscheidung zu einer ungeheuren Belastung und so sucht der Mensch nach ›Halt‹ und glaubt, ihn in Gott zu finden.«*
Das ganze Leben – privat und beruflich – ein Gottesdienst? Das Wort Gottes als ausschließliches Kriterium der Wahrheit und Gerechtigkeit? Auch wenn Kierkegaard (leider) im christlichen Sinne religiös war, betonte er immerhin, dass Religion nicht Dogma sein dürfe. Er sah es als seinen Auftrag an, die Christenheit auf falsche Christlichkeit aufmerksam zu machen; denn die etablierte 2000-jährige Christenheit richtete seiner Meinung nach das Christentum zugrunde.

Glaube ist für Kierkegaard weder ein unmittelbares Gefühl noch eine dogmatische Wahrheit und auch kein moralisches Gebot; es ist eine Leidenschaft, die man selbst nicht ergreift, sondern von der man ergriffen wird. Für ihn ist das Leben im Glauben ausschließlich eine Vereinbarung zwischen Gott und dem Einzelnen.[326]
Jesus mag als charismatischer »Prediger« und verwegener Gegner der römischen Besatzer (so friedlich wie seinerzeit Gandhi gegen die Briten) tatsächlich existent gewesen sein, doch ihn als »Gottes Sohn« noch heute zu verklären, ist schon ein dicker Hund.
Je mehr Einfluss die Christen gewannen, desto arroganter und machtbesessener wurden sie. Am Merkmal »Arbeit« habe ich nachweisen wollen, auf welcher Seite der politisch wirksame Klerus stand. »Klerikalismus« nennt man das Bestreben der Kirche, ihren Einflussbereich auf Staat und Gesellschaft auszudehnen. Christliche Religion ist für mich nichts anderes als ein Mythos, der allerdings bestimmenden Einfluss auf die Lebenseinstellung des Einzelnen und die Gestaltung der Politik hat. Mythen rechtfertigen soziale Gegebenheiten und legitimieren den jeweiligen Status quo der gesellschaftlichen Verhältnisse.[327]
In seinem Plädoyer für die Anrufung Gottes in der Europäischen Verfassung argumentiert der Autor Matthias Drobinski (Süddeutsche Zeitung vom 6. 10. 2003) mit der Vorstellung, dass der Gottesbegriff für eine heilsame Verunsicherung sorgen würde: Die Mächtigen und Macher, die Technokraten, Dogmatiker und Gottlosen hätten immer vor Augen, dass Macht nicht um ihrer selbst Willen ausgeübt werden dürfe. Wer Gott in die Verfassung schreibe, könne die Zukunft Europas nicht mehr allein ökonomisch betrachten.[328]
Gerade das ist es, was mich betrübt: Die christliche Religion, nicht legitimiert, direkten Einfluss zu nehmen, soll politikgestaltende Autorität ausüben. Wie hieß es bei dem von Hitler geförderten Reichsbischof Ludwig Müller? »Ein Volk! – Ein Gott! – Ein Reich! – Eine Kirche!« Welch' Opportunismus! Lassen wir »Gott und Kirche« besser außen vor – was nicht automatisch wertfreie oder unethische Politik bedeuten würde. Dabei vergesse ich aber nicht die Geistlichen Niemöller, v. Galen und viele unbekannte Pastoren, die ihr Leben oder ihre Freiheit aufs Spiel setzten, wenn sie mit ihrem christlichen

Gewissen gegen den nationalsozialistischen Geist rebellierten.
Diejenigen, die nach dem Gottesbezug in der »Europäischen Verfassung« rufen, müssten doch wissen, dass es Ehrfurcht und Mitleid beispielsweise auch ohne Religion geben kann – Mitgefühl, Solidarität und Respekt vor der Natur setzen Empathie voraus und keinen formalen Gottesbezug.
Wenn der Gottesbegriff verankert werden sollte, was soll denn vor Anker gehen? Menschen und Ökosysteme werden nicht nach humanistischen und ökologischen Kriterien behandelt, sondern nach ökonomischen Begutachtungen. Niemand wird im Ernst annehmen können, Gott könnte als Bollwerk gegen Ausbeutung eingesetzt werden. Die Kirche hat seit fast 2000 Jahren einen fundamentalistischen Aberglauben verbreitet, der längst durchschaut sein müsste, so sinngemäß der Kirchenrebell Eugen Drewermann.[329]

Eigentlich ergreift der Aberglaube nur falsche Mittel, um ein wahres Bedürfnis zu befriedigen. (Goethe)

Schon im 17. Jahrhundert hieß es, der Atheismus stünde auf einer höheren Erkenntnisstufe als der christliche Glaube: *»Viel verächtlicher als Religionslosigkeit sei eine abergläubische Religionspraxis, die Fanatismus und Grausamkeit erzeugt und die über Jahrhunderte Scheiterhaufen geschürt hat.«*[330]
»Wenn ihr nicht das Fleisch des Sohnes esst und sein Blut nicht trinkt, dann werdet ihr das Leben nicht in euch haben ... der Geist ist es, der das Leben schafft; das Fleisch hilft dazu nichts«; Johannes 6. 53. Das ist ganz eindeutig eine Hokuspokus-Formulierung. Das wahre Bedürfnis, das ein religiöser Mythos befriedigen sollte, wäre doch, Unglück, Schmerz und Not zu lindern, indem es eine hilfreiche Erklärung der Welt und der Lebensumstände anböte.

Der Aberglaube ist ein Kind der Furcht, der Schwachheit und der Ungewissheit. (Friedrich II. der Große)

Und ebenso die Religion, möchte ich hinzufügen. Die Liturgie der Gottesdienste forderte viele Jahrhunderte lang die Predigt in lateini-

scher Sprache. Ich kann nicht anders als zu glauben, dass das Methode war, um den Mythos »christliche Religion« aufrechterhalten zu können. Unwissende sind leichter zu manipulieren und einzuschüchtern.
Du möchtest das an Beispielen nachvollziehen können? Gerne! *»Denn ich, der Herr, dein Gott, bin ein eifersüchtiger Gott: Bei denen, die mir Feind sind, verfolge ich die Schuld der Väter an den Söhnen, an der dritten und vierten Generation; ... Der Herr lässt nicht ungestraft, der seinen Namen missbraucht; ... Das ganze Volk erlebte, wie es donnerte und blitzte. Da bekam das Volk Angst, es zitterte und hielt sich in der Ferne ... Sie sagten zu Mose: Rede du mit uns. Gott soll nicht mit uns reden, sonst sterben wir ... Gott ist gekommen, euch auf die Probe zu stellen. Die Furcht vor ihm soll über euch kommen, damit ihr nicht sündigt. Das Volk hielt sich in der Ferne, und Mose näherte sich der dunklen Wolke, in der Gott war.«*[331] Na, wenn das nicht Mythologie ist!
Wahrscheinlich benötigen wir Menschen solche Mythen: Sie sollen Aussagen über das Universum und das menschliche Leben machen, sollen den Gemeinschaftssinn fördern, die Lebensrichtung aufzeigen, disziplinieren und überhaupt Grundsätzliches über unser Dasein mitteilen. Der Mythos vermittelt eine grundlegende »Wahrheit« und gilt als autoritär. So wird das Mystische immer auch Herrschaftsinstrument. Die Allmacht der Könige wurde durch den Glauben an deren Gottesgnadentum gerechtfertigt. Und selbst modernere Tyrannen wie die Nationalsozialisten spannten »Gott« vor ihren Karren: Die völkische Glaubensbewegung »Deutsche Christen« sollte mit der NS-Ideologie verschmelzen. Sicherlich war »dem Führer« ganz warm ums Herz, mit dem Herrscher und König »Jesus« auf gleicher Augenhöhe zu sein.[332] Der Tenor des Buches »Wir brauchen keinen Gott« passt exakt zu dem gerade Gesagten: Es ist ein Plädoyer für die Abkehr von den Religionen, die die Menschen nicht befreien, sondern einengen, sowie Staat und Gesellschaft unlegitimiert beeinflussen.[333]
Ich bin traurig, weil es auch Parteien mit dem »C« im Parteinamen sind, die sich weniger für den Arbeitnehmer als für den Arbeitgeber engagieren, die kaltherzige neoliberale Eigenverantwortung fordern,

für den Irakkrieg gestimmt hatten, den Mindestlohn ablehnen, Atomkraftwerke befürworten und eher ökologische Lippenbekenntnisse ablegen. »Christlich« als Floskel. Kein Wunder, dass sich immer mehr Menschen von so genannten sinnstiftenden christlichen Gemeinschaften abwenden.
Gott konnte Jahrtausende Leid nicht verhindern. Er ist nicht allmächtig. Wenn er es aber nicht verhindern wollte, ist er nicht allgütig. Die Rede ist daher von einem leidenden Gott; wir müssen uns von der naiven Vorstellung vom allmächtigen Gott verabschieden. Es ist ja auch nicht Gott, der angeblich allmächtig ist – die Allmachtsvorstellung des arroganten Menschen muss korrigiert werden.
Der Inserent dieser Kleinanzeige scheint immer noch an die Allmacht des »Herrn« zu glauben (wie wahrscheinlich auch an den Osterhasen): *Erdbeben! Flutwelle! Überschwemmungen! Haben Sie sich auch schon gefragt, warum sich alle diese Unglücke so häufen? Und wo das wohl noch enden wird? Könnte es sein, dass zwischen diesen Naturkatastrophen und der Wiederkunft Jesu ein Zusammenhang besteht? Mathäus 24 u. Lukas 21 aus der Bibel sind es wert, unter diesem Aspekt gelesen zu werden. Bei Fragen bitte wenden an 04941/ ...* (Quelle: ON)

Schon vor 370.000 Jahren, so Archäologen, entstand bei unseren Vorfahren die Idee einer Zweiteilung der Welt in heilig und alltäglich. Die Urmenschen konnten sich die Kräfte der Natur nur beseelt vorstellen und erklärten sie deshalb ehrfurchtsvoll zu Gottheiten. So entstanden wohl Mythen/Religionen; die undurchschaubare Wirklichkeit mit ihren Naturwundern und Naturkräften musste irgendwie beschrieben und erklärt werden.[334]
Nun will ich doch noch einmal auf das »intelligente Design« zu sprechen kommen: Einige Mythen erklären die Entstehung des Universums, den Ursprung der Menschen, Tiere und Pflanzen sowie die Abkunft der beiden Geschlechter. Wer kennt sie nicht, die biblische Schöpfungsgeschichte. Indische, tibetanische, chinesische und griechische Überlieferungen erzählen, das Universum sei einem Ei entschlüpft (wobei das »kosmische Ei« als greifbares Symbol des Lebens noch gerade vorstellbar ist).[335] Für den Kreationismus habe ich aller-

dings kein Verständnis. Seit Darwins Evolutionslehre versuchen diese Fundamentalisten den Darwinismus ad absurdum zu führen und einen Schöpfer (intelligenten Designer) zu etablieren. Da glaube ich lieber an die Geschichte vom kosmischen Ei. Hoffentlich bist du damit einverstanden, dass wir es dabei belassen!

Den Monotheismus, besonders die christliche Religion, halte ich wegen der Personifizierung Gottes auf Distanz. Dieser Gott, der, so die Legende, seinen Sohn opferte, um die Menschen von ihren Sünden zu befreien, ist ein erbarmungsloser Rächergott. So ist es auch nicht überraschend, dass die Vertreter des konservativen katholischen Ordens »Opus Dei« die verheerende Überschwemmung von New Orleans als gerechte Strafe Gottes für diese sündige lebensfrohe Stadt sehen. Dem möchte ich nichts mehr hinzufügen.

Meine Mutter war katholisch. Ich bin groß geworden mit der Mahnung, dass »der liebe Gott« alles sähe. So oft sie mich tätschelte und das Kreuz andeutete, so oft schlug sie mir mit dem Handrücken ins Gesicht oder mit dem hölzernen Kochlöffel auf die Hände. Ich spüre immer noch den heuchlerischen katholischen »Mutterliebeblick«.

Mein evangelischer Vater bestrafte nach Belieben mit seinem Schweigen. Das war eine Strafe, die schlimmer war als Schläge. Seitdem hasse ich Autoritäten. Und dann soll ich ein »Vaterunser« beten und mich wieder in die Hände eines überwachenden und strafenden Vaters begeben, eines Furcht einflößenden autoritären Gottes? Das ging mir schon im Konfirmandenunterricht kaum über die Lippen, das Vaterunser. Ich befinde mich sowieso in einem Käfig aus Grundrechten, Brauchtum, Sitte, Tugenden, Moral, Gesetzbüchern, Verordnungen und Erlassen. Und dann soll ich mir innerhalb dieses sicherlich notwendigen Käfigs auch noch Fesseln aus religiösen Verhaltensnormen anlegen?

Ich denke da an die zahllosen Gebote und Verbote des Alten und Neuen Testamentes und ganz speziell an das fünfte Gebot: »Du sollst nicht morden«. Dieses Gebot liegt mir besonders am Herzen, weil es mir im Prinzip den Suizid verböte und auch die ersehnte aktive Sterbehilfe nicht erlauben würde.

Vater unser im Himmel,
geheiligt werde dein Name.
Dein Reich komme.
Dein Wille geschehe, wie im Himmel, so auf Erden.
Unser tägliches Brot gib uns heute.
Und vergib uns unsere Schuld,
wie auch wir vergeben unseren Schuldigern.
Und führe uns nicht in Versuchung,
sondern erlöse uns von dem Bösen.
Denn dein ist das Reich und die Kraft
und die Herrlichkeit in Ewigkeit.
Amen.
(Matthäus 6, 9–13)

Diese Autorität. Diese Abhängigkeit. Dieses Flehen um Wohlwollen. Dieses Bittstellen. Ich halte das nicht aus! Vor über 30 Jahren trat ich aus der evangelischen Kirche aus. Die eingesparte Kirchensteuer spende ich seitdem zum Teil zahlreichen gemeinnützigen Einrichtungen (das geht von »Vier Pfoten« über »Gesellschaft für bedrohte Völker« bis zu »amnesty international«). Alles das sind Zielsetzungen, für die sich die großen Glaubensgemeinschaften viel spektakulärer einsetzen müssten.
Seit einiger Zeit bin ich Mitglied der »Giordano Bruno Stiftung«, einer Stiftung zur Förderung des evolutionären Humanismus. Bruno (1548–1600) wurde von der Inquisition wegen seiner »ketzerischen« naturwissenschaftlichen Erkenntnisse verbrannt. Du kannst dir vorstellen, dass diese Stiftung keine religiöse Organisation ist. Und so wundert es dich ganz bestimmt auch nicht, dass die Bruno-Stiftung die »Zehn Gebote« durch »Zehn Angebote« ersetzt hat, denen ich widerspruchslos zustimmen kann. Hier eine Auswahl:

Angebot 1
Verhalte dich fair gegenüber deinem Nächsten und deinem Fernsten! Du wirst nicht alle Menschen lieben können, aber du solltest respektieren, dass jeder Mensch – auch der von dir ungeliebte! – das Recht hat, seine individuellen Vorstellungen

von »gutem Leben (und Sterben) im Diesseits« zu verwirklichen, sofern er dadurch nicht gegen die gleichberechtigten Interessen anderer verstößt.

Angebot 2
Habe keine Angst vor Autoritäten, sondern den Mut, dich deines eigenen Verstandes zu bedienen. Bedenke, dass die Stärke eines Arguments völlig unabhängig davon ist, wer es äußert. Entscheidend für den Wahrheitswert einer Aussage ist allein, ob sie logisch widerspruchsfrei ist und unseren realen Erfahrungen in der Welt entspricht. Wenn heute noch jemand mit »Gott an seiner Seite« argumentiert, sollte das keine Ehrfurcht, sondern Lachsalven auslösen.

Angebot 3
Du sollst nicht lügen, betrügen, stehlen, töten – es sei denn, es gibt im Notfall keine anderen Möglichkeiten, die Ideale der Humanität durchzusetzen! Wer in der Nazidiktatur nicht log, sondern der Gestapo treuherzig den Aufenthaltsort jüdischer Familien verriet, verhielt sich im höchsten Maße unethisch – im Gegensatz zu jenen, die Hitler durch Attentate beseitigen wollten, um Millionen von Menschenleben zu retten. Ethisches Handeln bedeutet keineswegs, blind irgendwelchen moralischen Geboten oder Verboten zu folgen, sondern in der jeweiligen Situation abzuwägen, mit welchen positiven und negativen Konsequenzen eine Entscheidung verbunden wäre.

Angebot 4
Befreie dich von der Unart des Moralisierens! Es gibt in der Welt nicht »das Gute« und »das Böse«, sondern bloß Menschen mit unterschiedlichen Interessen, Bedürfnissen und Lernerfahrungen. Trage dazu bei, dass die katastrophalen Bedingungen aufgehoben werden, unter denen Menschen heute verkümmern, und du wirst erstaunt sein, von welch freundlicher, kreativer und liebenswerter Seite sich die vermeintliche »Bestie« Homo sapiens zeigen kann.

Angebot 5
Sei dir deiner Sache nicht allzu sicher! Was uns heute als richtig erscheint, kann schon morgen überholt sein! Zweifle aber auch am Zweifel! Selbst wenn unser Wissen stets begrenzt und vorläufig ist, solltest du entschieden für das eintreten, von dem du überzeugt bist. Sei dabei aber jederzeit offen für bessere Argumente, denn nur so wird es dir gelingen, den schmalen Grat jenseits von Dogmatismus und Beliebigkeit zu meistern.

Angebot 6
Genieße dein Leben, denn dir ist höchstwahrscheinlich nur dieses eine gegeben! Sei dir deiner und unser aller Endlichkeit bewusst, verdränge sie nicht, sondern »nutze den Tag« (Carpe diem)! Gerade die Endlichkeit des individuellen Lebens macht es so ungeheuer kostbar! Lass dir von niemandem einreden, es sei eine Schande, glücklich zu sein! Im Gegenteil: Indem du die Freiheiten genießt, die du heute besitzt, ehrst du jene, die in der Vergangenheit im Kampf für diese Freiheiten ihr Leben gelassen haben![336]

In den Vorbemerkungen zu diesen »Zehn Angeboten« heißt es:

Diese Zehn Angebote wurden von keinem Gott erlassen und auch nicht in Stein gemeißelt. Keine »dunkle Wolke« sollte uns auf der Suche nach angemessenen Leitlinien für unser Leben erschrecken, denn Furcht ist selten ein guter Ratgeber. Jedem Einzelnen ist es überlassen, diese Angebote angstfrei und rational zu überprüfen, sie anzunehmen, zu modifizieren oder gänzlich zu verwerfen.

Gott schuf den Menschen nach seinem Bilde. Das heißt vermutlich: Der Mensch schuf Gott nach dem seinigen.
(G. C. Lichtenberg, 1742–1799, Naturwissenschaftler)

Von dem, was Lichtenberg sagte, bin ich felsenfest überzeugt und füge pessimistisch hinzu: Deshalb kann es ja auch nicht gut gehen!

Denkt über Gottes Wohltaten nach, aber über Gott selbst grübelt nicht. (Buch des Kabus, König der Dilemiten, 1058)

Jahrelang dachte ich darüber nach, welche Wohltaten im persönlichen und/oder gesellschaftlichen Bereich wohl gemeint sein könnten. Mir fällt keine »Gabe« ein, die ich zuordnen könnte. Weil meine Vernunft nicht anders kann, bin ich froh, nun der säkularen Gemeinschaft der »Bruno-Stiftung« anzugehören.

Ich glaube, die Menschen können nicht akzeptieren, dass das Leben keinen Sinn macht. Es scheint, dass alle Religionen und Mythen deshalb erfunden wurden, als Versuch, dem Leben einen Sinn zu geben. (David Lynch, amerikanischer Filmemacher in einem Interview mit Marie Pohl, Süddeutsche Zeitung, 13. 5. 2006)

Du weißt, dass es für einen depressiven Menschen elementar wichtig ist, irgendeinen Sinn im Leben zu sehen. Was für mich ganz profan bedeutet, dass dadurch, dass ich existiere, möglichst wenig Menschen leiden sollen. Vielleicht bin ich Lehrer geworden, um Gutes zu tun ganz im Sinne des Dalai Lama: *»What are we here for? To uplift others.«* Mein Traumberuf wäre der des Försters gewesen, weil ich die Natur im Grunde für wichtiger halte als die Existenz von Menschen.

So erklärt sich wohl auch, dass ich den Naturreligionen gefühlsmäßig sehr nahe stehe. Das ist für mich ein religiöses Gefühl!

Mit Sicherheit gibt es in unserem Hirn eine Art Grammatik, die unsere ethischen Intuitionen leitet. Das Erbgut bildet das biologische Fundament auch für psychologische Phänomene. Im Gehirn existiert wohl eine Art Schablone für gesellschaftliche Kompetenzen wie Moral. Hirnforscher vermuten zudem, dass die Evolution spezielle Schaltungen im Gehirn angelegt haben könnte, die fürs Spirituelle zuständig sind: Alle Völker haben und hatten eine Religion. Das Gehirn ist also ein Generator spirituell-geistig-moralischer Prozesse.[337]

Vielleicht ist der Mensch so empfänglich für Religiosität, weil ihm der Gedanke unerträglich ist, er sei ein Produkt des Zufalls und werde von niemandem erwartet. Der Mensch weiß, dass er ist, aber nicht sein müsse.[338] Ich sehe das genauso und denke, dass ich objektiv entbehrlich und austauschbar bin. Philosophen und Theologen behaupten, man brauche einen subjektiven Sinnhorizont, um diese Nicht-Notwendigkeit aushalten zu können.

Ich schließe für mich aus, an einen Gott glauben zu können. Zudem halte ich es für extrem unwahrscheinlich, dass außerhalb meines Selbst eine spirituelle Kraft oder ein »heiliger« Geist existiert, dem ich vertrauen könnte.

Wenn ich zu meinen Seminaren fahre, komme ich an einem Gemeindehaus vorbei, in dem sich reformierte evangelische Gemeindemitglieder treffen. Manchmal beneide ich sie darum, gemeinschaftlich religiöses Verhalten auszuüben. Das ist ein Jahrtausende altes Ritual, in einer Gruppe eines Gottes oder Göttern zu gedenken, sich anzuvertrauen. Ich kann das nicht.

Aus alter Gewohnheit und um keine Chance auszulassen, wandte ich mich bis vor ungefähr zwei Jahren klammheimlich per Gebet an den »lieben Gott«, wenn es mir mal wieder schlecht ging. Zuletzt kam ich mir dabei richtig unehrlich mies vor.

Seitdem rutscht mir wohl ein »mein Gott« heraus, doch willentlich bete ich zu den Göttern der Bäume, des Wassers, der Sonne, des Windes. Ich schäme mich dessen so wenig, dass ich mich sogar traue, davon zu erzählen. Mich an einen borkigen Baum zu lehnen gibt mir Kraft und auch Trost. Ich kann dort sogar ein Zwiegespräch halten. Das ist meine Art der Spiritualität: Naturmythologie und Animismus.

Schon bei den (naiven?) Urmenschen kam es durch die erlebte Abhängigkeit von der Natur zur Ausbildung religiöser Verehrung der Naturkräfte in Form von Gottheiten.

Der Animismus (Anima = Seele) geht davon aus, dass die gesamte Natur beseelt, d. h. von guten und bösen Geistern durchwaltet und gesteuert ist. Der Mensch nahm/nimmt Kontakt zu ihnen auf, um sie für seine Ziele zu gewinnen oder sich vor ihnen zu schützen. Auch wenn du nun schmunzelst: Der Baum, die Wellen, die Sonne, das Wasser beruhigen und stärken mich insbesondere in tief depressiven Phasen. So habe auch ich ein »metaphysisches Dach« über dem Kopf: der Baum, mein Schutzengel.

Apropos »Schutz«: Sigmund Freud deutete Zwangsstörungen und Depressionen als »religiös bedingte« Neurosen – als Reaktionen auf Angst machende Bilder eines autoritären Gottes.[339]
Dieses Gebet der nordamerikanischen Prärie-Indianer löst in mir Melancholie, Freude, Dankbarkeit und Zuversicht aus:

Gebet zu den Gestirnen und zum großen Geist
O große Macht der Sonne! Ich bete für mein Volk, dass es glücklich sei im Sommer und dass es in der Kälte des Winters sein Leben bewahre. Viele sind krank und in Not. Habe Mitleid mit ihnen und lasse sie überleben. Gewähre ihnen, dass sie lange leben und alles in reichem Maße haben. Mögen wir diese Zeremonie in rechter Weise begehen, wie es unsere Ahnen in vergangenen Tagen lehrten. Wenn wir Fehler begehen, so verzeih uns. Hilf uns, Mutter Erde! Denn wir rechnen auf deine Güte. Lass es regnen, damit unsere Prärien das nötige Wasser erhalten, dass das Gras hoch wachse und wir eine reiche Beerenernte bekommen.
O Morgenstern! Wenn du auf uns herabschaust, gib uns Frieden und einen erquickenden Schlaf.
Großer Geist! Segne unsere Kinder, Freunde und Besucher, indem du ihnen ein glückliches Leben schenkst.
Unsere Wege mögen gerade und eben vor uns liegen. Schenke uns ein langes Leben. Wir sind alle deine Kinder, und wir erbitten dies reinen Herzens.[340]

Der indianische »Manitu« ist mir allemal lieber als »unser« christlicher monotheistischer Gott, denn Manitu ist eine unpersönliche Kraft, die in allen Wesen, Dingen, Tätigkeiten und Erscheinungen enthalten ist. Er ist der »Große Geist« des indianischen Glaubens.
Ja, dann noch die Sache mit dem »Kreuz«! Das Kreuz ist ein Folterinstrument. Als Kind schon verabscheute ich dieses Zeichen menschlicher Grausamkeit. Erlaube bitte einen kurzen Exkurs zum christlichen Kreuzsymbol: Die horizontale Linie des Kreuzes steht für das Weibliche, die Erde, die Materie; die vertikale deutet auf die schöpferische Kraft des Männlichen, den Himmel und den Geist. Der Schnittpunkt der beiden Linien, in dem sie Eins werden, ist zugleich

der Kraftpunkt, aus dem sich die ganze Welt in die vier Himmelsrichtungen entfaltet.[341]
Dennoch, die Folter durch das »Kreuz« wurde zigtausendfach angewandt und die Darstellung von Jesus am Kreuz ist eher erschreckend. Trotzdem verwenden nicht wenige Menschen das Kreuz als heilbringendes Schmuckstück. Da lobe ich mir doch einen indianischen Talisman, den Türkis. Es ist ein heiliger, ein geweihter Stein. Er soll starke Heilwirkung besitzen und die Seele trösten. Er regt die Kommunikation mit der physischen und der inneren Welt an. Er gilt als Stein, der weibliche und männliche Energien zusammenführt, der Himmel und Erde vereint und er ist wirkungsvoll bei Panikattacken und Depressionen. Ich trage diesen Stein und nicht das Kreuz.[342]
Neurowissenschaftler sagen, der Geist sei zwangsläufig mystisch und religiöses Erleben hätte neurophysiologische Grundlagen. Gott ist ein Produkt des Gehirns. Geortet ist er auch: im Scheitellappen. Eine neue Neurowissenschaftsdisziplin, die Neuro-Theologie, versucht, Religiosität von einer biologischen Evolutionsphase her zu verstehen. Religiöse Erfahrungen sind intensive emotionale Erlebnisse, die unterhalb des kortikalen Mantels im limbischen System verankert sind. Das ist die entwicklungsgeschichtlich älteste Hirnregion: So erklärt sich auch, dass sich vor einigen zehntausend (hunderttausend?) Jahren die Urmenschen nicht nur mit profanen, sondern auch mit heiligen Dingen befassten.
Glaube als Instinkt – folglich könnte man entwicklungsgeschichtlich bedingt davon ausgehen, dass diese Spiritualität im Genom des Menschen stecke. Demnach kann ich gar nicht an »nichts« glauben. Die Aufgabe dieser »Gottes-Gene« dürfte darin bestehen, den Menschen über Dopamin, Noradrenalin und Serotonin mit Optimismus zu versorgen und ihn mit Belastungen besser zurechtkommen zu lassen.
Weil angstfreies Glauben »an etwas« auch für die Physis (z. B. Immunsystem) von Wichtigkeit ist, geht die Wissenschaft davon aus, dass der Glaube auch ein evolutionsbiologischer Vorteil ist.[343]
Man darf annehmen, dass vom ersten menschlichen Wesen mit höherem Bewusstsein bis zum heutigen postindustriellen homo sapiens die Religion bzw. Spiritualität eine Rolle spielt/spielte. Evolu-

tionäre und kognitive Religionsforscher gelangen zu der Schlussfolgerung, dass religiöses/spirituelles Denken zu unserer kognitiven (Wahrnehmung, Erkenntnis) Standardausstattung gehört. Unser Gehirn verfüge zwar nicht über ein »Gottesgen«, wohl aber über unzählige neuronale Netze, die dazu beitragen, religiös-spirituelle Thesen den meisten Menschen naheliegend erscheinen zu lassen.
Menschen neigen grundsätzlich dazu, soziale Kontakte zu nichtphysischen Wesen zu pflegen, z. B. zu verstorbenen Verwandten oder unsichtbaren Helden (Kobolde, Riesen etc.). In den meisten Kulturen vertreten diese übermenschlichen Wesen moralische Interessen. Diesen moralischen Instanzen zu folgen, entspricht dem Bedürfnis nach Gewissheit, Sicherheit und dem Verlangen nach Zugehörigkeit zu einer sozialen Gruppe. Die Geschlossenheit dieser Sozialgemeinschaft wird auch mit religiösen/spirituellen/magischen Ritualen gefestigt.
So können wir mit nichtverwandten Menschen stabile Bündnisse unterhalten, die auf gegenseitigem Vertrauen beruhen. Die Evolutions- und Sozialpsychologie weiß, dass religiöse Bekenntnisse, Rituale, Angst vor dem Bösen und vor der Sünde neuronale Netzwerke aktivieren. Deren Aktivität belebt die Bereitschaft für rituelle Vorsichtsmaßnahmen (Taufe, Beichte, Opfergabe etc.) und entsprechend angepasstes Verhalten.[344]
In der Literatur stoße ich immer wieder auf den Zusammenhang zwischen tiefster Religiosität und Transzendenz. Mit »Transzendenz« ist das jenseits der Erfahrung Liegende gemeint. Ich bin nicht davon zu überzeugen, dass ich ohne Drogen die Grenzen des Bewusstseins oder des Diesseits überwinden könnte. Vielleicht kann das ein Derwisch, ein Fakir, ein Yoga-Meister, für Sekunden ein Bungee-Springer oder ein meditierender Eremit.
Bewusstseinserweiterung und Orgasmus – das ist ein Erlebnis, das ich kenne. Die psychische Seite des Höhepunktes: Konzentration des ganzen Denkens und Fühlens auf die Lustgefühle. Bewusstsein bei »offenen Sinnespforten«, d. h. ich erfahre nicht nur intensivst die reale Lust, sondern auch Eindrücke aus der inneren unbewussten Welt.[345] Bei Drogen soll es auch so sein.
Da wären wir wieder bei der Sexualität, die im Zusammenhang mit

Religion unbedingt zu thematisieren ist. Jesus wird in der Bibel als »Rabbi« bezeichnet und die waren stets verheiratet. Seine Lebensgefährtin könnte Maria Magdalena gewesen sein. In Nag Hamadi, einer Stadt am Nil, wurde eine Schrift gefunden, in der es heißt, dass der Erlöser Maria Magdalena mehr liebte als alle Jünger und sie oftmals auf den Mund küsste. Ob er sie oder sie ihn an anderen intimeren Stellen liebkoste, ist nicht überliefert. Möglicherweise hätten beide den Apostel Barnabas erzürnt – der schimpfte über jene verdorbenen Weiber, die mit ihrem Munde das Böse tun. Darüber hinaus galt alles, was den Samen von der Scheide fernhielt, als Sünde.[346]
Apostel Paulus verlangt von den Frauen, sich den Männern unterzuordnen (Epheser 5, 22). Ob das die Geburtsstunde der »Missionarsstellung« war, weiß ich nicht; doch habe ich Interessantes über diese Sex-Position erfahren. Diese hochheilige Stellung war lange die einzige, die die prüde katholische Kirche überhaupt gestattete, daher galt sie als typisches Kulturmerkmal. Der Mensch wurde erst durch die Missionarsstellung gottgefällig, weil Mann und Frau – anders als in der Tierwelt – einander zugewandt aufeinander lagen und so die Hinterteile außer Sicht blieben. Spätestens seit dem Mittelalter war diese züchtige Liebesposition kirchliche Vorschrift. Bei solch keuschem Akt konnte zudem die kostbare Samenflüssigkeit nicht aus dem weiblichen Geschlecht herauslaufen und erlaubte auch deswegen die an sich »anstößige Glut des Fleisches«.[347] Entsprechend galten alle anderen Formen der Paarung und der Lust, in denen der Samentransport nicht im Vordergrund stand, nicht nur als tierisch, sondern als teuflische Geilheit.
Alles, was schön ist, gehört verboten. Wir haben uns zu schämen, Gelüste zu haben. Nur der asketisch lebende Mensch wird Gottes Gnade erfahren. Keuschheit, Zölibat, Jungfrauengeburt, Eremiten – das passt in das Konzept einer drohenden Inquisition. Nicht die irdischen Freuden sollen gefallen, sondern das irdische Tal der Leiden soll die Vorfreude auf das himmlische Paradies verstärken. Wie deprimierend ist doch diese unmenschliche Religion.
Das sanskritische Kamasutra, das indische Lehrbuch der Erotik, erkannte richtig: Begierde, Sinnenfreude und sexuelle Lust sind zwar Fesseln an die Existenz in der Welt, andererseits aber zutiefst menschlich.

Ist dieser christliche Ansatz etwa human? »Wir akzeptieren den Gebrauch von Präservativen nicht, nicht einmal zur Lösung des Aids-Problems. Der einzig annehmbare Schutz seien Keuschheit und Enthaltsamkeit. Der Einsatz von Kondomen ist unchristlich und könne nur im ehelichen Geschlechtsverkehr toleriert werden, wenn der Ehemann HIV-positiv sei.«[348]

Der französische Literaturpreisträger Michel Houellebecq zelebriert in seinem Roman »Plattform« eine Hommage an die menschliche Sexualität: *»Die Geschlechtsorgane sind eine Quelle ständig verfügbarer Lust. Gott, der unser Unglück herbeigeführt hat, der uns als törichte, grausame, sterbliche Wesen geschaffen hat, hat zugleich diese Form der schwachen Entschädigung vorgesehen. Wenn es nicht ab und zu ein wenig Sex gäbe, woraus würde dann das Leben bestehen?«*

Gerne arbeite ich mit Aphorismen. Ich denke, diese passen zu dem gerade Zitierten:

Moral ist, wenn man so lebt, dass es gar keinen Spaß macht, so zu leben. (Edith Piaf)

Durch die Leidenschaften lebt der Mensch, durch die Vernunft existiert er bloß.
(Nicolas Sebastien Chamfort, französischer Schriftsteller, 1741–1794)

Wohl denen, die gelebt, ehe sie starben.
(Marie Luise Kaschnitz, Schriftstellerin, 1901–1974)[349]

Es ist seltsam – sobald ich mir diese kleinen Weis- (und Wahr-) heiten durch den Kopf gehen lasse, verspüre ich Zuversicht und Vorfreude auf das nächste Schöne im Leben und habe entsprechend weniger Angst vor widrigen Situationen. Und ich muss vor keiner autoritären Instanz um Gnade und Vergebung winseln.

Die Frauen-Zeitschrift »freundin« veröffentliche vor nicht langer Zeit ein Umfrageergebnis zum Thema »Entdeckungsreise ins Reich der Lüste«. 94% der befragten Frauen bevorzugen demnach, Oralsex (Cunnilingus) zu bekommen. Kommentar: *»So gern wir bereit sind,* *vollmundig Freude zu spenden (also »zu blasen«, d. Vf.), so sehr lieben wir auch wohlmeinende Lippenbekenntnisse (also »das Lecken«); weil sie zuverlässiger als alles andere im Halleluja enden.«* Ganz allgemein: Alles, was zwei Menschen in Sachen Liebe und Erotik Erfüllung schenkt, ist erlaubt! Allerdings nicht in einigen Staaten der USA: da sind Blasen und Lecken bei Strafe verboten![350] Und das ganz im Sinne der katholischen Kirche: Der menschliche Körper wird als sündiges Fleisch gering geschätzt.

Anders ist das allerdings beim Zeugungsakt, denn da gelten der männliche und weibliche Körper als Leib mit theologischem Charakter. Böse gemeint könnte man sagen, Leiber werden zur bloßen Funktion gottgewollten Naturgeschehens herabgewürdigt. Ehe und Familie gelten als Abbild der Liebe Gottes (aber Jesus war doch unehelich!) und Sexualität sei nur in einer Ehe mit Kinderwunsch religionskonform.[351] Was für eine monströse Geisteshaltung angesichts Millionen hungernder Kinder und verzweifelnder Mütter und Väter. Diese Ignoranz macht traurig und ich bin nur deswegen zuversichtlich, weil mit zunehmenden Bildungschancen die Kirchenzugehörigkeit und -hörigkeit abnehmen wird.

Warum sind die Frommen, die Andächtigen, so hart, so widerlich, so ungesellig?
Sie haben sich zu leisten auferlegt, was ihnen nicht natürlich ist.
Sie leiden, und wenn man leidet, macht man andere leiden.

(Denis Diderot, 1713–1784)

»Sich zu leisten auferlegt, was ihnen nicht natürlich ist«: Weil menschliche Sexualität als etwas Göttliches angesehen wird, müssen konservative Christen die Natur des Sexualtriebes leugnen. Sie diffamieren die körperliche Liebe als tierische Kopulation und gefallen sich darin, Enthaltsamkeit zu predigen.

Diese Klage- und Anklagereligion hat es im Laufe der Jahrhunderte dazu gebracht, dass sich die Menschen ihrer natürlichen sexuellen Gefühle schämen. Es kann doch nicht sein, dass ein Papst im Jahre 2005 immer noch von »Unzucht« spricht! Wann endlich werden moralische Bewertungen dieser Art der Vergangenheit angehören?

Während unsere Ur-Vorfahren ohne diese unmenschliche moralische Vorstellung gevögelt haben dürften, quälen wir uns – trotz sexueller Revolution – immer noch mit einer repressiven Sexualmoral herum. Freud beobachtete die sexuelle Verursachung neurotischer Erkrankungen und plädierte für eine Gesellschaft, die der Sexualität so viel Raum gewährt, dass ein ausreichendes Maß individueller Glücksbefriedigung möglich wird.[352] Wir müssen endlich begreifen und respektieren, dass das Geschlechtliche ein mächtiger Antrieb im Seelenleben ist.

Andererseits darf ich weder sexuell belästigen noch die Schamgefühle anderer verletzen. »Scham« ist durchaus eine Schutzfunktion und ein moralischer Wert: Wer sich schämen kann, der ist sich der Grenzen seines Verhaltens bewusst. Insofern ist Scham ein Gefühl, das Reflektionen über sich und andere voraussetzt: Zu bedenken ist sowohl der gegenwärtige Zeitgeist als auch der jeweilige kulturelle Hintergrund;[353] der ist in Saudi-Arabien nun einmal ein anderer als beispielsweise in Schweden, wo die Menschen eher an Ikea-Werte als an kirchliche Worte glauben.

Ich möchte hier und sofort meine Schamgrenze überschreiten, indem ich dir einige Zeilen aus dem Buch »Feuchtgebiete« von Charlotte Roche vortrage. Ich wähle ganz gezielt aus dem Werk einer Autorin, um dem Vorwurf des Antifeminismus oder Chauvinismus zu entgehen!

»... Ich habe natürlich den Ehrgeiz, den Schwanz so tief wie möglich in meinem Rachenraum verschwinden zu lassen, macht optisch richtig was her. Da sehe ich aus wie eine Schwertschluckerin. Wenn ich will, dass er in meinem Mund kommt, muss ich höllisch aufpassen, dass er nicht mit seinem Sperma gegen mein Zäpfchen schießt. Dann muss ich nämlich sofort kotzen.«[354]

Fazit zum Problemfeld »Kirche/Sexualität«: Alles, was zwei Menschen in Sachen Liebe und Erotik Erfüllung schenkt, ist erlaubt. Aber weder er noch sie sollten auf keinen Fall Sexpraktiken zustimmen, die keine Freude machen. Das ist eine Frage der Würde und der Zuneigung!

Und noch etwas sollten wir jenseits von Vernunft, Moral, Scham, Gewissen und religiöser Tabuisierung bedenken: Es gibt einen körpereigenen Wirkstoff, der im Gehirn jenen Bereich aktiviert, der für sexuelle Erregung verantwortlich ist und unser Denken und Fühlen beeinflusst. Auch wenn bestimmte sexuelle Praktiken tabu sind, heißt das noch lange nicht, dass sie aus dem Kopf verbannt werden können. Beispiel? Brasilien ist bekannt für ungehemmten analen Sex. Wie sehr mag ein brasilianischer Christ unter Druck stehen, der dagegen auf tabuisierten oralen Sex steht? Er muss mit diesem Tabu leben und hoffen, dass die Verdrängung dieses sexuellen Wunsches nicht zu Neurosen führt. Wie sich die anale Praxis, die doch von der katholischen Kirche verteufelt wird, in die brasilianische katholische Kultur (74% Katholiken)[355] einschleichen konnte, ist mir ein Rätsel. Es sei denn, es ließe sich mit der Angst vor Schwangerschaft begründen. Dieser Ungehorsam erfreut mich jedoch sehr!

Der eigenwillige Theologe Hans Küng warnt, kein Philosoph oder Theologe solle in die Diskussion mit einem Neurobiologen eintreten, ohne anzuerkennen, dass im Gehirn die Naturgesetze gelten.[356] Recht so! Wie stark sich Erregbarkeit, Lustempfinden und Verlangen ausbilden, hängt – so wurde unlängst bekannt gegeben – von verschiedenen Varianten eines bestimmten Gens ab (Gen »DRD 4«).[357] Ich empfehle dem Vatikan, eine entsprechende Genmanipulation einzuleiten. Mit dieser zynischen Anmerkung möchte ich das Kapitel »Von der Religion« beenden, allerdings nicht ohne dir passende Buchvorschläge gemacht zu haben.

1. Wir brauchen keinen Gott, Michel Onfray, München 2006. Kurzinhalt: Mit der Absage an alle Religionen und dem Plädoyer für ein freies, vernunftbestimmtes Leben entfachte der Autor eine leidenschaftliche und kontroverse Debatte: der Glaube an einen intoleranten einzigen Gott hat mehr Hass, Leid und Tote hervorgebracht als Frieden.
   Ein Satz, der mich beeindruckt: *»Verherrlichung des Gehorsams, der Passivität und der sklavischen Unterwürfigkeit gegenüber den Mächtigen, und zwar unter dem fadenscheinigen Vorwand, dass alle Macht von Gott komme und deshalb auch ein Leben in Armut und Demut auf eine göttliche Entscheidung zurückgehe, prägen das Christentum. Ungehorsam gegenüber den Mächtigen*

käme einer Rebellion gegen Gott gleich. Die Kirche hofiert die Mächtigen, rechtfertigt das Elend der Armen.«

2. Warum ich kein Christ bin – über Religion, Moral und Humanität, Bertrand Russell, Hamburg 1983. Kurzinhalt: Ob Freiheit der Forschung und Lehre, ob notwendige Reform der Sexualethik, Motivation und Ziel der Gottesbeweise oder die gesellschaftliche Wirkung der christlichen Kirchen – jede dieser kritischen Analysen bezeugt humane Skepsis und eine Freiheitsliebe, die jeder Form des Obskurantismus entgegentritt.
   Ein Satz, der mich beeindruckt: *»Die Wissenschaft kann uns lehren, nicht mehr Verbündete im Himmel zu ersinnen, sondern eigene Anstrengungen darauf zu richten, die Welt zu einem Ort zu machen, der es wert ist, darin zu leben, nicht zu dem, was die Kirchen in all den Jahrhunderten daraus gemacht haben.«*
3. Die beleidigte Kirche, Karlheinz Deschner, Freiburg 1986. Kurzinhalt: In Bochum stand ein Student vor Gericht wegen Bezeichnung der Kirche als »größte Verbrecherorganisation der Weltgeschichte«. In seinem Gutachten für diesen Prozess beweist der Kirchenhistoriker Deschner, dass es keinen Zweifel an der Richtigkeit dieser Bezeichnung geben kann.
   Ein Satz, der mich beeindruckt: *»Und heute herrschen in Lateinamerika, wo bald die Hälfte aller Katholiken der Welt leben wird, Analphabetismus, chronische Unterernährung, Not, Mord, Totschlag ... Wie ist es möglich, fragte der Präsident des Weltbundes katholischer Unternehmensverbände, dass in einem Kontinent ein solches Maß an Unrecht existiert? Und fand in dem Katholizismus, wie er sich historisch in Südamerika entwickelt hat, auch die Ursache.«*
4. Manifest des evolutionären Humanismus, Michael Schmidt-Salomon, Aschaffenburg 2006. Kurzinhalt: Unsere Weltbilder sind noch von Jahrtausende alten Mythen geprägt. Sie haben sich als schlechte Ratgeber für die Menschheit erwiesen. Das Manifest verfolgt die Absicht, für eine Leitkultur von Humanismus und Aufklärung zu werben.
   Ein Satz, der mich beeindruckt: *»Das unbedingte Recht zum Leben bedeutet jedoch keineswegs eine unbedingte Verpflichtung*

zum Leben. Evolutionäre Humanisten treten entschieden für das Selbstbestimmungsrecht des Menschen ein, das als Ultima Ratio auch das Recht auf Selbsttötung, ja sogar das Recht auf entsprechende fremde Hilfen zur Gewährleistung eines möglichst schmerzfreien, vorgezogenen Todes mit einschließt, sofern ein Weiterleben für das Individuum nichts weiter als Qual bedeuten würde. Wenn die großen Religionen den Menschen dieses Recht absprechen, so ist dies ein Akt der Gewalt, ein fundamentales Verbrechen an der Menschheit.«

5. Tödliche Lehre, Wendell W. Watters, Neustadt/Rbge. 1995. Kurzinhalt: Die christliche Religion stellt sich als ein Weg zur Zufriedenheit zu geistiger Gesundheit und zur Erlösung dar. Aber ist das wirklich wahr? Das Christentum steht einer menschlichen Entwicklung in so wesentlichen Bereichen wie Selbstachtung, Sexualität und dem gesellschaftlichen Zusammenleben im Wege. Ein Satz, der mich beeindruckt: *»Der Verhaltensforscher Albert Ellis hat die Schlussfolgerung gezogen, dass eine kausale Beziehung zwischen Religion und emotionalen und geistigen Krankheiten gibt ... Einer religiösen Sicht des Lebens verhaftet zu sein, im Gegensatz zu einer wissenschaftlichen, humanistischen Sicht, behindert Selbstakzeptanz, Eigennutz, Selbstbestimmtheit, welche alle für ein gesundes geistiges und emotionales Leben nötig sind.«*

Wahrscheinlich, weil meine Familie mütterlicherseits »recht katholisch« ist, quält mich seit Jahren der Umstand, dass ich nicht glauben kann. Meine Abneigung gegen Missionierung, gegen diese Drückerkolonne Gottes, ist so groß, dass sich mir der Magen umdreht, wenn ich mir vorstelle, dass in diesem Moment irgendwo auf der Welt ein Priester dabei sein sollte, einen zuvor »unschuldigen« Menschen zu bekehren.

Von der Ökonomie, der Bedürfnisbefriedigung, der Gier und der Ausbeutung

Das Recht auf Eigentum zählt zu den politischen Freiheitsrechten, den so genannten Grundfreiheiten. Seit dem 19. Jahrhundert wurden die Menschenrechte schrittweise auf den sozialen Bereich ausgedehnt: auf das Recht auf Arbeit, soziale Sicherheit und das Recht auf Bildung.

Ein Blick auf das deutsche Grundgesetz:

1. »Alle Deutschen haben das Recht … Arbeitsplatz … frei zu wählen.« (GG Art. 12, Abs. 1.)
»Niemand darf zu einer bestimmten Arbeit gezwungen werden, außer …« (GG Art. 12, Abs. 2)

2. »Das Eigentum und das Erbrecht werden gewährleistet. Inhalt und Schranken werden durch Gesetze bestimmt.« (GG Art. 14, Abs. 1)
»Eine Enteignung ist nur zum Wohle der Allgemeinheit zulässig …«. (GG Art. 14, Abs. 2)

3. »Grund und Boden, Naturschätze und Produktionsmittel können zum Zwecke der Vergesellschaftung durch ein Gesetz … in Gemeineigentum … überführt werden.« (GG Art. 15)

Die tatsächliche sozioökonomische und ökologische Realität entlarvt diese politischen Lippenbekenntnisse. Selten sah ich eine Karikatur, die die wahren Verhältnisse so eindeutig widerspiegelt:

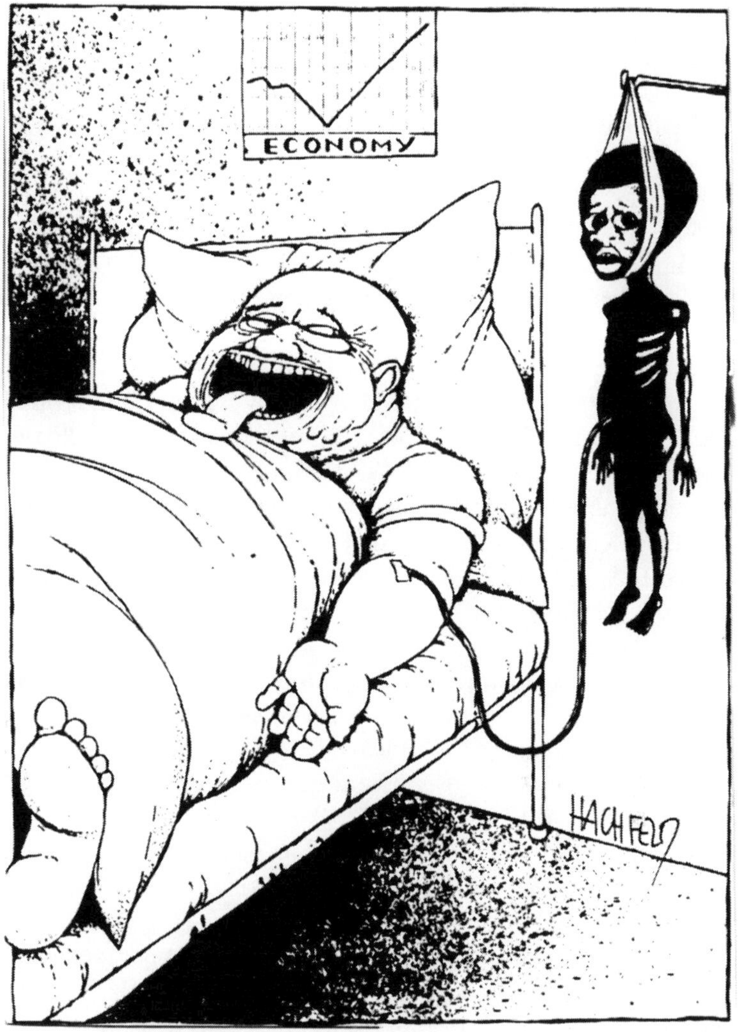

Ökonomie im Krankenbett. Mit freundlicher Genehmigung des Journalisten und Karikaturisten Rainer Hachfeld, Berlin

Ich denke, unser Gemeinwesen ist vor allem »de jure« eine soziale Marktwirtschaft. Aber »de facto« ist sie eine neoliberale Bereicherungsmaschine zu Lasten der Umwelt und der sozial Schwachen. Der Raubbau an der Natur geht hemmungslos weiter, zu beklagen ist ferner: Die Bildungschancen sind ungleich verteilt; eine Umverteilung des Vermögens von unten nach oben ist in vollem Gange; der Sockel der Arbeitslosigkeit ist viel zu hoch; die Globalisierung führt langsam aber sicher zu Dumpinglöhnen; die Leistungen an Entwicklungsländer stagnieren; die Importe aus Ländern der »Dritten und Vierten Welt« werden erschwert, die Exporte von Agrarprodukten in diese Länder aber werden subventioniert und zerstören dort agrarwirtschaftliche Strukturen; die Wüstenbildung schreitet weltweit voran; die Vorräte an Rohstoffen reichen nicht ewig; Trinkwasser wird knapp werden; die Verelendung der Unterprivilegierten schreitet voran; das Bevölkerungswachstum wird unabsehbare Folgen haben; Kriege werden wegen des Rohöles geführt (die USA haben den Irak nicht in die Knie gezwungen, um das Land zu demokratisieren) und und und.

Gewinn ist so notwendig wie die Luft zum Atmen, aber es wäre schlimm, wenn wir nur wirtschaften würden, um Gewinne zu machen, wie es schlimm wäre, wenn wir nur leben würden, um zu atmen. (Hermann Josef Abs, Finanzexperte)

Jedes Verhalten in der Natur und jede menschliche zielgerichtete Tätigkeit ist geleitet vom ökonomischen Prinzip: Der Unterschied zwischen den eingesetzten Mitteln und dem daraus entstehenden Ergebnis soll möglichst groß sein, d.h. ein bestimmtes Ergebnis soll mit möglichst geringem Einsatz erreicht werden. Der Hai jagt seine Beute auch mit möglichst geringem Strömungswiderstand, d. h. Energieverbrauch. Die Kapitaleigner versuchen, die Löhne – also den Energieeinsatz – auf ein minimales Lebenshaltungsniveau zu drükken (s. Mindestlohndebatte), diese Entlohnungsstrategie schafft die Bedingung für die Entstehung eines hohen Mehrwertes.
Bei dem Terminus »Mehrwert« wird sofort an Karl Marx gedacht. Und in der Tat orientiere ich mich hauptsächlich an der marxis-

tischen Philosophie, ohne allerdings Marxist zu sein. Aber der von Marx erläuterte Grundwiderspruch zwischen Lohnarbeit und Kapital ist einerseits so einleuchtend und nachvollziehbar, andererseits so provozierend polarisierend, dass ich ihn hier unbedingt erwähnt haben musste.
Diese Aussage des »unverdächtigen« Churchill ist ebenfalls nachdenkenswert:

Dem Kapitalismus wohnt ein Laster inne: Die ungleichmäßige Verteilung der Güter. Dem Sozialismus hingegen wohnt eine Tugend inne: Die gleichmäßige Verteilung des Elends.
(Winston Churchill, ehemaliger englischer Premierminister)[358]

Ich denke, der real existierende Sozialismus/Kommunismus mit seiner Zentralverwaltungswirtschaft hat seine historische Chance gehabt und verspielt: Realisiert wurden lediglich totalitäre Systeme mit einem unwürdigen Versorgungssystem mit Gütern des täglichen Bedarfs. Leben, mitbestimmen, produzieren … das mag in einer überschaubaren Kommune (Lebens- und Wirtschaftsgemeinschaft) funktionieren, nicht aber in Form eines Staates.
Und dennoch will ich auf die Marxsche Dialektik eingehen: Da Arbeit in der modernen Gesellschaft zum einzigen Tauschgut geworden ist, das die eigentumslosen Arbeitnehmer zur Erlangung ihres Lebensunterhaltes einsetzen können, steht sie unter den gleichen Marktgesetzen wie die produzierten Waren; sie wird selbst zur Ware. Die Entlohnung muss die Kosten für Lebensunterhalt, Ausbildung usw. insoweit decken, dass die Arbeiterklasse sich nach dem jeweiligen industriellen Entwicklungsstand reproduzieren kann. Der Lohn garantiert ein Existenzminimum, so Karl Marx. Die soziale Situation im 21. Jahrhundert nähert sich der Theorie, die Mitte des 19. Jahrhunderts von Kapitalismuskritikern aufgestellt wurde. So frage ich mich total deprimiert, warum die technische Revolution der letzten 150 Jahre nicht zu einem nachhaltigeren Wohlstand geführt hat bzw. warum die Arbeitnehmerschaft so blöd sein konnte, sich den unglaublichen Anstieg der Arbeitsproduktivität vom Brot nehmen zu lassen!

Entscheidend kommt es gar nicht auf die absolute Höhe des Lebensstandards der Unselbständigen an, sondern auf die Relation zur sozialen Gesamtsituation der Eigner der Produktionsmittel. Und diese Schere öffnet sich immer weiter zu Gunsten der Kapitaleigner. Gleiches, so Marx, gelte übrigens auch für einen sozialistischen Staat – nur dass sich hier der Staat den Mehrwert einverleibe. Zu den sozialen Missständen gehöre aber auch das Immaterielle: die Entfremdung von der Arbeit. Da das Eigentum an den Produktionsmitteln den Kapitalisten auch die Verfügungsgewalt über den Menschen bei der Arbeit gibt, ist die Arbeit ihrem Wesen nach Zwangsarbeit. Dazu gehört, dass der Arbeiter der Maschine angepasst wird und dass diese technologische Entfremdung eine vielseitige Entwicklung der natürlichen Anlagen des Arbeiters verhindern würde. Verschärfend kommt heute hinzu, dass die Arbeitnehmer auch in ihrer freien Zeit zunehmend durch Leitbilder, Konsum- und Leistungsorientierung manipuliert werden.

Die Entfremdung bezieht sich aber auch auf die Gesellschaft als Ganzes: Der Einzelne ist immer weniger ein soziales Wesen, sondern er vereinzelt. Diese Individualität ist umso schlimmer, weil die ständige Gefahr der ausgrenzenden Arbeitslosigkeit lauert.

Eigentumsbildung in dem Sinne, dass eine große Zahl von Arbeitnehmern aus deren Erträgen eine Zeitlang leben könnten, gibt es nicht. Und die Situation »von der Hand in den Mund leben« hat nicht zur Solidarisierung beigetragen. Im Gegenteil, die Gewerkschaften verlieren Mitglieder und die Sozialdemokratische Partei ist bald keine Volkspartei mehr. Es ist ein Trauerspiel: Nun wählen sie auch noch ihre Schlachter selbst!

In Anlehnung an die Zehn Gebote schreibt Autorin Susanna Schmidt zum 7. Gebot »Du sollst nicht stehlen« Interessantes aus religionsethischer Sicht: *»Die Sozialpflichtigkeit des Eigentums zielt moralisch weniger auf eine spendable Gesinnung Einzelner ab, sondern vielmehr und vergeblich darauf, dass sich die Eigentumsordnung zum Nutzen aller auswirkt.«*[359] So betrachtet wird wie blöd gestohlen: Die Umverteilung erfolgt ungebremst von unten nach oben.

Im »Ahlener« Programm der CDU von 1947 wurde das Privateigentum an Produktionsmitteln sogar noch abgelehnt. Heute liegt das

minimalistische sozialethische Anliegen des siebten Gebots darin, dass zumindest niemand aus der Gesellschaft herausfallen solle.
Zur Lösung dieser Probleme hilft eine Änderung der formalen Wirtschafts- und Gesellschaftssysteme wenig. Vielmehr ist eine Neueinschätzung von industriellem Wachstum, materiellen Bedürfnissen und Lebensqualitäten anzustreben. Ich bezweifle stark, dass angesichts der globalen Wirtschafts- und Finanzkrise die sich im permanenten Wahlkampf befindende politische Klasse und die Wirtschaftsvertreter die Kraft und den Willen haben werden, das Ruder zugunsten einer Neuorientierung herumzureißen. Die Gewerkschaften erwähne ich erst gar nicht, weil sie aus Angst vor einem Mitgliederschwund nur noch auf Tarifvertragsprozente fixiert sind.
Es darf einfach nicht im Sinne dieser Aphorisme weitergehen (z. B. Verschiebung der Sozialversicherungskosten zu Lasten der Arbeitnehmer):

Man muss das Geld dort nehmen, wo es zu finden ist – bei den Armen. Zwar haben sie wenig, aber sie sind zahlreich.
(Ettore Petrolini)

Eine Sinnerfüllung läge allerdings in der Umsetzung dieser Vision:

Reichtum sollte eigentlich nur einen Zweck haben: Armut abzuschaffen. (Julius Nyerere, Präsident Tansanias)

Wissenschaftler der Universität Bern fanden in Versuchen heraus, dass Ratten selbstlos auch unbekannten Artgenossen helfen, wenn ihnen in der Vergangenheit selbst einmal geholfen wurde. Der Nachweis des Verhaltens bei Tieren deutet darauf hin, dass diese Form der Hilfsbereitschaft keine rein kulturelle, menschliche Errungenschaft sein muss, sondern sich im Laufe der Evolution für alle Lebewesen als vorteilhaft erwiesen haben könnte.[360]
Henry Ford, 1863–1947, amerikanischer Automobilindustrieller, pervertiert diesen Altruismus:

Viele Menschen bringen es lediglich deshalb zu nichts, weil sie sich mehr um die Angelegenheiten ihrer Mitmenschen kümmern als um ihre eigenen.

Wenn die ökonomische Egomanie ungehemmt so weitergehen sollte, werden noch schlimmere Krisen kommen als die derzeitige Finanzmarktkrise.

»Die böse Saat ist aufgegangen. Jahrelang predigten uns sogenannte Wirtschaftsweise, Konservative, Liberale, willfährige Publizisten und hochverdienende Manager, man müsse nur deregulieren, privatisieren, und alles werde gut. [...] Leute wie wir, die soziale Gerechtigkeit und verantwortungsvolles Wirtschaften gefördert haben, wir wurden als die Ewiggestrigen abgestempelt. Als Dinosaurier, die nicht die Zeichen der Zeit erkannt haben.«[361]

Wirtschaftslehre, sowohl die Betriebs- als auch die Volkswirtschaftslehre, muss sich in Theorie und Praxis kritisch-wohlwollend mit den Kosten des Produktionsfaktors »Arbeit« befassen, denn es gilt zukünftig, den sich nach Abzug der Produktionskosten ergebenden gesellschaftlich relevanten Gewinn (Mehrwert) zu ermitteln und nach unten zu verteilen. Der Konflikt zwischen Arbeitgebern und Arbeitnehmern existiert, weil es letztlich um die Frage des gerechten Lohnes, also um die Umverteilung geht. Henry Ford hat es bestimmt auch deswegen zu phantastischem Reichtum gebracht, weil er sich weniger um die Angelegenheit seiner Mitmenschen (Mitarbeiter) gekümmert hat. Und wenn die Wirtschaft nicht per se altruistisch ist – da ist wohl die Ratte hilfsbereiter! –, dann muss die Gemeinschaft (der Staat) für den sozialen Ausgleich sorgen – mit überzeugenden Instrumenten einer Sozialen Marktwirtschaft.

Inwiefern ist diese Form der Marktwirtschaft eine evolutionäre Errungenschaft? Es gibt das Paradox des kooperativen Egoisten. Das »Soziale« daran ist die Solidarität zwischen Personen, die in keiner Beziehung zueinander stehen, die nicht verwandt oder befreundet sind. Schon Charles Darwin vermutete, dass der Mensch dieses moralische Verhalten entwickelte, weil sich vor 150.000 bis 100.000 Jahren die Stämme im Überlebenskampf durchsetzten, die mehr Altruisten in ihren Reihen hatten.

In heutigen archaischen Jäger- und Sammlergesellschaften sind Normen zu finden, die so wohl schon in Vorzeiten existiert hatten. Dieses Sozialverhalten half demnach, Jahrtausende als Spezies zu überleben: Altruismus-Gene müssen sich durchgesetzt haben.[362] Im Prinzip hat auch ein moderner altruistischer Mensch kaum einen Nachteil wegen seines gemeinnützigen Verhaltens: So können beispielsweise Spenden steuerlich abgesetzt werden und der Sponsor eines örtlichen Vereins erhöht mit der milden Gabe auch seine Reputation.

Welche Erkenntnisse ich durch diese Betrachtungen gewonnen habe? Zunächst einmal liegt Henry Ford mit seiner Einschätzung ziemlich daneben; aber das Wichtigste: Solidarität bewahrt den sozialen Frieden: Dieser garantiert ein Leben in Würde und ist Voraussetzung für wirtschaftliche Stabilität. Ein Auflösen der Sozialordnung, um kurz- oder mittelfristig z. B. den Globalisierungsdruck auszuhalten, hätten fatale Folgen. Ich denke, meine Angst davor ist nicht unberechtigt.
Diese Furcht möchte ich begründen. Eine umfassende Analyse des Spektrums »Ökonomie« ist hier aber nicht möglich und auch nicht nötig. Ich muss also methodisch anders vorgehen: Ich werde dir in Form von Thesen/Zitaten die Denkansätze und Erkenntnisse vortragen, die mich ganz besonders heftig quälen.
Beginnen möchte ich mit dem Soziologen und Kapitalismuskritiker Klaus Ottomeyer.

1. *»Unter kapitalistischen Konkurrenzbedingungen ist die größere Leistungsfähigkeit eines anderen Menschen zunächst keineswegs etwas, über das ich mich freuen könnte, sondern primär etwas, das bei mir selbst Versagensangst und die Angst, überflüssig zu sein, hervorruft ... Dabei ist Konkurrenz keine subjektiv-persönliche Einstellung, sondern das objektive und zwingende gesellschaftliche Faktum, das es im Kapitalismus gibt: Die Menschen werden in allen Lebensbereichen instrumentalisiert ... Aggression mag zwar eine Grundmacht des Lebens sein, doch gibt es ›primitive‹ Stammesgemeinschaften, bei denen jedem, der sich*

auf Kosten anderer hervorzutun versucht, die soziale Ächtung droht.«[363]
Unsere anonyme Wettbewerbsgesellschaft entspricht also nicht unbedingt der menschlichen Natur – daher auch wohl die explosionsartige Zunahme psychischer Erkrankungen.

2. *»Das Ende des Kommunismus brachte Milliarden billiger Arbeitskräfte auf die internationale Bühne. Das wirkt deflatorisch, vor allem, weil die Osteuropäer und Russen Löhne weit unter Westniveau akzeptieren mussten, wenn sie sichere Arbeitsplätze haben wollten ... Seit Beginn der neunziger Jahre fanden zusätzlich chinesische und indische Arbeitnehmer, die zuvor in von der Außenwelt abgeschotteten Volkswirtschaften beschäftigt gewesen waren, Zutritt zur Weltwirtschaft ... Die ausländische Konkurrenz war so skrupellos, dass die europäischen Arbeitnehmer zur Sicherung ihrer Arbeitsplätze auf Leistungen verzichteten. Im wiedervereinigten Deutschland stimmten die Gewerkschaften Lohneinbußen bei gleichzeitiger Mehrarbeit zu – aus Sorge, die Unternehmen könnten die Produktion nach Osteuropa verlagern. Ohne weltweite Sozialstandards und eine verlässliche internationale Gesetzgebung über (menschenwürdige) Mindestlöhne und Sozialleistungen haben die westlichen Arbeitnehmer viel Verhandlungsmacht eingebüßt. Der Markt für den Produktionsfaktor Arbeit ist eben ein Markt wie jeder andere auch (z. B. der Kapitalmarkt) und da gilt der Tauschwert des Gutes ›Arbeit‹ als nicht besonders hoch – das Angebot an Arbeitskräften bei steigender Produktivität durch Technisierung ist riesig, die Nachfrage nach menschlicher Arbeit ist relativ gering.«*[364] Ordinär auf einen Nenner gebracht: Die Unselbständigen haben mal wieder die Arschkarte gezogen!

3. *»Eine allseits befriedigende Bedarfsdeckung ist ein schwer zu lösendes Problem, weil bei Produktion, Verteilung und Konsum egoistische (nationale) Interessen mitspielen, die mit dem übergeordneten Ziel der globalen Bedarfdeckung kollidieren (der subventionierte EU-Export von Geflügelschlachtabfällen in afrika-*

nische Länder zerstört dort die einheimische Geflügelproduktion: (Ein eklatantes Beispiel für fehlgeleitete egoistische Interessen, d.Vf.). Sicher darf man nicht das Wachstum der Produktion oder des Konsums als einen nicht mehr diskutierbaren Endzweck materiellen Geschehens hinnehmen, sondern muss – auch angesichts des Bevölkerungswachstums – überlegen, ob möglicherweise bei reduzierter Produktion und Konsumtion ein ›besseres‹ Leben möglich ist ... Es ist ja auch zu fragen, wann die irdische Energieproduktion ein solches Ausmaß annehmen wird, dass die Energiebilanz der Erde aus dem Gleichgewicht gerät ... Atomkraftwerke in Mengen zu errichten, stellt keine vernünftige Lösung dar, weil jeder Kernreaktor im Prinzip eine verhinderte Atombombe mit ungeheurem Zerstörungspotential ist. Die Wahrscheinlichkeit einer Katastrophe kann man nie zu Null machen ... Die Steuerung der technischen Entwicklung durch die Wirtschaft wirkt wie eine allgemein akzeptierte Moral technischen Handelns – es ist jedoch eine sehr schlechte Pseudomoral, die wir für weite Bereiche möglichst schnell außer Kraft setzen müssen, um die voraussehbaren Katastrophen abzuwenden. Die wirtschaftliche Steuerung technischen Geschehens wird immer labiler: Die Beteiligten durchschauen immer weniger, wie eng ihr persönliches Wohlergehen mit der Funktion der Technostruktur verknüpft ist. Die Moral muss daher ein demokratisch legitimiertes System von neutral-objektiven Bewertungen sein, welches zukunftsträchtige technische Entscheidungen trifft.«[365] Es darf nicht sein, dass das Schicksal von Millionen Menschen durch die egoistischen Interessen der »oberen Zehntausend« bestimmt wird! Arbeitgeberfunktion und Eigentum an Produktionsmitteln sind keine ausreichende demokratische Legitimation.

4. *»Die Technisierung der Gesellschaft darf nicht mehr vorangetrieben werden, wenn nicht zugleich das Wissen über das, was dadurch getan und verursacht werden kann, potenziert wird. Wissensgesellschaft darf eben nicht nur heißen, durch anwendungsorientiertes Wissen marktfähig zu sein – die Zukunftsfähigkeit ist zu bewerten ... Der ›Verein Deutscher Ingenieure‹*

nennt in seiner Richtlinie zur Technikbewertung diese Wertkategorien: Funktionsfähigkeit, Wirtschaftlichkeit aus betriebswirtschaftlicher Perspektive, Wohlstand aus volkswirtschaftlicher Perspektive, Sicherheit, Gesundheit, Umweltqualität, Persönlichkeitsentfaltung und Gesellschaftsqualität ... Diese Werte ermöglichen es, konkrete Fälle (z. B. Gen-Technik) so abzuwägen, dass man der Komplexität der Auswirkungen technischen Handelns gerecht werden kann (Verantwortungsethik) ...«[366] In Deutschland haben wir das parlamentarische Gremium »Büro für Technikfolgenabschätzung«; diese Institution müsste zunächst die Gewichtung der Kategorien vornehmen und Wertkonflikte diskutieren, bevor es den politischen Entscheidungsträgern eine Handlungsempfehlung, z. B. zum Gen-Technik-Gesetz, mitteilt.

5. Die traditionellen Aktionäre sind inzwischen weitgehend den institutionellen Aktionären (Banken, Versicherungen, Hedge-Fonds-»Heuschrecken«) gewichen. Das gesellschaftspolitische Problem besteht darin, dass mit Eifer den kurzfristigen Profiten nachgejagt wird und Aktienkurse in der Regel steigen, wenn Massenentlassungen durchgeführt werden. Denn nicht nur die Leitung eines Großunternehmens ist an steigenden Aktienkursen interessiert – auch Fondsmanager werden nach den Gewinnen honoriert, die kurzfristig für den Fonds erwirtschaftet werden. Weniger das »Stakeholder Modell« ist Orientierungsmaßstab, sondern das aktionärszentrierte »Stockholder-Modell« dient als moralischer Kompass. Das ist die monetäre Selbstverwirklichung dieser »juristischen Personen«, und der um sich greifende Liberalismus ermutigt sie, um (fast) jeden Preis in diesem Streben nach dem Guten (für die Stock- bzw. Shareholder) nicht nachzulassen. Natürliche Personen haben naturgegeben ein Gewissen. Zwar agieren in Unternehmen natürliche Personen, doch beseelen sie als Funktionsträger nicht das Unternehmen, sondern werden zweckdienlich vom Unternehmen beseelt. Die Folge ist, dass die Firmen in der Lage sind, ohne Moral oder »subjektive« Verantwortlichkeit zu handeln – der Erfolg gibt ihnen allemal Recht,[367] während Misserfolge beschönigend als »Krise« heruntergespielt werden.[368]

KOMMENTAR

Düstere Aussichten

VON BRIGITTE SCHOLTES

Um die Zukunft von Hertie sieht es düster aus. Wenn der Eigentümer der Warenhauskette, der britische Finanzinvestor Dawnay Day, fällt, wird Hertie kaum überleben. Eine Hauptschuld an einem möglichen Kollaps von Hertie trifft sicher die Briten. Denn sie haben Hertie, seit sie 2005 die 74 Warenhäuser von Karstadt übernahmen, in erster Linie als Immobilieninvestment angesehen. Der Handel in den Häusern habe nur dazu gedient, die Mietzahlungen zu sichern und den Wert der Immobilie zu steigern, hört man.

Für die 4100 Hertie-Beschäftigten sind das schlechte Nachrichten. Sie haben in den vergangenen Jahren schon genug zittern müssen.

Hinzu kommen die Auswirkungen auf die meist kleineren Städte und Kommunen, in denen diese Häuser angesiedelt sind. Auch wenn der Standard der Warenhäuser nicht unbedingt dem Kundenbedürfnis entspricht – für die kleineren Städte bilden sie häufig einen Anziehungspunkt als Einkaufsmöglichkeit. Stirbt der Hertie vor Ort, haben kleinere Geschäfte auch einen schweren Stand. Und Schwierigkeiten hier dürften dann noch mehr Jobs kosten als die 4100 bei Hertie.

Verben, die mir zu dem Gebaren dieser Finanzratten in den Sinn kommen: ausbeuten, aussaugen, auspressen, das Letzte herausholen, ausschlachten, schröpfen, bluten lassen, ausquetschen, absahnen, schmarotzen, schinden, missbrauchen ... Ich verabscheue diese asozialen Plünderer und die, die sie gewähren lassen. Es ist deprimierend!

Längst haben wir die amerikanischen Verhältnisse, die L. E. Mitchell anprangert: Exemplarisch für zahllose Tatbestände mag dieses »Hertie«-Beispiel stehen: Die so genannten »Heuschrekken« haben sich an der fetten Beute, nämlich den Hertie-Kaufhäusern aufgezwungenen überhöhten Mietzinsen (Kapital-

renditen) sattgefressen. Es geht doch gar nicht mehr um das Kerngeschäft, hier: Arbeitsproduktivität und Wertschöpfung aus dem Handel. Es geht demnach auch nicht um das Schicksal der Arbeitnehmer, deren Familien und ihrer Gemeinden; es geht nur noch um den herauspressbaren Profit der Immobilien.
Staatliche, auch international agierende »Kammerjäger«, müssten auf der Basis endlich erlassener Gesetze den schmarotzenden asozialen »Heuschrecken« den Appetit verderben. Stattdessen erhielten diese Parasiten eine gesetzliche Grundlage – was aus dieser Liberalisierung der Finanzmärkte geworden ist, kann man derzeit erleben. Der Steuerzahler wird's richten.

6. Artikel 20 des Grundgesetzes: »Die Bundesrepublik Deutschland ist ein demokratischer und sozialer Bundesstaat.« Der Absatz 2 dieses Artikels besagt, dass alle Staatsgewalt vom Volk auszugehen habe. Das Volk, das sind die natürlichen Personen, nicht die juristischen. Die Wirtschaft ist zugegebenermaßen ein wichtiges Subsystem innerhalb des Systems »Bundesrepublik«. Aber eben nur ein »untergeordnetes System«. Die Wirtschafts- und Finanzpolitik des Staates wird jedoch zunehmend zum Handlanger der Wirtschaft – das ist undemokratisch! Dessen ungeachtet deuten alle Zeichen auf wirtschaftsfreundliche »Angebotspolitik« – weil der Staat angesichts der hohen Arbeitslosigkeit, der kaum noch zu finanzierenden Sozialsysteme und wegen des Globalisierungsdruckes erpressbar geworden ist.
   Die Zurückdrängung des beschäftigungs- und sozialorientierten Staates schafft nach der Doktrin »der Markt wird's schon richten« den privatwirtschaftlichen Aktivitäten größeren Spielraum. Die einsetzende Wettbewerbsdynamik bei Abbau sozialstaatlicher Regulierung gilt als bestes Beschäftigungsprogramm.
   In diese neoliberale Welt passt auch die neue und einzige Funktion der Lohnpolitik: Sie hat zur einzelwirtschaftlichen Kostenreduktion und damit Rentabilitätssteigerung beizutragen.
   Der Umbau des Staates hin zum angebotsorientierten Staat ist in vollem Gange: Deregulierung der Arbeitsmärkte, Öffnung bisher staatlich regulierter Märkte für die Privatwirtschaft (z. B. Bun-

despost) und Privatisierung ... Fehlt nur noch eine heftige Senkung und Umstrukturierung der staatlichen Ausgaben und Einnahmen zugunsten der Unternehmenswirtschaft. Der Staat letztlich als Steigbügelhalter für die Unternehmerschaft: Alle politischen Aktivitäten sollen auf die Herstellung und Pflege rentabler Angebotsbedingungen der Unternehmen ausgerichtet werden, weg also von der sozialen und beschäftigungspolitischen Verantwortung! Aufgrund aller bisher gemachten Erfahrungen muss bezweifelt werden, dass eine sozial- und ökologisch verträgliche Entwicklung die Folge sein könnte.[369]

7. Die Welt ist darauf reduziert, insgesamt nichts anderes als ein einziges riesiges Unternehmen zu sein. Oder eine Spielbank für Spekulanten (Rohstoffe, landwirtschaftliche Erzeugnisse, Fondsanteile ....). Wenn dabei 4.100 Hertie-Arbeitsplätze auf dem Spiel stehen, dann heißt das »soziale Verwerfung«: Das klingt unschuldig-naturgesetzlich und tatsächlich ist eine Verwerfung eine »tektonische Störung«! Es ist nicht mehr politisch korrekt, das Kind beim Namen zu nennen: soziale Ungerechtigkeit, sozialer Skandal, soziale Hölle!
   Siehst du den Widerspruch zwischen dem grundgesetzlichen »Recht auf Arbeit«, dem deklarierten »sozialen und demokratischen Staat« und der gesellschaftlichen Realität des zusammenbrechenden Arbeitsmarktes? Weltweit verbreiten sich marktwirtschaftliche Systeme bei liberal-ohnmächtigen Staaten. Parallel dazu etabliert sich ein Wirtschaftssystem, das den Bewohnern, der Fauna und Flora dieses Planeten gleichgültig gegenübersteht. Die Menschen, die Arbeit suchen, gelten zunehmend als nutzlos, schmarotzerisch, unrentabel. Sie werden in einer Welt, in der es nur noch auf Wirtschaftlichkeit ankommt, bald ungeniert zu den vermeidbaren Kosten gerechnet. Was die Natur anbelangt: Der indonesische Wirtschaftsminister schwadronierte in einem Interview: »Schutz des Regenwaldes? Der Regenwald an sich ist doch absolut unproduktiv!«[370]
   Zurück zu den sozialen Fragen. Soziale Härten hat es immer gegeben, aber sie stießen auf Grenzen, weil die von Menschen vor

Ort geleistete Arbeit für diejenigen, die über Macht und Geld verfügten, unentbehrlich war. Das ist sie heute angesichts der globalen Arbeitsmärkte nicht mehr: sie ist – brutal formuliert – ein lästiges Übel geworden. Ein Grundsatz der an Schulen zu vermittelnden Wirtschaftslehre lautet: »Die Wirtschaft hat die menschlichen Bedürfnisse zu befriedigen« – mir müsste die Schamesröte ins Gesicht schießen.

8. »Die Globalisierung erzeugt drei neue Institutionen, die stark miteinander verwoben sind: Erstens einen globalen Finanzmarkt; zweitens ein Konglomerat aus wirtschaftsorientierten Staatsregierungen, die ökonomisch und militärisch unter Führung der USA zusammenarbeiten; und drittens neue Weltregierungen, wie etwa die Welthandelsorganisation und die Weltbank. Diese Vernetzung könnte man ›Kapitalokratie‹ nennen, d. h. der Schutzwall zwischen Großunternehmen und ihren Verbänden einerseits und den Parlamenten und Regierungen andererseits ist gefallen.«[371] Selbst die Anstandsgrenzen sind durchlöchert: Die Wirtschaft hat ihre Mitarbeiter zu Bediensteten in den wichtigsten Ministerien machen können. Dort stricken sie ungeniert an Gesetzen und Verordnungen, die ihre Branche betreffen.
   In diesem Kontext ist auch die Formulierung »Neue Soziale Marktwirtschaft« zu sehen, der sich Bundeskanzlerin Merkel bedient. Der Begriff »Neue Soziale Marktwirtschaft« ist sowohl euphemistische Floskel als auch Initiative, nämlich die Ideenschmiede für die Wirtschaft und die liberal-konservativen Parteien, finanziert vom Arbeitgeberverband Gesamtmetall. Tatsächlich soll der Boden bereitet werden für Sozialabbau und noch intensivere angebotsorientierte Wirtschaftspolitik. Beispiel: »Sozial ist, was Arbeitsplätze schafft« – gemeint ist: Abbau des Kündigungsschutzes, Arbeitszeitverlängerung, Einschränkung der Flächentarifverträge. Den Beschäftigten wird der Spaten angeboten, mit dem sie ihr eigenes soziales Grab buddeln sollen!
   Die Sorge um die »kapitale Wohlfahrt« wird die leidige Bürde der »sozialen Fürsorge« unterhöhlen. Ohne Steuererleichterungen für die Wirtschaft und andere »Leistungsträger«, ohne Sub-

ventionen, ohne staatliche Aufwendungen für Bildung, Infrastruktur, Forschung, Sicherheit würde die Wirtschaft kollabieren – mit einer Minimierung der sozialen Fürsorge aber lässt es sich leben! Demokratie, Sozialstaat: Das sind mehr und mehr Fiktionen; die Neue Linke wird vorsorglich vom Verfassungsschutz beobachtet.

Rechtsstaatlichkeit und demonstrierte demokratische Regeln liefern den formalen Rahmen für Aktivitäten der Wirtschaft: Die globalen Finanzmärkte aber sind das Gehirn der Weltwirtschaft (fehlgeleitet von seiner Gier, wie wir nun wissen) und die »Multis« ihre Muskeln. Es hat sich eine globale, von Unternehmensinteressen geleitete Machtelite etabliert, die von ihren Ländern entkoppelt ist. Deshalb wohl werden Kapitalgesellschaften als neue Weltbürger dargestellt und die Kapitalwirtschaft selbst als neue Form sozial verantwortlicher Demokratie. Vor diesem Hintergrund ist auch der Irak-Krieg zu sehen: Das Land soll zur blühenden Demokratie mit Sozialstaatstouch werden, damit in diesem Ordnungsrahmen die Erölressourcen verlässlich bewirtschaftet werden können. Die Wirtschaft hasst Instabilität und bevorzugt eine Staatsform, von der das Volk annehmen dürfe, es sei selbst der Souverän: die moderne »Marktdemokratie«.[372]

Zu dem, was Ch. Derber kritisiert, passt wunderbar dieses Zitat: *»Eigentlich haben wir keinen Kapitalismus, sondern einen primitiven Geldökonomismus, also ein Wirtschaftsdenken, das alles auf eine Größe reduziert: Geld. Bei diesem Shareholder-Rigorismus sind nicht nur Maßstäbe für nachhaltige Unternehmensführung verkommen, sondern ist auch Kapital großvolumig vernichtet worden«*[373] (siehe die aktuelle Finanzkrise, ausgehend vom amerikanischen Hypothekenmarkt Oktober 2008).

9. Vor dem Hintergrund der Annahme, wir hätten deshalb eine so hohe Arbeitslosigkeit, weil Arbeit bei uns zu teuer sei, ist die Senkung der Lohnnebenkosten einer der Grundgedanken der Reformdebatte.

   Dieser Satz ist unter den Eliten der Republik höchst populär – ein anschauliches Beispiel für die perfekte Gleichschaltung in der modernen Mediengesellschaft. Der Schlüsselbegriff »Lohnnebenkosten« wird in der neoliberalen Reformdebatte als Hebel eingesetzt. Tatsächlich aber ist es so, dass z. B. Investitionsentscheidungen von einem Bündel von Daten und Erwartungen abhängen – die Höhe der Lohnnebenkosten ist nur ein Faktor von vielen. Sie zum Dreh- und Angelpunkt für mehr Beschäftigung zu machen, kann nur als Manipulation bezeichnet werden. Manipuliert wird möglicherweise, um von einer anderen Lösungsmöglichkeit abzulenken: Die Personalaufwendungen sind nur ein Teil der gesamten Wertschöpfung eines Unternehmens; warum nicht die durch den Einsatz von Maschinen entstehende Wertschöpfung mit einbeziehen? Durch diese »Maschinensteuer« würde der Faktor Arbeit entlastet und die kapitalintensiven Unternehmen belastet; wobei der Mittelstand, das Rückgrat der Wirtschaft, wegen der sinkenden Personalaufwendungen geschont werden würde. Dieser Ansatz wird so oft diskutiert, wie er wieder in den Schubladen verschwindet. Obwohl diese Wertschöpfungsabgabe die Großindustrie nur graduell belasten würde, schafft es deren Lobby, die Wertschöpfungsabgabe zu verhindern. Stattdessen haben wir Hartz IV, Minijobs und kaum zu tolerierende Mindestlöhne. Das Interesse der Wirtschaft scheint einzig darin zu bestehen, die sozialen Sicherungssysteme auszuhöhlen. Geht das Vertrauen in die staatliche soziale Sicherung verloren, werden die Bürger millionenfach in die Fänge der Finanzwirtschaft getrieben.[374] Und das Kalkül scheint aufzugehen: Die Akzeptanz der Sozialen Marktwirtschaft ist laut einer Umfrage des Bankenverbandes von 70% der Befragten (2000) auf 52% (2008) zurückgegangen. Die Branche der Finanzdienstleister dagegen freut sich – alle großen Unternehmen steigen in diesen Markt ein (wie z. B. Karstadt-Quelle-Versicherungen; der Finanzdienstleistungsbereich der VW erwirtschaftete ein Ergebnis von 523 Millionen Euro).[375]

Ich glaube nicht, dass hier eine Verschwörungstheorie gegen das Kapital konstruiert wird – es handelt sich real um knallharte wirtschaftliche Interessen, die durch den Abbau des Sozialstaates realisiert werden können.

10. Geld ist nicht lediglich ein Tauschmittel, sondern ist auch ein sozial-psychologisches Symbol für sozialen Einfluss, Selbstwert, Suche nach Erregung und Freiheit. Dass psychische Gesundheitsprobleme durch Geld hervorgerufen werden, ist aus dieser Symbolfunktion ableitbar. Und ich kenne es aus eigener Erfahrung: Geld beherrscht mein Leben seit spätester Jugend bis heute, denn ich betreibe sehr neurotisch Kompensation der Minderwertigkeitsgefühle durch übermäßigen Konsum. Während andere Gleichaltrige (z. B. Kollegen) stolz auf ihr Lebenswerk sein können, kann ich mir auf meine Kreditwürdigkeit etwas einbilden und dabei immer verzweifelter werden: Geld scheint die Eigenschaft zu haben, vorhandene Emotionen zu verstärken, auch negative.

Es wird behauptet, dass wir mehr Geld, Status, Anerkennung und Liebe brauchen, um uns im Vergleich zu den Mitmenschen besser zu positionieren. Diese These wird zur Gewissheit, wenn du nur über ein geringes Selbstwertgefühl verfügst. Ich habe erkannt, dass andere Menschen bei der Ausbildung meines Selbstwertgefühles einen großen Einfluss auf mich haben: Ich fühle mich gezwungen, mein zerrüttetes Selbstwertsystem vor anderen zu verbergen bzw. im Rahmen meiner finanziellen Möglichkeit zu kompensieren.

Der Mensch sei eine Synthese aus Wirklichkeit und Möglichkeiten, meinte der Philosoph E. Vollbrecht in der 3 SAT-Sendung »Kulturzeit«. Diese Verknüpfung von Vorgefundenem (mir gegebener Charakter, mir gegebene Intelligenz, mir gegebene Sozialisation, mir gegebene Ausbildung und Berufstätigkeit) mit meinen Potentialitäten konnte angesichts der Depression keinen gradlinigen Lebenslauf hervorbringen. Bedingt durch die Geldsorgen, durch das Leben »von der Hand in den Mund« und durch das schlechte Gewissen bei jeder unnötigen Ausgabe verschlimmert sich die Depression. Insofern verstärkt Geld den jeweils vorhandenen emotionalen Zustand. Ich denke, jetzt kannst du auch verstehen, warum nicht wenige Psychoanalytiker Geld als eine Institution beschreiben, deren Krankheit Tag für Tag offenkundig ist. Dieses Leiden reduziert die Triebe des Menschen auf Konkurrenzverhalten und führt schlimmstenfalls zu ungezügelter Habgier. Das Verlangen nach Geld (und seinen Verheißungen) tritt an die Stelle natürlicher menschlicher Bedürfnisse (z. B. Altruismus, Suche nach Nähe). So kommt es, dass Geld am Ende komprimierte Schuld darstellt,[376] denn Geld macht nicht nur krank, sondern korrumpiert auch. Das gilt für den ökonomisch-gesellschaftlichen Raum genauso wie für den privaten Bereich. Der Siemens-Konzern beispielsweise bezahlte Hunderte von Millionen Euro, um mögliche Kunden zu Auftragsvergaben zu bewegen. Unsere Demokratie ist vor allem eine Gefälligkeitsdemokratie: Die Parteien werden Stimmen bekommen, die die attraktivsten Wahlgeschenke offerieren. Und ich lasse mich manipulieren, weil ich für Geld einen Job ausübe, vor dem ich mich eigentlich ängstige und weil ich mich so gut wie irgend möglich verkaufe (lieb und nett sein), um diesen Job behalten zu können.

Manipulation entsteht mit Sicherheit auf der Basis von Ängsten: Der Angst zu versagen, der Angst, nicht gemocht zu werden, der Angst vor Ungewissheiten, der Angst, den sozialen Status zu verlieren. Eine meiner größten Ängste ist der Umstand, als Mitglied der Gesellschaft (z. B. als Berufstätiger) von dem Wohlwollen und Urteil anderer abzuhängen. Weil Angst die schmerzlichste aller Emotionen ist, haben wir Schutzmechanismen gegen sie aufgebaut. Die schlimmste: Selbstaufgabe durch Konformismus. Extreme Geldsorgen begleiten mich seit meiner ersten Ehe, die ich wegen der Schwangerschaft meiner damaligen Lebensgefährtin schon mit neunzehn Jahren einging. Depressiv war ich bereits zu dieser Zeit – entsprechend die Begleiterscheinungen: Minderwertigkeitsgefühle und soziale Ängste. Das Geld hatte da aber schon eine besondere Bedeutung für mich, weil nicht nur in unserer jungen Familie, sondern auch in meinem Elternhaus und bei den Schwiegereltern Geldknappheit an der Tagesordnung war. Ständig fühlte ich mich gegenüber denen, die mehr Geld hatten, als Unterlegener. In dieser Zeit entstanden wohl die neurotischen Probleme mit dem Geld: Geld steht in meinem Leben über allem; ich habe Schuldgefüh-

le, wenn ich Geld für mich ausgebe und ich glaube, dass Geld das Einzige ist, was meine Probleme lösen könnte (beunruhigend ist auch die Unfreiheit wegen Geldmangels). Dennoch bin ich stolz auf eines: Ich bin nicht geldgierig und kaum missgünstig (Neid kommt nur bei Lotteriegewinnen und Erbschaften auf).
Die Literatur schreibt von »geldbezogenen Abwehrmechanismen«. Dummerweise habe ich früh angefangen, den Teufel mit dem Beelzebub auszutreiben: In Gesellschaft mit anderen fühle ich mich seit eh und je als der unattraktivste und minderwertigste Anwesende. Dieses fiese Gefühl versuchte ich mit Alkohol, »besserer« Kleidung und besserem Wohnen zu kompensieren mit den Folgen, dass ich begründet Angst davor haben musste, sozial abzusteigen und mich total zu verschulden. Weil ich mit jeder Frau, die mich wollte, ins Bett ging, rutschte ich in teuere Trennungen und Scheidungen hinein – durch die Frauenzuneigungen fühlte ich mich aber akzeptiert und aufgewertet; durch die Miesen auf dem Konto empfand ich mich andererseits jedoch als Versager. Weil ich aller Welt – und vor allem meinem Vater – zeigen wollte, wie leistungsfähig ich bin, baute ich sowohl in der ersten als auch in der zweiten Ehe ein Haus. Weil sich aber weder mein Trinkverhalten noch mein Fremdgehen änderte, musste auch meine zweite Ehe scheitern. Mit knapp über vierzig Jahren war ich total pleite (erschwerend kamen die Unterhaltszahlungen hinzu).
Geldbezogene Abwehrmechanismen werden häufig gegen Ängste eingesetzt, die durch tatsächliche oder eingebildete Unzulänglichkeiten hervorgerufen werden. In meinem Fall kann ich von den Mechanismen »Überkompensation« und »Zwanghaftigkeit« ausgehen. Die Überkompensation ist das übersteigerte Bestreben, tatsächliche oder eingebildete Mängel auszugleichen: Der Betroffene ist ständig auf der Suche nach Einkommensmöglichkeiten, weil er sich ungeliebt fühlt (so, wie ich mich jahrelang um Unterrichtsmöglichkeiten bei allen möglichen Bildungsreinrichtungen bemüht hatte). Bei der Zwanghaftigkeit ist man nicht in der Lage, von diesem kontraproduktiven Verhaltensmuster abzulassen (der Bau der Häuser, das Kaufen teu-

rer Kleidungsstücke und edler Schuhe, die aufwändigen Ferien und zusätzlichen Kurzurlaube). Die hohen Konsumausgaben für notwendig erachtete und stabilisierende Statussymbole dienen nicht nur der eigenen Aufwertung, sondern sollten meinen Ehefrauen demonstrieren, dass ich ihnen etwas bieten könne. Die Folge war, dass ich die tatsächliche finanzielle Situation durch Schönreden verschleierte und deswegen permanent Gewissensbisse hatte, zuweilen noch habe. Die Gewissensbisse führen zu Schuldgefühlen und der Selbsteinschätzung, ich sei ein Blender und Lügner (der Lügen zu Notlügen beschönigt).
Das freizügige Eingestehen des Lügens ist mir nicht leichtgefallen, denn willentlich Falsches auszusagen gilt als Inbegriff des Unmoralischen. Nicht von ungefähr gelten Lügner, Blender und Täuscher als Personen, mit denen man lieber nichts zu tun haben möchte. Für mich eine schreckliche Vorstellung.

Die Lüge ist der eigentlich faule Fleck in der menschlichen Natur.
(Immanuel Kant, 1724–1804, deutscher Philosoph)

Beim Fremdgehen hatte ich faulig-übel doppelt »gesündigt«. Sowohl beim Treuebruch selbst als auch beim Vorbringen der Ausreden. Ich könnte jetzt akademisch und beschönigend versichern, ich hätte aus Rücksicht auf den betrogenen Ehepartner das Fremdgehen nicht zugeben können. Das Lügen hätte dann eine vornehme Aufgabe erfüllt. Aber das Vorschieben eines »guten« Motivs wäre unredlich, lächerlich und eine sehr vorgeschobene Entschuldigung.

Alles Leben ist Lüge.
(D. v. Liliencron in seiner Autobiographie »Leben ist Lüge«, 1908)

Die Literatur spricht davon, die Lüge bzw. Täuschung sei im interpersonalen Umgang ein legitimes Mittel, um überhaupt erfolgreich bestehen zu können. Dieser evolutionäre Mechanismus sei ein Medium des sozialen Umgangs und diene als sozia-

les Feigenblatt. Für das Fremdgehen mit seinen Lügen-Konsequenzen möchte ich das nicht gelten lassen, wohl aber für meine beruflichen Verhaltensweisen. Nur möchte ich hier nicht von Lüge sprechen, sondern eher verharmlosend von Täuschung.
Ob »alles im Leben wirklich Lüge ist«, will ich hier nicht erörtern. Vielmehr möchte ich einen Ich-Bezug herstellen: An anderer Stelle zitierte ich die »komische« Aussage *»eigentlich bin ich ganz anders, aber ich komme so selten dazu«*. Dieses Geständnis muss ich ändern in: »… aber ich habe nicht den Mut, dieses zu zeigen.« Leben, Überleben mit Hilfe der Mimikry: Eine Täuschung und dem Selbstschutz dienende Anpassungsgabe, mit der ich mich durchs Leben laviere. Die Täuschung ist eine andere Kategorie der Unwahrheit und in ihrer schützenden Funktion u.U. gerechtfertigt. Ich differenziere hier, um mein täuschendes Verhalten gegenüber unmoralischem Lügen abzugrenzen. Solange ich zurückdenken kann, habe ich versucht, die soziale Umwelt im Hinblick auf meine von mir selbst geringgeschätzte Person durch Körperhaltung, Mimik, Gestik, Stimme, Bekleidung, ausgeübten Beruf, gezeigtes Verhalten etc. in die Irre zu führen. Ich wollte und will den Eindruck erwecken, ich sei ein selbstbewusster, friedfertiger, liebenswerter, gut gelaunter und finanziell gut gestellter Mann.
Das Täuschen und Tarnen kann ich zwar nicht vor mir selbst verleugnen, doch kann ich es vor mir selbst rechtfertigen: Wem würde es nützen, gäbe ich mich als ängstlicher, sich minderwertig fühlender Depressiver zu erkennen? Ich denke, dass ich dadurch niemandem Schaden zufüge – ich schade eher mir selbst, denn es kostet mich Kraft, diese Illusion aufrechtzuerhalten, ständig Angst vor Entlarvung haben zu müssen und den Versuchungen zu widerstehen, vor allem den beruflichen Kontaktpersonen den wirklichen Wolfgang Schade erfahren zu lassen.
Bislang funktionierte dieser Selbstschutz durch Mimikry: Man vertraut mir und ich versuche, dieses Vertrauen Tag für Tag unbedingt zu rechtfertigen (was eine Art Schadensersatz für die begangenen Täuschungen ist).[377]
Auch wenn der Einsatz des Instrumentes »Täuschung« proble-

matisch ist, möchte ich doch auf diese Weise ein Quäntchen Glück erhaschen, denn ich erhoffe mir Anerkennung, Streicheleinheiten, Respekt, Beachtung und Wertschätzung. Das sind für mich ganz wesentliche Quellen des Glücks, die ich mir allerdings wie ein Junkie immer wieder aufs Neue erschließen muss. Ich bin wohl 40 Jahre lang sehenden Auges mit großer Beständigkeit in jede Falle getreten, die das Leben mit sich brachte oder mir zur Versuchung anbot. Beständigkeit ist eine Eigenschaft, die insbesondere neurotischen Menschen zu schaffen macht: Sie komplizieren ihr Leben zwanghaft. Diese Menschen (ich einschließlich) lassen es zu – müssen es zulassen – dass das Materielle sie benutzt bzw. ihr Leben beherrscht.[378]

11. Lass' uns noch einmal von der Annahme ausgehen, der Mensch sei die Synthese aus Wirklichkeit und Möglichkeiten. Wir haben gerade besprochen, dass wir auch von starken Ängsten gesteuert werden. Du weißt mittlerweile von meiner Sozialphobie. Eine Ansammlung Menschen: die Wirklichkeit. Meine Möglichkeit, darauf zu reagieren, wird durch meine Angst gesteuert; ich bin blockiert.

    Nun möchte ich eine andere Emotion, die »Liebe«, als beschwichtigendes Gefühl hinzufügen. Liebe, also Wärme, Geborgenheit, Empathie, so viel lernte ich in vierzig Jahren Depression, verspricht Zuversicht: Auf persönlicher Ebene als menschliche Zuneigung; auf gesellschaftlicher Ebene als Solidarität; in Bezug auf die uns umgebende Natur als ökologische Rücksichtnahme.

    Ich will das Thema aber auf den Bereich »Gesellschaft/Ökonomie« reduzieren. Als Leitfaden wählte ich das Buch »Das Liebe-Prinzip« von Josef Zehentbauer und Alfred Rott.[379] Vorweg: Als Lehrer lernte ich zu denken, die pädagogische Arbeit sei dann schon sinnvoll, wenn es gelänge, auch nur einen von zwanzig Schülern zu »erreichen«. Diesen beruflichen Optimismus übertrage ich auch auf meinen Lebensbereich: Zwar fürchte ich immer noch Menschenansammlungen, doch die »20:1-Überlegungen« helfen mir über das Schlimmste hinweg: Wenn von zwanzig Personen im Restaurant nur eine mich sympathisch finden sollte, dann fühle ich bei dieser Annahme etwas Entspannung. Aber zurück zum Gesellschaftlichen. Der geschasste VW-Betriebsrat war unerträglich korrupt: Wenn sich allerdings von einer Anzahl deutscher Betriebsräte nur ein geringer Teil korrumpieren ließe, wäre ich begründet zuversichtlich. Wenn es von zwanzig Gemeinden nur eine geben sollte, die eine »Tafel« für Bedürftige auf die Beine stellen kann, bin ich hoffnungsfroh. Wenn von zwanzig Unternehmern nur einer dabei ist, für den Humanität am Arbeitsplatz kein Fremdwort ist, dann habe ich Grund, an das Gute zu glauben.

Zehentbauer und Rott weisen auf Untersuchungen hin, die zeigen, dass nur etwa 10 Prozent der Erfolge im Berufs- oder Privatleben auf »Vernunft« basieren, 90 Prozent hingegen auf »positiven« Emotionen« beruhen.[380]

Ich bin aber davon überzeugt, dass die meisten Menschen meinen, es käme auf harte Zahlen, Ellenbogen und autoritäres Verhalten an. Das Zauberwort heißt jedoch emotionale Kompetenz. Aber nicht Tyrannen erhöhen nachhaltig die Arbeitsproduktivität, sondern die Vorgesetzten bzw. Arbeitgeber, die Arbeit in ein »warmes Licht« tauchen. Das gilt für die Produktion ebenso wie beim direkten Kundenkontakt im Dienstleistungsbereich. Was nützt es den Unternehmen, wenn 80 Prozent der Beschäftigten zwar froh sind, einen Arbeitsplatz zu haben, ihre Arbeit und deren Umstände aber nicht mögen. Illoyalität, Sabotage, Mobbing, Fehlzeiten, Qualitätsmängel, innere Kündigung sind die kostspieligen Folgen inhumaner Arbeitssituationen.

Der finnische Autor Arto Paasilinna beschreibt diese Situation in seinem Roman »Der wunderbare Massenselbstmord« so: *»In den Fabriken und Büros wurden die Beschäftigten gezwungen, mit den Maschinen um die Wette zu arbeiten, und wenn der Mensch ermüdete, wurde er aussortiert. Die Vorgesetzten verlangten ununterbrochene Leistungsfähigkeit, demütigten und erniedrigten ihre Untergebenen. Die Frauen wurden bedrängt, immer fand sich ein selbstgefälliger Kerl, der es für sein Recht hielt, ihnen an den Hintern zu grapschen ... Fiese Arbeitskolle-*

gen belauerten einer den anderen und mobbten die Schwächeren an den Rand des Nervenzusammenbruchs und noch weiter.«[381] Tatsache ist: *»Den Menschen zeigt sich nicht nur in Romanen die hässliche Fratze eines unsittlichen und auch ökonomisch falschen Kapitalismus«.*[382]

Um politisch etwas ändern zu wollen, muss jedem zunächst einmal klar werden, dass kapitalistische Firmen überwiegend für sich selbst da sind und in ihrem Streben nach Gewinnmaximierung nur für ihren Eigenerhalt sorgen, d. h. bei der Firma Siemens zum Beispiel, dass trotz Milliardengewinnen auch weiterhin Abbau von Arbeitsplätzen betrieben wird und das Milliarden-Unternehmen »H&M« verhindern möchte, dass Betriebsräte die Interessen der Arbeitnehmer zu wahren versuchen.[383]

Über die Schattenseiten der Globalisierung berichtete ich dir schon an anderer Stelle. Hier will ich einige andere Akzente setzen und zwar mit der WTO, dem Zusammenbruch des Ostblocks und mit den Rüstungsausgaben. Die World Trade Organisation (WTO), die Welthandels Organisation, betreibt nach Aussage des UNO-Beauftragten für das Recht auf Ernährung, des Wirtschaftsprofessors Jean Ziegler, die Marginalisierung der armen Länder, schert sich nicht um Kinder- und Zwangsarbeit und setzt die Menschenrechte außer Kraft – das sei eigentlich ein stiller, strukturell bedingter Völkermord.[384] Wie sehr die Menschen der so genannten Dritten Welt ausgebeutet und instrumentalisiert werden, sieht man an den Pharmatests in Indien und Afrika. Indien entwickelt sich zur größten Pharma-Versuchsanstalt der Welt. Nirgendwo sonst finden Arzneimittelhersteller so viele freiwillige Probanden, an denen sie ihre neuen Medikamente testen können – manche sogar noch vor den Tierversuchen.[385] Ist es ein Geschäft mit der Unwissenheit? In einem Land mit einer Analphabetenrate von fast 50 Prozent können viele der Testpersonen weder richtig schreiben noch lesen. Das Prinzip Hoffnung lässt sie einwilligen: Für viele bedeutet die Teilnahme zum ersten Mal im Leben Zugang zu Medikamenten und ärztlicher Versorgung.

Was mich hier trotz der Trauer über diese Praktiken zuversichtlich stimmt: Ethik-Kommissionen sollen künftig dafür sorgen, dass keine niederträchtigen Versuche an Patienten vorgenommen werden. Leider ist dieser »fortschrittliche« Patientenschutz noch ein »Papiertiger«.

Hass von Armen gegen Reiche hat es immer schon gegeben. Spätestens seit der Französischen Revolution wird versucht, diese Feindseligkeit politisch zu kanalisieren. Sozialistisch-kommunistische Parteien und Staaten befriedigten die Hoffnungen der Unzufriedenen und Idealisten. Der Zusammenbruch der Sowjetunion und der Abbruch der sozialistischen Experimente (China wandelt sich zur kapitalistisch-motivierten Marktwirtschaft) lässt den Hass böser werden, weil die Unterlegenen keinen Ausweg und keine ideologischen Verbündeten mehr sehen. Insbesondere die Ärmsten der Armen werden bald nicht mehr hinnehmen, dass der Wohlstand des Nordens in der Armut des Südens wurzelt. »Wir« rauben die Bodenschätze weltweit, vergiften die Böden und überfischen die Meere. So leisten wir selbst der Radikalisierung Vorschub. Wenn die USA, Russland und Europa ihre Rüstungsausgaben nur um die Hälfte kürzten, würde das ausreichen, um für alle Bewohner der Dritten Welt eine Alterssicherung zu schaffen und das würde die Geburtenrate sinken lassen (die hohe Geburtenrate kann der Blaue Planet bald nicht mehr verkraften).

Deutschland kann nicht am Hindukusch in Zentralasien verteidigt werden. Deutschland und andere moderne Gesellschaften lassen sich nur verteidigen, wenn kooperative Entwicklungshilfe und ökologisches Wirtschaften die Prioritätenliste anführen und nicht militärische Dummheiten. Terror entsteht nicht nur im Kopf und im Bauch der Vernachlässigten dieser Welt (fast eine Milliarde Kinder lebt in Armut), sondern auch durch militärische Gewalt (s. Irak, Afghanistan, Sudan, Nigeria etc.).

Meine Zuversicht? Meine Generation wird es wohl nicht mehr erleben, aber es wird sich bei Kindern und Enkelkindern die Einsicht ergeben, dass Gier der Samen des Untergangs ist. Und ich denke, dass der Einfluss beispielsweise des Weltsozialforums und anderer Nichtregierungsorganisationen (NGOs) stetig zunehmen wird, nicht zuletzt deswegen, weil via Internet die Ungerechtigkeiten den Menschen in den entferntesten Winkeln dieser Welt bekannt sein dürften.

Auch der 15. September 2008, der Tag, an dem die Lehmann-Bank zusammenbrach, stimmt mich tatsächlich zuversichtlich. In den vergangenen Jahrzehnten wurde eine rationale Analyse des Kapitalismus systematisch verweigert. Das Sagen hatten die Theologen des Marktes, die Ignoranten des entfesselten Raubtierkapitalismus'. Es heißt angesichts der grob fahrlässig herbeigeführten Finanzkatastrophe, die unverantwortliche Habgier der Banker trüge die Schuld an dem Billionen-Euro-Desaster. Von dem System der auf Habgier errichteten Marktwirtschaft wird tunlichst abgelenkt. An sich kann den Bankern nichts angelastet werden: Sie haben sich lediglich systemkonform verhalten. Was mich zuversichtlich stimmt? Ich hoffe, dass die weltweite ökonomische Erschütterung das Ende des Laissez-faire-Kapitalismus einleitet und zukünftig die Gesellschaft, also der Staat, als sozial-ökologisches Regulativ das Zepter übernimmt.
Die Zukunft darf keine Fortsetzung der Vergangenheit (oder des Gegenwärtigen) sein. Darf es auch nicht, weil das ins Trudeln geratene System letztlich mit Steuergeldern stabilisiert werden soll. Das rechtfertigt zukünftigen politischen Anspruch auf einflussnehmende Teilhabe am wirtschaftlichen Geschehen.
Der Mensch und seine sozialökonomische und ökologische Lebensumwelt hat das höchste Wesen für den wirtschaftlich handelnden Menschen zu sein – nicht der schnöde Mammon (*»Ihr werdet feststellen, dass man Geld nicht essen kann«,* so die Weissagung der Cree-Indianer).[386]
Um dem großen und wichtigen Bereich der Wirtschaftsethik wirklich gerecht zu werden, bedürfte es eines eigenen Buches. Wirtschaftsethische Fragen/Erkenntnisse habe ich da, wo möglich und erforderlich, einfließen lassen. Einige wirtschaftsphilosophische Thesen möchte ich dir dennoch vorstellen:

a) *»Soziale Marktwirtschaft umfasst nicht nur ökonomische Strukturen, sondern auch die Kultur des Kompromisses zwischen den Prinzipien Leistung und soziale Verantwortung.«*[387]

b) *»Ein mitfühlender, ethisch gesunder Kapitalismus, in dem Konzerne, Regierungen, Künstler und Religionsgemeinschaften zusammenarbeiten, ist nötig, um den Zustand der Welt zu verbessern.«*[388]

c) In seinem Essay »Die solidarischere Gesellschaft« formuliert der Wirtschaftswissenschaftler J. K. Galbraith u. a. folgende Ziele einer modernen sozialen Marktwirtschaft: Freiheit von sozialen Unruhen, partnerschaftliche und sozialorientierte Außenpolitik und ein stabiles soziales Netz. Die moralische Rechtfertigung von Ökonomen müsse in der Frage liegen, ob sie die Welt verbessern können, in der sie leben. Privater Reichtum innerhalb einer sich ausbreitenden Armut sei ein Ungleichgewicht, das abgebaut werden müsse.[389] Anmerkung: Nur bei einem Erstarken des breiten gesellschaftlichen Einflusses auf eine sozialorientierte Politik und bei einer Renaissance der Linken sehe ich Chancen für eine Umsetzung der Ziele Galbraiths. Zuversichtlich bin ich insofern als dass »Linke« und »Grüne« gegenwärtig bei etwa 20% der Wählerstimmen liegen.

d) *»Wir in den Industrie-Nationen haben uns an die Nachrichten über Hunger und Armut in der Dritten Welt gewöhnt ...«* – Ich kritisiere diese pervertierte turbo-feudalistische Weltordnung, in der vermeidbares menschliches Leid gewaltigen Ausmaßes einfach akzeptiert wird. Die neoliberalen Ideen haben ihre Relevanz erschöpft. Sie sind gefährlich geworden, weil sie den Blick auf die inhumane und unökologische Wirklichkeit verstellen.«[390] Anmerkung: Solange »wir« Bürger demokratischer Länder von »unseren« Politikern und Parteien Kirchturmpolitik und Wahlgeschenke erwarten, wird sich wohl so schnell nichts ändern. Die politische Klasse ist opportunistisch – für Wählerstimmen tut sie alles – alles, was den Wähler nicht schmerzt!

e) *»Der Mensch darf nicht Sklave der Dinge, Sklave der Wirtschaftssysteme, Sklave der Produktion, Sklave der eigenen Produkte werden. Eine Zivilisation von rein materialistischem Charakter verurteilt den Menschen zur Sklaverei.«*[391] Anmerkung: Solange der Mensch von seiner Arbeit entfremdet ist, wird er Sinnstiftung im Konsum und in einer maximalen Rendite sehen. Der Ökonomismus wird in nicht allzu ferner Zukunft der nachhaltigen, ganzheitlichen Orientierung Platz machen müssen. Das ist der Strohhalm, an den ich mich klammere!

f) *»Die Menschen werden für den Produktionsprozess immer weniger gebraucht ... In den Niederlanden sind heute bereits 12,6 Prozent aller Vollzeitstellen im Nonprofitbereich angesiedelt. In Deutschland sind es erst 4,9 Prozent; hier gibt es ein Potenzial für Millionen von Arbeitsplätzen ... Finanziert werden könnte das durch Steuerumschichtung .. Wir müssen viel stärker zur Besteuerung von natürlichen Ressourcen kommen ... Und: Wenn Maschinen immer mehr Menschen ersetzen, warum sollte es in Zukunft nicht genau so eine Maschinensteuer geben, wie es heute eine Einkommensteuer gibt?«*[392] Anmerkung: Bislang führte das Freisetzen von Arbeitnehmern zu Renditesprüngen nach oben und zu höheren Börsennotierungen. Gewinne werden privatisiert, Verluste (hier: gesellschaftlicher Verlust durch Entlassungen) werden sozialisiert; ich bin überzeugt davon, dass diese Unmoral nicht mehr von langer Dauer sein wird/sein kann!

g) *»Der Neoliberalismus hat dazu geführt, dass nur noch wirtschaftliche Werte dominieren; er hat zu einer ökonomisierten Gesellschaft geführt. In den letzten zehn Jahren hat sich die Wirtschaft unter den verführerischen, aber falschen Leitsternen des Shareholder-Values und den Wertsteigerungsstrategien zu einer Karikatur von Wirtschaft entwickelt. An die Stelle des Shareholder Values muss die Vorstellung des gesunden Unternehmens treten. Das oberste Ziel eines solchen Unternehmens ist, seine Lebensfähigkeit durch nachhaltiges Wirtschaften zu sichern. Die Ausrichtung auf kurzfristigen Shareholder Value ist eine riskant vereinfachte Unternehmensführung. Die Reduktion nur auf kurzfristige Rendite schafft weder Wohlstand noch Werte, sondern Krise und Kollaps.«*[393] Anmerkung: Auch der St. Gallener Wirtschaftsethiker U. Thilemann wendet sich gegen eine zunehmende Ökonomisierung der Gesellschaft. Zwar sei es nicht von vornherein abzulehnen, wenn auf mehr Feldern als bisher nach Rentabilität gestrebt werde, doch dürften nicht alle Lebensbereiche nach der Logik des Marktes betrachtet werden![394] Ich will Dir das anhand eines konkreten Beispieles veranschaulichen: Das Kind eines Bekannten ist derart behindert, dass es nicht in einen »normalen« Arbeitsprozess integriert werden kann. Es wurde in einer »beschützenden Werkstatt« beschäftigt. Plötzlich hieß es, aus betriebsbedingten Gründen wäre eine Weiterbeschäftigung leider nicht möglich. Aus zuverlässiger Quelle erfuhr der Bekannte jedoch, dass sein Kind nicht produktiv genug gewesen sei. Das ist ein trauriges Beispiel dafür, wie selbst in gesellschaftlichen Schutzräumen, hier: Werkstatt für Behinderte, mit der Rentabilitätsgeißel zugeschlagen wird. Ausgerechnet dort, wo die Schwächsten der Gesellschaft einen verlässlichen Schonraum vorfinden sollten, wird rein nach der Logik des Marktes entschieden. Alles in unserer Gesellschaft läuft auf das Recht des Stärkeren hinaus. Muss wirklich jeder gesellschaftliche Bereich profitabel sein? Das ist ein Armutszeugnis für unseren Sozialstaat. In seinem Roman »Schuld und Sühne« nennt Dostojewski zwei Arten von Menschen: Die einen sind das Material, die anderen die Auserwählten. Letztere dürfen eigene, für sie gültige Gesetze erlassen. Ich denke, dass sich unsere Wohlstandsgesellschaften in diese Richtung bewegen. Der amerikanische Konservative A. Greenspan, ehemaliger Präsident der Notenbank, schrieb zu Beginn seiner Karriere im Sinne des »Laisses-faire-Kapitalismus«: *»Parasiten, die dauerhaft keine Daseinsberechtigung nachweisen können, gehen zugrunde. Und so sollte es auch sein.«* Das ist eklatantester Sozialdarwinismus. Entsprechend seiner Ideologie muss er die »Soziale Marktwirtschaft«, den Wohlfahrtsstaat, so definieren: »... ist er nichts anderes als ein Mechanismus der Regierung, um den Reichtum der produktiven Mitglieder der Gesellschaft zu konfiszieren.« Greenspan, und nicht nur er, sondern auch andere beinharte Liberale, betonen allen Ernstes, dass der Kapitalismus nicht nur effizient und praktisch sei, sondern auch moralisch. Wie kann man eine solche Wolfsgesellschaft, die instinktiv egoistischen Überlebens-Genen folgt, als moralisch bezeichnen? Gnadenloser Wettbewerb im Tierreich und der Absolutheitsanspruch der Alphatiere auch bei uns Menschen?[395] Bonner Hirnforscher haben, so denke ich, Erschreckendes herausgefunden:

Ein gutes Einkommen befriedigt – doch, so fand man heraus, wenn der Kollege für dieselbe Arbeit weniger bekommt, ist die Zufriedenheit so richtig groß. Bei entsprechenden Experimenten beobachteten die Forscher das ventrale Striatum, Teil des Belohnungszentrums im Gehirn, das für das Wohlgefühl bei beglückenden Erlebnissen sorgt und zu entsprechenden Handlungen motiviert. Die Gehirnzellen »feuerten« erst dann heftig, wenn ein Gewinner erfuhr, dass der Konkurrent für eine ebenfalls richtige Antwort eine niedrigere Prämie erhielt.[396] Mich erschüttern diese Ergebnisse, weil die ungerechte Prämierung unmoralisch ist. Stehen Menschen im Wettbewerb, scheinen sie nicht mehr das Gute vom Bösen unterscheiden zu können. Ist der Kapitalismus etwa deshalb moralisch, weil er den menschlichen Urinstinkten gerecht wird? Nein! Die soziale Marktwirtschaft kennt nicht nur den kapitalistischen Egoismus: Der systemkonforme Altruismus (ich denke hier insbesondere an die Arbeitsschutzgesetze, die solidarische Sozialversicherung, die sozialen Bezüge im Einkommensteuerrecht und an die Transferzahlungen) will Konkretes erreichen: Die Loyalität der Arbeitnehmer, die Vermeidung von Extremismus und ein freundliches Investitionsklima.

Geld, also »Ökonomie«, das haben wir gesehen, liegt im Spannungsfeld zwischen der Kardinaltugend »Gerechtigkeit« und den Todsünden »Gier und Geiz«. Geld ist ähnlich bestimmend für unser Leben wie die Liebe beispielsweise. Daher denke ich, dass es für dich lohnenswert sein könnte, wenn du für dich diese kleine Auswahl an Aphorismen interpretieren würdest:

Geld ist ein guter Diener und ein böser Herr.
Geld ist der beste Köder, um nach Menschen zu fischen.
Geld ist die Wurzel allen Übels, aber irgendwo braucht der Mensch ja Wurzeln.
Geld verändert nicht den Charakter, er bringt ihn nur deutlicher zum Vorschein.
Geld: dasjenige, das man besitzt, ist das Mittel zur Freiheit, dasjenige, dem man nachjagt, das Mittel zur Knechtschaft.[397]

Wenn ich mal wieder traurig bin angesichts der ökonomischen Verhältnisse und das Gefühl des Ausgeliefertseins verspüre, dann empfinde ich den Zwang, im Rahmen meiner Möglichkeiten etwas zu tun. Kürzlich war es wieder soweit; ich reagierte mich ab und schrieb diesen Leserbrief:

Die Welt – ein Spielcasino?

Betr.: Anmerkungen zur US-Finanzkrise und dem Börsenhandel

Das weltweite Pokerspiel mit oft dubiosen Finanzprodukten läuft in großem Stil ab: Tagtäglich sind Billionen Dollar rund um den Globus unterwegs, um in kürzester Zeit riesige Kursgewinne zu machen. Beispielsweise wird der Kurs von börsennotierten Unternehmen regelrecht nach unten manipuliert, um sie im Handstreich übernehmen zu können. Patente, Grundstücke, alles wird verwertet. Solch ein waidwund geschossenes Börsenopfer ist zuletzt ein gefundenes Fressen für die Hedge Fonds, die Wanzen der Finanzmärkte. Sie saugen das Opfer regelrecht aus. Beispiele dafür sind Hertie, Pfaff, Märklin und Rodenstock. Einige wenige Spekulanten machen den Reibach, die Arbeitnehmer stehen auf der Straße und der Staat trägt die sozialen Lasten. Das ist Raubtierkapitalismus und der gehört verboten oder drastisch besteuert.

Aber es wird nicht nur mit Aktien spekuliert, sondern auch mit Währungen, Rohstoffen, Lebensmitteln oder Kreditpaketen. So brach denn auch der amerikanische Immobilienmarkt zusammen, weil überbewertete Immobilien riskant finanziert wurden. Als die Zinsen stiegen, konnten Abermillionen Haushalte die Kreditkosten nicht mehr bezahlen. Die Kreditpakete, die mittlerweile weltweit im Handel waren, verloren dramatisch an Wert.

Die US-Regierung hilft dem Finanzsystem mit mindestens 700 Mrd. Dollar. Die Häuslebauer und die kleinen Angestellten der Spekulanten gehen leer aus. Wer aber nach mehr Gerechtigkeit und mehr Regulierung ruft, wird als Kommunist oder Sozialist mundtot gemacht. Der Staat ist nur dann „gut“, wenn es gilt, den Karren aus dem Dreck zu ziehen. Unter „Sozialstaat“ ist aber mehr zu verstehen als dieser „Notdienst“ für die Finanzjongleure. „Sozialstaat“, das ist Steuergerechtigkeit, das ist Ansporn zum nachhaltigen Gewinnstreben, das ist Förderung des regionalen Mittelstandes, das ist ökologisches Wirtschaften. Durch steuerpolitische Maßnahmen ist dafür zu sorgen, dass Kapital in Produktionsmittel investiert wird und nicht in heiße Finanzprodukte, die spielbankmäßig von provisionsgeilen Zockern betreut werden.

Wolfgang Schade
Stallingslust 35 i
Aurich

Quelle: ON v. 25. 9. 2008.

Von der Ökologie oder dem Hochmut gegenüber der Natur

Nochmals aus dem Roman »Der wunderbare Massenselbstmord« von Arto Paasilinna: *»Die Reisenden waren sich einig, dass die finnische Gesellschaft knallhart war. Habgier war allgemein verbreitet, verbissen wurde Geld gerafft. Es herrschten raue Sitten ... Im lieben Heimatland beuteten Industriekonzerne und Waldbesitzer unbekümmert das Nationaleigentum aus, und was übrig blieb, fraßen die Borkenkäfer kahl. Vom Himmel regnete es bittere Säure, die den Boden vergiftete und unfruchtbar machte. Die Landwirte bestreuten ihre Felder so dick mit Dünger, dass in den Flüssen, Seen und Meeresbuchten giftige Algen wucherten. Aus den Schornsteinen und Abflussrohren der Fabriken rieselte Schmutz in die Augen der Menschen und in die öffentlichen Gewässer. Die Fische starben und aus den Eiern der Vögel schälten sich klägliche Frühgeburten.«*[398]

Die Dominanz des Ökonomischen ist mir nicht nur ein Dorn im Auge, nein, der Primat des Geldes betrübt mich zutiefst. Die Anziehungskraft des Materiellen (auch auf mich) ist so stark, dass selbst die Zerstörung der Lebensgrundlagen in Kauf genommen wird.

Der Blaue Planet, unsere Heimat in der Tiefe des Alls, dessen Flora und Fauna, dessen Ozeane und Atmosphäre, wird von geldgeilen Machern, konsumgierigen Bürgern und in Armut lebenden Bewohnern bis aufs Blut gequält. Die Natur, der wir uns entfremdet haben, ist zum Selbstbedienungsladen für gewinnoptimierende Unternehmen und Volkswirtschaften degradiert.

Bereits mit sechs Jahren war ich in der Kindergruppe des Deutschen Bundes für Vogelschutz, bis zum Alter von fünfzehn oder sechzehn Jahren hielt ich mich lieber in der Natur auf als unter Menschen und wurde von der Vogelwarte Helgoland für meine systematischen Vogelbeobachtungen mit einem kleinen Buchgeschenk belobigt. Mit 26 Jahren dachte ich ein zweites Studium zum Forstwirt an, aus familiären/finanziellen Gründen unterließ ich es aber.

Natur hat mich, so lange ich denken und fühlen kann, tief bewegt. Die Abhängigkeit der Ökosysteme und ihrer Bewohner vom »guten« Willen des »bösen« Menschen deprimierte mich beizeiten. Das stumme, passive Leiden von Flora und Fauna kann ich kaum ertragen.

Ich führe meine frühe und tiefe Depression auch auf diese Sensibilität zurück. Und jetzt, im Alter von 62 Jahren, eine Zeit der hormonellen Schwierigkeiten, die selbst zur Depression führen können, entsetzt mich der immer brutalere Umgang mit dem, was noch halbwegs intakte Natur ist, viel, viel mehr als in jungen Jahren. Ich bin fassungslos! Diesen Kummer will ich rüberbringen. Jeder Satz soll wie ein Hammerschlag dröhnen, die Verzweiflung wiedergeben und wachrütteln. Beginnen wir also mit dem Stakkato!

Tatort: Der brasilianische Bundesstaat »Para«
Die Regierung des Präsidenten Lula da Selva beginnt, ihre Versprechen von einer umweltfreundlichen Amazonaspolitik zu brechen. Ein 6000 km langer Highway durch das Amazonasgebiet soll asphaltiert werden. Sojaexporte sollen billiger auf die internationalen Märkte gebracht werden.[399] So wird gleichzeitig den illegalen Holzexporten der Weg geebnet. Die Waldvernichtung stieg folgerichtig. Der Staat degeneriert zum x-beliebigen Handelspartner, beschleunigt so das Artensterben und trägt zum Verschwinden traditioneller Lebensweisen indigener Völker bei. Es lebe die Ideologie der ökonomischen Effizienz. Es ist grässlich!
In Brasilien sinken die Anbauflächen für Grundnahrungsmittel. Der Anbau von Zuckerrohr soll um das Vierfache ausgeweitet werden. Mindestens die Hälfte der Anpflanzungen wird in »Bio«-Kraftstoff umgewandelt und exportiert (15 Mio. Hektar).[400] Agrartreibstoffe für die Reichen statt Bohnen, Reis, Mais und Maniok für die Armen und Hungrigen. Unser Lebensstil, unser Anspruchsniveau hat sich offenbar verselbständigt und eine Dynamik entwickelt, die durch Einsicht kaum mehr zu bremsen sein dürfte. Ethische Grundlagen spielen keine Rolle mehr. Es ist Furcht einflößend!
Ein kanadischer Haushalt verbraucht im Durchschnitt 500.000 Liter Wasser pro Jahr. Die Herstellung eines Liters Biokraftstoff verbraucht 13 Liter Wasser. Das dafür benötigte Zuckerrohr säuft 600 Liter. Pro Liter Kraftstoff fallen 13 Liter giftiges Abwasser an.
Eine Milliarde Menschen hat keinen Zugang zu sauberem Wasser. Täglich sterben 6000 Kinder an den Folgen verschmutzten Wassers. Das Weltwasserforum beschließt, dass der Anspruch auf Wasser kein

Menschenrecht darstellt, sondern ein geldwertes Bedürfnis ist, also ein Wirtschaftsgut. Die EU will sich den Zugang zu den Wassermärkten in 63 Entwicklungsländern sichern. Im Wettlauf ums Wasser sind Konflikte schon jetzt angelegt. Der frühere ägyptische Präsident Sadat: *»Wer mit dem Nilwasser spielt (Äthiopien), erklärt uns den Krieg.«*

Schauplatzwechsel: Den Weltmeeren geht die Puste aus. Von 305 Meeresregionen in 1995 stieg die Zahl bis 2008 auf über 400, die unter Sauerstoffmangel leiden. Nährstoffe wie Düngemittel, die in die Meere gelangen, lassen diese sauerstoffarmen Todeszonen entstehen.[401]

Tiere sind keine Sachen, sagt das Bürgerliche Gesetzbuch. Das Tierschutzgesetz betont gleich im ersten Paragraphen, dass Tiere schützenswerte Mitgeschöpfe sind. Die Menschen sind auch in diesem Zusammenhang böse, auf ihren Vorteil bedacht und schamlos. Kein Wunder also, dass vor allem Nutztiere leiden. In unserem Kulturkreis werden immer noch Schweine auf Spaltböden gemästet, Legehennen in viel zu kleinen Käfigen gehalten, Kälber in Dunkelhaft gequält, Gänse auf aufgedunsene Gänseleber gedrillt, Schafe und Rinder unter barbarischen Bedingungen nach Nordafrika verschifft, Stiere in Kampfarenen gefoltert …

Außerhalb unseres Vorstellungsvermögens ein bestürzender Umgang mit Tieren: Bei lebendigem Leib werden Fröschen die Schenkel abgeschnitten, den Rest wirft man hinter sich (Importe inzwischen verboten); Katzen werden lebend in Säcke gestopft und diese in siedendes Wasser geworfen – so gewinnt man makellose Felle (Import von Hunde- und Katzenfellen neuerdings untersagt); aus lebenden Affen, deren Hirnschale geöffnet wurde, wird das Hirn gelöffelt; in Holzfällercamps kosten Huren bis zu drei Euro je Bums; für einfache Holzfäller zu teuer – für die gibt es kahlrasierte, angekettete Orang-Utan-Weibchen – ein Fick mit denen gibt es für wenige Cent. Alle diese Beispiele kommen aus asiatischen Ländern; die Welt ist jedoch groß.

Tiere sind beseelte Wesen. Sie empfinden Angst und Lebensfreude. Gefühle und Bewusstseinslagen kann man ihnen nicht länger abstreiten. Vielleicht gehen die Menschen so schrecklich mit ihnen um, weil wir ihnen keine unsterbliche Seele im religiösen Sinne zugestehen? Es ist mir ein Rätsel, wie Menschen, die behaupten, »zivilisiert« zu sein, die Verfügungsgewalt über andere Kreaturen so entsetzlich-brutal ausüben können! Solche systematischen Gräueltaten wider besseren Wissens sind mir von »eingeborenen« Völkern nicht bekannt. Vielmehr habe ich den Eindruck, sie würden sich eher wie ein Hirte gegenüber seiner Herde verhalten: fürsorglich und respektvoll; wie sie selbst ein Teil der »Schöpfung«.

Der Mensch ist ein Mängelwesen, doch aus Einsicht kennt er den Unterschied von Gut und Böse. Er müsste also zur Besserung und zur Umkehr fähig sein. Mit der »Scham« beginnt die Menschwerdungsgeschichte:[402] Es ist menschlich, sich schämen zu können. Weltweit müssten sich die Menschen dafür schämen, sich derart widerlich gegenüber den Mitgeschöpfen zu verhalten. Solange das nicht der Fall ist, schäme ich mich, ein Mensch zu sein. Ich bitte alle Tiere, die unter der menschlichen Perversion leiden, um Entschuldigung dafür, nicht mehr für sie zu tun. Auch Friedrich Hebbel, 1813–1863, deutscher Dramatiker, machte sich Gedanken über »Gott und seine Geschöpfe«, und er schrieb: *»Man kann fragen, was wäre der Mensch ohne Tiere?, aber man kann nicht fragen, was wären die Tiere ohne den Menschen.«*

Gut, dass ich das Buch »Die Braut im Schnee« von Jan Seghers las; denn er lässt eine Romanfigur bekennen: *»Es gibt Tage, an denen ich mir wünsche, die Menschen würden diesen Planeten verlassen, damit der Rest der Natur endlich mal seine Ruhe vor uns hat.«*[403]

Genau das ist es, was ich mich seit frühester Jugend frage: Was soll ich hier? Die Erde käme doch ohne die Menschen viel besser klar! Warum hat die Evolution den Zerstörer der Natur hervorgebracht? Warum verhalten wir uns nicht demütig gegenüber den Lebensgrundlagen und Mitgeschöpfen? Ich mag es dir kaum sagen, weil es sicherlich total naiv klingt: Die menschliche Entwicklung hätte spätestens mit der Steinzeitkultur beendet sein müssen – das Elend begann eigentlich mit Beginn der Sesshaftigkeit und der Errichtung von Zäunen. Man müsste sich dort, wo die letzten Urwälder gerodet werden, selbst verbrennen und den Märtyrertod für die wehrlose Natur sterben. Dieser Freitod wäre ein Opfer und bekäme dadurch einen Sinn.

Ich bin zu feige. An diesem »Bekenntnis« kannst du abschätzen, wie ratlos und verzweifelt ich bin!
Der G8-Gipfel in Tokio deklariert die Atomenergie zur Ökoenergie (die Atomlobbyisten haben ganze Arbeit geleistet). Zwar belastet die Kilowattstunde Atomstrom die Umwelt um 24 Gramm CO_2 weniger als ein modernes Gaskraftwerk mit Kraftwärme-Koppelung (126 Gramm zu 150 Gramm), doch mit welchen Belastungen und Risiken wird dieser Vorteil erkauft?
Kommerzielle Kreditgeber scheuen davor zurück, AKWs zu finanzieren: Die Risiken sind unabwägbar; die Explosion des Reaktorblocks 4 im AKW Tschernobyl soll an die 500 Milliarden Dollar gekostet haben! Banken wie die Europäische Investitionsbank, also öffentliche Institutionen, aber helfen, Kernkraftwerke zu finanzieren. Zudem bestehen wegen der Unversicherbarkeit aller Risiken eines AKWs weitere finanzielle Risiken für den Steuerzahler. Am schlimmsten wäre aber die radioaktive Verseuchung ganzer Landstriche und die Erbmaterialdeformierungen; der Super-GAU also. Zudem ist die Endlagerung des strahlenden Abfalls immer noch nicht geklärt; d. h. die Kraftwerke laufen und laufen, aber niemand weiß, wohin auf Dauer mit dem Strahlenmaterial.[404]
Am Anfang der Atomenergieproduktion steht das Uranerz. Wie kann es anders sein bei diesem »teuflischen Material«? Denn auch hier Anlass zur Abscheu: Australien ist eines der Hauptförderländer. Auf Aborigines-Land im Nationalpark »Kakadu«, UN-Weltnaturerbe, liegen Uranminen. Nach Konquistadoren-Manier wurde den Ureinwohnern wohl das Land zugesprochen, aber nicht das Verfügungsrecht über die Rohstoffe. Berge aus mehr als dreißig Millionen Tonnen radioaktiven Abraums und Sümpfe aus giftigem Schlamm verunstalten ihr Stammesgebiet. Das alles wurde möglich, weil Umweltgesetze außer Kraft gesetzt wurden und der Staat den Ureinwohnern das Recht entzog, gegen ein Endlager vorzugehen.[405]
Uranförderung und Uranreserven auch in China, Afrika, Brasilien, Kasachstan und Usbekistan. Ich kann bei der strategischen und ökonomischen Bedeutung des Urans nicht glauben, dass es dort humaner/ökologischer zugeht. Und bei all dem Übel, das angerichtet wird, mit Tausenden von Jahren unkalkulierbarer Risiken, kann es sein,

dass der Atomspuk in einigen Jahrzehnten vorbei ist: Die Vorräte könnten dann erschöpft sein. Goldene Nasen verdient, Wähler befriedigt, nach uns die Sintflut. Es ist zum Verzweifeln!

Unberührte Natur, Regenwälder, mäandernde Flüsse, ausgedehnte Sümpfe, verschneite Berggipfel, genetische Vielfalt .... irritieren uns Menschen: Da liegt etwas brach, das Ursprüngliche ist unproduktiv, welche Schätze liegen unter der Oberfläche verborgen? Der Natur müssen die Schätze entrissen werden! Sie ist ein volkswirtschaftlicher Produktionsfaktor. Die Aufforderung dazu ist der Bibel, dem Alten Testament, entnommen: Der Mensch soll sich die Erde untertan machen! Gottesfürchtige Menschen stellen die Kultur über die Natur. Die Natur sei der Rohstoff für die Veredelung hin zur Zivilisation. Manche, so wie die sonst von mir sehr geschätzte Reformpädagogin Maria Montessori, 1870–1952, sprechen von der Supranatur, wenn sie Kultur meinen (die Natur muss zur Kultur veredelt werden). Diese frommen Typen scheinen nicht wahrzunehmen, dass sie die Zivilisation, die Technik und die Ökonomie also, längst zum Götzen erhoben haben. Welche Unfreiheit auch in so genannten freien Gesellschaften!

Im Sinne von Karl Krauss, 1874–1936, österreichischer Schriftsteller und Gesellschaftskritiker, sehe ich vor allem in dem heutigen und absehbaren Technikstand eher eine Bedrohung: *»Die Entwicklung der Technik ist bei der Wehrlosigkeit vor der Technik angelangt.«* Zwar wächst das Bewusstsein für die Gefahren einer unkontrollierten Technikentwicklung, doch Wählerstimmen bekommen die Parteien nicht für Technikpessimismus, sondern für vermeintliche Arbeitsplatzgaranten.

Angesichts der verschwindenden Ressourcen, der etablierten und kommenden Atomkraftwerke und der Gefahren der Genmanipulation ist jedoch eine bewusste Selbstbegrenzung der technischen Entwicklung dringend erforderlich. Die moderne Technik mit ihrer systematischen Umgestaltung der Natur (Zivilisation) lässt sich nur noch durch eine Fernethik bewältigen, d. h. wir müssen lernen, die globalen Auswirkungen unseres wirtschaftlichen Handelns zu bedenken. Mit unserem Kirchturmdenken und unseren überkommenen Wertvorstellungen werden wir der Lage nicht mehr Herr.

Es ist unverantwortlich naiv, davon auszugehen, die Technik (Kultur) sei eine Fortsetzung des göttlichen Schöpfungsplanes bzw. die Fortführung der natürlichen Evolution.[406]
Beim besten Willen kann ich nicht erkennen, inwieweit die Ökonomisierung, die Technisierung, die ständig steigende Arbeitsproduktivität und der Massenkonsum die menschliche Lebensentfaltung wesentlich begünstigen sollen. Ich bin ohne Wenn und Aber für eine institutionelle neutrale Technikfolgenabschätzung. Ohne deren Plazet dürfte kein infrage kommender Gesetzentwurf parlamentarisch verabschiedet werden.
Angesichts des weltweiten Entstehens von Technokratien muss aber besorgt festgestellt werden, dass vorgeschobene Sachzwänge und Wirtschaftseliten (-entscheider) definieren, welche Technikfolgen als akzeptabel hingenommen werden können. Das Politmanagement »nickt nur noch ab«, und der Wähler freut sich darüber, dass sein Brotkorb nicht höher gehängt wird.
Auf einen schicksalsschweren Technikbereich möchte ich besonders hinweisen: Auf die Gentechnik und darauf, dass einigen Menschen die real existierenden Gene nicht genügen. Die Natur soll »veredelt« und damit lukrativer genutzt werden. Mit dieser Haltung entlarvt sich der Mensch als Feind der Natur. F. Dyson, Physiker an einem Princeton-Institut: *»Wenn die Biotechnologie – als Prozess der kulturellen Evolution – erst einmal für jeden verfügbar ist, wird sie uns ein wahres Feuerwerk der Artenvielfalt bescheren.«*[407] Und die Politik nickt ab, das europäische Patentgericht ermöglicht die lukrative Patentierung von Pflanzen und Tieren, die gendesigned sind und in den USA, in Kanada und Argentinien wird gentechnisch verändertes Saatgut angebaut. Im oberbayerischen Landkreis Ebersberg gerieten Gegner von Gentechnik ins Visier des Staatsschutzes. Hier schlägt die Kritik an der Einführung von gentechnisch verändertem Saatgut besonders hohe Wellen. Auf Anfrage der Grünen dazu im Bayerischen Landtag hieß es dann offiziell: *»Bei Straftaten im Zusammenhang mit Gen-Technologie wird von Staatschutzdelikten ausgegangen«.*[408] Hier macht sich der Staat eindeutig zum Büttel der Genindustrie!

Solange bei der Gentechnologie nicht von nachhaltiger Biotechnologie gesprochen werden kann, was hoffentlich nie der Fall sein wird, muss gesagt werden, dass diese Technik über das Tolerierbare hinausgeht. Dieses gigantische Experiment mit der Natur und damit den Menschen muss gestoppt werden, denn die Risiken der Gentechnik sind unüberschaubar. Wenn ich mir das Gentechnikgesetz anschaue und die Paragraphen 1 (Zweck des Gesetzes) und 7 (Sicherheitsstufen, Sicherheitsmaßnahmen)[409] durchlese, dann ahne ich, welche potentiellen Gefahren für Leben und Gesundheit von Menschen, Tieren und Pflanzen in der Gentechnik lauern. Ist der böse Geist erst einmal aus der Flasche entlassen, bekommt man ihn nicht wieder in sie hinein.

Die Gentechnik hat aber nicht nur negative ökologische Aspekte – auch die ökonomischen Versprechen sind kritisch zu hinterfragen. Die Gentech-Konzerne verfolgen die Strategie, passend zu ihren Gen-Pflanzen die Kontrolle über Saatgut, Pestizide und Herbizide zu gewinnen. Wenn die Lizenzen komplett beim Gen-Unternehmen liegen, sind weltweit Landwirte und Verbraucher geknebelt. Das Verändern der Bausteine des Lebens darf kommerziell keinen Erfolg bringen. Statt neue Arten zu entwerfen, sollte das Geld besser gegen das massive Artensterben eingesetzt werden.

»Dürfen wir das, was wir können?«, fragte der Schweizer Philosoph Walther Ch. Zimmerli, und ich antworte mit einem klaren Nein. Nach unserem Grundgesetz (Art. 5, Absatz 3) sind Wissenschaft, Forschung und Lehre zwar frei, doch hat nach Artikel 20a GG der Staat in Verantwortung für die künftigen Generationen die natürlichen Lebensgrundlagen und die Tiere zu schützen.

Die Technologien, von der Rüstungstechnik über die Atomtechnik bis hin zur Gentechnik, die schon heute möglich sind, bergen Gefahrenpotentiale in sich, vor denen uns der Staat nicht mehr in Schutz nehmen kann. Folglich wären hier Grenzen zu ziehen. Den Philosophen Zimmerli lernte ich anlässlich eines Seminars zum Thema »Technikfolgen« kennen und schätzen. Er sagt weiter: *»Der technologische Imperativ, dass das technische Gekonnte auch gesollt sei, verliert an Plausibilität auch deswegen, weil die moralische Entwicklung nicht mit der technischen Schritt halten kann.«*[410] Die mit

den Schlüsseltechnologien (Atom-, Informations- und Gentechnologien) auftretenden Probleme sind so komplex, dass sie kaum noch lösbar sein werden. Es wird höchste Zeit, begrenzende rechtliche Regelungen zu schaffen mit dem Credo »bis hier und nicht weiter«. Bei Profitaussichten geht der Mensch nämlich über Leichen, daher hat der Gesetzgeber mit Paragraphen die moralischen Defizite zu kompensieren.
Im vergangenen Jahr machte ich Urlaub an der schleswig-holsteinischen Nordseeküste. Während eines Ausfluges ins Deichhinterland sah ich dieses Protestschild:

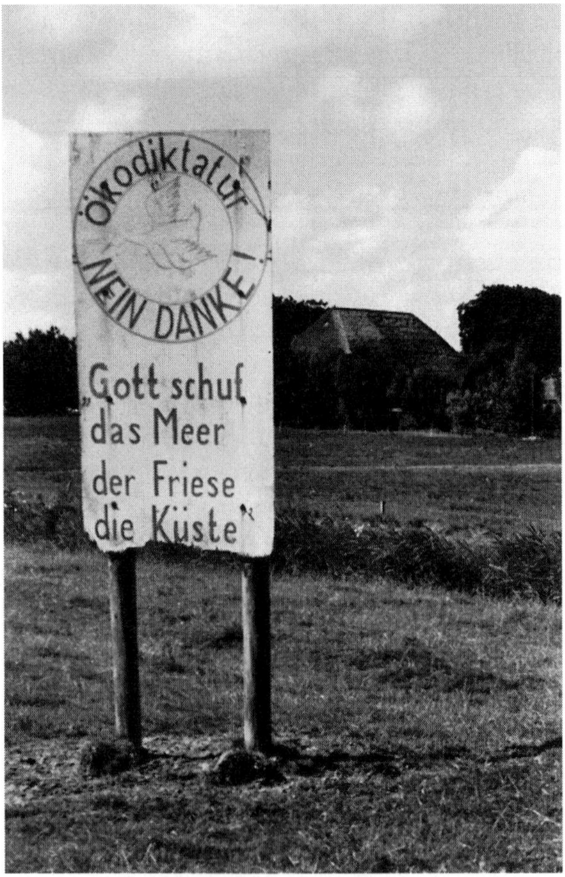
Ökodiktatur
NEIN DANKE!
„Gott schuf
das Meer
der Friese
die Küste"

Wenn mit »Diktatur« die Konzentration der Gewalt in der Hand einer Person oder Gruppe gemeint sein soll und obendrein die Ausschaltung demokratischer Kontrolle beabsichtigt ist, dann lehne ich diese Art Herrschaft natürlich ab. Bitte lass' mich das Schild kurz deuten: »Gott schuf das Meer« heißt, das Meer ist pure ungezügelte Natur; »der Friese die Küste«, bedeutet, der Mensch hat das Meer in die Schranken verwiesen, also kultiviert (Supranatur). Ein Teil des kultivierten Gebietes soll der Natur zurückgegeben werden (Naturpark »Wattenmeer«), also der landwirtschaftlichen Nutzung künftig per Rechtsprechung entzogen sein. »Ökologie vor Ökonomie«, das sehen die Protagonisten dieses Protestes als diktatorische Maßnahme. In der Politikwissenschaft wird diese Herrschaftsform mit inneren und/oder äußeren Krisenlagen bzw. Notstandssituationen in Verbindung gebracht. Angesichts des Klimawandels, des Artensterbens, der Waldvernichtung und der Wüstenbildung könnte man durchaus von Krisenlagen sprechen. Die Bedrohung des menschlichen Wohlergehens ist meines Erachtens bereits heute aktuell.
Wir bräuchten ein schärferes internationales Umweltrecht mit konsequenten Strafen, eine internationale »Bio-Eingreiftruppe« und »Bio-World-Trade-Regelungen«, nach denen Umweltsünder keine Wettbewerbsvorteile erzielen dürfen (z. B. Erhebung von Strafzöllen). Vor allem benötigen wir weltweit »ökologisch-soziale Marktwirtschaften«, die den Namen auch verdienen. Die Wirtschaftsordnung »Marktwirtschaft« setzt die Freiheit der Marktteilnehmer voraus, passt also nur zur Staats- und Regierungsform »Demokratie«. Eine Kontrolle, sowohl parlamentarisch als auch außerparlamentarisch (Grundsatz der Meinungs- und Pressefreiheit), ist nur in einer Demokratie gewährleistet. Und es waren Nichtregierungsorganisationen wie die Grünen, Greenpeace, Bund Umwelt- und Naturschutz, der WWF und Robin Wood, die die Regierungen in Sachen »Ökologie« auf Trab gehalten haben (und immer noch halten).
Aus diesen Gründen hat die Natur in Demokratien/Marktwirtschaften eher einen Beschützer als in Diktaturen, in denen die Kontrolle fehlt. Beispiel: Die Parteidiktatur der ehemaligen DDR und die DDR-Verfassung (von 1974):

Artikel 15

(1) Der Boden der Deutschen Demokratischen Republik gehört zu ihren kostbarsten Naturreichtümern. Er muß geschützt und rationell genutzt werden. Land- und forstwirtschaftlich genutzter Boden darf nur mit Zustimmung der verantwortlichen staatlichen Organe seiner Zweckbestimmung entzogen werden.

(2) Im Interesse des Wohlergehens der Bürger sorgen Staat und Gesellschaft für den Schutz der Natur. Die Reinhaltung der Gewässer und der Luft sowie der Schutz der Pflanzen- und Tierwelt und der landschaftlichen Schönheiten der Heimat sind durch die zuständigen Organe zu gewährleisten und sind darüber hinaus auch Sache jedes Bürgers.

Die real existierenden sozialistischen Staaten haben nicht nur die Menschenrechte mit Füßen getreten, sondern verstießen eklatant auch gegen andere Gelöbnisse, z.B. dagegen, den Verfassungsrang der natürlichen Umwelt zu respektieren, wie wir heute wissen. Die sozialistischen Realpolitiker haben Ideale verraten und eine gesellschaftspolitische Idee für ewige Zeiten diffamiert.

Ich muss gestehen, dass ich gerne geglaubt habe, der »böse« westlich-profitorientierte Materialismus sei die wesentliche Ursache des ökologischen Dilemmas. Desillusioniert musste ich nach dem Verfall des »Ostblocks«, hier am Beispiel der DDR, erkennen, dass die frühe Festschreibung des Umweltschutzes in der DDR-Verfassung nur ein de jure-Lippenbekenntnis war. De facto wurde im »guten« sozialistischen Osten weniger für die Umwelt getan als im kapitalistischen Westen. Weil ökologisches Wirtschaften auch ein ethisch »gutes« Wirtschaften ist, traute ich dem Sozialismus per se einen moralischen Umgang mit den Ökosystemen zu. Genau das Gegenteil war der Fall: Zum einen fehlten die Mittel für eine effizientere Ressourcen- und Energieproduktivität, zum anderen mangelte es an Kritik an der unökologischen Wirtschaftsweise. Denn Kritik an den allwissenden und allmächtigen sozialistischen Wirtschaftsplanern galt eher als staatsfeindlich.
Lass' mich das an einem Beispiel schildern: Vor einiger Zeit schrieb ich an die HypoVereinsbank einen kritischen Brief, weil bekannt

wurde, diese Bank würde sich beim Bau des AKW Belene in Bulgarien finanziell engagieren. Kritik deswegen, weil dieses Kraftwerk in einer Erdbebenregion gebaut werden soll und weil das Projekt mehrfach wegen ökologischer und wirtschaftlicher Bedenken gestoppt wurde.

Hier das Antwortschreiben der Bank (von der »Staatssicherheit« hätte ich einen ganz anderen Bescheid bekommen!):

HypoVereinsbank
Member of UniCredit Group

Herrn
Wolfgang Schade
Stallingslust 35 i

26605 Aurich

Bayerische Hypo- und Vereinsbank AG
Abteilung für Vorstandsbeschwerden
Sederanger 4
80311 München

Telefax: 089/ 378-23347

Ihr Gesprächspartner
Claudia Piening

Telefon
089/378-21562

Datum
15. November 2006

Ihr Schreiben an unseren Vorstandssprecher bezüglich des Kernkraftwerks Belene

Sehr geehrter Herr Schade,

Herr Dr. Sprißler hat Ihr Schreiben erhalten und an uns zur Beantwortung weitergeleitet.

Die UniCredit Gruppe hat am 19.10.2006 beschlossen, sich aus geschäftspolitischen Gründen aus dem Bieterkreis zur Finanzierung des Baus eines Kernkraftwerks im bulgarischen Belene zurückzuziehen.

Die Kreditgrundsätze der UniCredit Gruppe gehören zu den strengsten in der internationalen Finanzbranche und werden von Nachhaltigkeits-Ratingagenturen als vorbildlich eingestuft.

Jede Kreditzusage ist an strenge Kriterien geknüpft und wird sehr genau geprüft. Finanzierungen im Bereich Kernenergie werden nur nach einer sorgfältigen Umweltrisikoprüfung durch unabhängige Experten und nur dann in Erwägung gezogen, wenn alle nationalen Umweltgesetze sowie internationalen Konventionen und Vereinbarungen in diesem Bereich eingehalten werden und auch der so genannte "Westliche Sicherheitsstandard" gewährleistet ist.

Mehr Informationen zum Thema Nachhaltigkeit in der HVB finden Sie unter: www.hvb.de/nachhaltigkeit.

Mit freundlichen Grüßen

Bayerische Hypo- und Vereinsbank AG

Armin Herla   Claudia Piening

Vorsitzender des Aufsichtsrates: Alessandro Profumo

Vorstandsmitglieder:
Willibald Cernko, Rolf Friedhofen, Heinz Laber,
Dr. Stefan Schmittmann, Ronald Seilheimer, Matthias Sohler,
Dr. Wolfgang Sprißler, Andrea Umberto Varese, Andreas Wölfer

Bayerische Hypo- und Vereinsbank AG
Rechtsform: Aktiengesellschaft
Sitz: München
Registergericht: München HR B 421 48
Steuer-Nr.: 143/800/82007
USt-IdNr.: DE 129 273 380
www.hypovereinsbank.de

Du kannst dir vorstellen, was passiert wäre, wenn du damals als DDR- oder bulgarischer Bürger gegen ein staatlich geplantes AKW protestiert hättest. So wenig Hoffnung ich auch hege, als Anwalt für die Natur muss ich an die Chancen einer »Sozialen Marktwirtschaft in ökologischer Verantwortung« glauben. Solange die Grünen und die Linken in politischer Verantwortung stehen, bin ich berechtigt zuversichtlich.

Hier einige bedeutsame Aussagen zur Ökologie:

(1) Die heute erreichte Höhe der Ressourcennutzung in den Industriestaaten und der große Nachholbedarf in den Entwicklungsländern macht es nicht möglich, die erforderliche weltweite Reduktion der Material- und Energieumsätze selbst bei effizientester Nutzung zu erreichen. Was ich dabei empfinde? ☹

(2) Das natürliche Kapital entspricht unserer natürlichen Umwelt und wird als Bestand an Vermögen definiert, den die Umwelt bietet (z. B. Boden, Luft, Wasser, Wälder). Nachhaltigkeit verlangt den Erhalt dieses ökologischen Vermögens oder zumindest die Verminderung seiner Erschließung. Wird dieses Ziel in absehbarer Zeit erreicht? ☹

(3) Von der ökologischen Wahrheit sind die Preise noch weit entfernt. Es gelingt den Verursachern von Umweltschäden weiterhin, einen erheblichen Teil der angerichteten Umweltbelastungen nach außen abzuschieben, d. h. die Allgemeinheit damit zu belasten. Über Ressourcen- und Emissionssteuern, die die Preise an die ökologische Wahrheit heranführen würden, müsste der Naturverbrauch gelenkt werden (marktwirtschaftliche Regelung). Außerdem wäre ordnungspolitisch im Sinne einer Naturpflichtigkeit des Eigentums härter einzugreifen. Ob unser politisches System diesen Kraftakt aushalten würde? ☹

(4) Eine ökologische Marktwirtschaft wäre mit der Forderung konfrontiert, die Natur neben Arbeitnehmern und Arbeitgebern als dritten Sozialpartner anzuerkennen. Die Konsequenz daraus wäre, die Natur am Sozialprodukt einer jeweiligen Volkswirtschaft zu beteiligen, z. B. in Höhe der Reproduktionskosten. Wie ich die Chance für die Nominierung eines dritten Partners einschätze? 😐

(5) Wirtschaftswachstum galt jahrzehntelang als Wohlstandsindikator. Ein Zuwachs an Umweltschäden verringert die Lebensqualität. Seit Mitte der siebziger Jahre öffnet sich die Schere zwischen Wirtschaftswachstum und Wohlbefinden der Menschen immer weiter. Man muss sich das vor Augen halten: Die Wirtschaft ist ein Subsystem eines endlichen, nicht wachsenden und materiell geschlossenen Gesamtsystems, des Ökosystems Erde. Die Menschheit gleicht einem unersättlichen Monster, das dieses Ökosystem verzehrt und letztlich kaum Gefallen darin findet. Meinst du nicht auch, dass dieser unglaubliche Planet in der Weite des Universums für nichts und wieder nichts ausgebeutet wird? ☹

(6) Die ökologische Marktwirtschaft hat darauf hinzuwirken, dass im weltweiten Wirtschaften nicht nur Sozial-, sondern auch Umweltdumping geächtet wird (Dumping als Niedrigpreisstrategie betrieben, in der soziale Kosten und Kosten für Umweltschutzmaßnahmen vermieden werden). Im globalen Handel herrscht zwischen allen Ländern ein derart großer Konkurrenzdruck, dass ohne Dumping zukünftig nichts gehen wird, d. h. Ausbeutung der Menschen und Plünderung der Natur als Wettbewerbsfaktoren. Wie sehr mich das deprimiert? ☹

(7) Der Staat muss sich aus den Fängen der Krake »Kapitalinteressen« befreien. Mit Neoliberalismus, also Eigenverantwortung und Selbstverpflichtung, ist das Problem nicht zu lösen. Die Vertreter der Wirtschaft sehen steuerpolitische Maßnahmen, wie z. B. die ökologische Steuerreform, als Einstieg in die verhasste ökologische Planwirtschaft. Mir schwant nichts Gutes, wenn hier mit ideologischen Begriffen gegen einen Paradigmenwechsel Stimmung gemacht wird.[411]
Das schmerzt! 😐

Die Summe macht mich betroffen. Bei den Bewertungen musste ich mich zwingen, nicht das etwas umweltbewusstere Europa im Fokus zu haben, sondern den überwiegenden (und relevanteren?) Rest der Welt. Bevölkerungswachstum, die grassierende Armut und der verständliche Anspruch der Dritten Welt auf etwas mehr Wohlstand

könnten dem Ökosystem Erde bald den Garaus machen, wobei es ziemlich egal ist, ob das »bald« erst in hundert Jahren oder noch später stattfindet.
Natürlich gibt es Lichtblicke und Ansätze für Überwindungen: Umweltbildung an indischen Schulen, beginnendes Umweltbewusstsein in ganz Asien, weltweites Artenschutzabkommen, das Montrealer Protokoll zum Schutz der Ozonschicht, die UN-Klimaschutzkonferenz, das Öko-Audit der EG, die Initiative »Bundesdeutscher Arbeitskreis für umweltbewusstes Management«, über vierzig bundesdeutsche umweltrelevante Verordnungen und Gesetze, darüber hinaus privatwirtschaftliche Initiativen, wie z. B. die des Otto-Versandes, mit seinen indischen Zulieferern einen Sozial- und Umweltstandard zu vereinbaren und und und. Das sind zwar viele Tropfen, die den Stein höhlen könnten, doch Fachleute bezweifeln, dass der Wettlauf gegen die Zeit gewonnen werden könne.
Ich verfluche den Tag, an dem vor Tausenden von Jahren der homo sapiens den homo faber ablöste. Hätte sich der Mensch bloß darauf beschränkt, für sich Werkzeuge und andere Dinge zur notwendigen Naturbewältigung herzustellen. Der »sapiens«, der heutige von der Natur entfremdete Mensch, richtet mit seinen Fähigkeiten den Planeten Erde zu Grunde. Das ist umso beklagenswerter, als dass wir zwar nur eine Spezies unter Tausenden sind, als diese aber verantwortlich zeichnet für das Sterben von Flora und Fauna und das Verschwinden der Biotope.

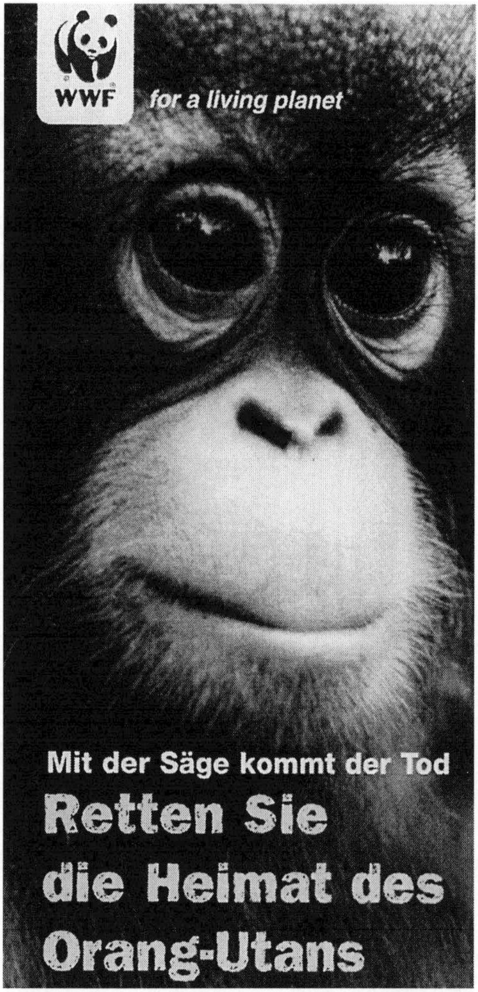
WWF
for a living planet
Mit der Säge kommt der Tod
Retten Sie
die Heimat des
Orang-Utans

Mit freundlicher Genehmigung des WWF Deutschland.

Es mag sein, dass die Gesetzmäßigkeit der Biosphäre nicht nur Leben ermöglicht, sondern auch die Zerstörung von Lebewesen erzwingt; es mag auch sein, dass die Natur moralisch völlig teilnahmslos ist – wir Menschen dürfen uns jedoch nicht von der falschen Vorstellung leiten lassen, das übergeordnete Ganze könne trotz Zerstörung von Lebensräumen erhalten werden; vielmehr müssen wir ethische Maßstäbe entwickeln, um das Überleben aller Geschöpfe auf dem Blauen Planeten zu ermöglichen.[412]

So sehr mich die Schuld des Menschen deprimiert, so zwingend erscheint es mir, mich im Rahmen meiner Möglichkeiten für die Natur zu engagieren. Vielleicht generiert sich diese Kraft aus der tiefen Melancholie, d. h. aus der Sensibilität für das Schwache, das Bedrohte, das Hilflose. Ich vermag jetzt nicht abzuschätzen, ob diese Sensibilität, diese Melancholie nicht doch noch mal in den Wunsch nach Selbstzerstörung umschlägt. Sollte die Hoffnungslosigkeit in einem Suizidversuch enden, werde ich damit gegen das menschengemachte Leiden der Natur demonstrieren wollen. Ist es narzisstisch, wenn ich meinem Tod eine Bedeutung geben möchte? Ich hoffe nicht! Jean Amery schrieb: *»Selbstmord ist die ehrlichste Form der Selbstkritik«.*[413]
Ich möchte auch diesen Abschnitt schließen mit einer Auswahl von Büchern zur Problematik »Natur und ethisches Verhalten«.

1. Die Natur – Quelle von Ethik und Sinn; Obrist, Willy, 1999. Kurzinhalt: Fragen der Ethik sind zum brennenden Problem geworden. Ausgehend von der Unterscheidung zwischen dem materiellen und geistigen Aspekt der Natur, werden die unglaublichen Leistungen der Natur dargestellt – bis hin zu den Erkenntnissen über die ungeheure Komplexität des menschlichen Gehirns. Das Unbewusste verfügt über eine jahrmillionenalte Menschheitserfahrung. In dieser inneren Selbststeuerung liegt die Quelle von Ethik und Sinn.
   Ein Satz, der mich beeindruckt: *»Unsere Urahnen, die ›Primitiven‹, fühlten sich mit ihrer sozialen Gruppe, mit Tieren und Pflanzen, selbst mit der unbelebten Natur verwandt und physisch verbunden. Dieses relativ feste Eingefügtsein des Individuums in die Umwelt wird als archaische Identität bezeichnet. Das Erleben dieses Eingefügtseins nennt man Partizipation, also Teilhabe.«*
   Anmerkung: Die Bereitschaft zur unwiderruflichen Schädigung der Natur hat bestimmt ihre Ursache darin, dass wir uns von ihr entfremdet haben und nicht begreifen wollen oder können, lediglich ein winziges Teilchen von ihr zu sein.

2. Heiliger Baum, Heiliges Tier; Gerlitz, Peter, 2003. Kurzinhalt: Archaischen Kulturen galt die ganze Natur als beseelt; Tiere und Pflanzen wurden als Mitgeschöpfe und Partner des Menschen angesehen. Wer keine Ehrfurcht vor dem Leben hatte und die Natur ausbeutete, der musste damit rechnen, dass auch die menschlichen Ordnungen zerbrechen und mit ihnen die Ordnung der Welt. Für uns heute kann die ökologische Verantwortung in archaischen Kulturen ein hilfreiches Modell sein.
   Ein Satz, der mich beeindruckt: *»In ihrem Biokosmos, in welchem auch die Menschen zu Hause sind, muss sich das Wohlbefinden der Natur ebenso wie ihr Leiden auf die Menschen übertragen und sie zu Reaktionen herausfordern ... In den Naturreligionen redet die Natur: Die Geister der Bäume antworten den Menschen ... Blattwerk und Triebe zeigen das Wohlbefinden bzw. die Nöte der in ihrem Bereich lebenden Wesen an ... Heilige Bäume sind für Menschen und Tiere ein Barometer ihrer Freuden und Leiden ... Das Missachten der Natur zerstört die kosmische Ordnung und letztlich auch die Lebensräume.«*
   Anmerkung: Ohne romantisieren zu wollen – eine Natur, bestehend aus vielen Gottheiten, ist mir lieber als der monotheistische biblische Glaube, der uns auffordert, die Natur zu beherrschen und damit die Kultur (Supranatur) über die Natur stellt.

3. Alles fühlt – Mensch, Natur und die Revolution der Lebenswissenschaften; Weber, Andreas, 2007. Kurzinhalt: Alle Lebewesen werden von Reflexen und Genen gesteuert. Doch was ist mit Gefühlen? Lassen sie sich mit der Naturwissenschaft vereinbaren? Tiere und Pflanzen sind inniger mit uns verwandt, als wir jemals vermutet hätten. An ihnen erfahren wir zentrale Dimensionen unserer Gefühle. Daraus ergibt sich eine brisante Erkenntnis: Nur wenn wir die Natur bewahren, werden wir unsere eigene Humanität und Freiheit retten können.
   Ein Satz, der mich beeindruckt: *»Jeder, der vorgibt, nicht von Gefühlsregungen betroffen zu sein, wenn sie der andere zeigt, vergisst sich selbst. Jeder, der von ›stummen‹ Wesen einen Beweis für Lebensäußerungen (z. B. Sprache, Emotion) verlangt und*

ihr Leiden im Falle des Nichtäußerns ignoriert (wenn z. B. ein gesägter Baum ächzend zu Boden fällt), verachtet nicht nur sie, er verrät auch sich selbst. Er täuscht sich mit der Illusion, gänzlich anders zu sein.«
Anmerkung: Der Autor Andreas Weber betont die »Körperlichkeit der Gefühle«. Auch ich sehe keine Trennung zwischen Stofflichem und Geist – gleichwohl anerkenne ich eine dem Menschen innewohnende Spiritualität. Dass das Herz vor Freude hüpft, Liebe durch den Magen geht und manche vor Neid erblassen, sind Äußerungen, die nicht von ungefähr kommen. Chemische Strukturen, die über unsere Sinne aktiviert werden, sorgen im Gehirn für Emotionen und entsprechende Körperreaktionen. Basis dieser Chemie sind Enzyme und zahlreiche Hormone. Sie sind Eiweiße (Proteine). Proteine und Peptide wiederum sind Bestandteile der Zellen aller Organismen. Hormone, wie z. B. Adrenalin, werden nach ihrer chemischen Struktur eingeteilt in Stoffklassen: Steroide, Aminosäuren (Bausteine der Proteine) und Peptide. Sie lösen biochemische Reaktionen bei den Zielorganen, z. B. dem Gehirn, aus – mein Körper lässt z. B. vor Angst die Haare zu Berge stehen. Entwicklungsgeschichtlich sind Hormone und Nervenzellen zeitlich parallel entstanden. Die Biochemie also lässt in allen Lebewesen Emotionen entstehen. »Alles fühlt«, so der Autor.

4. In der Falle des Kurzzeitdenkens; Eibl-Eibesfeldt, Irenäus, 1999. Kurzinhalt: Können wir unsere Zukunft verantwortlich gestalten? Individualisierung der Gesellschaft, Globalisierung der Wirtschaft, rücksichtsloser Wettbewerb, Bevölkerungswachstum, Umweltzerstörung – angesichts dieser massiven Probleme zweifeln viele Menschen daran, dass wir fähig sein werden, die Zukunft zu meistern. Wir müssen den ständigen Wettlauf im Jetzt überwinden und vor allem unsere positiven Verhaltensdispositionen, wie zum Beispiel das Gefühl für Verpflichtung und Liebe zur Natur, nützen, dann haben wir und die nachfolgenden Generationen eine gute Überlebenschance.
Ein Satz, der mich beeindruckt: *»Unsere natürliche Umwelt ist ja keiner vorausschauenden Zielsetzung fähig. Diese Fähigkeit*

ist allein uns gegeben. Wir allein stellen Fragen nach der Zukunft. Darin liegt eine Verpflichtung dem Leben gegenüber. Wir können uns dazu von unserem emotionalen Bereich, zum Beispiel der Gier nach immer mehr, abkoppeln – und das ist es, was wir als Freiheit der willentlichen und verantwortlichen Entscheidung erleben.«
Anmerkung: So, wie der Ertrinkende sich am sprichwörtlichen Strohhalm festklammert, so hoffe ich, dass das Ergebnis der Studie der BAT-Stiftung »Deutschland 2030 – Wie wir in der Zukunft leben« tatsächlich eintritt. Demnach, so der Leiter der Studie, Horst W. Opaschowoski, wird es einen radikalen Wertewandel geben:

- von der Wohlstandsgesellschaft hätte die Bevölkerung sich mehr oder weniger verabschiedet und kämpfe nun über alle Generationen hinweg offensiv für mehr Lebensqualität,
- die Lust auf mehr Lebensgenuss wachse ebenso wie die Sehnsucht nach Sinn,
- das Motto für die Zukunft laute, »gut leben statt viel haben«.[414]

Wenn ich das letztgenannte Motto mit den Zielen »Lebensqualität« und »Sinn« in Verbindung bringe, dann bin ich etwas zuversichtlicher insofern, als dass wir unserer Verantwortung gegenüber der Natur doch noch gerecht werden könnten.

5. Noahs Erbe – Vom Recht der Tiere und den Grenzen des Menschen; Precht, Richard David, 1997. Kurzinhalt: Zu keiner Zeit war der entfremdete Umgang mit dem Tier so grausam wie heute. Trotz unseres Wissens, dass wir in letzter Instanz selbstzerstörerisch mit der Natur umgehen, fehlt uns jede echte Sensibilität für die nicht-menschlichen Lebewesen. Der Autor schlägt einen großen Bogen von der Evolutionstheorie und Verhaltensforschung über Religion und Philosophie bis zur Rechtssprechung und unserem Verhalten im Alltag. Wenn wir die Natur und damit uns selbst schützen wollen, müssen wir unser Weltbild korrigieren.
Ein Satz, der mich beeindruckt: *»Hauptziel eines ökologisch kalkulierten Artenschutzes ist der Erhalt der Biotope. Die Verteidiger der Ökosysteme erheben nicht das Lebensrecht, sondern das*

Wohnrecht der Arten zum höchsten Gut: Das grundgesetzlich festgeschriebene Wohnrecht (Art. 13 GG) sei auch auf Tiere und Pflanzen auszudehnen. Entscheidend wird sein, inwieweit es Homo sapiens gegen den Druck seiner eigenen Kultur, die eine Verdrängungskultur ist, gelingt, sich der eigenen animalischen Bedingtheit bewusst zu werden.«

Anmerkung: Seit vielen Jahren ist im Emsland und in Ostfriesland die Anpassung der Ems an die Bedürfnisse der Papenburger Meyer-Werft ein Politikum. Die Meyer-Werft beschäftigt 2.500 Arbeitnehmer. Die Werft baut gigantische Kreuzfahrtschiffe, die nur bei vertiefter und zusätzlich aufgestauter Ems die Nordsee erreichen können. Ganz eindeutig wird ein Ökosystem geopfert, um den Werftstandort zig Flusskilometer aufwärts erhalten zu können.

Mein in die Ostfriesischen Nachrichten gesetzter Leserbrief kritisiert sowohl den Standort als auch die Umfunktionierung des Biotops »Fluss« zur Wasserstraße.

Die Anweisung »Macht euch die Erde untertan« wird seit jeher nach dem Motto »Je höher der Nutzen, desto radikaler die Ausbeutung« umgesetzt. Selbst angesichts des heutigen ökologischen Kenntnisstandes wird im Sinne dieser biblischen Empfehlung mit Flora und Fauna nach Belieben verfahren. Wir setzen wider besseren Wissens ein hierarchisches Schöpfungsdenken in die Tat um: zuallererst der Mensch – die Natur rangiert unter »ferner liefen«. Nur was geldwerten Vorteil verspricht, hat eine Chance, in die Tat umgesetzt zu werden – so wie der Handel mit den Luftverschmutzungsrechten. Unser anthropozentrisches Weltbild, das sich an Wohlstand und materieller Lebensqualität orientiert, hat das Ökosystem Erde an den Rand des Abgrundes geführt.[415]

Schöpfungsgeschichte

Betr.: „Duin stellt sich hinter Meyer Werft", ON die vergangenen Tage

Auch wenn ich kein gläubiger Christ bin, so möchte ich doch an die Schöpfungsgeschichte erinnern:

1. Tag: Gott schuf den Menschen.

2. Tag: Gott verbuddelte Öl und Gas, damit die Menschen sich ein Feuerchen machen und viele Dinge herstellen können.

3. Tag: Gott schuf über der Erde eine Glocke, damit die Verbrennungsgase nicht das Weltall vergiften können und die Lebewesen eine Zeitlang Luft zum Atmen haben.

4. Tag: Gott schuf Tiere und Pflanzen zur Belustigung und Ernährung der Menschen.

5. Tag: Gott schuf Meere und Flüsse, damit Schiffe der Meyer Werft umher gondeln können.

6. Tag: Gott schuf den Weltraum und ferne Planeten, damit die Menschen nach Ausbeutung der irdischen Ressourcen einen Neuanfang starten können.

7. Tag: Gott ist auf Fehlersuche!

Wolfgang Schade
Stallingslust 35i
26605 Aurich

Quelle: ON v. 3. 9. 2008

(Anmerkung. G. Duin ist Bundestagsabgeordneter und will sich als industriepolitischer Sprecher der SPD-Bundestagsfraktion profilieren)

Ich erinnere hier an den indonesischen Wirtschaftsminister, der in einem Interview im Zusammenhang mit den Palmölplantagen meinte, der Urwald an sich sei ja unproduktiv, und er könne es sich nicht leisten, ihn brachliegen zu lassen. So, wie die Ems an sich unproduktiv ist: daher muss sie als Wasserstraße für die Meyer-Werft eine Funktion erfüllen.
Wir verdanken unseren westlichen Wohlstand auch der profitorientierten Ausbeutung der Biotope. Deswegen haben wir das Recht verspielt, mit dem moralischen Zeigefinger auf die Regenwaldvernichter weisen zu dürfen.
Ich traue mich, eine naive, aber provokante Frage zu stellen: Nehmen wir an, eine weitere Vertiefung der Ems würde aus ökologischen Gründen (Wohnrecht vieler Arten) untersagt. Nehmen wir weiter an,

die Meyer-Werft schlösse wegen dieses Wettbewerbnachteiles den Standort und entließe 2500 Mitarbeiter. Du kannst dir die öffentliche Empörung vorstellen. Kannst du dir vorstellen, zu wessen Gunsten im Konflikt zwischen Ökonomie und Ökologie entschieden würde? Mit welchem Recht also kritisieren wir die indonesischen Verantwortlichen, wenn sie eine Produktivität des Urwaldes herbeiführen wollen?

Wechsel des Schauplatzes. Anfang September 2008 beschloss die Commerzbank, die Dresdner Bank aufzukaufen. Die Dresdner Bank wird mit der neuen Eigentümerin verschmolzen. Durch diesen Synergieeffekt stehen 9000 Arbeitsplätze zur Disposition.[416] Dieser Arbeitsplatzabbau, den es auch bei anderen Transaktionen zuhauf gibt, wird offenbar als marktwirtschaftliches schicksalhaftes Phänomen angesehen, das es hinzunehmen gilt. Wehe aber, es wäre gewagt worden, Arbeitsplätze wegen des Erhalts eines Flussbiotops aufs Spiel zu setzen. Diese paradoxe Kurzsichtigkeit, wenn es um den Erhalt der Lebensgrundlagen geht, macht mich sehr traurig!

Vom Fötus zum jungen Erwachsenen, von den Eltern und von der Berufswahl

Jedes Lebewesen ist ein Zellhaufen. Der Körper des Menschen besteht aus etwa 100 Billionen Zellen, die sich in cirka 250 verschiedene Zelltypen einteilen lassen. Im Inneren der Zellen befinden sich die Chromosomen. Sie sind Träger der Erbanlagen – der Gene. Ein Gen ist ein Stückchen der Nukleinsäureleiter, die sich im Chromosom befindet. Wenn sich Samenzelle und Eizelle, die je mit einem einfachen Chromosomensatz ausgestattet sind, vereinigen, wird die genetische Ausstattung z. B. des Menschen festgelegt. Es entsteht ein genetisch einzigartiges Lebewesen, in dem jede einzelne Körperzelle den vollständigen Chromosomensatz enthält. Die Gene sind aus Molekülen zusammengesetzt. Das Molekül besteht aus Nukleinsäure, sie ist die Grundsubstanz der Vererbung. Bausteine der Nukleinsäure selbst sind Phosphorsäure, Zucker und Basen, wie z. B. Adenin.

Moleküle können aus Millionen von Atomen aufgebaut sein. Eiweiß ist solch ein Riesenmolekül. Jeweils drei Basen auf der DNS bilden ein Codewort. Dieses Codewort ist eine ganz bestimmte Aminosäure. Und Aminosäuren sind Bausteine wiederum der Eiweiße (Proteine). Gene – und jetzt sind wir am Ziel – sind Konstruktionsanweisungen für den Aufbau der Proteine. Gene legen fest, welche Aufgaben die Eiweiße im Körper erfüllen. Die Wissenschaft schätzt, dass es 40.000 bis 100.000 Gene im menschlichen Körper gibt. Ein Gen davon kann beispielsweise die Anweisung zum Bau des glücklich machenden Hormons Serotonin geben.[417]

Wenn wir von Geburt an in der Lage sind zu lächeln, dann ist das vielleicht ein Zeichen dafür, dass die Serotoninproduktion angelaufen ist. Allerdings kommt vor dem Lächeln das Weinen: Weinen hat man bereits von einem 21 Wochen alten Fötus vernommen. Der REM-Schlaf, in dem die Träume beginnen, findet beim Ungeborenen ab der 23. Woche statt und ab der 24. Woche entwickeln sich kognitive Fähigkeiten. Sich seiner selbst bewusst wird ein Fötus während des zweiten Drittels der Schwangerschaft.[418] Alles das ist genetisch festgelegt.

Warum diese biochemische Betrachtung des Lebensanfangs? Weil Zehntausende verschiedener Arten von Proteinen, deren Zusammenwirkung im Körper noch weitgehend unerforscht ist, unser körperliches und seelisches »So-Sein« ausmachen. In den Genen sind sogar die Lebensgrundmuster durch unser Primatenerbe vorgegeben. Meine Sozialphobie, z. B. die Angst, ein vollbesetztes Lokal zu durchqueren (Panik beim Toilettengang), könnte durchaus ein Affekt aus dem Primatenerbe sein. Inwieweit Familientradition und Familienschicksal mein »So-bin-ich« geformt haben könnten, ist von mir nicht nachvollziehbar. Ich kann nur aus dem Elternverhalten Rückschlüsse ziehen. Inwieweit die Großeltern väterlicher- oder mütterlicherseits positiven oder negativen genetischen Einfluss auf meine äußere und/oder innere Person hatten, ist von mir auch nicht mehr nachforschbar.

Grundsätzlich kann davon ausgegangen werden, dass vorgeburtliche, geburtliche und Baby-Gefühle in unsere spätere Emotionalität hineinblenden und diese mitbestimmen.[419]

Ich bin felsenfest davon überzeugt, dass meine Eltern mich weder haben wollten (das war 1947) noch mich ab dem Kindergarten- oder Grundschulalter besonders mochten. Aus diesem Gefühl kann ein Urmisstrauen entstanden sein, das dazu führte, dass ich soziale Ängste entwickelte und mich fortan so verhielt, dass ich möglichst wenig Angriffsflächen bot (nett, ehrgeizig, schick, stark, gut drauf sein).

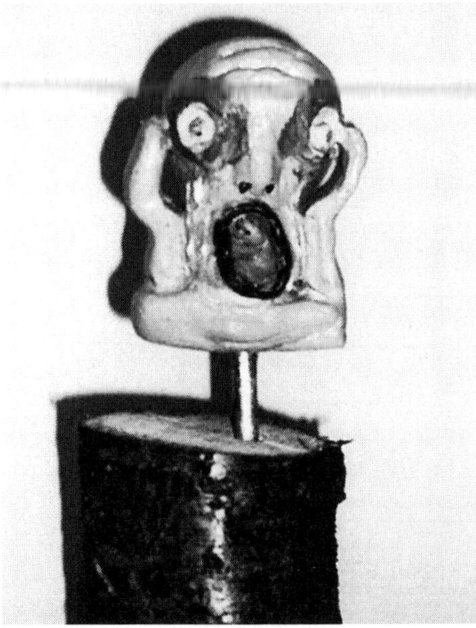

»Der Schreikopf«. Foto: Heike Heims, Aurich.

»Warum wurde ich nur geboren, obwohl mich niemand gefragt hatte, ob ich das auch wollte? Es war mein Zorn über diese Ungerechtigkeit und meine dauernde Beschäftigung damit, die meine Kunst beeinflussten. Meine Kunst gab mir einen Grund zu leben.«[420]
Edvard Munch, norwegischer Maler, 1863–1944, »Der Schrei«

Die Angst vor dem strafenden Schweigen des Vaters und den unvorhersehbaren Schlägen ins Gesicht (vorzugsweise mit dem Handrücken) durch meine Mutter sowie die kühl-formale häusliche

Atmosphäre ließen früh das Gefühl der Ungewolltheit und des Geduldetseins aufkommen. Hierin finden sich die Bedingungen für neurotische und dissoziale Störungen und Unwertgefühle. Auch Narzissmus kann die Folge sein: Der empfundene Liebesmangel soll durch eine überzogene Selbstliebe kompensiert werden – ohne jedoch zu einer wirklichen Beziehung zu sich selbst zu gelangen.
Wenn kein liebender Bezug zu sich selbst möglich ist, dann sind Minderwertigkeitsgefühle, Depression und Todessehnsucht bzw. der Wunsch, nicht geboren zu sein, kein Wunder.
Ich kann mich gut daran erinnern, wie ich mir als Kind unter meinem Bett im elterlichen Schlafzimmer eine Höhle einrichtete. Überhaupt hatte mich das Höhlenbauen fasziniert. Ein Psychologe diagnostizierte in einem ähnlichen Fall, der Patient schaffe sich eine Gebärmutter, in der er Ruhe, Geborgenheit, Halt und Sicherheit suche.[421] Das alles entbehrte ich auch. Und dieses Gefühl hat mich bis heute nicht verlassen – nur baue ich mir keine Höhlen mehr, sondern suche Schutz im Haus und vor allem im Schlaf. Der Schlaf, die beste Höhle von allen.

Geboren wurde ich im Sommer 1947. Im April 1947 heirateten meine Eltern. Die katholische Mutter kam aus dem katholisch-westfälischen Borken. Wie erzkatholisch, das kann man in den »Westfälischen Nachrichten« vom 19. Juli 1947 lesen: »Kath. led. Fleischergeselle gesucht«, »Suche ehrl. kath. Jungen für landw. Betrieb«. In diesem katholischen Mief ist meine Mutter groß geworden. Es kann ihr nicht recht gewesen sein, hochschwanger zu heiraten. Kurz vor Kriegsende wurde die rechte Hand meiner Mutter von Granatsplittern verstümmelt. Eine weitere seelische Belastung mag für sie gewesen sein, eine Zeitlang mit Mann und Kind bei ihren Schwiegereltern in Wilhelmshaven zu wohnen. Ich erinnere mich daran, dass meine Mutter darüber klagte, der Schwiegermutter nichts recht gemacht zu haben. Entmutigend mag für sie auch gewesen sein, dass mein Vater nicht wollte, dass sie arbeitet. Das Haushaltsgeld muss knapp gewesen sein, denn so manches Mal wurde ich zum Kaufmann geschickt und musste bitten, das Gekaufte anzuschreiben.
Die Eltern meiner Mutter betrieben einen kleinen Milchladen, in dem

meine Mutter als Verkäuferin arbeitete. Die liebsten Kunden waren der Bürgermeister, der Apotheker, der Pfarrer, der Studienrat, der Arzt und der Rechtsanwalt. Meine Mutter war bis zu ihrem Tode richtig heiß auf Titel – mein Vater tat mir leid, denn er war »nur« Meister (zum Meisterkurs soll meine Mutter ihn angemeldet haben). Diese Titelsucht muss sie mir mitgegeben haben. Ich erinnere die Situation genau, als ich mich vor 35 Jahren im 9. Stock aus dem Fenster meines Zimmers im Braunschweiger Studentenwohnheim lehnte mit dem Gedanken, jetzt könne ich springen, denn ich hätte ja das Erste Staatsexamen vorzuzeigen. Dann sagte ich mir aber, das reiche nicht, weil zum anständigen Abschluss auch das zweite Staatsexamen gehöre. Und heute ertrage ich es nicht, meine Promotion nicht durchgezogen zu haben. Ich denke, meine Mutter war eine frustrierte Frau, eingesperrt in einer grauen Etagenwohnung, wo sie doch das Grün so liebte.

All diese Lebensumstände haben sie möglicherweise depressiv werden lassen. Jedenfalls meinte das eine alte Bekannte der Familie, die seelsorgerisch tätig war, Menschen einschätzen konnte und mich in der Nachhilfe lehrte, Literatur zu interpretieren.

Meiner Mutter kam es sehr auf Äußerlichkeiten an: Gute Bekleidung, in der man etwas darstellte, eine Wohnungseinrichtung, die honorig wirkte. Das waren kaufbare Attribute, die uns erhöhten. Es ging ihr aber auch um ein gefälliges körperliches Erscheinungsbild: »Bauch rein, Brust raus, Kopf hoch« – mit diesen Gesten verabschiedete sie mich jahrelang auf dem Weg zur Schule. Und dann die Zähne: Immer und immer wieder lobte sie die Güte meiner Zähne – ich fing an, mich über meine Körperhaltung und die Zähne zu definieren. Als Mitte meiner dreißiger Jahre etliche Zähne einer Parodontose zum Opfer fielen, brach für mich folgerichtig eine Welt zusammen.

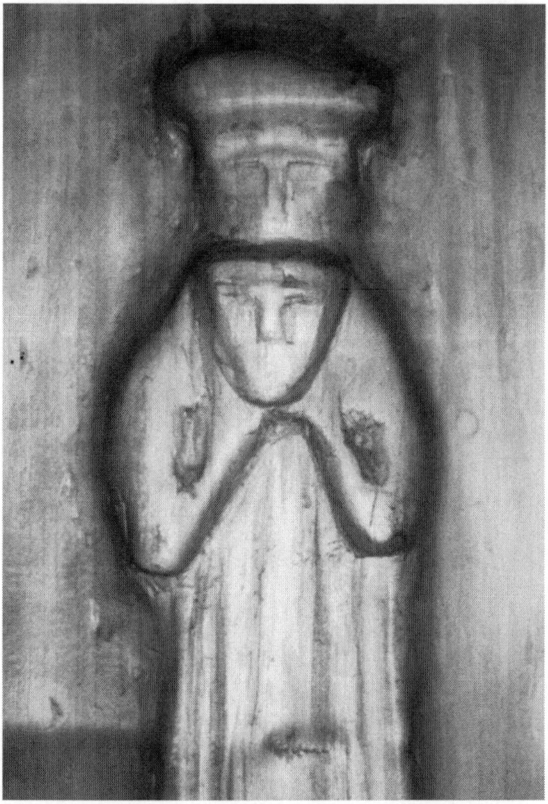

Foto: Heike Heims, Aurich.
Im schulischen Werkunterricht schuf ich dieses Relief: mein frei gewählter Leistungsnachweis im Jahr 1963. Wie gerne hätte ich die Maske der Äußerlichkeiten abgenommen und den wahren Wolfgang leben lassen.

Ihr Leben zu akzeptieren und ihren Sohn im Korsett zu halten, mag für sie anstrengend gewesen sein; die Last entlud sich wohl mit den »Backpfeifen«, die sie mir verpasste. Schon in jungen Jahren dachte ich, sie hätte mich wohl am liebsten abgetrieben. Dieser Gedanke verdüsterte früh mein Lebensgefühl und es entwickelten sich Selbstentwertungs- und Selbstauslöschungstendenzen, die heute noch präsent sind. Im Sinne der pränatalen Psychologie vermute ich seit Jahrzehnten, dass fötale Gefühle stark genug waren, mein Welt- und

Selbstgefühl mitzubestimmen. Ich schreibe der traumatischen Früherfahrung zu, meinen Weg ins Erwachsenwerden und die Entwicklung zu einem eigenen Lebensentwurf blockiert zu haben.
Der Fötus fühlt; er wird über die Gefühle der Mutter biochemisch beeinflusst; ich würde wetten, dass es bei mir Stresshormone waren, die ich als erste wahrnahm. Sicherlich gab es liebevolle Momente, vor allem im Babyalter. Doch je bewusster und »eigenwilliger« ich wurde, desto mehr bestimmen unangenehme Erinnerungen meine Kindheits- und Jugendzeiterinnerungen. Die elterlichen und auch die schulischen Autoritäten ließen meine Impulsivität und Bedürfnisse schockgefrieren: Ohrfeigen, Schweigeperioden und Kontaktsperren sollten mich auf einer vorgegebenen Bahn halten. Dass ich mit Autoritäten bis heute Probleme habe, resultiert bestimmt aus diesen Zeiten. So extrem fremdbestimmt wie ich war oder mir vorkam, muss es mir schwer oder unmöglich gewesen sein, ein stabiles eigenes Selbst zu formen.[422] Das Schweigen des Vaters, oft durch mich veranlasst, terrorisierte die ganze Familie. Mir fehlte der Mut zum Widerstand. Meine Feigheit vor diesem Menschen beschämt mich heute noch.

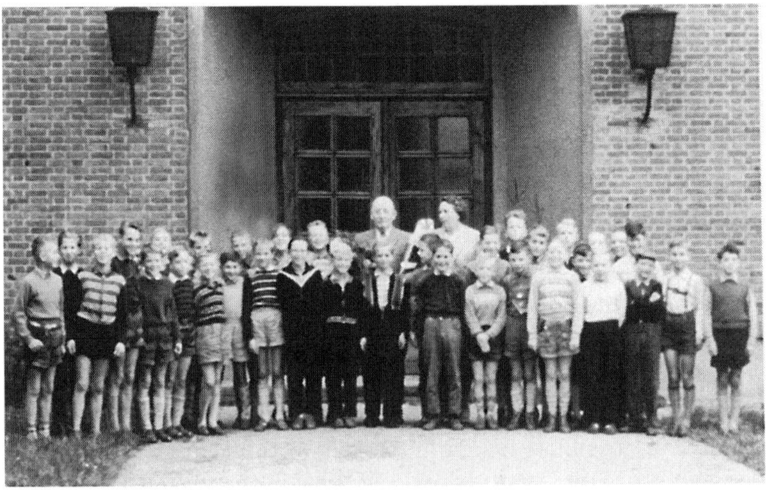

Realschule für Jungen, 1959 (hintere Reihe, Dritter rechts von der Lehrerin) Elterliche und schulische Autoritäten ließen meine Impulsivität und Bedürfnisse schockgefrieren.

Eigentlich wollte ich dir später von der Kurzgeschichte »Der Knopf« erzählen, weil sie zur Vatererfahrung gehört. Aber jetzt passt sie haargenau gerade hier.
Friedrich Georg Jünger erzählt von einem einfachen, in sich gekehrten Arbeiter, der seine Frau bittet, einen verloren gegangenen Jackenknopf zu besorgen und anzunähen. Die Frau, eine fröhliche tüchtige Kleinbäuerin, versäumt es, der Bitte ihres Mannes nachzukommen. Ihr Mann nahm sich vor, sie nicht ein drittes Mal um den Gefallen zu bitten und sie stattdessen mit Schweigen zu strafen. In ihrer Verzweiflung wendet sich die Gepeinigte an den Pfarrer, der verspricht, den Mann zur Aufgabe seiner Ächtung zu bewegen. Als auch das nichts half, verliert die Frau den Lebensmut und zündet das gemeinsame Bauernhäuschen an, nachdem sie Türen und Fenster verbarrikadierte. Ihr schlafender Ehemann kam in den Flammen um.[423]
Diese dramatische Geschichte besprach ich als Schüler mit meiner Deutsch-Nachhilfelehrerin Frau Herbermann. Sie ahnte nicht, dass sie mit diesem Drama ein Problem zur Sprache brachte, das mich Fünfzehnjährigen schon lange quälte.
Vielleicht empfand ich damals ähnlich wie jetzt, da ich die Geschichte nach langer Zeit wieder lese, tiefe Trauer und heftige Wut. Mit Sicherheit interpretierten wir das Wesen und die Wirkung des strafenden Schweigens, doch führten die Erkenntnisse bei mir nicht zu einem veränderten Verhalten meinem Erzeuger gegenüber. Ich fürchtete mich vor den absehbaren Folgen, die meine Gegenwehr für mich und die Familie hätte nach sich ziehen können.
Weil diese »Ächtung« durch unser Familienoberhaupt sich so katastrophal auf meine Seelenlage auswirkte, möchte ich unbedingt einige Aussagen F. G. Jüngers wörtlich zitieren:
»... wollte er Dora eine Lehre erteilen. Unter allem, was er hervorsuchen konnte, war dieses Mittel wohl das wirksamste und unheimlichste.« »... dass die Herzlichkeit, ja die Gewohnheit des Miteinander-lebens Worte fordert ...« »... Wenn er geschrien und getobt, wenn er Dora geschlagen hätte, hätte er weniger getan. Aber er war kein Mensch, der schrie und tobte, und er schlug auch nicht, denn alles Rohe und Gewaltsame verabscheute er.« »... Auch mit einem Stummen lässt sich leben, nicht aber mit einem Menschen, der willentlich

verstummt.« »… Sein Schweigen war etwas Spitzfindiges… voll Hochmut und Eigensinn.«
»Der Pastor: ›Wer bist du denn, … dass du dir das Recht anmaßt, nach Laune und Willkür den Mund zuzusperren? … Glaubst du, dass jemand mit einem Menschen leben kann, der den Stummen spielt?‹«
Jedes einzelne Wort dieser übertragbaren Zitate möchte ich meinem Vater ins Gesicht schreien. Heute, wo er über 80 Jahre alt ist, umso mehr, weil sich dieser Mensch nicht geändert hat, das wäre mit seinem Eigensinn und Hochmut nicht vereinbar. Der braucht Speichellecker. Du glaubst gar nicht, wie schwer es mir fällt, den unheilvollen Einfluss des nicht geliebten Vaters zuzugeben: Ich gönne ihm den Triumph des einflussreichen Zerstörers überhaupt nicht.
Bevor ich wieder auf meine Mutter zu sprechen komme, vorläufig nur noch eines zum Vater. Seit Jahrzehnten habe ich in Abständen immer wieder den ähnlichen Albtraum, den ich sogar im Beisein meiner Ex-Frau als Tagtraum real verspürte: Ich werde zum Zwerg. *»Zwerge zeigen das Minderwertige und Unbeachtete in einem selbst an.«*[424] Und als Zwerg fühle ich mich auch im Alltag – das sind die elenden Minderwertigkeitsgefühle, sozialen Ängste und narzisstischen Fehlleitungen.
Die Angst der Mutter vor dem Vater spiegelte sich auch in ihrem Verhalten mir gegenüber wider. Vater sollte am besten gar nichts wissen: Nichts von schlechten Zensuren, nichts von Freundinnen, nichts von Geschenken, die sie mir zukommen ließ. In der Familie herrschte das Klima des Klammheimlichen.
Ohne viel Aufhebens besuchte meine Mutter selten den katholischen Gottesdienst, denn mein Vater sah das nicht so gerne. Und beim Tod meiner Mutter stellte sich heraus, dass sie gar kein Gemeindemitglied mehr war. Alles war irgendwie »falsch«! Klammheimlich betrieb meine Mutter meine vorzeitige Volljährigkeitserklärung, weil ich mit neunzehn heiraten musste bzw. wollte. Gegen den Willen meines Vaters und mit meiner Hilfe besorgte meine Mutter einen Schrebergarten – ihre Sehnsucht nach dem Grün war wohl so groß, dass sie die abzusehenden Scherereien mutig ignorierte.
Indem meine Mutter mich ins Boot holte, fühlte ich mich aufgewertet – und es war ein »innerer Vorbeimarsch«, etwas gegen meinen

Vater unternehmen zu können. Die heimlichen Geschenke, die ich von meiner Mutter zum Diplom (Rindsledertasche), zum Staatsexamen (Schreibtisch) und zum Hauseinzug (Kamin) bekam, waren vielleicht eine Wiedergutmachung für die Schläge – freuen konnte ich mich aber kaum, weil jede Form von ausdrücklicher Anerkennung durch meinen Vater ausblieb. Im Gegenteil: Statt sich darüber zu freuen, dass ich trotz Kindes noch studieren wollte, verweigerte er die Herausgabe einer Verdienstbescheinigung für meinen Bafög-Antrag (niemand sollte wissen, was er verdient). Ich musste mit einer Klage drohen. Auch gab es Anzeichen dafür, wie widerwillig er darauf reagierte, dass hin und wieder auf das Kind aufgepasst werden sollte (meine Ex-Frau arbeitete, und ich war oft zeitgleich mit dem Studium beschäftigt).

Die Autoren Enid Howarth und Jan Tras schreiben: *»Vielleicht hat man auch Sie als Kind schlecht behandelt, obwohl Ihr einziges Verbrechen darin bestand, auf die Welt gekommen zu sein. Vielleicht war Ihre Familie nicht fähig, mit Ihrer bedürftigen, ... fordernden, ... sexuellen, ... unvollkommenen Existenz zurechtzukommen. Falls Sie für irgendeines dieser Attribute jedes normalen Kindseins bestraft wurden, dann handelten Ihre Angehören aufgrund eigener Grenzen und Defekte so.«*[425]

Das Autorenteam zieht in Betracht, dass Kinder die Wirklichkeit und die Erinnerungen an die Kindheit verzerrt wahrnehmen – aber meine Erinnerungen sind eins zu eins konserviert und sehr präsent. Auch habe ich kein abstrakt-idealisiertes Elternbild, das als überzogener Maßstab wirkt. Ich kannte Familien, die mehr Freude, Wärme, Offenheit und gegenseitiges Vertrauen ausstrahlten. Bei denen hielt ich mich als Kind/Heranwachsender lieber auf als in meinem Elternhaus. Mir ist, damit könnte ich möglicherweise meine Eltern entlasten, sehr wohl bekannt, dass auch sie ihre prägende Sozialisation hatten: Mutters kinderreiches katholisches Elternhaus mit Stiefgeschwistern. Vaters Vater war vielleicht ein strenger Mann. Er war Werftpolizist bei der Nazi-Marine. Und mein Vater hatte zwei ältere Schwestern: Ich denke, dass er »von vorn bis hinten« verwöhnt wurde und so ein Paschagefühl geradezu entwickeln musste. Mit vierundzwanzig Jahren heiratete er seine gleichaltrige Frau, musste vielleicht heiraten – vielleicht wollte er deshalb nicht, dass ich früh heiratete. Er war in der Hitlerjugend zum »deutschen Mann« erzogen worden und machte im besetzten Frankreich seinen Panzerführerschein. Bald ging es ab nach Russland. Für »Pascha« dürfte das zu Allmachtsgefühlen geführt haben, die er nach dem Zusammenbruch des Verbrechersystems auch weiterhin genießen wollte, wahrscheinlich sogar als abteilungsleitender Meister – jedenfalls charakterisierte man ihn dem Vernehmen nach als »strengen« Vorgesetzten.

Mag sein, dass ich als »Sensibelchen« zu hart mit dem »strengen Herrn« ins Gericht gehe. Aber er hatte seine Chance gehabt, mit der Familie zu wachsen und demokratische Umgangsformen zu erlernen, z. B. Meinungs- und Redefreiheit zu akzeptieren. Aber diese »unter Hitler war nicht alles schlecht-Menschen« waren wohl zum Wandel nicht mehr fähig – bis heute nicht.
Ich kann also dem Autorenteam, das um Nachsicht für die Eltern wirbt, nicht zustimmen: *»Wir sind von unvollkommenen menschlichen Wesen in einer unvollkommenen Welt großgezogen worden. Es war zwar nicht das Paradies, aber unsere Kindheit war auch nicht vollkommen freudlos, trübselig und sinnlos. Wir bekamen auch unseren Anteil an Vergnügen, Aufregung, Unterstützung, Zärtlichkeit und Mitleid. Wir hätten nicht bis heute überlebt, wenn es anders gewesen wäre.«*[426] Das mag wohl sein, doch meine Psyche ist schwerstbehindert – zu ärgerlich, dass das nicht zu sehen ist! Viel bereitwilliger stimme ich der pädagogischen Psychologin Margrit Erni zu: *»So kann ein Kind bereits ein recht düsteres Weltbild haben, weil es sich von der Familie nicht angenommen fühlt oder weil das seelische Familienklima von ihm als bedrohlich erlebt wird. Es flüchtet in Hemmungen und Überängstlichkeiten. Und in Trotz. Racheakte gelten als gerechter Ausgleich der erlittenen Frustrationen.«*[427]
Gerne wäre ich Pippi Langstrumpf gewesen: naturverbunden; lernen, sich ohne Eltern durchzusetzen und sich Autoritäten zu widersetzen … Stattdessen entwickelte ich vor lauter Angst, in der Familie nicht gemocht zu werden, eine Sehnsucht nach größtmöglicher Harmonie und wanderte damit schon in jungen Jahren in die lebens-

lange Unfreiheit: Ich möchte geliebt und anerkannt werden.
Im Grunde bin ich bis weit ins Erwachsenenalter auf einer recht infantilen Entwicklungsstufe stehen geblieben. Ganz langsam, vielleicht seit zehn Jahren, lerne ich, mein Verhalten auch willentlich und nicht überwiegend emotional zu steuern.
An sich sind die Aktivitäten des neuronalen Netzwerkes da oben im Kopf sinnfrei und der Forschung ist noch unbekannt, wie das Wahrnehmen und das Bewerten der äußeren Eindrücke vor dem Hintergrund des Erinnerns dennoch zu einer sinngeladenen Aktivität werden kann. Man weiß aber, dass das Gehirn keine einmal programmierte Rechenmaschine ist, sondern sich auf einer bestimmten ererbten Basis plastisch verändert und Eindrücke dynamisch verarbeitet.[428] Daher denke ich, dass der früh begonnene und ständige Anpassungsdruck auf mein noch instabiles Bewusstsein einwirkte und meine Psyche mit depressiven Tendenzen reagierte (Fachleute sprechen davon, dass sich jedes Kind nach emotionaler Resonanz sehnt). Auf der Suche nach weiteren Auffälligkeiten bin ich fündig geworden: Ich wagte mich als Einziger unserer Freundesgruppe auf höchste und dünnste Äste der Bäume des nahen Friedhofs (war das die Sehnsucht nach einem Absturz?), und von der Jugendzeit an bis hin zum fast 40-jährigen Erwachsenen bin ich einer Keilerei – vor allem nach Alkoholgenuss – nicht aus dem Wege gegangen, ja manchmal provozierte ich auch oder regte mich auf, wenn ich dachte, Gerechtigkeit verteidigen zu müssen. Kurzum: Autoaggression und aggressives Verhalten gelten als verzweifelter Ausdruck der Depression.[429]
Ob ich womöglich Kräfte abgeleitet hatte, die ich mich nicht traute, gegen den übermächtigen Vater einzusetzen? Denn erst geleisteter Widerstand führt doch zu Ich-Stärke und Selbstbestimmung.[430] Kompensation der Minderwertigkeitsgefühle und mangelnder Selbstachtung hätte es dann sicherlich nicht bedurft.
Vom deutschen Dichter Jean Paul (1763–1825), Verfasser religiöser, philosophischer, sozialer und pädagogischer Werke, stammt diese Aussage:

Die Erinnerung ist das einzige Paradies, aus dem wir nicht vertrieben werden können.

Folgerichtig müsste ich sagen dürfen: *»Meine Erinnerung ist das Tal des Gefühlsfrostes und der Depression, aus dem ich nicht vertrieben werden kann.«*

Der Professor für Psychoneuroimmunologie, Joachim Bauer, stellt in seinem Buch »Das Gedächtnis des Körpers« fest, dass Personen, die später an einer Depression erkrankten, in den ersten Jahren ihres Lebens überdurchschnittlich häufig von gestörten maßgeblichen Beziehungen betroffen waren. Solche Erfahrungen werden in synaptischen Verknüpfungsmustern der Hirnrinde und des limbischen Systems biochemisch codiert und gespeichert. In der Kindheit und Jugend werden demnach im Gehirn die Nervenzell-Netzwerke angelegt, die später darüber entscheiden, wie eine Person ihre Umwelt einschätzt und interpretiert und wie sie Beziehungen gestaltet.[431]
Wird das Bindungsbedürfnis nicht ausreichend erwidert, gerät das Hirn unter Stress: Es wird mit Stresshormonen wie Cortisol oder Noradrenalin überflutet, wodurch der junge Hippocampus im limbischen System auf Dauer geschädigt werden kann. Der Hippocampus, das Ammonshorn, trägt dazu bei, Erlebnisse im Gedächtnis zu speichern. Späterer psychosozialer Druck kann im Erwachsenenalter ein übersensibles Stressgedächtnis aktivieren und zu Verhaltensstörungen führen: beispielsweise des Aggressions- und Sexualverhaltens.[432]
Die Missachtung des Bindungsbedürfnisses und das durch bestrafendes Schweigen Ausgeschlossensein äußert sich bei mir zusätzlich in einer Verbitterungsstörung. Durch diese Kränkungen, die nicht überwunden werden konnten, bin ich voller Groll wegen der erlebten seelischen Schmerzen. Jahrein, jahraus kreisen die Gedanken um diese Kränkungen.
Bei jedem Beziehungskonflikt, bei jeder tatsächlichen oder angenommenen Zurückweisung oder Respektlosigkeit reißt die Wunde in der Seele wieder auf. Gerade im Lehrerberuf bedeutet das ein tägliches Bad im Leid. Michael Linden, Psychiater an der Berliner Charité, nimmt an, dass diese Verbitterung schmerzhafter und schlimmer ist als eine Depression. Die Betroffenen sind eingesperrt in ihrem Gedankengefängnis. Endlich Suizid zu begehen, ist da kein unangenehmer Gedanke.

Ich zitiere aus dem Magazin der Süddeutschen Zeitung vom Januar 1993 über den Schriftsteller Arno Schmidt (1914–1979): *»Wahr ist jedoch, dass er die Eltern hasste, mit wachsendem Abstand immer mehr, beide, Mutter und Vater. Ihnen allein gab er die Schuld daran, dass er geworden war, wie er war, das heißt ziemlich verkorkst ... Zeitlebens lechzte er nach Lob, negative Kritik ertrug er nicht, auch nicht von seiner Frau.«*[433] Damit ist Arno Schmidt mein Bruder im Geiste, es wäre ihm ganz sicher recht, wenn ich dieses Zitat exakt hier einfüge: »Ich weiß nicht, ob es nicht besser wäre zu sterben, als eine falsche Erziehung bekommen zu haben.«[434]
Der Psychoanalytiker Arno Gruen meint, Feindbilder hätten nie etwas mit der gegenwärtigen Wirklichkeit zu tun, sondern mit der Entwicklung, die viele von uns als Kind durchmachten. Feindbilder beruhen auf Hass. Und die Intensität des Hasses hängt mit dem Grad der erzwungenen Unterwerfung zusammen. Die intensivste Unterwerfung wurde von mir zwischen dem vielleicht zwölften und achtzehnten Lebensjahr verlangt. Die eigenen Bedürfnisse, die nicht ausgelebt werden dürfen, werden zur Qual und dadurch zum Feind. Der Feind, den wir in den anderen sehen, ist ursprünglich in uns selbst. Ich hasste mich für die Bedürfnisse, die mich so quälten, zum Beispiel das Verlangen nach Liebe. Hass ist also auch Selbsthass. Ich muss demnach die hassen, die mir das angetan haben, um den Selbsthass überhaupt aushalten zu können.[435]
Pater Anselm Grün und der Schauspieler Peter Lohmeyer unterhielten sich für das evangelische Magazin »chrismon« unter anderem über Väter. Pater Anselm, Jahrgang 1945, zeigte sich dankbar dafür, dass sein Vater ihm viel Freiheit gab, großes Vertrauen hatte, ihm Mut machte, etwas Neues zu entdecken und das Leben zu erobern. Seien diese Vaterqualitäten nicht vorhanden, fehle dem Kind das Rückgrat. Es ergäben sich Autoritätsprobleme und ein Grundmisstrauen gegenüber anderen.[436]
Ich komme nochmals auf das bestrafende Schweigen zurück, das Ignorieren, die Ächtung. Der Soziologe Peter L. Berger hat dieses Verhalten bei den Amish-Mennoniten untersucht. Gemeindemitglieder, die Tabus verletzen, werden der Ächtung ausgesetzt. Sie arbeiten und leben zwar noch in der Gruppe, doch ohne dass jemand je-

mals mit ihnen spricht. Eine verheerendere Strafe könne nicht verhängt werden und etwas Grausameres könne man sich wohl kaum vorstellen, so Berger.[437]
Der »furchtbare Vater« und die »furchtbare Mutter« sind die dunklen Aspekte der Elternbilder. Ich meine damit nicht perverse Eltern, die Zigaretten auf den Füßen ihres Sohnes ausdrückten und ihn zwangen, seinen Urin zu trinken (Ostfriesische Nachrichten vom 16. 9. 2008), sondern Eltern, die sich den Autonomiebestrebungen des werdenden Ichs ihres Kindes gegenüber feindlich verhalten. Lebensängste, Hemmungen und Depressionen werden durch freudlose Mütter und uninteressierte oder überstrenge Väter verursacht.[438] Diese väterliche Uninteressiertheit und Teilnahmslosigkeit offenbarte sich nach meinen ersten Suizidversuch. Im Kopf hatte ich den »Selbstmord« schon lange, ich denke, seit der siebten oder achten Realschulklasse, als die schulischen Schwierigkeiten in Mathe und Deutsch gravierender wurden. Der Mathelehrer, der auch unser Sportlehrer war, hatte es auf mich und andere, die kein Talent zum Fußballspielen hatten, abgesehen. Bekamen wir über einen längeren Zeitraum unseren Schulleiter als Vertretung, wurden meine Leistungen besser benotet.
Seelische Verletzungen und Ungerechtigkeiten vergesse und verzeihe ich nicht. Unser Mathe- und Sportlehrer wünschte, dass seine Schüler die Mathehefte mit gelben Schutzhüllen versahen. Noch heute weckt diese Farbe unangenehme Erinnerungen an die verhassten Mathestunden. Ich hoffe, dass er in seinem Leben ebenfalls Demütigungen ausgesetzt war. Ob mir diese »süßen« Rachegefühle Genugtuung verschafften? Nein, weil ich mich schäme! *»Die Rache ist ein Erbteil schwacher Seelen«*, so der Aphoristiker Theodor Körner (1791–1813).
Die Deutschlehrerin konnte zwar bewerten, dass ich schlecht auswendig lernen konnte, wusste aber nichts mit meinen Interpretationen anzufangen. So hatte ich keine guten Karten, als ich als Einziger im Abschlussaufsatz darüber nachdachte, ob es die »erste Pflicht des Bürgers sei, sich ruhig zu verhalten«[439] (die anderen Kandidaten schrieben über die Olympischen Spiele, Tokio 1964). Du kannst gewiss nachvollziehen, warum ich ausgerechnet dieses Thema wählte.

Mein Schulweg führte mich über eine ursprüngliche Warft mit altem Baumbestand. Hier hätte ich mich am liebsten aufgehängt. Erst Jahre später, als ich ein Probejahr als Vertragslehrer an einer berufsbildenden Schule erfüllte und ahnte, dass mich das Unterrichten überfordern würde, versuchte ich ernsthaft, mich umzubringen. In unwegsamem Gelände leitete ich Autoabgase ins Wageninnere. Wanderer fanden mich und brachten mich auf meinen Wunsch zu einem Freund. Ein Arzt wurde gerufen. Meine Angehörigen sollten verständigt werden. Ich wollte weder, dass meine Frau noch meine Mutter kommen. Es sollte mein Vater sein. Vielleicht war das ein Hilferuf. Bemerkenswert und entscheidend ist vor allem, dass im Elternhaus aufgrund dieses Vorfalles nie ein Gespräch über meinen Wunsch zu sterben geführt wurde. Mir war es vielmehr peinlich, diese Schwäche gezeigt zu haben. Meine Eltern waren möglicherweise überfordert. Ich bin aber eher überzeugt, dass ihnen der Offenbarungseid ihres Sohnes unangenehm war und sie befürchteten, zu einer Aufarbeitung in die Pflicht genommen zu werden. Das erstaunliche Laissez-faire-Verhalten meines Vaters, eine absolute Verhaltensumkehr, war sicherlich keine großzügige Toleranz, sondern der Wille, nach der Volljährigkeit des Sohnes keine Unannehmlichkeiten mehr haben zu wollen. So gab es auch keine »Bilanz«-Gespräche.

»Der furchtbare Vater macht uns glauben, dass der Mensch im Grunde schlecht sei, nichts als ein faules, wollüstiges böses Tier, das sofort zum Vorschein komme, wenn die Selbstbeherrschung zusammenbräche oder das Korsett der allgemeinen Norm aufgebrochen würde«, heißt es bei Brigitte Romankiewicz in »Urbilder des Vaters«.[440]

Unter Jugendjahren und Erwachsenwerden habe ich mir hoffnungsvoll stete Ausweitung und Anreicherung versprochen. Ich aber lernte nur Verzicht zu üben. Und ich schämte mich der aufkommenden Sexualität. Die ersten Samenspuren im Jugendbett brachten mich den Eltern gegenüber fast in Panik. Spätestens seit mich eine Nachbarsfrau und Mutter einer hübschen Tochter als Vierzehn- oder Fünfzehnjährigen im Keller verführen wollte, hätte ich gerne eine Freundin gehabt. Meine Eltern verboten mir das strikt, und ich durfte bis zu meinem Vaterwerden keinen Mädchenbesuch in der elterlichen

Wohnung haben. Statt mündig zu werden, wurde das vor allem väterliche Motto ausgegeben: Halt, Ordnung, Festigkeit, unabhängig sein vom momentanen Triebdruck. Ich sagte es schon: Eltern, die in den zwanziger und dreißiger Jahren aufwuchsen, hatten eine besondere Sozialisation hinter sich. Da herrschten gegebene Normen mit Absolutheitsanspruch und eine rigorose Anpassung der Zöglinge wurde angestrebt.
Von der HJ-Zeit hörte ich immer nur, dass es eine aufregende »Pfadfinderzeit« gewesen sei. Und der Russlandfeldzug? Die Russen waren sehr gastfreundlich und die russischen Mädchen besonders liebenswert. Ärgerlich am Krieg waren auch die Läuse, Flöhe, Kakerlaken. Erst meiner jetzigen Frau gegenüber bemerkte mein Vater irgendwann, dass er auch Schlimmes erlebt habe. Vor meiner Schwester (vier Jahre jünger) und mir wurde darüber nie gesprochen.
Apropos »Schwester«: Wohl weil es diesen Altersunterschied gibt, tauschten Annelie und ich uns kaum aus. Hinzu kam, dass unsere Temperamente zu unterschiedlich waren. Eines aber ist gewiss: Ohne meine Schwester – bei unterstelltem gleichgebliebenen Erziehungsverhalten meiner Eltern – wäre meine Kindheit/Jugend noch schwerer zu ertragen gewesen. Zwischen uns gab es nämlich eine unausgesprochene Solidarität in schmerzenden Situationen. Forscher der nordirischen Universität Ulster fanden durch Befragungen heraus, dass Mädchen den Zusammenhalt unter Geschwistern fördern, weil Brüder mit ihren Schwestern offen über Probleme reden könnten, während Brüder untereinander sich eher anschweigen würden. Die offenherzige Kommunikation zwischen Schwestern und Brüdern mache Geschwister zu glücklicheren Menschen, so die Familienforscher.[441] Verständnisvoll und problemorientiert haben wir nicht kommuniziert – vielleicht genügte die Präsenz der Schwester. Du weißt, dass ich nicht glücklich bin – vielleicht wäre ich aber ohne Schwester noch unglücklicher.

Zurück zu meinen Eltern: Hitler frohlockte in einer Rede von 1938, da waren meine Eltern fünfzehn Jahre alt, *»dass die Jugend, einmal im Griff der Partei, nicht mehr frei werde ihr ganzes Leben lang und*

dass sie glücklich dabei sei.«[442] Die Wirkung des braunen Milieus muss geprägt haben, zumal, so nehme ich an, meine Großeltern dahinter standen (auf jeden Fall meine Großmutter). Und eine Nachwirkung durch Weitergabe an meine Generation war damit auch garantiert: deutsche Überlegenheitsgefühle, Kadavergehorsam und Mitleidslosigkeit in der Erziehung konnten erneut keimen.
Niemand kann mir erzählen, in der Stadt hätte man nichts mitbekommen von der Judenverfolgung. Auf dem Lande mag das angehen, aber nicht am großen Marinestandort Wilhelmshaven. Wer im Osteuropaeinsatz war, musste auch von Judenverfolgungen dort gewusst haben. Was ist mit den Racheakten deutscher Soldaten an der Zivilbevölkerung?[443] Nie traute ich Feigling mich, meine Eltern, vor allem meinen Vater, danach zu fragen. So bleibt die schier unerträgliche Angst, er hätte mit den Verbrechen zu tun haben können (auch eine Duldung, ohne daraus Konsequenzen gezogen zu haben, wäre schlimm genug).

Dass es schwer sein muss einzugestehen, einem mörderisch-skrupellosen System unkritisch gedient zu haben, kann ich nachvollziehen. Aber Krieg vor seinen Kindern und Enkeln zu romantisieren, Kriegsfotos wie Urlaubsfotos zu zeigen und seine Kinder und Kindeskinder nicht vor faschistischen Ideen zu warnen, ist einfach nicht verzeihbar. Warum konnte meine Mutter nie zugeben, dass ihre geliebten und bewunderten Brüder für eine solch widerliche Diktatur sterben mussten? Warum warnte man uns nie vor politischen Verführern? Ab August 1941 ermordeten Einsatzgruppen alle sowjetischen Juden hinter der vorrückenden Ostfront. Bis März 1942 hatten diese Gruppen, deren Angehörige überwiegend aus Gestapo, Sicherheitsdienst der SS und Waffen-SS (mein Vater?) kamen, 600.000 jüdische Menschen umgebracht.

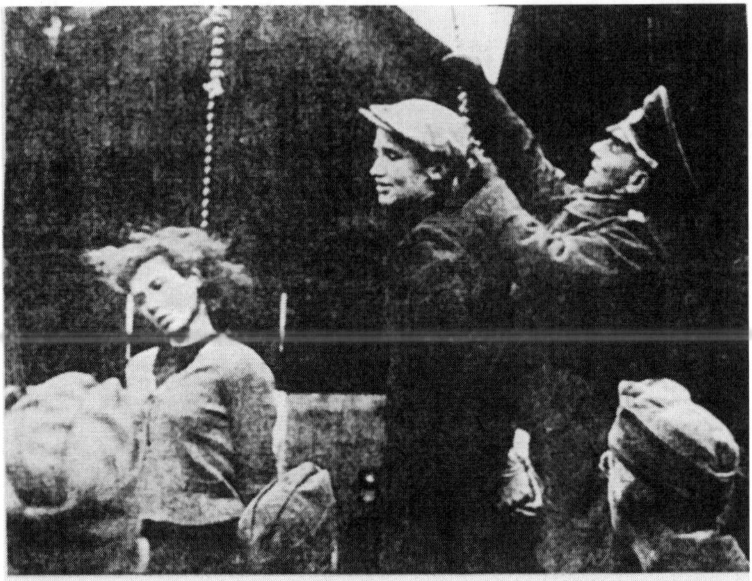

Exekution russischer Zivilisten (1941 in Minsk): Weder Mitleid noch Menschlichkeit

Mit freundlicher Genehmigung von Ullstein Bild, Berlin.

Dennoch gehen Fachleute davon aus, dass die meisten NS-Verbrecher weder Sadisten nach Psychopathen waren, sondern ganz normale Bürger. Tatsächlich haben psychologische Experimente belegt, dass Menschen Anweisungen von Autoritäten selbst dann folgen, wenn sie damit gegen ihr Gewissen handeln. Und gerade bei den Kindern der Weltkrieg I-Verlierer kam wohl ein Bedauern hinzu, nicht dabei gewesen zu sein. Daraus mag eine radikale Entschlossenheit erwachsen sein, die Schmach der Väter zu rächen und mit allem Herkömmlichen zu brechen.[444]
Die Genozid-Forscherin Birthe Kundrus in einem Spiegel-Interview, wie Menschen zu Massenmördern werden können: *»Gewaltbereitschaft ist eine anthropologische Konstante. Sie kann unter bestimmten Bedingungen hervorbrechen ... Wenn diese Bedingungen stimmen, kann es wieder zu einer extremen Entgrenzung der Gewalt kommen. Wir sind nicht besser als unsere Vorfahren.«*[445]

Die »Hitler-Kinder/Jugendlichen« hatten sich früh eine dicke emotionale Hornhaut zulegen müssen; auch als Nachkriegserwachsene konnten viele diese nicht mehr abstreifen. Sie lebten fortan in einer reduzierten Gefühlswelt. Die Nähe zu anderen Menschen, sogar den eigenen Kindern, war ihnen erschwert.[446] Ich sah meinen Vater auch nie zärtlich mit meiner Mutter. Ein Schulfreund, heute Pfarrer und Psychotherapeut, der meine Eltern etwas kannte, glaubt an eine Depression meines Vaters. Obwohl selbst depressiv und mit den Merkmalen vertraut, bin ich auf diesen Gedanken nicht gekommen. Dieser Befund wäre mir auch gar nicht recht, denn dann wäre das Erziehungsverhalten meines Vaters (und ja auch meiner möglicherweise depressiven Mutter) womöglich zu entschuldigen. Und das kann ich nicht, habe ich doch meinen Kindern Liebe, Aufmerksamkeit und Vertrauen entgegengebracht – trotz eigener schwerster depressiver Erkrankung.[447]
Gerade weil ich keine so angenehmen Kindheitserinnerungen habe, wollte ich ein liebevoller Vater sein. Als meine erste Frau mit Holger schwanger war und ich bereits in Madrid arbeitete, schrieb ich seitenweise Briefe an sie mit meinen erzieherischen Vorstellungen. Das fiel mir deswegen leicht, weil ich mir nur das Gegenteil dessen vornehmen musste, was mir widerfahren war. Diese »Philosophie« setzten meine zweite Frau und ich auch bei unseren Kindern Kathrin und Henning um. Leider schaffte ich es nicht, die drei Kinder durchgehend bis zum Erwachsenwerden zu begleiten. Noch bevor sie zehn Jahre alt waren, verließ ich die gemeinsamen Wohnungen. Angst befällt mich, wenn ich mir vorstelle, sie würden mir eines Tages vorwerfen, durch mein Weggehen ihr Leben verkorkst zu haben. Räumlich war ich jeweils in der Nähe und um Kontakt bemüht. Bei Holger allerdings mache ich mir den Vorwurf, mich nicht genug gekümmert zu haben. Nachdem wir uns auch noch vor Gericht über die Unterhaltszahlungen stritten, ist der Kontakt so gut wie beendet. Seit bestimmt 15 Jahren wohnt und arbeitet er als Ingenieur in England. Mein einziger Trost ist, dass bald nach meiner Trennung von seiner Mutter ein guter Stiefvater in sein Leben kam. Auch die beiden letztgeborenen Kinder bekamen recht bald einen verlässlichen »Ersatzvater« und konnten sogar im eigenen Haus weiter wohnen.

Der erstgeborene Holger war auf die Trennung ein wenig vorbereitet, weil ich während der Ehezeit mehrmals ein- und auszog und auch über zwei Jahre eine Wochenendbeziehung wegen meines Zweitstudiums an der TU Braunschweig führte. Für Kathrin und Henning muss es ein Schock gewesen sein, weil ich Hals über Kopf auszog und zwanzig Kilometer entfernt von ihnen neu begann.
Als ich vor ungefähr zwanzig Jahren in der Psycho-Klinik in Bad Berleburg zur Behandlung weilte, kam Holger mich besuchen. Ich war froh, dass er mich als Patient erlebte und er erfuhr, dass für das Scheitern der Ehe und die Trennung von ihm die Ursache in mir lag. Mir war elend zumute, denn ich wollte besser als mein Vater erziehen und scheiterte kläglich. Vielleicht reichten aber die acht Jahre aus, um in ihn, zusammen mit seiner Mutter, einen guten Kern zu legen. Hoffentlich ist er glücklich und bereut es nicht, geboren zu sein.
Kathrin und Henning sah ich nach der Trennung häufiger. Sie verstehen sich prächtig mit meiner jetzigen Frau. Ich bin meiner Ex dafür dankbar, dass wir mit den beiden Kindern des Öfteren in Kurzurlaube verreisen konnten. Auch war es ein Segen für die Kinder, dass ihre Eltern bei Erziehungs- und Schulproblemen an einem Strang zogen. Auf meiner Hochzeitsfeier im Jahr 2001 wandte ich mich nach der standesamtlichen Zeremonie direkt an die Kinder und beteuerte, sie hätten eine prima Mama, doch hätte die Liebe zu ihrer Mutter nicht mehr für ein weiteres Zusammensein gereicht.
Ich habe oft gelesen, dass Kinder bei der Trennung ihrer Eltern die Schuld bei sich suchten. Weil ich deswegen um ihr Seelenheil fürchtete, tat ich alles, um sie davon zu überzeugen, dass sie gänzlich unschuldig seien. Angesichts meines psychischen Zustandes, zu einer Zeit, in der ich auch viel Alkohol konsumierte, war es bestimmt besser, sie erlebten meine Zusammenbrüche nicht mit. Meine Ex und ich versuchten zwar, die Fassade einer recht heilen Welt aufrecht zu erhalten, doch die katastrophalen Situationen mussten sie mitbekommen haben. Die Kinder waren fast in dem Alter wie Holger, als ich mich von der Familie trennte. Auch damit ich nicht eventuell weitere Kinder seelisch verletzte, ließ ich mich nach der Geburt von Henning sterilisieren. Ich denke auch, dass ich nicht die

Kraft gehabt hätte, weitere Erziehungsverantwortung zu übernehmen. Meine Energie reichte kaum noch, um meine Lehrertätigkeit an der kaufmännischen Berufsschule zu ertragen. Jahre vor der Scheidung spielte ich in immer kürzeren Abständen Suizid-Roulette und mutierte zum haltlosen Quartalssäufer.
Mit Kathrin und Henning sprach ich, als sie älter waren, oft über meine psychische Instabilität, über die manischen Phasen und die Depression. Jetzt, wo sie achtundzwanzig und sechsundzwanzig Jahre alt und beruflich recht erfolgreich sind, glaube ich aufatmend sagen zu können, dass sie das Leben an sich mögen. In unserer Fernsehzeitschrift las ich einen Artikel, der mich elektrisierte: *»Mutter litt an Depressionen – und meine Kindheit war die Hölle«.*[448] Zentrale Aussage der Tochter war: *»... oft dachten wir, ihre Traurigkeit, Wut und Gereiztheit hätten mit uns zu tun«.* Ich denke, dass ich unsere Kinder rechtzeitig vor mir schützte und sie so keine traumatischen Schuldgefühle entwickeln konnten und ihr Zuhause nicht als »Hölle« erlebten. Es sind offene, freundliche Kinder mit Witz, Selbstbewusstsein und gesundem Ehrgeiz.
Die Mütter der Kinder waren präsent, ich war für die Kinder erreichbar, ich schuf Klarheit über die Trennungsursachen und ich bin liebaufmerksam zu ihnen (Holger ist mir allerdings leider fremd geworden; der letzte Kontaktversuch war vor einem Jahr). Ich hoffe ganz stark, dass sich trotz der Trennung eine Art »Urvertrauen« in den Kindern entwickeln konnte und dass sie auf dieser Grundlage Vertrauen in sich und andere fassen werden.
Die Frage ist, ob diese Hoffnung kein schuldabweisendes Wunschdenken ist. Sie stellte sich mir, als ich vor einigen Jahren über eine amerikanische Scheidungskinder-Studie las. Die These des Buches lautet, dass die Trennung der Eltern das innere Leben von Kindern spaltet und dass selbst bei »guten« Scheidungen die meisten Kinder das Gefühl der Zerrissenheit nie loswerden. Zwar stimme es, so die Autorin, die Sozialforscherin Elizabeth Marquardt, dass eine freundliche Scheidung besser sei als eine kriegerische Trennung, doch selbst die nette Version läge den Kleinen oft schwer auf der Seele. Das liegt wohl hauptsächlich daran, dass es nach dem Auseinandergehen der Eltern Aufgabe der Kinder sei, die zwei neuen Elternwelten ver-

stehen zu müssen. Zudem fühlten sich Scheidungskinder in ihrer Kindheit emotional weniger sicher und weniger von ihren Eltern beschützt.[449]

Die Lektüre dieser Studienrezension bewirkte, mich nochmals an die Kinder zu wenden (zunächst in einem Brief zu ihnen nach Hamburg, dann telefonierte ich mit Kathrin und sprach anlässlich eines Besuches darüber). Hier ein Briefauszug:

»Eine der schlimmsten Folgen der Depression ist, Euch verlassen zu haben. Die Studie hat den Glauben daran erschüttert, die Trennung von Mama könnte, weil alles ganz gut über die Bühne ging, Euch nicht ganz so tief getroffen haben! Der Artikel macht mich sehr nachdenklich, weil Du und Henning wohl stärker belastet wurden, als ich ahnen konnte oder wollte. Ich möchte Euch anregen, das Gespräch mit mir über die Trennung zu suchen und dabei kein Blatt vor den Mund zu nehmen.«

Die Kinder versicherten mir, ich bräuchte mir keine Sorgen zu machen, es sei alles in Ordnung. Daher will ich nicht weiter insistieren, um nicht Probleme heraufzubeschwören, die anscheinend keine (mehr) sind.

Einen Aspekt zur Problematik »Vertrauen, Geborgenheit, Gewissheit« möchte ich aber noch anführen: den materiellen, das heißt den physikalischen und biochemischen Hintergrund dieser Urgefühle. Gehirnaktivitäten können in verschiedenen experimentellen Vertrauenssituationen erfasst werden. So ist untersuchbar, von welchen neuronalen Vorgängen Vertrauensprozesse begleitet werden. Fest steht, dass es Gehirnmechanismen gibt, die das Vertrauen in andere Menschen beeinflussen. Das muss auch einen biochemischen Einflussfaktor haben, denn das Hormon Oxytocin wird bei allen bindungsfördernden Vorgängen in erhöhtem Maß produziert. Die Rezeptoren dafür sitzen unter anderem im Hypothalamus, dem Teil des limbischen Systems, das gravierende emotionale Funktionen hat. Vertrauensfähigkeit kann sowohl genetisch bedingt als auch erworben sein. Meine große Hoffnung ist, dass bei den drei Kindern die eventuell mitgegebene Vertrauensfähigkeit durch die Trennung nicht beeinträchtigt oder in der Heranbildung nicht gestört wurde.[450]

Überhaupt sind diese Unsicherheiten Teile meiner Zerrissenheit:

- meine Mutter starb vor drei Jahren, und ich konnte nicht wirklich traurig sein; aber es gehört doch zu den klassischen Vorstellungen, dass Tränen fließen müssten; ich konnte meine Mutter aber nicht lieben, und doch schäme ich mich wegen meines Nichttraurigseins,
- von meinem Vater ersehnte ich Anerkennung und Aufmerksamkeit; andererseits wollte ich ums Verrecken nicht darum buhlen,
- ich verachte meinen Vater als tötenden Soldaten, aber wäre ich ins Exil oder in den Widerstand gegangen? Wieviel potenzielle Bereitschaft zum Morden steckt denn in mir?
- aufgrund der Dressur in meinem Elternhaus wollte ich bei der Erziehung »meiner« Kinder alles besser machen; ich hatte Ideale, und was geschah tatsächlich? Ich verließ die Familien, als die Kinder nicht einmal zehn Jahre alt waren!

Vor zwölf Jahren ließ ich mir irgendwo ein Horoskop erstellen. Ich will daraus zitieren: *»Als typischer Krebs haben Sie vielleicht auch schon mal das Gefühl gehabt, als seien Sie aus dem Schutz der kosmischen Ordnung herausgefallen und so mehr aus Zufall in dieses Leben getreten. Dieses Gefühl der Ungeborgenheit mag Sie manchmal dazu veranlassen, sich sehr zögerlich auf andere Mitmenschen oder das Leben überhaupt einzulassen. Innerer Schutz ist für Sie wichtig. Sie haben einen herzensguten Kern in sich, der aber auch leicht verletzlich ist.«*[451]
Ich kann dem tatsächlich zustimmen – bis auf die Bewertung »herzensgut« – das kann keine Astrologie, sondern nur der Mitmensch einschätzen.
In diesem Horoskop heißt es »... mehr aus Zufall in dieses Leben getreten« – aus dem Hinterfragen dieses »Zufalls« wird sich auch das »Rätsel meiner selbst« herausgebildet haben: *»Doch selbst die zurückliegende Geburt kann für die Geborenen in ihrem Selbstverhältnis zur Frage werden: als das, was sich nicht von selber verstanden hat und versteht. Ihr Tod muss sein. Warum sollte aber ihre Geburt sein?«,* so C. Lütkehaus in seinem Buch »Natalität. Philosophie der Geburt«. Diese Frage ist eigentlich ungeheuerlich – sind

wir doch den Eltern, so will es die Tradition, für die Geburt zum Dank verpflichtet. Undank, der die Geburt in Frage stellt, geziemt sich nicht. Ich sehe meine Geburt als Diktat. »Das Leben beginnt mit einem nicht freiheitlichen Akt, und der in die Welt Hineingeworfene soll eine Welt lieben, die nicht von sich aus liebenswert ist«.[452]

Ich weiß, dass diesem Zwangscharakter die Freiheit zum Tode entgegensteht. Und tatsächlich zog ich schon in recht jungen Jahren diese Alternative in Betracht, weil ich das häusliche Herrschaftsverhältnis zwischen den Eltern und mir nicht mehr ertragen wollte. Vielleicht hatte ich nicht den Mut, derart undankbar gegenüber denjenigen zu sein, denen ich mein Dasein »verdanke«; möglicherweise biss ich auch die Zähne zusammen, weil ich mit Schulabschluss und folgender Lehre meine Freiheit kommen sah. Mir Freiheit und Unabhängigkeit von Autoritäten zu erschaffen – so weit dies real überhaupt möglich ist in dieser arbeitsteiligen geldwirtschaftlichen Welt – sollte fortan mein Leben bestimmen; bis hin zu der naiven Vorstellung, die Zeit des Erwerbslebens ohne Knechtschaft zu überstehen, um dann die Freiheit des Alters genießen zu können. Hieraus entwickelte sich ein *»gezieltes Wollen mit der unbedingten Option spontanen Handelns«*.[453] Auf diesen Gedanken gekommen zu sein und vieles spontan aus mir selbst heraus umgesetzt zu haben, möchte ich als meine zahlreichen Geburten bezeichnen. So schaffte ich es immer wieder, Jahr um Jahr, Ereignis um Ereignis, das gerade gegenwärtige Leben dem Tode vorzuziehen. Und zu diesen Optionen trugen auch die Roulette-Suizidversuche bei. Dieser unbändige Wille, mir Raum zu schaffen, ging allerdings zu Lasten der Familien und kostete mich das Verhältnis zum Sohn Holger.

Ich will versuchen, diese quälende Unverantwortlichkeit mit Nietzsche zu mindern: *»... niemand dafür verantwortlich ist, dass er überhaupt da ist, dass er so und so beschaffen ist, dass er unter diesen Umständen, in dieser Umgebung ist.«*[454]

Von Geburt an, jeden Tag intensiver, muss der Mensch die Chance haben, erst einmal zu sich und der Welt zu kommen. Nur dann kann man wirklich mit sich und der Welt etwas anfangen. Diese Möglichkeiten wurden mir nicht gewährt, ich musste sie mir mit Lug und

Trug, List und Tücke erschleichen. Aber das scheint auch nicht viel genützt zu haben: Weder mit mir noch mit der Welt kann ich »viel anfangen«, denn die emotionale Nabelschnur zu meinen Eltern verspürte ich jahrelang als unendlich schwere Kette. Der Koitus meiner Eltern – unter welchen Umständen und mit welcher Erwartung wohl? – führte zu meinem vollkommen überflüssigen Dasein.
Meine Kinder wissen, dass ich nicht dankbar bin für das mir von meinen Erzeugern geschenkte Leben – aus keinem unserer »philosophischen« Vater-Kind-Gespräche konnte ich heraushören, die Kinder seien unglücklich über die geschenkten Leben. Das stimmt mich zuversichtlich, denn das Lebensgeschenk ist auch mit Anstrengungen und Sorgen verbunden. Die Kinder haben mich bis heute nicht für die erlittenen Lebenserfahrungen verantwortlich gemacht. Ich bin glücklich darüber, dass sie nicht vom »Verhängnis der Geburt« sprechen.
Ein Zitat von Hannah Arendt verfolgt mich: *»Wer als Geborener die Geburt, als Lebender das Leben denunziert, mutet bestenfalls undankbar, wahrscheinlich von Lebenshass, Schöpfungshass, Elternhass bestimmt, selber lebensunfähig und ganz gewiss nicht lebensförderlich an.«*[455]
Die Geber des Lebens haben ihren Kindern Freiheit zu ermöglichen, zur Mündigkeit zu befähigen, zum Andersdenken zu ermuntern: Tun sie es nicht, so begehen sie »Mord ohne Tötung« an der kindlichen Existenz. Während meiner Aufzucht und Dressur gab es gewaltige Defizite; kein Wunder also, dass meine Seele früh schwer erkrankte und ich meinen Eltern nicht verzeihen kann, mich auf die Welt gebracht zu haben. Diesen Gedankengang möchte ich abschließen mit Sören Kierkegaard: *»Wieso wurde ich Teilhaber in der großen Unternehmung, die man Wirklichkeit nennt? Warum soll ich Teilhaber sein?«*[456]

Von den Hobbies, der Berufung, den Berufen und dem Scheitern

2005 strahlte der WDR eine Reportage von Klaus Bednarz aus. In Feuerland, genauer gesagt am Cap Hoorn, interviewte er ein Ehepaar, das den Leuchtturm wartet und einen Kiosk betreibt. Auf die Frage, ob es nicht ein schweres, einsames Leben sei, erhielt Bednarz zur Antwort: *»Die Touristen, die uns besuchen, sind so fröhlich, das gibt uns Kraft.«*
So einen Beruf hätte ich gerne gehabt: Kunden, Klienten, Patienten, die mit Freude etwas kaufen, die zufrieden wären mit dem, was ich gefertigt hätte, die Gefallen daran fänden, gut beraten zu werden, die glücklich wären, wieder gesund zu sein.

Und wenn es köstlich gewesen ist, so ist es Müh' und Arbeit gewesen.[457]

Bei allen Tätigkeiten, die ich ausübte, hatte ich mit meinen Komplexen, mit der sozialen Angst und anderen Handicaps zu kämpfen – geistige Mühe bei schwierigen Anforderungen einerseits, andererseits psychische Schwerstarbeit. Dem soeben zitierten protestantischen Aufruf zur beruflichen Selbstkasteiung kann ich nicht folgen.

Wer einen Tag glücklich sein will, der trinke!
Wer eine Woche glücklich sein will, der schlachte ein Schwein!
Wer ein Jahr glücklich sein will, heirate!
Wer immer glücklich sein will, der werde Gärtner!
(Weisheit aus China)

Meine Liebe zur Natur hätte sich eigentlich in meiner Berufswahl widerspiegeln müssen – es ist mir nach wie vor schleierhaft, warum ich nicht alles daran setzte, Förster, Gärtner oder Tierpfleger zu werden. Ich war nie ein Freund der Technik oder des Lebens in der Stadt. Ich war noch nicht zehn Jahre alt, da begann ich mit systematischen Naturbeobachtungen: lernte, Tierspuren zu identifizieren, fotografierte Tiere, legte im Park Futterstellen an, sezierte Gewölle, sam-

melte Vogelnester und ordnete sie Vogelarten zu. Mit zwölf Jahren wurde ich Mitglied des »Oldenburgischen Bundes für Vogelschutz« und war Beobachter der Vogelwarte Helgoland für die Populationsforschung der einwandernden Türkentaube.
Trafen sich Klassenkameraden in elterlichen Wohnungen mit Mädchen zum ersten Petting, lud ich mein Mädchen zum Liebkosen unter den Bäumen einer (beachtenswerten!) Saatkrähenkolonie ein. Versammelten sich die Nachbarschaftskinder zum Ballspiel auf dem Bolzplatz, war ich oft nicht dabei, weil ich lieber auf die Salzwiesen des Jadebusens hinauszog, um Wattvögel zu beobachten. Dieses aktive Naturinteresse ließ während der letzten schweren Schuljahre und der Lehrzeit nach. Nach meinem Betriebswirtschaftsstudium meldete sich der Drang, beruflich etwas »mit Natur zu machen«, noch einmal ganz stark. Ich hatte Anfang der siebziger Jahre herausgefunden, dass nur an der Uni München ein Forstwissenschaftsstudium angesichts meiner Vorbildungen möglich war. Wie du weißt, war ich schon als BWL-Student Vater und Ehemann. Ein Studium in München kam daher nicht mehr in Frage. Der Förstertraum war »ausgeträumt«.
Von der Kindheit bis zur frühen Jugendzeit interessierten mich vor allem zwei Themen: Die faszinierende Geschichte Ägyptens und eben die Liebe zur Natur. Neben dem wunderbaren Buch »Götter, Gräber und Gelehrte« fesselten mich zahlreiche Bände Förstergeschichten von den Autoren Erich Kloss und Kurt Knaak, »Geheimnisse des Waldes« (E. Kloss) oder »Ferien im Forst« (K. Knaak). In Borken/Westfalen, meinem Geburtsort, in dem ich oft die Ferien verbrachte, gehörte ein Försterhaushalt zur Nachbarschaft meiner Großmutter. Als Kind hatte ich einen großen Respekt vor dieser angehimmelten Jugendromanfigur. Du glaubst gar nicht, wie oft ich in den letzten Jahren in mich gegangen bin, um herauszufinden, warum ich keinen »naturnahen« Beruf ergriffen habe. Ich weiß nur, dass ich ab dem fünfzehnten Lebensjahr ein ehrgeiziger Sportler war (Schwimmen, Rudern) und ich mich nicht mehr aktiv mit der Natur befasste. Schulschwierigkeiten, Clique, Mädchen und die Lehre brachten mich wohl auf andere Gedanken. Ich kann mich auch nicht daran erinnern, im Familienkreis über meine beruflichen Möglichkeiten gesprochen zu haben.

Ich weiß, dass mein Berufswunsch eine Zeitlang beeinflusst war: Mein Lieblingsonkel war bei der Städtischen Feuerwehr und hatte regelmäßig Theaterdienst. Er schwärmte als (familienuntypische) Frohnatur von der knisternden Theateratmosphäre und den Schauspieler-Individualisten. Er entfachte in mir ein Feuer: Ich wollte Schauspieler werden. Als er merkte, wie ernsthaft ich interessiert war, begann er mich zu desillusionieren. Vielleicht wollte ich ja nur ans Theater, um meinem Onkel, den ich gerne als Vater gehabt hätte (ungeachtet späterer bitterer Erkenntnisse) zu imponieren.
Genauso wie ich meinem Großvater väterlicherseits gefallen wollte (bei dem ich mich auch wohler fühlte als bei meinem Vater): Er »spielte« zwar den markigen ehemaligen Marinepolizisten und beleidigte oft meinen schöngeistigen »Theater-Onkel«, war aber ein herzensguter Mensch (soweit ich das überblicken konnte). Um nun meinem Opa zu gefallen, bewarb ich mich gegen Schulabschluss bei der Polizei und wurde zu einem Einstellungstest nach Hannoversch-Münden eingeladen. Nachdem bei der ärztlichen Untersuchung meine großflächige Vitiligo gesichtet wurde, konnte ich gleich den Heimweg antreten. Das war's mit der Polizei – und ich glaube, das war gut so.
Um meine dann folgende Berufsentscheidung zu verstehen, musst du von einer weiteren kindlichen/früh-jugendlichen Passion wissen. Ich schrieb für mein Leben gerne. Ab der ersten Klasse trafen sich mein Freund Frank und ich zum Schreiben (meist bei ihm, ich war mit Freunden nicht gerne bei mir zuhause). Wenn andere draußen herumtobten, saßen wir beide oft am Küchentisch und schrieben Zeile für Zeile von Vorlagen ab oder ließen uns selbst etwas einfallen – am liebsten schrieb ich auf Formularblöcken, die mein Vater von der Arbeit mitbrachte.
Jetzt kannst du vielleicht nachvollziehen – ich bitte fast um Verzeihung –, warum ich einen Büroberuf erlernt habe. Aber auch das mit Anfangsschwierigkeiten und stark an Personen orientiert. Bei der AOK bewarb ich mich, weil meine Cousine, für die ich schwärmte, bei der AOK arbeitete. Absage. Bei der Stadt Wilhelmshaven bewarb ich mich um eine Lehre zur Verwaltungsfachkraft. Aber das nur, weil ein Freund, dessen Vater als Beamter bei der Stadt beschäf-

tigt war, sich ebenfalls bewarb. Beide erhielten wir eine Absage: Zum Beamtenberuf nicht geeignet! Das ging zusätzlich an den Selbstwert!

Die dritte Bewerbung ging an die Olympia-Werke AG, ein Büromaschinenhersteller vor den Toren der Stadt. Damals, 1964, ein expandierendes Unternehmen mit 12.000 Mitarbeitern. Im Vorstellungsgespräch musste ich einen ganz guten Eindruck hinterlassen haben, denn ich wurde zum 1. April 1964 als Industriekaufmann-Lehrling eingestellt (vielleicht wurden auch alle Bewerber genommen, ich weiß es nicht).

Dass ausgerechnet ich, der mit der Mathematik nicht gut Freund war, nun Kaufmann werden wollte, ist schon eigenartig. Seltsam auch, wie selbstverständlich ich Abschied nahm vom Tischler, Schauspieler, Tierpfleger, Ägyptologen oder Förster. Und für mich heute kaum nachvollziehbar, wie ich, der ich so gerne allein in die Natur abtauchte, so ohne weiteres Einzug in die Büros eines quirligen 12.000-Beschäftigten-Unternehmens halten konnte.

Mein Tagebucheintrag von 1963 enthält jedenfalls keinerlei Zweifel: *»Am 1. 4. 64 werde ich mit der Lehre anfangen. Nach drei Jahren Lehrzeit und einem Jahr Praktikum werde ich die Wirtschaftsfachschule besuchen und versuchen, mein Diplom zu machen.«*

Im Januar 1965 schrieb ich an Verwandte in Aachen: *»Schon die Prüfung im ersten Lehrjahr bewies, dass noch viel Arbeit investiert werden muss. Aber die Büffelei macht Spaß, obwohl mir oft die Augen über den Büchern zufallen. Bitte schickt mir doch mal eine Wirtschaftszeitung, denn ich interessiere mich auch zu Hause für Wirtschaftsfragen.«*

Im März 1965 lautet der Eintrag (Brief an einen Freund): *»Ich komme gerade von der Arbeit und muss gleich zum sozialpädagogischen Seminar des CVJM. Wir erörtern wirtschaftliche, politische und kulturelle Probleme. Diese Arbeit bereitet mir sehr viel Freude und ist ungemein allgemeinbildend.«*

Im Juli 1965 heißt es an meine Cousine in Berlin: *»Ich hab' mir schon zu Anfang der Lehre eine kleine BWL-Bibliothek zugelegt und dieses Fach zum Hobby auserkoren. Ich möchte keine Möglichkeit außer Acht lassen, um die Lehre gut zu absolvieren.«*

Was ich damals noch nicht wissen konnte: Diese Berufswahl wird sowohl positive als auch schlimme Konsequenzen haben.
Während der Lehre wurden wir hart rangenommen: Alle paar Wochen peinigender Wechsel der Abteilungen mit immer neuen Gesichtern, parallel zum Berufsschulunterricht Werksunterricht mit regelmäßigen Zwischenprüfungen, penibel zu führende Berichtshefte und ein ständiger beaufsichtigender Dialog zwischen den Ausbildungsverantwortlichen und der Berufsschule.
Trotz allem war ich kein sehr guter Lehrling. dennoch erhielt ich von den Olympia-Werken eine große Anerkennung: Jedes Jahr wurden zwei Auszubildende ausgewählt, die in Flensburg eine Woche lang einen Segelkurs besuchen durften. Mit dem erworbenen Segel-Grundschein wurden wir hin und wieder auf der olympiaeigenen Segelyacht eingesetzt. Weil dort die Direktoren ihre Freizeit verbrachten, galt dieser »Marinejob« als Starthilfe für eine Berufskarriere. Mit wem ich dieses Segelabenteuer erleben durfte? Mit Lothar, mit dem ich bei der Stadtverwaltung eine Lehre machen wollte und von der wir einen Korb bekamen. Mein emsiges Pauken und mein Interesse brachten nicht nur auf der Segel-Beziehungsebene Vorteile, sondern sorgten auch für ein »Gut« in der Abschlussprüfung im März 1967.
Inwiefern Vorteile auf der Beziehungsebene? Weil sowohl Lothar als auch ich als erste Lehrlinge überhaupt unmittelbar nach Lehrabschluss ins Ausland »befördert« wurden. Lothar nach Hongkong, ich nach Madrid.
Ich kann mich nicht daran erinnern, und im Tagebuch ist es auch nicht vermerkt, dass ich während der Ausbildungszeit Suizidvorstellungen hatte. Dabei war es in vielerlei Hinsicht eine schwere Zeit. Die Buchführung, Kostenrechnung und die kaufmännische Mathematik flogen mir nicht einfach zu – ebenso wenig wie während der Realschulzeit Mathematik und Geometrie.
Das Zusammentreffen mit vielen Menschen in Büros, Fertigungshallen, Lagern und Werkskantine machte mir angesichts meiner ausgeprägten Schüchternheit schwer zu schaffen. In dieser Zeit war auch die Weißfleckenkrankheit in »voller Blüte«, was mich quälte: Ich wagte mich nicht in Discotheken mit Schwarzlicht, genierte mich

vor den Mädchen, baden zu gehen und traute mich kaum, die frauendominierten Olympia-Schreibbüros zu betreten.

Mein Eingeschüchtertsein hatte einen schizophrenen Touch: Leistungsmäßig konnte ich mithalten; es gab Belohnungen durch den Lehrherren; bis vor kurzem war ich ein paddeliger, gepiesackter Schüler, jetzt trug ich Anzug und Krawatte und wurde schon während der Ausbildung als »kleiner Sachbearbeiter« halbwegs ernst genommen. Jetzt rächte sich wohl, dass ich nie gefordert wurde, meinen Fähigkeiten zu vertrauen und immer Angst hatte, abgelehnt zu werden. Ich konnte nicht die Kraft entwickeln, mich selbst anzunehmen.

Während meiner kompletten Lehrzeit lebte ich wegen der häuslichen Bedingungen in einer unerträglichen Zerrissenheit: Im Betrieb fast ein Erwachsener, für die Eltern, vor allem den Vater, ein eng zu regulierendes Kind. Solange ich zu Hause leben würde, hätte ich mich zu fügen. Basta! Ausgehverbot unter der Woche, am Sonnabend früher als jeder andere wieder daheim zu sein – sonst Ausgangssperre, keine Mädchenbesuche, keine offenen Gespräche. Ich schäme mich doch tatsächlich noch heute dafür, dass ich mir das alles habe gefallen lassen.

Vielleicht auch deswegen habe ich eine »Autoritätsmacke« entwickelt. Ich hasse Autoritäten mit autoritärem Verhalten. Schon zu Beginn der Lehrzeit dachte ich an die Weiterbildung auf der Wirtschaftsfachschule (Akademie für Betriebswirte); und das einzig mit dem Ziel, in der Hierarchie etwas höher zu klettern, um gegen Autoritäten geschützter zu sein. Und mit der Absicht, später ein eigenes kleines Abteilungsleiterbüro zu haben, in das ich mich auch zurückziehen kann (Höhle!). An den Büroarbeitsplätzen »draußen« war mir die soziale Nähe zu erdrückend.

In einem Interview des Spiegels vom 18. April 2005 meint der Rechtsphilosoph Reinhardt, die Familie böte die Möglichkeit, sich ein Schicksal zu konstruieren, zudem könne man auf Erbfaktoren verweisen, die die eigenen Handlungsmöglichkeiten begrenzten.[458] Ich weiß, dass es Weniges gibt, was so unzuverlässig ist wie unser Gedächtnis, aber andererseits ist auch bekannt, dass man sich gut an Demütigungen und Niederlagen erinnern kann. Sinngemäß bestätigt das auch der englische Philosoph Michael Dummett, wenn er meint,

»nur das, was wir über gegenwärtige Spuren aus der Vergangenheit gerechtfertigt behaupten können, sei im strengen Sinne wirklich, und dass alles, was eine Aussage über die Vergangenheit wahr macht, in der Gegenwart liegen müsse.«[459]

Ich bin in Charaktereigenschaften und Verhaltensweisen durch genetische Disposition determiniert und zweifelsohne kann ich behaupten, dass ich durch die primäre Sozialisationsinstanz »Eltern« negativ geprägt worden bin. Ich kann mich fast unmittelbar an die damaligen Demütigungen erinnern, ja, ich spüre sie förmlich. Und dass ich von den ersten Erinnerungen bis heute unter Minderwertigkeitsgefühlen, Angst vor Liebesentzug und sozialen Ängsten leide, ist »wirklich«. Da wird nichts konstruiert, wie Reinhardt meint, um von eigener Verantwortung abzulenken oder um Schuldzuweisungen begründen zu können.

Die Ängste und Komplexe gehören zu meinem Selbstbild. Nicht die blassen Erinnerungen bilden die Basis für dieses Selbstportrait, sondern die Erfahrungen in den ersten Sozialisationsinstanzen. Ich weiß nicht einmal, ob ich eine Vorstellung von mir habe, die meinem wahren Ich sehr nahe kommt. Ich denke aber, dass meine heutige psychische Verfassung im Prinzip derjenigen von vor fast 50 Jahren ähnelt.[460] Irgendwie bin ich total verkorkst und seitdem ich folgende Worte, die Mysteriöses andeuten, kenne, taucht doch wieder die Frage nach dem »wahren Ich« auf:

Sie werden nie die Menschen sein, die sie hätten sein können.

(Autor unbekannt)

Eigentlich bin ich ganz anders, aber ich komme so selten dazu.

(Ödön von Horvath)[461]

Als Auszubildender, ich glaube zum Ende des zweiten Lehrjahres, hatte ich nach kurzer Einweisung das Büromateriallager eigenständig zu betreuen. Darauf freute ich mich: Ich arbeitete alleine, hatte meinen Bereich, und zu mir kamen Menschen, die etwas von mir wollten, das hatte etwas Persönliches. Da merkte ich, dass ich kein Rädchen in der riesigen Fabrik sein wollte und auch keine Arbeit

mit zig Angestellten im Büro anstreben würde.
Immer mehr begriff ich, dass Betriebs- und Volkswirtschaftslehre zwar spannende und notwendige Wissenschaften sind, dass ich mich aber nicht berufen fühlte, ein Teilgebiet dieser Fachbereiche (z. B. Personalbuchhaltung) als Sachbearbeiter abzuackern. *»Die Arbeit ist nicht mehr eine Verrichtung des Lebens, nicht mehr eine Anpassung des Leibes und der Seele an die Naturkräfte, sondern weitaus eine fremde Verrichtung zum Zweck des Lebens, eine Anpassung des Leibes und der Seele an den Mechanismus«,* wird Walther Rathenau zitiert, ein deutscher Industrieller, sozial- und kulturphilosophischer Schriftsteller und Politiker (1867–1922). Warum musste ausgerechnet ich, der sensible Schüchterne, der Naturliebende, der die Zahlen nicht Liebende, bei diesem Fabrikmoloch Industriekaufmann lernen?

Die Eltern einer früheren Mitschülerin aus der Grundschule hatten eine kleine zoologische Handlung. In diesem wunderbaren Haushalt, Geschäft im Unter-, Wohnung im Obergeschoss, fühlte ich mich wie zu Hause. Warum hat mich dieses gute Gefühl nicht Zoofachverkäufer werden lassen? Dann hätte ich doch alles gehabt: Natur, Menschen, die wegen der Tiere gerne zu mir gekommen wären und allenfalls eine kleine interessierte Schar von Kollegen.
Aber es kam leider, leider anders. *»Jemanden eine Arbeit ausüben zu lassen, die nicht seiner Natur entspricht, bedeutet viel Stress für diese Person«* meinen die US-Personalpsychologen Dierce und Jane Howard.[462]
Da ich während meiner Lehre, in der Berufsausübung, im folgenden Studium und im später ausgeübten Handelslehrerberuf viel mit ungeliebten Zahlen zu tun hatte, kurz eine Anmerkung zu dieser »latenten Arithmophobie« (also Angst vor Zahlen): *»Formeln verwandeln das Lebendige in ein Totes, sie töten das innere Leben. Namentlich die Mathematik vermöge wie eine Nekrose auf die lebendige Natur zu wirken und maße sich an, als Universalmonarch über alles zu herrschen. Die messende, bloß quantifizierende Methode der Naturbetrachtung verlange vom Wissenschaftler, dass er in sich alle Empathie abtöte und sich das Lebendige als ein totes Objekt gegenüberstelle«.*[463] Toll, dem stimme ich begeistert zu!

Vor ungefähr 45 Jahren hatte ich in der Schule Gerhart Hauptmanns »Bahnwärter Thiel« zu interpretieren. Diese Textstellen hatten es mir positiv angetan: *»... mindestens durch einen dreiviertelstündigen Weg von jeder menschlichen Wohnung entfernt, lag die Bahnwärterbude inmitten des Forstes dicht neben einem Bahnübergang ... Im Sommer vergingen Tage, im Winter Wochen, ohne dass ein menschlicher Fuß, außer denen des Wärters und seines Kollegen, die Strekke passierte...«*[464] Ich sehnte mich oft nach solch einer Schutzinsel inmitten einer von Konkurrenz und Technisierung bestimmten Welt, deswegen vielleicht auch die beruflichen Vorstellungen Förster, Tierpfleger, kleines Zoofachgeschäft, Gärtner. Der Beruf als »Form des Seins«: Eine dieser Vorstellungen hätte ich realisieren müssen.
Du siehst einen Widerspruch zwischen diesen Sehnsüchten und meinem Engagement für den angeblich ungeliebten Beruf? Ja, diese Zwiespältigkeit ist mir bewusst. Lass' es mich so erklären: Die Würfel waren gefallen, in mich wurden Hoffnungen gesetzt, ich hätte vor mir selbst und vor meinem Vater eine Niederlage nicht ertragen können, und ich wollte fast um jeden Preis unabhängig werden. Meine Hartnäckigkeit zahlte sich exakt zum richtigen Zeitpunkt aus: Ich bekam – wie gesagt – das Angebot, nach Madrid zur dortigen Generalvertretung zu gehen. Plötzlich waren Probleme gelöst: Wegen der Schwangerschaft war das Klima im Elternhaus unerträglich, so aber hatte ich die Chance, in Spanien einen eigenen Hausstand zu gründen. Nach einer vorgezogenen Volljährigkeitserklärung konnten wir noch vor meiner Abreise heiraten.
Im Zeitraffer: Lehrabschluss im März 1967, Heirat im Juni 1967, Abreise nach Madrid im Juli 1967, Geburtstermin im Oktober 1967, Kurzzeitbesuch anlässlich der Geburt, Frau und Kind Holger kamen kurz vor Weihnachten 1967, wir wohnten jetzt in einer Plattenbausiedlung am Rande Madrids.

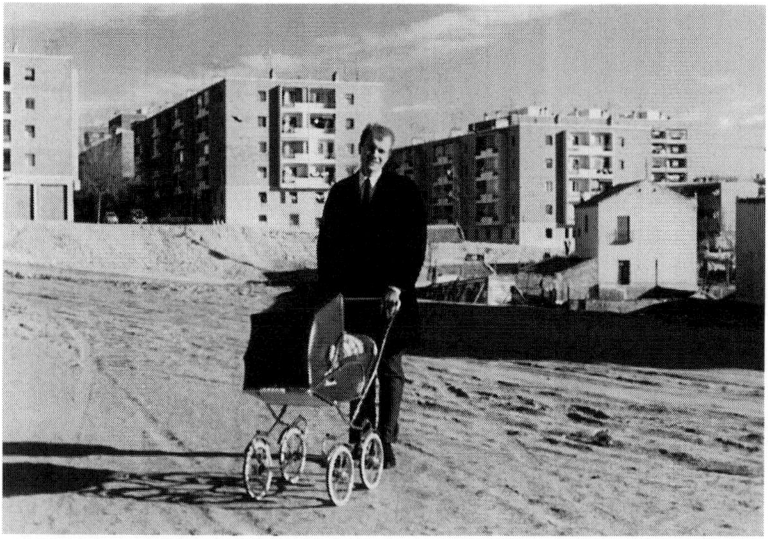

Foto: Privat. Als zwanzigjähriger (in allem überforderter?) Vater in der Plattenbausiedlung am Stadtrand von Madrid, Januar 1968.

Ich will es gleich vorweg sagen: So anstrengend die neue Umgebung und Arbeit für mich waren, so einsam ich mich monatelang fühlte, so schlecht wie es mir/uns finanziell ging, so hatte ich auch in jener Zeit nicht den Wunsch verspürt, dem Leben ein Ende zu setzen. Dieser Dämon sollte erst später wieder auftauchen – dafür aber umso heftiger. Madrid war eine Bewährungsprobe – ich wollte sie bestehen – da stand ich unter Zwang!
Der Abgesandte des Büromaschinenherstellers Olympia AG, also ich, hatte beim spanischen Importeur die Funktion des Bindegliedes zwischen Fabrik und Generalvertreter. Dieser Generalvertreter war ein Mensch der Gattung »Grandseigneur«, ein Patriarch. Der bisherige Abgesandte, den ich ersetzen sollte, hätte die (komische) Kopie eines hanseatischen Kaufmanns sein können: Eindruck machen, allem die Stirn bieten, forsch, geschäftig, nachdrücklich, schneidig, tatkräftig, eifrig. Da hatte ich es als zwanzigjähriges, unemanzipiertes, schüchternes Hascherl recht schwer, wäre da nicht unsere deutsche Schreibkraft und Bürogehilfin Dagmar gewesen: Der »Hanseat«, die

Bürokraft und ich teilten uns einen Büroraum, ich wollte Anerkennung durch die Angestellte und begann, mich gegen den hanseatischen Erbsenzähler, der mich lediglich noch für die Verantwortungsübergabe einarbeiten sollte, zur Wehr zu setzen. Auch der deutsch-spanische Inhaber bekam sein Fett weg, da er mich bei der Auseinandersetzung nur halbherzig unterstützte und sich obendrein zunächst weigerte, mir ein familiengerechtes Einkommen zu zahlen (er hatte mit einem Junggesellen gerechnet). Meine Unerschrockenheit imponierte der jungen Dame, und so kamen wir uns endlich auch privat zärtlich näher (aber wir schliefen nicht miteinander). Hier bahnte sich an, was meine kommenden Lebensjahrzehnte bestimmen sollte: Meine Stabilität und mein Selbstwertgefühl bedürfen des Korsetts »weibliche Anerkennung«.
Ich hatte mein erstes berufliches Kompetenzgerangel hinter mir und schaffte es mit zunehmend besseren Sprachkenntnissen, ein kleines betriebliches Netzwerk zwischen Verwaltung, Vertrieb und Werkstatt aufzubauen. Was ich so ganz nebenbei lernte, war, dass nicht nur mit der »deutschen« Auffassung von Arbeitstugenden, sondern auch mit spanischer Nonchalance erfolgreiche Geschäfte gemacht werden können.

Wie wohltuend die menschlichere spanische Art, an die Arbeit heranzugehen, ist, konnte ich feststellen, als ich nach zwei Jahren Madrid-Aufenthalt zum Hauptwerk nach Wilhelmshaven zurückkehrte. Ich hatte als Direktionsassistent der Leitung »Verkauf Europa« zuzuarbeiten. Abteilungsleiter war ein ehemaliger Dritte-Reich-Offizier (bei den Olympia-Werken gab es leider viele davon) – der mit meiner eher unbeschwerten Herangehensweise an die Arbeit nicht zurechtkam. Innerhalb von zwei Jahren hatte ich in Madrid die südländische Sicht der Dinge wie ein Verdurstender aufgesogen. Eine Art »Großzügigkeit« gegenüber preußischer Arbeitsauffassung konnte ich mir bis heute bewahren – ein Relikt aus den ersten Berufsjahren, die ich Gott sei Dank in Spanien verbringen durfte.
Aus Spanien bin ich weg, weil ich in Wilhelmshaven den »graduierten Betriebswirt« machen wollte (was ich mir zwar schon zu Beginn der Lehre vornahm, aber angesichts meines Madridaufenthaltes und

meines Vaterseins eine Zeitlang gar nicht mehr vorstellen konnte). Besagter »Verkaufsoffizier-Piefke« wünschte mir bei meinem Weggang zum Studium sehr konsequent-arrogant nicht »alles Gute«, sondern »Sie werden es nie zu etwas bringen«. Dennoch gewährte mir mein ehemaliger Arbeitgeber nach zweitägigem Test ein Stipendium. Der Offizier sollte in gewisser Hinsicht Recht behalten: In der so genannten »freien Wirtschaft« habe ich es wirklich nicht zu etwas gebracht, und auch den Handelslehrerberuf gab ich vorzeitig auf.

Formal klappte bei diesem abermaligen Anfang im Frühjahr 1970 alles ganz gut: Meine Frau fand Arbeit als Bürokraft eines SPD-Bundestagsabgeordneten, meine Mutter kümmerte sich bei Bedarf um unser Kind (was meinen Vater nicht sehr erfreute), ich bekam etwas Bafög, das Geld aus dem Stipendium und erhielt einen Mietnachlass, weil ich mich für zwei Mehrfamilienhäuser um die Abrechnung der Nebenkosten kümmerte – wir kamen über die Runden.

Das Studium schloss ich mit »befriedigend« ab (trotz der gebliebenen Mathe-Schwierigkeiten), und die Stellenaussichten waren auch nicht schlecht.

Damit du meine damalige Befindlichkeit ein wenig nachempfinden kannst, hier einige Tagebucheintragungen aus der Wirtschaftsstudium-Periode:

- *Die Immatrikulation war feierlich; ich bin stolz und kann es gar nicht fassen, nunmehr Student zu sein; Träume können wahr werden.*
- *Ich kann es nicht glauben: Ich bin zum vierten Male Semestersprecher geworden; in dieser Funktion nehme ich am Studentenparlament und der Studienreformkommission teil.*
- *Warum meldet sich bei diesen Anerkennungen die Depression wieder?*
- *Um bei den vielen Klausuren mit Erfolg abzuschneiden, muss ich mehr Zeit investieren als meine Kommilitonen – ich fange an, die Familie zu vernachlässigen. Ich ziehe mich oft in den gepachteten Schrebergarten zurück.*
- *Wer feste arbeitet, kann auch Feste feiern: Ich gebe zu, dass ich es mit den studentischen Kneipennächten bis zur Morgendäm-*

merung übertreibe; ich trinke viel zu viel.

- *Ilse beklagt sich zu Recht darüber, dass ich sie nicht an meinem neuen Lebensbereich teilhaben lasse.*
- *Die Studienfahrt nach Winterberg führt zu einem Knacks in unserer Beziehung: Ich lerne Christa kennen, zehn Jahre älter als ich; ich beginne, mich zu verlieben; einige Male fahre ich ins Sauerland – entscheide mich letztlich für meine Familie.*
- *Ich erkenne erstmals richtig und mit Schrecken, wie festgelegt ich mit erst 24 Jahren bin.*
- *Ilse ist so großzügig; warum kann ich mich nicht zusammenreißen?*
- *Wenn so vieles in meinem Leben schon jetzt festgeschrieben ist – muss ich dann dieses »vergebene« Leben bis zum Schluss durchhalten? Ich bin doch überhaupt nicht fähig, ein verlässlicher Ehemann und Vater zu sein. Nach dem Studium einen adäquaten Führungsjob zu übernehmen, kann ich mir absolut nicht vorstellen – weder psychisch noch von der Einstellung her.*

Vollkommen aus dem Lot geriet ich, als ich mich nach der Zwischenprüfung für die Wahl des Nebenfaches »Soziologie« entschied. Das hatte sowohl mit der Brisanz des Faches zu damaliger Zeit und mit dem »alternativen« Milieu der Mitstudenten zu tun.
Zur Brisanz: Ich war bis dahin ein unkritischer und unpolitischer Mensch. Mein Geschichts- und Politikwissen bestand aus Faktenwissen aus dem Geschichtsunterricht, der bei der Bismarckzeit endete. Zusammenhänge zwischen Ökonomie und Politik wurden nie hergestellt, Theorie und Praxis des Faschismus und der Demokratie nicht thematisiert. Nazi-Diktatur, Judenverfolgung und Zweiter Weltkrieg schienen zu peinlich gewesen zu sein – also schwiegen Eltern und Lehrer. Nach der Haltung der Großeltern und Eltern in der Hitler-Zeit fragte ich nicht. Die Hemmungen, auch die Angst, diese heiklen Themen anzusprechen, waren zu groß. Ich kannte die Soldatenbilder meines Vaters, sah auf Fotos meinen Großvater in Uniform, wusste, dass zwei Brüder meiner Mutter im Krieg umkamen und erlebte, welchen Kummer meine Mutter mit ihrer kriegsversehrten Hand hatte. Nie, nie hieß es »Scheiß Hitler«. Aber dass

unter Hitler nicht alles schlecht war, hörte ich indes des Öfteren. Auch hierin enttäuschten mich meine Eltern. Während meiner Madrid-Zeit hatte ich zumindest eine vages ungutes Gefühl wegen der Diktatur des Generalissimus Franco, wäre aber nie auf die Idee gekommen, die Spanier müssten Widerstand leisten. Den Vietnamkrieg, die Ermordung von Salvador Allende, den Militärputsch in Griechenland, die Besetzung der CSSR durch Ostblockstaaten, um den Reformkurs Alexander Dubceks zu beenden, die Ermordung Martin Luther Kings und das Attentat auf Rudi Dutschke: All das vernahm ich in Spanien zwar nur wie durch einen Schleier und doch muss es dazu beigetragen haben, dass sich in mir ein politisches Bewusstsein bildete. Konservative Typen (Rassisten, Faschisten, menschenverachtende Kommunisten) wurden zu meinen Feindbildern. Autoritäres Verhalten verachte ich seit meinen Elternhaus-, Ausbildungs- und ersten Berufserfahrungen.

Eine kleine Episode am Rande: Dass wir unser Kind einem antiautoritären Kinderladen anvertrauten, lag auf der Hand. Allerdings überforderte uns die intensive unkonventionelle elterliche Mitarbeit im selbst verwalteten Hort und letztlich sorgte auch der Umstand, dass der antiautoritäre Ansatz und das entsprechende kindliche Verhalten unsere Nerven zu sehr strapazierten, dafür, dass wir unseren Nachwuchs abmeldeten. Laissez-faire und basisdemokratische Neuorientierung vertrugen sich nicht mit verinnerlichten autoritären Mustern.

»Unter den Talaren der Muff von tausend Jahren«: weg damit. Der Soziologieunterricht hatte Gott sei Dank eine eindeutig »linke« Tendenz. »Restauration« im politischen Sinne kannten wir alle – nun wurde »altes« Denken aufgebrochen und plötzlich sah ich die Welt mit anderen Augen: In der Betriebswirtschaftslehre wurden wir vollgestopft mit nicht hinterfragten so genannten unverrückbaren Fakten und die Volkswirtschaftslehre wurde als scheinbar objektiv-mathematische Disziplin durchgerechnet. Von »politischer Ökonomie« war nie die Rede. Alles das entlarvten wir als Manipulation in der Lehre. Nach und nach – sich steigernd bis zum Studienende – verging die Vorfreude auf eine »führende Position« in der so genannten »freien Wirtschaft«. Wohl deswegen lebte der Gedanke an

den Försterberuf wieder auf. Ein Strohfeuer, denn – wie gesagt – ein Studium in München lag nicht mehr drin.
Psychisch ging es immer weiter bergab. Ich trank viel, und wenn wir mit Freunden zusammen waren, überkamen mich oft Weinkrämpfe. Gesellschaft, die eigentlich eine Freude sein sollte, wurde zur Qual. Zu dieser Zeit, nicht weit vom Studienende entfernt, ging ich erstmals in eine psychiatrische Behandlung – vor fast vierzig Jahren war das gleichbedeutend mit: Nehmen Sie diese »Valium«. Laut dem Buch »Achtung Nebenwirkung« (1983) gehörte Valium zu den am häufigsten missbrauchten Medikamenten.[465] Es entspricht weitgehend »Librium«, das gegen Angst, Unruhe und Spannungszustände verschrieben wurde/wird. Als Nebenwirkungen könnten Persönlichkeitsveränderungen und Verlust von Libido auftreten. Wenn unter letzterem Verlust von Begierde und Geschlechtstrieb verstanden wird, dann hatte ich – leider – diese Nebenwirkung nicht.[466] Der Mediziner und Psychotherapeut J. Zehentbauer (»Chemie für die Seele«) hält Tranquilizer wie Valium wegen geringerer Nebenwirkungen aber für besser als Neuroleptika, die er als »chemische Zwangsjacke« bezeichnet (wozu auch »Decentan« gehört, das ich u. a. seit längerem verordnet bekomme).[467]
Was bei all diesen Medikamenten vermieden werden sollte, ist Alkoholkonsum. Das wusste ich, und vielleicht gerade deswegen kippte ich Alkoholisches mehr als genug in mich hinein. Das führte zu katastrophal peinlichen Auftritten einerseits und selbstmörderischen Aktionen andererseits. Peinlich: Nach Studienabschluss arbeitete ich in einem Projektteam der Mobil Oil. Meine erste Scheidung war gerade verhandelt. Die Mehrzahl der Teammitglieder waren vor allem auf Raffineriegründungen spezialisierte Amerikaner. Deutsche Spezialisten ergänzten die Gruppe. Regelmäßig fanden im privaten Umfeld kleine »after-work-parties« statt. Es wurde viel getrunken, aber nicht exzessiv. Anlässlich eines solchen Treffens bei unserer Teamsekretärin lernte ich deren faszinierenden Töchter kennen. Eine hatte es mir ganz besonders angetan. Alkohol und Psychopharmaka zeigten mal wieder ihre verheerende Wirkung: Ich wollte partout nicht nach Hause gehen und hielt mich noch laut nach der Tochter rufend bis zum Morgengrauen im Garten der Familie auf. Vor lauter

Scham hätte ich am liebsten telefonisch meine Kündigung bekannt gegeben – wie ein »begossener Pudel« bat ich Teamsekretärin und Projektleitung um Entschuldigung. Das was mein Gang nach Canossa! Bitte glaube mir, noch heute, exakt 36 Jahre später, fühle ich mich beim Gedanken daran absolut unwohl.

Selbstmörderisch: Noch einige Jahre nach Studienschluss ging ich regelmäßig zu Fachhochschulfeten, um Ehemalige zu treffen. Mittlerweile war ich mit einer Frau näher bekannt geworden, die ich seit meiner Jugend verehrte. Sie studierte in Bremen und übernachtete an Wochenenden bei ihrer Mutter. Irgendwann samstags hatte ich weit nach Mitternacht und sturzbetrunken wie ein Minnesänger unter ihrem Fenster krakeelt, um sie zumindest sprechen zu können. Das nahm sie mir so übel, dass sie auf einer dieser Feten nichts mehr von mir wissen wollte, worauf ich begann, den Weinbrand gleich aus der Flasche zu trinken. Meine Psyche, die Chemie der Tabletten und der Alkohol zwangen mich frühmorgens – Freunde hatten mich zu meiner geschiedenen Frau gebracht – im fünften Stock (Dachgeschoss) aus dem Schlafzimmerfenster zu klettern und in der Dachrinne zum Wohnzimmerfenster zu balancieren, in dem eine »Krisensitzung« stattfand. Man zog mich durchs Fenster in Sicherheit.

Und da gab es noch einen äußerst unangenehmen Zwischenfall, bei dem ich wegen des Schamgefühles gerne total besoffen gewesen wäre. Da war eine ganz tolle Frau, die ich schon als Elfjähriger kannte. Gegen Studienende traf ich sie wieder. Wir schliefen miteinander und irgendwann begannen die Probleme mit meinem Penis: Brennen beim Wasserlassen und Ausfluss. Der aufgesuchte Hautarzt stelle eine Gonorrhöe (einen Tripper) fest. Ich war fix und fertig – nicht so sehr wegen der Diagnose an sich, sondern weil sowohl die heimliche »Geliebte« als auch meine Frau zur Behandlung kommen mussten. Das waren die unangenehmsten Gespräche, die ich bis dahin zu führen hatte. Ich fühlte mich wie ein verlotterter Sittenstrolch. Schäbig.

Zu der Zeit lebte ich nicht in der ehelichen Wohnung. Im Lauf des sechssemestrigen Studiums war ich viermal ein- und ausgezogen. Im Jahr darauf ließen wir uns scheiden. Nach der Verhandlung saßen wir im Café und weinten jämmerlich: Was so toll begann, scheiterte durch mein Verschulden kläglich.

Dieses Dilemma war aber erst der Anfang. Es ging schlimmer weiter! Zunächst ein knapper Rückblick:
Nach Verlassen des Elternhauses begann ich zunehmend, mich wie von einer Tarantel gestochen zu verhalten. Einen Knacks, etwas Instabiles, das meine Alltagstauglichkeit in Frage stellte, hatte ich ja schon sehr früh. Mit Beginn der Lehre und während meiner Spanienzeit fing ich an, mich als ein »Potemkinsches Dorf« darzustellen. Soviel vorgetäuschte Lebensfreude, das Trugbild eines smarten Ehrgeizlings und die Vorspiegelung von Selbstbewusstsein müssen meine Kräfte aufgezehrt haben. Vollkommen ausgelaugt begann ich das Studium und ließ mich willfährig in die studentische Freiheit plumpsen – die es für mich eigentlich nicht gab, weder familiär noch finanziell. Auch hatte ich das Gefühl, bei einigen Fächern an meine Leistungsgrenze zu stoßen und entwickelte eine furchtbare Angst vor dem Examen. Nach dem Examen nahm die Angst jedoch nicht ab, sondern schaukelte sich höher und höher, weil ich befürchtete, den kommenden leitenden Praxisanforderungen nicht gerecht werden zu können. Aus dem Umfeld des Arbeitgebers meiner Frau bekam ich nämlich das Angebot, die Geschäftsführung eines Reinigungsunternehmens mit angeschlossener Produktion von Reinigungsmitteln zu übernehmen. Ich unterschrieb den Vertrag voller Skepsis. Die vermeintliche Rettung kam in Form eines Angebotes der Mobil Oil: Ich sollte zunächst eine Projektdokumentation aufbauen, kleine Teilprojekte koordinieren und danach Leiter des Rechnungswesens werden: Mobil holte mich aus dem Geschäftsführervertrag heraus. Als das Raiffeisenprojekt die Endphase erreichte, bekam ich angesichts der »drohenden« Leitungsfunktion die Panik.
Im Grunde war ich mit 25 Jahren als Diplom-Kaufmann (so durften sich die Absolventen jetzt nennen) psychisch nicht stabiler als in meiner Jugendzeit vor zehn oder fünfzehn Jahren. Früher flüchtete ich mich in die Natur, und jetzt suchte ich entspannende Betäubung in Tabletten, Alkohol und Sex.
Ich will hier nochmals auf die Aussage »Der Beruf ist eine Form des Seins« zurückkommen. Das menschliche Sein ist das »Dasein« oder »Fürsichsein« (Sartre)[468] und nach der sprachanalytischen Philosophie bedeutet »Sein« eine »Existenzanzeige«, eine »Identitätszu-

schreibung« und/oder eine »Prädikation von Eigenschaften«.[469] Worauf ich damit hinaus will? In anderen Zusammenhängen erörterte ich bereits meine »Identitätssuche« und die Frage, wie »authentisch« ich mich eigentlich verhalte. Wenn Sartres »Fürsichsein« auch »Beisichsein« bedeutete, müsste ich einen Beruf ausüben, der meinem Naturell entspräche: meinem Wesen entsprechend. Ich wäre mit der Aufgabe »bei mir selbst« und täte angstfrei etwas »für mich«. Nur dann gäbe es diese »Identität« und »Authentizität«: Berufung zu etwas. Wenn das meiner Veranlagung entspräche, bräuchte ich mich nicht zu verstellen und mich nicht selbst unter ein Joch zu nehmen. Und was ist mit der »Prädikation von Eigenschaften«? Wenn ich mich zu etwas berufen fühlte und wäre bei der Ausübung der Berufung »für mich da« oder »bei mir«, das wäre prädikativ und dann bräuchte ich bei der Ausübung des »Berufes« keine Angst zu haben. Aber so? Nach recht kurzer Zeit der Ausübung des Angestellten- und Lehrerberufes war ich aber vor jedem Tag, vor jeder Stunde angsterfüllt.
Dabei fing alles viel versprechend an. Es muss im Juli 1973 gewesen sein, als ich während einer Mobil-Oil-Mittagspause einen guten Bekannten aus meiner Olympia-Zeit wieder traf. Er hatte das Betriebswirt-Studium ein Jahr früher absolviert und berichtete mir, das Land Niedersachsen suche händeringend kaufmännische Berufsschullehrer. Er hätte sich beworben, sei angenommen worden und ein Jahr zur Probe »Vertragslehrer« gewesen. Nach einer Prüfung hatte er sich für ein wirtschaftspädagogisches Aufbaustudium (fünf Semester, 1. Staatsexamen) und für ein anschließendes Referendariat (drei Semester, 2. Staatsexamen) qualifiziert.
Ein schicksalhaftes Treffen. Ich war wie elektrisiert! Hatte ich nicht Angst davor, privatwirtschaftliche Verantwortung zu übernehmen? War mir nicht sauübel bei dem Gedanken, die nächsten Berufsjahre mit »Rechnungswesen« beschäftigt zu sein (das sind die Erbsenzähler in einem Unternehmen)? Hatten mir die Soziologie- und Arbeitspsychologieseminare nicht deutlich gemacht, wie kaltblütig Wirtschaft abläuft? Hatte ich nicht vor kurzem noch gewünscht, die alte Liebe »Forstwissenschaft« studieren zu können? Hatte ich nicht Schwierigkeiten, mit den Autoritäten betrieblicher Hierarchien klarzukommen?

Ich beschloss, eine Checkliste aufzusetzen und mir viel Zeit bei der »Punktevergabe« zu lassen. Ich weiß gar nicht, ob mir damals die Tragweite der anstehenden Entscheidung bewusst war: Ich, der ich derartige Minderwertigkeitskomplexe hatte und unter sozialen Hemmungen litt, prüfte allen Ernstes Vor- und Nachteile des Lehrerberufes gegenüber einer bescheidenen Führungsposition in der freien Wirtschaft!
Ich schwor mir, den Weg zu gehen, der die meisten Pluspunkte erhielt. Hier das Ergebnis:

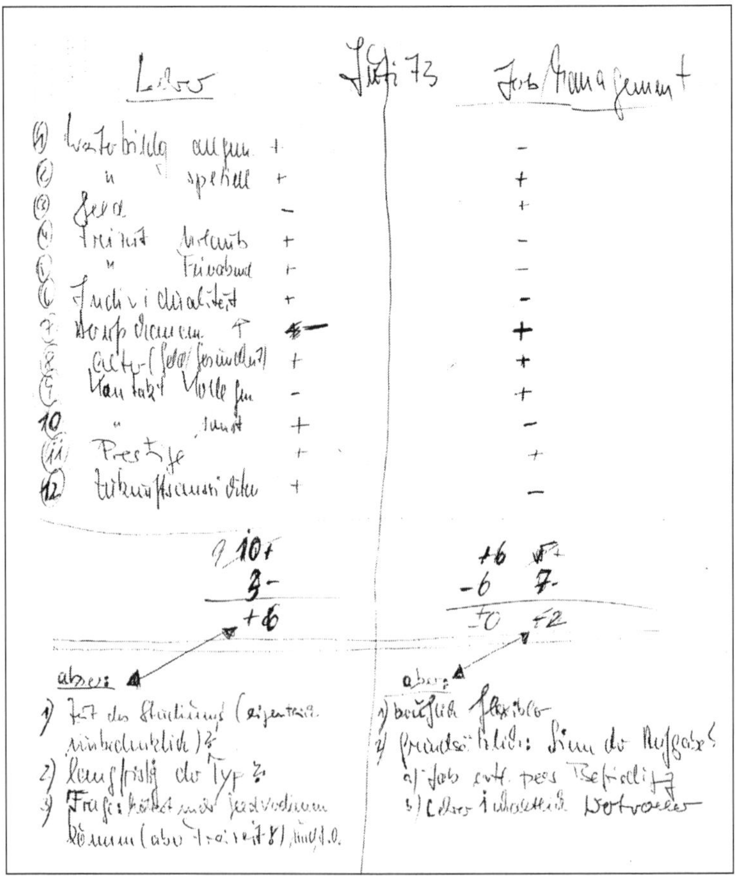

Ganz konsequent bewarb ich mich also beim Land Niedersachsen. Als ich den positiven Bescheid erhielt, kündigte ich bei Mobil Oil und begann im Oktober 1973 als Vertragslehrer an einer kaufmännischen Berufsschule, den Start nicht gerade erleichternd meine erste Scheidung von Ilse ebenfalls in diesem Monat. Die Spannungen zwischen Brüchen und neuen Herausforderungen überwinden zu müssen, scheinen zu meiner besonderen Überlebensstrategie zu gehören.

Hier halte ich einen Moment inne, weil sich im Kopf ein Bild aufbaut:

Es ist ein Flipperautomat und ich bin die Kugel im Spielfeld. Irgendeine Kraft – mein Es? – meine Angst? – meine Chemie? – meine Gene? – meine Triebe? – von mir Verdrängtes? – scheint die Katapulte zu bedienen, die die Kugel auf der abschüssigen Fläche im Spiel halten. Energie und Zufall bestimmen, an welchen Stationen sie abprallt und erfolgreich Punkte sammeln kann. Die Kugel bin ich und gäbe es die Katapulte nicht, die Brüche und neuen Herausforderungen, wäre die Kugel, wäre ich, schnell aus dem todernsten Spiel. Rien ne va plus. Schluss. Aus!

Die Existenz führt mich, die Kugel, an diese Katapultstationen heran, und nur mit deren Kick scheine ich im Spiel bleiben zu können. Deren Kraft hat mich bislang am Leben gehalten. Auch die Suizid-Roulette-Aktionen hatten diese Katapultfunktion – sie kitzelten die Reste an Lebenswillen, Zuversicht und Energie für Neuanfänge aus mir heraus.

Gerade eben sprach ich von der »Kraft« in mir. Eine konkrete Kraft wird es in unserem Gehirn sicherlich nicht geben, ebenso wenig wie es dafür auch keinen bestimmten Platz im Hirn gibt. Vielmehr gehen Neurowissenschaftler der Frage nach, wie aus dem Feuern von Neuronen Gefühlsregungen, Wahrnehmungsqualitäten, Gedanken und Emotionen entstehen können. Allein die Großhirnrinde, der Cortex, enthält mindestens 30 Milliarden Neuronen und eine Million Milliarden Verbindungen zwischen ihnen, die Synapsen. Manche der Neuronen wirken hemmend, andere eher erregend – hier spielen Glutamat und Aminobuttersäure eine Rolle: Entsprechend der Aktivitäten werden unterschiedliche Effekte hinsichtlich Empfinden, Handeln,

Bewertungssystem, Gedächtnis, Bewusstsein, Unterbewusstsein bewirkt. Vorgänge aus dem Körper, dem Gehirn selbst und der Umwelt nehmen Einfluss auf neuronale Aktivitäten und deren Effekte.

Die Frage bleibt: Wie ist es möglich, dass aus biophysikalischen Hirnvorgängen geistige Vorgänge hervorgehen? Wie konnte es angehen, dass ich »einfach so« auf das Ich-Gefühl bei der Flipperkugel kam?[470]

So schnell wird dieses Phänomen nicht aufgeklärt werden. In einem Wissenschaftsgespräch befragte der Biophysiker St. Klein die Heidelberger Neurobiologin Hannah Monyer, Trägerin des Leibniz-Preises: *»Meinen Sie, dass man eines Tages in der Lage sein wird, auch das subjektive Erleben mit der Wirkung von Molekülen und Hirnstrukturen zu erklären?« H. Monyer: »Ja. Nur werde ich es nicht mehr erleben. Aber die Kunst und vor allem die schöne Literatur bieten uns einen anderen, nicht minder wertvollen Zugang, um unseren Geist zu verstehen.«*[471] Ich habe in der klinischen Kunsttherapie, bei der Lektüre für dieses Buch und durch das Schreiben viel über mein Selbst erfahren. Mein großer Wunsch besteht darin, auch dir beim Zugang zu dir selbst ein wenig helfen zu können.

Zurück zu meinen Berufserfahrungen: Als schlimm erwies sich der Schulleiter dieser »Berufsbildenden Schule«. Ein ebenso autoritäres Verhalten wie das der Herren Offiziere bei den Olympia-Werken. Anfangs steckte ich die Sticheleien und schikanösen Einbestellungen in das Schulleiterbüro noch weg, doch dann hatte ich die Nase voll, knallte der »Führungskraft« meine Aktentasche vor die Füße und verließ die Schule. Solche Menschentypen hatte ich im Bildungsbereich nicht erwartet! Drei Monate hatte ich es ausgehalten. Ich kündigte und begann bei einem Straßenkranhersteller als leitender Mitarbeiter im betrieblichen Sozialwesen. Als ich einige Tage lang in meinem tristen Büro über die sehr emotionale und spontane Reaktion auf den unangenehmen Schulleiter nachdachte, fasste ich den Entschluss, die Schulbehörde um Wiedereinstellung zu bitten. Zusammen mit meiner geschiedenen Frau suchte ich den zuständigen Beamten auf. Dieser zeigte Verständnis für meine Kurzschlussreaktion und ermöglichte die Rückkehr in den Lehrerberuf. Mein »Vier-Tage-Arbeitgeber Kranbau« war mit der Auflösung des Arbeitsvertrages einverstanden. Für meinen Vater, der in dieser Firma über dreißig Jahre arbeitete, muss das ein sehr unangenehmer Vorgang gewesen sein.

Dass ich Beklemmungen, Lampenfieber und Unsicherheit im Zusammenhang mit Unterricht verspürte, führte ich auf die neue Erfahrung zurück, vor einer Klasse zu stehen. Nach den Weihnachtsferien, im Januar 1974, eskalierten jedoch meine psychischen Beschwerden: Ich dachte immer öfter daran, dass es besser sei zu sterben. Unterrichtete ich im Dachgeschoss der alten Schule, konnte ich mich gegen die Anziehungskraft der Tiefe kaum wehren. Zum Springen war ich jedoch zu feige – auch ist das Zerplatzen des Körpers unästhetisch und auf diese Art zu enden ist irgendwie würdelos.

Ich erinnere mich gut an den Januarmorgen.

Ich rief in der Schule an und meldete mich krank. Dann zog es mich wie in Jugendzeiten, wenn ich traurig war und allein sein musste, an einen abseits gelegenen Strandabschnitt und ich fummelte mit einem Taschenmesser an der Pulsader herum. Ich brachte es nicht fertig, tiefer zu schnippeln. Also fuhr ich zu einem Baumarkt, kaufte einen zum Auspuff passenden Schlauch und begab mich zu einer mit hohem Reetgras bewachsenen Naturruhezone, die gerade noch mit einem Auto befahrbar war. Schlauch über den Auspuff gestülpt, im Autofenster arretiert, Fensterspalt mit feuchtem Tuch abgedichtet, Schlaftabletten eingenommen und bei laufendem Motor einfach nur dagesessen und auf den tiefen, langen Schlaf gewartet. Ich war mir sicher, bereit zu sein.

Der Zufall wollte, dass irgendwann gegen Mittag ein Paar, das bald heiraten wollte, hier auf einem Spaziergang Entspannung suchte. Die beiden zogen mich aus dem Auto, bekamen mich halbwegs wach und brachten mich zu meinem Freund Dieter Jäntsch. Ein hinzugezogener Arzt untersuchte mich und akzeptierte, dass ich keine Krankenhauseinweisung wollte, aber versprechen musste, in der Obhut meines Freundes zu verbleiben (mein Vater war auf meinen Wunsch auch hinzugerufen worden, entfernte sich aber nach der Entwarnung; wir sprachen nie wieder über diesen Vorfall).

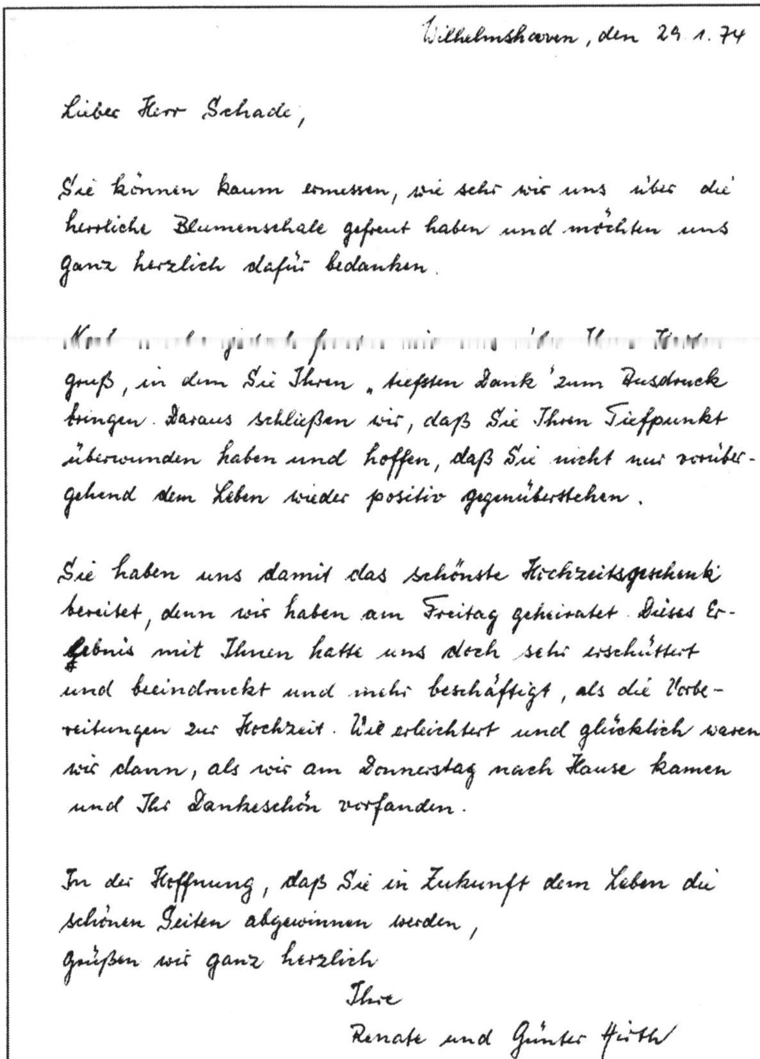

Wilhelmshaven, den 29.1.74

Lieber Herr Schade,

Sie können kaum ermessen, wie sehr wir uns über die herrliche Blumenschale gefreut haben und möchten uns ganz herzlich dafür bedanken.

Noch mehr jedoch freuten wir uns über Ihren Karten-gruß, in dem Sie Ihren „tiefsten Dank" zum Ausdruck bringen. Daraus schließen wir, daß Sie Ihren Tiefpunkt überwunden haben und hoffen, daß Sie nicht nur vorüber-gehend dem Leben wieder positiv gegenüberstehen.

Sie haben uns damit das schönste Hochzeitsgeschenk bereitet, denn wir haben am Freitag geheiratet. Dieses Er-lebnis mit Ihnen hatte uns doch sehr erschüttert und beeindruckt und mehr beschäftigt, als die Vorbe-reitungen zur Hochzeit. Wie erleichtert und glücklich waren wir dann, als wir am Donnerstag nach Hause kamen und Ihr Dankeschön vorfanden.

In der Hoffnung, daß Sie in Zukunft dem Leben die schönen Seiten abgewinnen werden,
grüßen wir ganz herzlich

Ihre

Renate und Günter Hüth

»Nach dem ernsthaftesten aller Suizid-Versuche: Die Retter erwiesen mir einen Bärendienst.«

So sehr ich auch den Umstand verwünschte (und immer noch verwünsche), dass die Verlobten mich fanden, so fühlte ich mich wegen der Umstände, die sie mit mir hatten, zum Dank verpflichtet. Den Brief, den ich dann erhielt, habe ich bis heute aufbewahrt. Ich dachte, er könne mich vor weiteren suizidalen Handlungen bewahren.

Nach einigen Tagen Genesung stieg ich wieder in das »Unterrichtsgeschäft« ein. Ich mag das Selbstlob nicht gerne, doch im Verlaufe dieses 1974er Schuljahres lief der Unterricht recht gut. Nicht nur formal, was z. B. die Stoffvermittlung und die Leistungsnachweise der Schüler anging, sondern was auch die Beziehungen zu den jungen Menschen anbelangte. Aber genau das war schon damals ein Problem und war es bis zum Schluss: Ich »reiße mir den Arsch« auf, damit »meine« Klassen mich mögen, ja: gerne haben. Dieser Druck war unerträglich. Da nützte es auch wenig, dass ich in meinem Schulfederetui eine Weisheit Platos aufbewahrte: *»Das Urteil der Menge mache dich immer nachdenklich, aber niemals verzagt.«* Doch ich war schon entmutigt, zweifelte an meinen Fähigkeiten und schon bei vereinzelter negativer Kritik sah ich mein negatives Selbsturteil bestätigt.
Ich konnte die sozialen Ängste, die Angst vor potentiellen Kränkungen und die Angst, Erwartungen nicht erfüllen zu können, nicht länger verarbeiten. Die Depression musste zwangsläufig zuschlagen, weil das Energiedepot zur Aufrechterhaltung der Verdrängung dieser Ängste aufgezehrt war. Den Berufsstress, den familiären Alltag mit seinen Ansprüchen konnte ich nicht mehr wegstecken und keinen Widerstand gegen die Aufdeckung des unbewusst Verdrängten mehr leisten. Meine stärkste Phase hatte ich wohl in Madrid; bergab ging es seit dem Erststudium – anfangs sanft fallend und mit der Berufsschulpraxis immer steiler/rasanter. Ich wollte ja stolz sein auf das bisher Geleistete, doch die Angst vor beschämendem Versagen hatte mich längst überwältigt. Und nun fiel der Schutzmechanismus »Verdrängung« weg. Die Psychiatrie geht davon aus, dass eine eher herzlos erlebte Kindheit die Verdrängungskraft von vornherein schwächt – insofern hatte ich dem zusätzlichen Druck der Erwachsenenwelt und des Niveaus, das ich anstrebte, nicht viel entgegenzu-

setzen. Meine Handlungsfähigkeit nahm in dem Maße ab wie meine Ängste wuchsen.[472] Letztlich sehnte ich nur noch die große Ruhe herbei, den Tod.

In der Besprechung des Buches »Finde den Job, der dich glücklich macht«, Autorin Angelika Gulder, schreibt Barbara Bierach, *»Gulders Ansatz stamme offenbar vom Schweizer Psychoanalytiker Carl Gustav Jung, der gesagt hatte, wir zählten letzten Endes nur etwas wegen des Wesentlichen, das wir verkörpern, und wenn wir es nicht verkörperten, sei das Leben verschwendet.«*[473]

Damals wusste ich es nicht, und heute bin ich auch noch nicht viel weiter: Was ist das Wesentliche, das ich verkörpere? Wenn ich es reduziere auf das, was für den Lehrerberuf wesentlich ist, dann hilft mir ein Lehrerbeurteilungsbogen weiter. Im März 1983 begann ich, ihn einzusetzen. Aus dieser Zeit habe ich aus achtzehn Beurteilungen (Oberstufe einer Verwaltungsfachklasse, Haushalts- und Kassenrecht) eine herausgesucht, und zwar eine der schlechteren, anhand derer ich dir zeigen möchte, was mich so quält.

Meine Meinung zum Lehrer-Verhalten

	1	2	3	4	5	6	7	
höflich		X						unhöflich
pünktlich				X				unpünktlich
ehrlich		X						unehrlich
redet viel					X			läßt die Schüler reden
kann Spaß vertragen			X					kann keinen Spaß vertragen
geduldig				X				ungeduldig
gerecht		X						ungerecht
ausgeglichen				X				launisch
natürlich		X						überheblich
zuverlässig		X						unzuverlässig
schimpft nur, wenn berechtigt			X					schimpft unberechtigt
zieht keine Schüler vor	X							zieht Schüler vor
hilfsbereit		X						nicht hilfsbereit
erklärt gut		X						erklärt schlecht
interessanter Unterr..				X				langweiliger Unterricht
zensiert <u>mich</u> gerecht.		X						zensiert <u>mich</u> ungerecht
VIEL Hausaufgaben						X		WENIG Hausaufgaben
geht auf Probleme der Schüler ein		X						geht nicht auf Probleme der Schüler ein
läßt Probleme der Klasse diskutieren		X						läßt Probleme der Klasse nicht diskutieren
hält sich an Abstimmungsergebnisse		X						hält sich nicht an Abstimmungsergebnisse
interessiert sich für mich		X						interessiert sich nicht für mich
man kann sich mit ihm unterhalten	X							man kann sich mit ihm nicht unterhalten
setzt sich für Schüler ein		X						setzt sich nicht für Schüler ein

<u>NAME:</u> <u>negative Bemerkungen</u> auf der Rückseite!

Das Urteil der Menge mache dich immer nachdenklich, aber niemals verzagt. (Plato)

Wesentliche Eigenschaften eines Lehrers, selbstverständliche Anforderungen an den Lehrer, erfülle ich nicht: Geduld, Ausgeglichenheit, interessante Unterrichtsgestaltung. Diese Beurteilung bewertet mich mehrmals mit einem Ausreichend. Ich kam bei diesem Schüler offensichtlich nicht an; ein Mensch, dessen berechtigte Erwartungen ich nicht erfüllen konnte; das lässt mich verzagen, weil es ja sicherlich nicht der einzige Schüler war, der so empfindet. Sehr negativ wird auch meine Unpünktlichkeit bewertet – kein Wunder, denn ich hatte den Gang in den Unterrichtsraum immer so weit wie irgend möglich hinausgezögert. Der Mangel an Geduld und Ausgeglichenheit kann nur eine Konsequenz aus der Angst vor der Begegnung mit den Schülern sein.
Beim Grübeln darüber, welche Botschaft diese Beurteilungen noch enthalten könnten, komme ich auf eine zentrale Frage zurück: »Hineingeworfen in das Leben – bin ich nicht eine Belastung für meine soziale Umwelt?« Ich habe permanent das Gefühl, mich dafür entschuldigen zu müssen, dass ich überhaupt existiere! So ist es, schon gegenüber meinen Eltern fühlte ich mich allein wegen meines Daseins schuldig! Ich habe das unbedingte Gefühl, etwas wiedergutmachen zu müssen, weil ich durch mein Verhalten, jedoch ohne böse Absicht, die Lebensqualität meiner Mitmenschen beeinträchtige: Die der betroffenen Schüler, die der betrogenen und verlassenen Ehefrauen und Kinder, sogar gegenüber meiner jetzigen Frau denke ich manchmal, dass es ihr ohne mich doch besser ginge. Ich bin mir selbst und anderen gegenüber ein Ballast, ein negativer Verursacher. Schon als ich die Überschrift des Zeit-Magazin-Artikels wahrnahm, stellte ich augenblicklich einen Ich-Bezug her: »Das Stinktier-Prinzip« lautet der Titel. Warum dachte mein Hirn beispielsweise nicht: »Oh, ein Beitrag über das Stinktier.« Nein, sofort musste ich assoziieren: »ich, das Stinktier«. Und dann der Untertitel: »Manche Menschen verpesten einem auch die beste Laune. Woran wir sie erkennen und wie wir sie aus unserem Leben verbannen.« Die Empfehlung: *»... man hält sich möglichst fern von ihnen und tut so, als wären sie nicht da.«* Das »Stinktier« wird als ein Mensch beschrieben, der runterzieht, der für schlechte Stimmung sorgt, der jammert und Bedenkenträger ist.[474]

Weil ich aber nicht gemieden werden möchte, habe ich mir angewöhnt, im Beisein anderer die »gut-drauf-sein-Maske« zu tragen. Nur bei meinen engsten Freunden und meinen Angehörigen lasse ich – wenn die Kraft zum Maskentragen mal nicht ausreicht – meiner tatsächlichen Befindlichkeit freien Lauf.
Das Feedback der Mitmenschen, denen ich im Alltäglichen begegne, gibt mir zwar selten Anlass zu glauben, ich sei ein ausgesprochenes Stinktier. Vielleicht sind sie aber nur höflich und denken sich ihren Teil. Besonders skeptisch macht mich auch, dass ich mich selbst nicht lachend sehen mag. Das wirkt so verkrampft, aufgesetzt, nicht ästhetisch. Ein Stinktier lacht nicht.
Dabei sollte man doch versuchen, durch das Lachen die Welt in einem anderen, schöneren Licht zu sehen. Lachen könnte die zuweilen belastende Wirklichkeit zum Schönen hin aufbrechen, befreien und erleichtern. Aber als depressiver Mensch fällt es dir gar nicht leicht, dich über durchaus Gefälliges herzlich zu freuen. Wir Menschen sind immer auch auf die Wahrnehmung, Spiegelung und Klärung der eigenen Person durch andere angewiesen. Wie also fröhlich sein, wenn die Angst vor dem anderen so groß ist? In den Augen der Mitmenschen sind wir doch diejenigen, als die sie uns wahrnehmen und erleben. Und ich denke stets, die anderen könnten denken, dass … Wie also soll ich unverkrampft lachen, wenn ich davon ausgehe, dass die anderen mich als unansehnlich und eher minderwertig einschätzen? Kraft meiner Vernunft kann ich nicht von mir fordern: »Humor ist, wenn man trotzdem lacht«. Meine Sicht auf mich ist nämlich identisch mit dem eingebildeten Blick des anderen auf mich – ich sehe mich mit den Augen des anderen – also unschön.
Meine Nöte bringt diese Aphorisme, deren Urheber mir nicht bekannt ist, auf den Punkt:

Von dem Menschen zu träumen, der du gerne wärst, heißt den Menschen vergeuden, der du bist.[475]

Meine Zuversicht ist jedoch darin begründet, dass ich irgendwann in der Lage sein werde, Fremd- und Selbstwahrnehmung bewusst zu gestalten, und zwar so, dass ich mir selbst »stimmig« erscheine.[476]

Und »stimmig« heißt, dass ich den Menschen, die mich gar nicht so negativ sehen, ruhig mehr Vertrauen schenken darf. Im Übrigen musste ich endlich lernen, dass ich es unmöglich schaffen kann, es allen recht zu machen. Das ist ein Lernprozess, der bereits mit dieser Reflexion in Gang gesetzt wird. Mein depressives Denken verengt die Wirklichkeit unbotmäßig – ich will versuchen, befreit zu lächeln, zu lachen – ich möchte meinen seelisch-geistigen Lebensraum nach und nach von den Akzeptanzsorgen befreien, also weniger annehmen, ich sei ein Stinktier.

Das Vertragslehrerjahr endete im September 1974 mit einer Prüfungslehrprobe. Da ich diese Prüfung bestand, durfte ich im Oktober 1974 an der Technischen Universität Braunschweig als Angestellter des Landes das Studium zum Handelslehramt aufnehmen. Der Papst der Wirtschaftspädagogik war seinerzeit Alfons Dörschel (Professor für Wirtschafts- und Sozialpädagogik, Uni Köln). In seinem Standardwerk »Einführung der Wirtschaftspädagogik« beschreibt er einen humanitätspädagogischen Ansatz, der mein Leitbild werden sollte: *»Wenn von einer Bedeutung der Wirtschaft für die Erziehung des Menschen gesprochen wird, so ist das nicht im Sinne einer nur fachlichen Arbeitsausbildung gemeint, sondern als durchgreifende Formung des ganzen Menschen.«*[477] Das ist genau das, warum ich Lehrer werden wollte: Nicht den Schüler als Objekt »sehen«, das mittels »Nürnberger Trichter« mit Wissen abgefüllt wird. Schon als Vertragslehrer muss ich geahnt haben, dass sich meine ganzheitliche Idee von Bildung kaum realisieren ließe. Dazu Dörschel: *»Besondere Beachtung verdienen die Gefahren, die dem Unterricht durch Überbetonung des materiellen Prinzips der Stoffübermittlung (didaktischer Materialismus) drohen.«*[478]

Aber es gab ja kein Zurück mehr. In die an Profit orientierte Wirtschaft wollte ich nicht mehr zurück, ich hatte aus der Scheidung Unterhaltsverpflichtungen und ich war total blind für mögliche Alternativen, z. B. Berufstätigkeit in einer gemeinnützigen Organisation.

Kürzlich sah ich eine Dokumentation über Bergführer. Es ging um die Bewältigung der Eigernordwand. Ab einer bestimmten Stelle in der Wand gäbe es kein »retour« mehr, meinte der Alpinist, sondern es ginge nur noch weiter. In solch einer Situation befand ich mich auch, glaubte ich. Die latente Suizidbereitschaft schlug zu dieser Zeit zweimal durch. Am Balken meiner Dachwohnung wollte ich mich mit einem Gürtel strangulieren. Ich stieg auf einen Stuhl, legte mir die Schlaufe um und stieß den Stuhl weg. Der Gürtel riss. Wenige Wochen später ging ich im zeitigen Frühjahr mit meinem Freund Dieter Jäntsch im Hafenbereich spazieren. Ungeplant, absolut spontan, sprang ich in voller Wintermontur vom hohen Kai ins Wasser. Mit Mühe erreichte ich eine Treppe, die wieder hinaufführte. Dieter bedrängte mich, die nasse Kleidung auszuziehen, rubbelte mich Unterkühlten warm und fuhr mich zu sich. Da kam der Hasardeur wieder durch: Alles aufs Spiel setzen!

Dieser Vorfall hatte anscheinend auch Gutes: Durch Dieter bekam ich im Handumdrehen die Möglichkeit, im Benediktinerkloster Neresheim in der Schwäbischen Alb bei einem therapeutisch ausgebildeten Pater eine Meditationszeit zu verbringen. Ich musste mich endlich besinnen und die chaotisch verstreuten Puzzleteile meines Selbstbildes neu sortieren; oder besser: Das zukünftig Wesentliche neu definieren. Ich wollte länger bleiben, doch nach gut einer Woche brach ich den Aufenthalt ab. Ich konnte das religiöse Umfeld nicht mehr ertragen (außerdem wollte ich vor einem »Mitpatienten«, der mich anzumachen versuchte, fliehen).

Ich zitiere aus einer Aufzeichnung, die ich in Neresheim anfertigte (Juni 1974): *»Ich bin ein Getriebener. Innere Unruhe und die Unfähigkeit, mich gegen das von außen zu wehren, macht mich unglücklich und unfrei ... Im Beruf wird so viel von außen an mich herangetragen. Wie kann ich das kompensieren? Die Kernzeit des Lebens wird doch am Arbeitsplatz verbracht! Eine ebenso lange Folter könnte kaum tragischer sein!«*

Hier ist wieder der Wirtschaftspädagoge A. Dörschel angesagt: *»Die neuzeitliche Unterrichtslehre gibt alle Mittel in die Hand des Lehrers, um den Todfeind wahrer Bildung zu bekämpfen: den quälenden Stumpfsinn stundenlang sich wiederholenden Lehrervortrags und Abfragens der Schüler.«*[479] Was aber bleibt denn, lieber Herr Dörschel, dem Berufsschullehrer in Berufschulklassen anderes übrig, als seinen »Opfern« Multiple-choice-Faktenwissen für die Ankreuzprüfung einzubläuen?

Wenn du dann noch gestandene Mitstudenten hörst, die in einem Pädagogikseminar, in dem die soziokulturellen Bedingungen des Lernens erörtert wurden, allen Ernstes behaupteten »doof bliebe nun mal doof«, dann kannst du wirklich verzweifeln (weil solche Hirnis irgendwann auf Schüler losgelassen werden!).
Nach dem Aufenthalt in dem Kloster Neresheim erlebte ich eine eher manische Phase. Ich freute mich über die bestandene Prüfung nach dem Vertragslehrerjahr und wartete voller Spannung auf das Studium an einer Universität. Es begann im Oktober 1974 und endete im Januar 1977 mit der erfolgreichen Prüfung zum Ersten Staatsexamen.
In den letzten Monaten des Jahres 1974 kamen meine geschiedene Frau und ich einander wieder näher. Wir beschlossen, es noch einmal zu versuchen und heirateten im Dezember 1974 ein zweites Mal. Um diese wiederholte Bindung zu zementieren, drängte ich darauf, ein Reihenhaus zu kaufen.
Ich war so naiv zu glauben, ein Haus sei der Garant für eine stabile Beziehung. Nach der ersten Euphorie verfiel ich in alte Muster: Alkohol, junggesellengleiche Extratouren und die Bereitschaft zum Fremdgehen (zufällig nicht während der Studienzeit in Braunschweig, aber während der Referendarzeit).
Ich kam mit den so unterschiedlichen Welten gar nicht klar. War irritiert und desorientiert. Irritiert, als Arbeiterkind im universitären Bereich »aufzuwachen« und desorientiert, weil sich, während daheim Frau und Kind im bürgerlichen Reihenhaus »warten«, der Vater im studentischen Leben suhlt. Zerrissenheit auch in anderer Hinsicht: Zum einen wurden wir darauf vorbereitet, junge Menschen in das herrschende Wirtschaftssystem zu integrieren, zum anderen unterschrieb ich jedes linke Pamphlet, das dazu aufforderte, eben dieses System humaner und basisdemokratischer zu gestalten. Und da belastete mich noch etwas Erhebliches: Meine Prüfungsklausur in Wirtschaftspädagogik, dem Fach, das ich mit viel Herzblut studierte, fiel mit einem »Ausreichend« wider Erwarten schlecht aus. Da tröstete es mich nicht, dass meine Staatsexamensarbeit mit »sehr gut« bewertet wurde und ich mit insgesamt »befriedigend« bestand. Es setzte sich in mir trotzdem die Überzeugung durch, intellektuell am Ende der Fahnenstange angelangt zu sein.

Nun reichte es aber, ich hatte jedem gezeigt (vor allem wohl meinen Eltern), dass ich zu einem Studienabschluss in der Lage sei (der Betriebswirt war »Schnee von gestern«). Ich war vollkommen ausgelaugt und musste Roulette um mein Leben spielen. Zwei Partien sollten es werden. Die erste rein gedanklich: Wie von einem Magneten angezogen, dessen Kraft ich aber gerade noch übertreffen konnte, fühlte ich mich von dem Fenster im 6. Stock des Studentenwohnheimes angezogen. Wohl nur die panische Angst vor der Höhe bewahrte mich davor, hinunterzuhüpfen. Dieses Angezogen- und Abgestoßensein dauerte einige Wochen. Das war wohl im Herbst des Jahre 1976. Kurz vor den Weihnachtsferien 1976 sprang ich alkoholisiert in einen See auf dem Gelände des Wohnheimes. Kommilitonen bargen mich, weil ich mich dieses Mal nicht aus eigener Kraft retten konnte.
Wie so oft nach diesen »Ausrastern« fing ich mich wieder. Es war, als hätte der Schock über die Tat meinen Akku aufgeladen, so dass ich in der Lage war, das nächste Etappenziel anzupeilen. Das diesmalige Zwischenziel: das Referendariat als Vorbereitung auf das Zweite Staatsexamen (Februar 1977 bis Juli 1978). Im Nachhinein sehe ich diese Zeit als meine beinahe schlimmste Lebensphase an (nur meine Jugendzeit war unangenehmer). Eine Lehrprobe nach der anderen war zu absolvieren: das heißt, eine Farce nach der anderen musste vorgeführt werden. Es waren Theater-, besser Dressurstunden par excellence. Ich ließ mich, im Gegensatz zu anderen Referendaren, nicht dazu verleiten, diese Lehrproben und Unterrichtsbesuche vorher mit der jeweiligen Klasse einzuüben. Das war zwar dumm von mir, aber zumindest ehrlich. Mein ohnehin schwaches Selbstwertgefühl hätte gelitten, wenn ich diese Lügen mitgemacht hätte.
Apropos »Selbstwertgefühl/Selbstbewusstsein«: Meine 1. Staatsprüfungsarbeit schrieb ich zum Thema: »Analyse eines kommunalen Planungsprozesses am Beispiel der hafenpolitischen Planung der Stadt Wilhelmshaven«. Die Arbeit war wohl so gut geraten, dass der Lehrstuhl meinte, das wäre eine gute Dissertation gewesen. Seitdem lässt mich die verpasste Chance einer Promotion nicht zur Ruhe kommen. Zweimal unternahm ich einen Versuch an der Uni Oldenburg, zweimal hatte ich Doktorväter gefunden, zweimal hatte ich passable

Themen und regelmäßig fuhr ich zu einem Doktorandencolloquium nach Oldenburg. Ich merkte aber, dass ich neben dem Lehrerberuf keine Kraft mehr für eine wissenschaftliche Arbeit haben würde. Heute bin ich neidisch auf die, die einen Doktortitel haben und denke, es wäre das Beste für mein Selbstwertgefühl gewesen (diese Titelgeilheit habe ich ganz bestimmt meiner Mutter zu verdanken). Andererseits kenne ich mich insoweit ganz gut: als Dr. rer. pol. hätte ich mich einem Doktor der Naturwissenschaft unterlegen gefühlt und der Doktor hätte mir auch nicht genügt, weil jeder denken würde, dass es zum Professor nicht gereicht hätte. Und was ist schon ein Professor, ohne Nobelpreisträger zu sein? Deshalb wäre ich ganz bestimmt gerne ein Professor mit Nobelpreis und bundesdeutscher Nationaltorwart mit Verpflichtung bei Real Madrid, der jeden Elfmeter wie magisch hält und und und … Da bin ich unersättlich. Die Zufriedenheit mit mir selbst ist so wenig greifbar wie eine Fata Morgana. Es ist furchtbar mit dieser Psyche! Aber wenn ich ein Narziss sein sollte, dann ein sich selbst verarschender (wie das Torwartbeispiel zeigen sollte). Aber verstehst du, diese Disposition zur ewigen Nicht-Zufriedenheit, dieses Japsen nach Anerkennung verlangt irgendwann nach einer langen, wenn nicht ewigen Ruhe.

Ich hatte mich der Stadt Wilhelmshaven gegenüber bereiterklärt, meine Staatsprüfungsarbeit vorzulegen. Man hatte mich nämlich großzügig mit entsprechenden städtischen Unterlagen versorgt. Im Frühsommer 1977 bot mir der Oberstadtdirektor die Funktion des städtischen Ombudsmanns an. Ich arbeitete Vorstellungen zu diesem Bindeglied zwischen Bevölkerung, Rat der Stadt und Stadtverwaltung aus und präsentierte dem Verwaltungsausschuss mein Konzept. Für manche war es zwar zuviel Basisdemokratie, doch ich bekam den Job und wurde zum »Beauftragten für Bürgerbeteiligung« ernannt. Damit ging nicht nur eine politische Vision, die ich während des Politikstudiums entwickelt hatte, in Erfüllung. Das Honorar, das ich monatlich bekam, konnte ich gut gebrauchen, denn unser Reihenhaus war voll finanziert und wir standen stets am Rande der »Pleite«.

Einladung

Stadtteilsprechstunde: Heppens

In Zusammenarbeit mit der Bauverwaltung führt der Beauftragte für Bürgerbeteiligung, W. Schade, im Stadtteil Heppens die nächste Bürgersprechstunde durch.
Im Gegensatz zu den Bürgerversammlungen, die zu ganz bestimmten Bebauungsplanentwürfen veranstaltet werden, um die Bürgermeinung zu erkunden, wird mit der Stadtteilsprechstunde eine andere Absicht verfolgt:
Am 10. Oktober 1977 um 17.30 Uhr werden jetzt die Bewohner des Stadtteils Heppens gebeten, sich über ihren Lebensraum zu äußern. Die in der Sprechstunde geäußerten Wünsche und Beschwerden werden protokolliert und unverzüglich an die verantwortlichen Ämter zwecks Bearbeitung weitergeleitet. So können die Bürger zur Steigerung ihrer Lebens- und Wohnqualität selbst beitragen. Andererseits wird die Verwaltung in die Lage versetzt, die Anregungen von vornherein in die Planungen zu übernehmen. Ein bürgernahes Verwaltungshandeln ist das obere Ziel.
Die Sprechstunde findet in Form einer gemütlichen Runde im Pausensaal des Schulzentrums Heppens, Heppenser Straße 16/18, statt. Die Verwaltung hofft, daß die Anwohner zahlreich erscheinen.

Wilhelmshaven, den 7. Oktober 1977

W. Schade
Beauftragter für Bürgerbeteiligung

Quelle: Wilhelmshavener Zeitung

Für Ideale, Anerkennung und Geld verdränge ich meine sozialen Ängste. Den Überdruck lasse ich im Privaten ab.

Kredit gegen Seele

ON
9.7.09

Lettische Bank macht unmoralisches Angebot

AFP **Riga.** Das Angebot eines lettischen Kreditunternehmens an seine Kunden, als Sicherheit für geliehenes Geld ihre Seele zu verpfänden, sorgt derzeit bei den Kirchen des baltischen Staates für scharfe Proteste.

„Wir nehmen den Fall sehr ernst", sagte Kardinal Janis Pujats. Das Oberhaupt der katholischen Landeskirche forderte gemeinsam mit seinen russisch-othodoxen und lutherischen Kollegen, das Innenministerium müsse den Vorgang förmlich untersuchen. Die Kirchenväter vermuten, dass hinter dem Vorschlag „Satanisten und nicht nur zynische Geldverleiher" stehen.

Das Unternehmen Kontora mit Sitz in Riga bietet derzeit allen Bürgern, die knapp bei Kasse sind, Kredite zwischen umgerechnet 70 und 700 Euro an. Einzige Bedingung, heißt es auf der Internetseite, sei, dass der Antragsteller zur Verpfändung seiner Seele bereit sei. „Das ist nur fair", verteidigte ein anonymer Mitarbeiter. „Jeder, dem seine Seele teuer ist, wird sich bemühen, das Geld zurückzuzahlen."

Quelle: Ostfr. Nachrichten

Dieser Zeitungsartikel lässt mich an die Faust-Dichtung denken. Der erste Akt ist auf ein einziges dämonisches Element gebracht: das Geld. Um ein kostspieliges »Herrenleben« führen zu können, verschreibt Faust seine Seele Luzifer/Mephisto.[480]
Dürfte ich zwischen Charakter (geistig-seelische Wesenszüge im engeren Sinne) und Seele unterscheiden, hätte ich in größer finanzieller Not ebenfalls meine lebensverneinende Psyche als Kreditsicherheit hingegeben. Aber den Charakter? Nein, weil ich dann mit Sicherheit das ungute Gefühl haben würde, zu einem grässlich-neutralen Menschen ohne Eigenschaften verkommen zu sein. Zudem hätte ich damit den Gipfel der Skrupellosigkeit überschritten. Und das könnte ich nicht aushalten.

Wegen der finanziellen Situation gab ich außerdem Nachhilfeunterricht, veranstaltete Volkshochschulseminare, unterrichtete beim Einzelhandelsverband und an der Bundeswehrfachschule, das alles parallel zur Unterrichtstätigkeit. Ich war am Rand meiner Kräfte, denn vor jeder einzelnen Veranstaltung hatte ich regelmäßig eine gewaltige Angst (die in den folgenden Jahren immer schlimmer werden sollte). Zudem plagte mich wegen meines Lebenswandels ein heftiges Schuld- und Schamgefühl gegenüber Frau und Sohn. Geändert habe ich aber nichts. Wie immer in den letzten Jahren, wenn ich weder ein noch aus wusste, spülte ich jede Menge Schlaftabletten mit Bier und Weinbrand hinunter. An diesem Sommertag 1978, als ich allein zu Hause war, brach ich danach über dem gläsernen Couchtisch zusammen, der unter mir aus dem Leim ging und wachte erst im Krankenhaus wieder auf. Da war es wieder, das ultimative und zwingende Rouletteereignis.
Mittlerweile hatte ich das Zweite Staatsexamen mit der Note »befriedigend« hinter mich gebracht und unterrichtete als Assessor an einer kaufmännischen Berufsschule. Ich wurde solider, was die Fluchten angeht, aber der Alkoholkonsum war immer noch heftig. Weil im Kollegen- und Freundeskreis und in der Reihenhausnachbarschaft häufig und kräftig getrunken wurde, fiel ich nicht besonders auf. Alkoholvorrat hatte ich, wie wenige andere Kollegen, nicht im persönlichen Lehrerzimmerschränkchen.

Selbstverständlich ist auch übermäßiger Alkoholkonsum eine Flucht – ein Reißausnehmen vor gesundheitlichen, privaten und beruflichen Problemen. Ich wollte mit der Äußerung »solide, was die Fluchten angeht« nur sagen, dass eine recht lange Zeit ohne Suizid-Roulette verging.
Im Alkoholrausch löst sich die Wirklichkeit wunderbar auf. Pädagogische Arbeit ist überwiegend Beziehungsarbeit – du weißt, dass gerade mir diese Arbeit sehr schwer fällt. Ich benötige stützende menschliche Begegnungen, die mir emotionale Sicherheit geben. Meine Weißfleckenkrankheit ist ganz bestimmt ein Indiz für ungelöste soziale und familiäre Konflikte sowie eine gestörte Ich-Funktion. Die Vitiligo-Haut drückt innere Spannungen aus. Eine als schön empfundene Haut vermittelt Sicherheit und Stabilität. Ich schäme mich der weißen Flecken. Die Vitiligopatienten empfinden diesen Makel als ein Versagen, das dem ganzen Selbst zugeschrieben wird, auch ich scheine diese Pigmentstörung als Zeichen meiner Inkompetenz zu deuten.[481] Schamerlebnisse wie Hilflosigkeit, Befangenheit, Blockiertheit, sich abgelehnt, entmutigt und isoliert zu fühlen, sind aber in sozialen und pädagogischen Berufen verhängnisvoll. Die Haut als Beziehungsorgan, das psychisches und körperliches Erleben abbildet: Eine beschädigte Haut steht für das beschädigte Selbst.[482] Ich gehöre zu den Menschen, die sich hässlich und minderwertig vorkommen. Wie glücklich und dankbar ich bin, wenn ich angenommen und anerkannt werde, kannst du dir sicherlich vorstellen. Besonders wohl fühle ich mich dann, wenn das Annehmen von einer Frau kommt, die mir sehr sympathisch ist und die ich »toll« finde.
In diese Situation geriet ich im Winter 1978, und unser Reihenhaus versagte seine Hilfe, das tragfähige Fundament für eine dauerhafte Beziehung zu sein: Ehefrau, Kind und Haus konnten mich nicht von dieser mitreißend-sinnlichen Frau, die mir »schöne Augen« machte, abhalten. Wir waren bald so verliebt ineinander, dass uns unsere Ehen nicht daran hindern konnten, den Kontakt die nächsten Monate zu festigen: Über Telefonate, Briefe, Bücher und Musik intensivierten wir die Liaison. Als ich dann eine Woche mit dieser »Herzensdame« in den Urlaub fuhr (Frühjahr 1979), war das Ende meiner Ehe besie-

gelt. Im April 1980 waren wir auf Antrag meiner Frau geschiedene Leute. Meine damalige Frau musste so handeln, denn mit mir schien eine dauerhafte Beziehung wirklich nicht möglich zu sein.
Noch heute, fast 30 Jahre später, schäme ich mich für mein Verhalten gegenüber Frau und Kind. Ich hatte wohl eine prima Bildungskarriere gemacht, aber psychisch wurde ich immer labiler. Meine Fixierung auf Anerkennung machte mein Leben immer unerträglicher, und ich weiß bis heute noch nicht, ob ich mich damals wirklich verliebte oder ob ich »nur« kosmisch-tief dankbar dafür war, dass die Frau signalisierte, mich zu mögen.
Wenn du nun denken solltest, der Verlust von Familie und Haus hätte mich eines Besseren gelehrt, so bist du auf dem Holzweg. Bei Begegnungen, in denen mir mein Gegenüber Sympathie bekundet, werde ich immer noch im Nu manisch-euphorisch und bin zu rationalem und moralischem Denken wohl nicht mehr fähig.
Eine heftigere familiäre Zeit als die in 1979 und bis Frühjahr 1980 hatte ich bisher noch nicht erlebt. Ich richtete eine unglaubliche Konfusion an. Ich lebte zwar mit Frau und Kind noch im selben Haus, doch hatte ich mir auf dem spartanisch ausgebauten Dachboden eine Art »Notunterkunft« gebastelt. Von hier aus startete ich zur Arbeit an der Berufsschule und zu Volkshochschulkursen.
Auf einem dieser Volkshochschullehrgänge, eine Vorbereitungsmaßnahme zur Erlangung der Hochschulreife für Nichtabiturienten, lernte ich meine spätere Frau und Mutter unserer Kinder Kathrin und Henning kennen.
Mein »Scheidungsgrund Antje« hatte sich zunächst nicht zu einem gemeinsamen Leben durchringen können. Als eine der Volkshochschulteilnehmerinnen erkennen ließ, dass sie an mir interessiert sei, setze der wohlbekannte, aber von mir nicht steuerbare Automatismus ein: Ich war dankbar und glücklich. Als Antje wenig später vor der Tür stand und nun bereit war, konnte ich nicht anders, als der neuen Freundschaft den Vorzug zu geben: sie war eine sichere Partie, wir mochten und verstanden uns. Das klingt sicherlich sachlich-distanziert, doch ich war total fertig, empfand mich als eklig-schlechten Menschen und plumpste aus der Liebes-Manie in eine deftige Depression.

Ein guter Mensch wollte ich sein, den Mitmenschen helfen und nicht zur Last fallen. Ich wollte auch ein »gutes« Kind sein, den Eltern keine Sorgen bereiten. Geschafft habe ich das nicht – ich bin zu bestechlich und labil. Die Vorstellung vom »Gutsein« hatte ich spätestens nach der frühen Lektüre des Jugendbuches »Albert Schweitzer – Ein Mann der guten Tat«. Aus dem Nachwort: *»Für die Jugend ist Albert Schweitzer mehr als der Urwaldoktor der Schwarzen und Gewissensarzt der Weißen: Ein Symbol des guten Menschen.«*[483] Und was mache ich? Ich pfropfe Berufsschüler mit kaufmännischem Krimskram voll und mache Frau und Kind mit meinen Eskapaden unglücklich! Auch Hilka mit unseren Kindern Kathrin und Henning habe ich enttäuscht. Alle leiden unter meinem Verhalten. »Albert Schweitzer«? Ich habe ein Ideal verraten!
Hans-Joachim, ein Schulfreund, ein katholischer Pastor und Therapeut, erkannte meine Zerrissenheit und machte für mich einen Termin bei einer katholischen Nonne und Psychotherapeutin aus. Vom Frühjahr 1979 bis Sommer 1979 hatte ich wöchentlich einen Behandlungstermin. Irgendwann meinte Schwester Emiliana, ein schwerer Stein läge auf meiner Seele und sie sei nicht in der Lage, mich von dieser Last zu befreien. So ließ ich mir weiter von meinem sehr verständnisvollen und engagierten Internisten Psychopharmaka verschreiben, bat ihn, mir zuzuhören und mich bei heftigen Attacken krank zu schreiben (dann setzte ich zur Insel Langeoog über und »lud den Akku wieder auf«).
Im Sommer 1979 wurde ich zum Studienrat ernannt. In den Sommerferien fuhren ein frisch verheiratetes Kollegenpaar, meine Freundin und ich zum Gardasee. Bei einem Gewitter bekam ich wieder eine der Roulette-Attacken: Bei dem abendlichen Unwetter riss ich mir die Kleider vom Leib und schwamm in der Dunkelheit auf den rabenschwarzen See hinaus. Als mich die Panik vor der dunklen, kalten Tiefe ergriff, schwamm ich zurück. Obwohl die neue Gefährtin um meine Marotten wusste, hinzu kam meine Eifersucht, »verlobten« wir uns im Spätherbst 1979 (Scheidung von Ilse im Frühjahr 1980).
Im Sommer 1980, an meinem Geburtstag (es sollte das Geschenk fürs Leben sein), heirateten wir. Meine Frau war in anderen Um-

ständen. Im Februar 1981 kam Kathrin gesund zur Welt. Bis zu diesem Zeitpunkt hatte ich noch Kontakt zu Holger, dem Kind aus meiner ersten Ehe. Holger war jetzt 14 Jahre alt. Nach unserem Umzug an die Küste vernachlässigte ich den Kontakt und lud damit schwere Schuld auf mich. Von kurzen Unterbrechungen abgesehen, sahen wir uns gar nicht mehr. Heute, Holger lebt und arbeitet als Elektroingenieur seit langem in England, ist der Kontakt vollständig abgebrochen.
Bald zogen wir von Aurich in ein gemietetes Haus in Küstennähe. Weil meine Frau aus diesem Küstenort kam, erschlossen wir uns recht schnell einen Bekanntenkreis, der auch zu Freundschaften führte. Das Unterrichten war nach wie vor mit kaum erträglicher Furcht verbunden, doch noch zeichneten sich viel extremere Schwierigkeiten, die kommen sollten, nicht ab. Ich war in das System der einphasigen Lehrerausbildung eingebunden, d. h. bereitete mit den mir zugewiesenen Lehramtsstudenten die Unterrichtsentwürfe vor und nahm auch an den Lehramtsprüfungen teil. Mit einigen der zukünftigen Kollegen war ich mittlerweile befreundet, besonders eng mit Edgar Harms, mit dem ich auch manche unvergessliche Kurzurlaube verbrachte (ich denke vor allem an den unglaublich fröhlichen Provenceurlaub). Seitens der Schüler gab es keine Klagen über mich. Die Schulleitung, zunächst ein kurios-cholerischer Schulleiter, wusste ich zu nehmen (»wer sich nicht wehrt, lebt verkehrt«). Mit einem Kollegen der erweiterten Schulleitung verstand ich mich besonders gut – vermutlich deswegen, weil auch er psychische Probleme hatte. Dieser mir sehr sympathische Mann sollte ein paar Jahre später, als meine Schulpanik eskalierte, ein wichtiger Vertrauter werden. Möglicherweise lag die in Brand gesetzte Zündschnur schon lange in mir. Der Alkoholkonsum wäre ein Anzeichen gewesen, doch auch andere aus meinem Kreis langten ordentlich zu – nur waren bei mir, auch wegen der Psychopharmaka und Schlaftabletten, die Ausfallerscheinungen dramatischer (Weigerung, Lokale zu verlassen, Striptease beim Knobeln mit einer Bardame, Führerscheinverluste, Verschwinden über mehrere Tage hinweg und und und). Bedenklich und schlimm für meine kleine Familie: Ich wurde ein regelrechter Quartalssäufer – in steter Folge trank ich mir einen tiefen Rausch an und

fand – so glaube ich – Entspannung, die ich ansonsten nicht erreicht hätte. Genial, wie einfühlend Hans Fallada in seinem Roman »Der Trinker« diese herbeigesoffene Entrückung beschreibt: *»Vergessen, auf dem Strom des Vergessens dahintreiben, in die Dämmerung hinein, tiefer in die Schwärze hinab, dorthin, wo es weder Versagen noch Reue gibt ... Guter Alkohol ... Ich verfiel in jenen tiefschwarzen Schlaf, den der Alkohol bringt, wobei man gewissermaßen ausgelöscht ist, einen befristeten Tod stirbt. Keine Träume gibt es da mehr, keine Ahnung von Licht und Leben – fort ins Nichts! Das ist es.«*

Vielleicht wäre alles anders gelaufen, hätte ich den Mut gehabt, einen kleinen Buchladen zu eröffnen. Mit den Verantwortlichen der Stadtverwaltung und einem Architekten hatte ich gesprochen und den Verband der Buchhändler angeschrieben. Seinerzeit hieß es in unserer Gemeinde, jemand mit Finanzen im Hintergrund hätte ebenfalls Interesse an einem Buchgeschäft. Dann würde ich trotz nicht unmöglicher Kostensituation sicherlich den Kürzeren ziehen. Einen Dämpfer verpasste mir allerdings auch der Landesverband der Buchhändler mit seiner skeptischen Prognose (neben einer kleinen Buchhandlung existierte ein Leder- und Schreibwarengeschäft mit Taschenbüchern im Nebensortiment). Ob mich die zu erwartende Ernennung zum Lebenszeitbeamten korrumpierte, weiß ich nicht; das kann ich aber nicht ausschließen. Summa summarum: Mit dem Ausstieg aus der Angst machenden Schule wurde nichts! Ich sollte noch unerträglich lange unterrichten müssen.

Zum August 1981 erhielt ich die »Eigenschaft eines Beamten auf Lebenszeit«. Im September 1983 kam Henning gesund zur Welt. Jetzt war die Familie »komplett«; zuvor waren wir in »unser« neues Haus eingezogen. Ein Fertighaus, voll finanziert von der Sparkasse. Du bemerkst, dass ich denselben Fehler wiederholt habe? Ein Haus als Garant für Lebensglück? Trotz aller Bildungsabschüsse – in Lebensfragen habe ich nichts dazugelernt. Ich handle irrational, emotional, im Affekt … alles, nur nicht mit dem Verstand! Wir waren in ständiger Geldnot und es wurde schwierig, mit den »bürgerlichen« Nachbarn (Selbständige, hohe Beamte, doppelt verdienende Lehrer) mitzuhalten.

Wenn wir mit diesen Nachbarn zusammen waren – auf Geburtstagen, beim Kegeln, zum Schützenfest, beim Tennis – fühlte ich mich als verschuldeter, depressiver Berufsschulfritze äußerst unwohl, weil mickrig und voller Neid. Hier fanden meine Minderwertigkeitsgefühle Nahrung und gediehen prächtig. Damit wir uns nicht falsch verstehen: Ich meine keinen materiell begründeten Neid, vielmehr war ich neidisch auf die Zufriedenheit, Selbstzufriedenheit, Genussfähigkeit, Unbeschwertheit, Stabilität dieser Menschen (auch wenn der Schein bei manchen trog). Es liegt auf der Hand: Je lustiger die Zusammenkünfte waren, umso trauriger wurde ich und desto mehr trank ich, um auch gut drauf zu sein. Ein Teufelskreis.

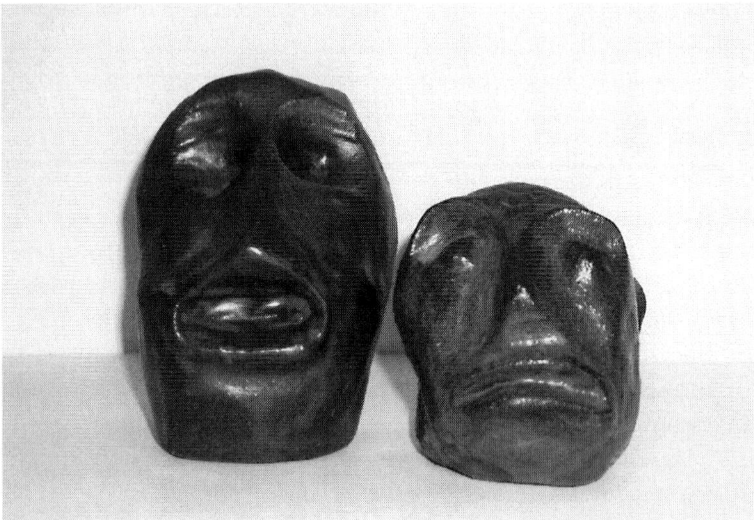

Foto: Heike Heims, Aurich
Ungefähr zu dieser Zeit nahm ich an einem Töpferkurs teil. Neben einem Lampenschirm und einem Milchkännchen formte ich auch diese Köpfe. Die verzweifelten Gesichtsausdrücke spiegeln meine Seelenlage wider.

Im Jahre 1984, nach ungefähr acht Jahren Schuldienst, brach der Damm, hinter dem sich die Angst vor dem Unterricht staute. Ich traute mich kaum aus dem Bett, weinte am Frühstückstisch, wurde immer häufiger krankgeschrieben, nahm zusätzlich Beruhigungstabletten, verlor bei wenig gefügigen Schülern rasch die Nerven, verließ unter Vorwänden den Unterricht und versteckte mich, um wieder zur Ruhe kommen zu können. Warum musste jemand wie ich, der schon früh den Menschen am liebsten aus dem Weg ging, ausgerechnet Lehrer werden und dann noch von schwierigen pubertierenden Berufsschülern?

Ein Internist und Psychiater der Uniklinik Freiburg, der den Gesundheitszustand vieler Pädagogen untersuchte: *»Scheitern würden vor allem die Idealisten. Je höher und damit unrealistischer die Ansprüche, umso schlimmer der Absturz in die Wirklichkeit. Der Spaß, anderen etwas beizubringen, verkehre sich ins Gegenteil, wenn die Anerkennung ausbleibe. Die dermaßen enttäuschte Liebe bringe Ängste, Abwehr, Depression mit sich.«* Der Psychosomatiker weiter: *»Gerade Lehrer, die viel erreichen wollen in ihrem Beruf, entwikkeln leicht ein Vergeblichkeitsgefühl. Das Arbeitsfeld des Lehrers sei fast vollständig Beziehungsarbeit – nur über diese Leistung gelänge Wissensvermittlung. Ein Lehrer sei abhängig davon, ob etwas zurückkomme. Ignoranz sei immer eine Bestrafung für den Lehrer.«*[484]

Gerade Berufsschüler, die vielfach den wöchentlichen acht Stunden-Berufsschultag entweder als Strafe oder als pure Erholung ansehen, neigen dazu, der Berufsschule und ihren Repräsentanten keine große Beachtung zu schenken. Berufsschularbeit ist pädagogisch knallharte »Untertagearbeit«.

Sensible Menschen, ich zähle mich trotz meiner Beziehungskatastrophen dazu, erfahren diese Ignoranz als soziale Zurückweisung – und diese Nichtachtung aktiviert im Gehirn die gleichen Bereiche wie körperliche Schmerzen. Da kannst du mal sehen, wie schmerzhaft psychische Beschwerden sein können.[485] Im Herbst 1991 hatte ich meinen ersten Kreislaufkollaps, kurz zuvor erlitt ich einen Hörsturz (Tinnitus) – psychosomatische Beschwerden lassen nicht lange auf sich warten!

Und noch ein Aspekt: *»Wer bei der Arbeit die eigenen Gefühle unterdrücken und Kunden anstrahlen muss, riskiert seine Gesundheit«*, heißt es in einem Beitrag der Zeitschrift »SZ-Wissen«. In diesem Artikel geht es nicht nur um erwartetes Verkäuferverhalten, sondern um alle Berufe, in denen Emotionsarbeit zu leisten ist: *»Nett sein wider Willen bedeutet Stress.«* Erschöpfung und Überlastung stellen sich schnell ein, wenn man die eigenen Gefühle unterdrückt, um anderen etwas vorzutäuschen. Soll ich meinen Schülern etwa sagen, ich hätte Angst vor ihnen und würde am liebsten aus dem Klassenraum flüchten? Nein, ich muss ausgeglichen, offen und geduldig sein! Und signalisieren, dass ich Freude am Umgang mit ihnen empfinde. *»Wer seine Gefühle nur überspielt, ist ständig einer emotionalen Unstimmigkeit ausgesetzt, und die führt zum Burn-out-Syndrom.«*[486] Diese Qualen der Seele sind mächtig genug, um vorübergehend Teile des Herzmuskels zu lähmen, den Blutdruck steigen zu lassen oder einen Infarkt herbeizuführen. Auf welche Weise die Seele das Herz lähmt, ist noch nicht vollends verstanden, doch sind auf jeden Fall Stresshormone beteiligt. Das Gehirn chronisch emotional angestrengter Menschen ist viel aufmerksamer und wachsamer für Außenreize als das stabiler Persönlichkeiten. Ich erfasse permanent Stimmungen, Gestik und Mimik der zu Unterrichtenden. Bei der geringsten Abweichung vom Wert, den mein Gehirn erwartet, stürze ich in Enttäuschung, Selbstzweifel und Resignation. Als depressiver Mensch – und dann noch als selbstbewusst zu seiender Lehrer – stehst du unter Dauerstress. *»Der Körper von Depressiven sei permanent in einer destruktiven Anspannung und die ganze Stoffwechsellage verändere sich. Die Depression kann es in punkto Herzinfarkt durchaus mit den bekannten Risikofaktoren wie Rauchen oder Bluthochdruck aufnehmen«,* so Professor Ladwig vom Helmholtzzentrum in München.[487] Ich bin depressiv, ich rauche, ich habe einen zu hohen Blutdruck – hoffentlich überlebe ich den erwarteten Infarkt nicht als Schwerbehinderter!

Die Fähigkeit, den Unterricht über die Runden zu bringen, nahm immer mehr ab. Die Krankschreibungen häuften sich. Der Personalrat der Schule nahm sich meiner Sache an und informierte mich über die Möglichkeit einer »vorübergehend herabgeminderten Dienstfähigkeit«. Diese Möglichkeit passte noch nicht in mein Weltbild. Vielleicht bin ich doch ein Narziss und konnte mir mein Scheitern (= Dienstunfähigkeit) noch nicht eingestehen. Mein Pastor-Schul-

freund empfahl mir, vor dieser arbeitsrechtlichen Aktion einen Therapie-Versuch in der »Clemens-August-Klinik« (Psychoklinik/Neuenkirchen) zu wagen. Mein Hausarzt unterstützte diese Absicht. Vom 13. 12. 1984 bis Ende Januar 1985 wurde ich dort stationär psychotherapeutisch behandelt.
Die Resultate? Der seit Monaten ansteigende Druck, mit dem Leben Roulette zu spielen, wurde von mir genommen. Und ich fasste den Entschluss, die Aussicht zu erkunden, aus dem Schuldienst herauszugehen und in die Schulverwaltung umsteigen zu können. Ein Gewinn des Aufenthaltes war auch, dass ich mit den Erkenntnissen des Philosophen Seneca konfrontiert wurde; vor allem mit der Schrift »Von der Kürze des Lebens«, und hier insbesondere mit dem Satz *»Wie spät ist es doch, dann mit dem Leben zu beginnen, wenn man es beenden muss.«* Und: *»... zu leben aber muss man das ganze Leben lang lernen und, worüber du dich vielleicht noch mehr wunderst, man muss das ganze Leben lang lernen zu sterben.«*[488]
Darf ich dir kurz erzählen, wie ich diese Sätze interpretiere und welche Botschaft ich darin für mich erkenne? Die Depression mit ihren Phasen der Lebensmüdigkeit kann dem Kranken auch unglaublich intensive Zeiträume schenken – ich denke an die Situation des abenteuerlichen Roulettespieles »Tabletten, Alkohol und Autoabgase«. Ich sehe mich im Auto sitzen und den Motor starten. Da war keine Angst, sondern eine wohltuende Entspanntheit. Kein Weinen. Ja, mit jeder Tablette und jedem Schluck ein aufkommendes Glücksgefühl. Kein schlechtes Gewissen quälte mich, vielmehr sehnte ich die Erlösung herbei. Als ich, nachdem man mich entdeckt hatte, wieder bei Sinnen war, hatte ich das Gefühl, mein Leben würde neu auf einer höheren Qualitätsstufe weiter verlaufen, denn zeitweilig vergaß ich mein auf die Umwelt getrimmtes »Ich« und nahm deutlicher als je zuvor mein »Selbst« wahr. Das Selbst ist das Gesamte des Psychischen eines Menschen, d. h. es fasst die bewussten und unbewussten Anteile der Psyche zusammen. In dem kaum beschreibbaren Zustand des Wartens auf das Einschlafen fügen sich die Selbst-Aspekte zu einer vorher nicht gekannten harmonischen Ganzheit: Gemachte Erfahrungen, mein Temperament, meine Bedürfnisse und Gewohnheiten, Fähigkeiten und Stimmungen fügten sich zu einer klar er-

kennbaren Einheit. Ich bekam zu spüren, dass ich noch Zeit zum Leben habe und dass ich mich nicht im hermetisch abgeriegelten Lebensgefängnis befinde, sondern die Freiheit habe, das Ende selbst herbeizuführen. Ich habe mir bewiesen, dass ich zu leben noch lernen könne und dennoch vor dem Sterben keine so große Angst mehr haben müsse. Ich war zuversichtlich, mit dem »authentischen« Leben anfangen zu können, bevor ich das Dasein beenden muss.

Nach dem stationären Klinikaufenthalt nahm ich voller Tatendrang Kontakt zur Schulbehörde auf, denn ich wollte mit dem Unterrichten aufhören und stattdessen in der Schulverwaltung des Regierungspräsidiums arbeiten. Vielleicht war ich zu naiv in der Vorstellung, der Wechsel wäre selbstverständlich zu bewerkstelligen. Das Gegenteil war der Fall. Der verantwortliche Funktionsträger entschied lapidar: *»Sie sind nur für den Schuldienst ausgebildet und nicht für die öffentliche Verwaltung.«*

Es heißt, dass narzisstisch Strukturierte oft Berufe wählen, für die sie möglicherweise gar nicht geeignet sind. Sie entscheiden sich für diese Berufe, weil sie sich von diesen mehr Anerkennung versprechen. Wenn ich meine Berufswahlcheckliste anschaue, kann ich das für mich so nicht bestätigen, denn »Prestige« sehe ich sowohl beim Lehrerberuf als auch beim Beruf des Diplomkaufmanns. Andererseits, das muss ich zugeben, gefällt mir der Titel »Studienrat« besser als der des »Diplomkaufmannes«. Bin ich also auch in dieser Hinsicht doch ein Narzist?

Wie dem auch sei: Aufgrund meiner psychischen Struktur war ich nicht mehr in der Lage (oder geeignet), diesen Beruf auszuüben. Das führte zu weiteren Ausfallerscheinungen: Immer öfter rief ich von einer Telefonzelle meinen Vertrauten aus der Schulleitung an und gestand, nicht unterrichten zu können, und dass ich zur Ambulanz in die Clemens-August-Klinik müsse. Ich fuhr aber die 150 Kilometer nur dorthin, um mich auf den Parkplatz zu stellen und mich in Kliniknähe geborgen zu fühlen.

Im Sommer 1986 eskalierte mein depressives Befinden: Ich radelte abends in einen nahe gelegenen Wald und ließ mich am Rande eines kleinen Sees nieder. Ich begann mit der »Tabletten-Alkohol-Prozedur«. In den frühen Morgenstunden wurde ich durch aufgeregtes

Grunzen von Wildschweinen geweckt. Panisch machte ich mich zu Fuß auf den Rückweg, drang in ein Haus ein und behauptete, es sei das meinige. Die Polizei kam, ich widersetzte mich. Das führte zu einer Anzeige. Rechtsanwalt und Arzt retteten mit Stellungnahmen die missliche Situation. Damit nicht genug: Eines Tages im Herbst 1987 setzte ich auf meine Lieblingsinsel Langeoog über, um dort in einem Hotel Freitod-Roulette zu »spielen«. Ich füllte die Badewanne mit Wasser, nahm Tabletten mit Bier. Dann wollte ich in die Wanne steigen, um bei Bewusstlosigkeit unter Wasser zu gleiten. Weil das Wasser noch zu heiß war, nahm ich weitere Tabletten mit weiterem Alkohol. Ich schrieb einen erklärenden Brief an meine Frau. Einige Zeilen, die das Dilemma wiedergeben, möchte ich dich lesen lassen:

»Bin nach Langeoog, um Ruhe zu finden, vor mir selber und vor der Außenwelt. Ich kann nicht mehr. Nach 20 Jahren Dienst! Wie soll ich das machen? Jeder Unterrichtstag bedeutet vorher eine Qual. Ich glaube nicht an mich. Ich mag mich nicht. Würdest Du mich bloß hassen. Dann wäre alles viel einfacher. Ich habe Deine Liebe nicht verdient. Bin mit meiner Person auch eine Belastung für die Kinder. Ich möchte aus all den Verpflichtungen flüchten.
Bitte, bitte, habe Verständnis für mich. Ich tue weh und doch will ich das nicht. Ich möchte das letzte Mal egoistisch sein und das Richtige für mich tun. Es ist ebenso furchtbar, immer nur das Sterben zu wünschen und andererseits alles zu tun, um den Wunsch zu verdrängen. Wenn du im Grunde zu nichts mehr Lust hast, ist das auch kein Leben.«

Ich fiel in einen tiefen Schlaf – auf dem Sofa, nicht in der Wanne. Spät am nächsten Tag wurde ich durch den Zimmerdienst geweckt. Ich fuhr zurück aufs Festland. Und es ging weiter so: Im Januar 1988, einer Phase mit Schnee und Minusgraden, realisierte ich etwas, das mir schon länger durch den Kopf geisterte: Tabletten – Alkohol – Ohnmacht – tödliche Unterkühlung. Das Ereignis lief in den Nachmittagsstunden so ab: Ich ging über Weiden zu einem Wäldchen in einiger Entfernung. Diese Wanderung hatte ich einmal mit den Kindern gemacht, weil es ein Ziel in der weiten Landschaft darstellt. Ich nahm nach jedem Schritt eine Tablette mit Weinbrand ein, und nach jedem Schluck legte ich ein Kleidungsstück ab. Sollte ich bei dem letzten Kleidungsstück noch dazu in der Lage sein, würde ich mich auf den Rückweg machen und die Bekleidungsstücke wieder anziehen. Ich kann mich an die Hochstimmung in dieser Situation noch erinnern: die Atmosphäre, das ganze Projekt – total surreal. Befreiender, reinigender, tiefer empfindender als das Badewannenszenario – ähnlich intensiv wie das Autoabgas-Erlebnis.

Ich war mittendrin in der Selbstmordmanie, d. h. ich verspürte den unwiderstehlichen Wunsch, einen Suizid zu riskieren. Die Psychiatrie/medizinische Psychologie kennt den Begriff Selbstmordsucht, und ich war besessen wie ein Süchtiger. In den Jahren zuvor konnte nur ein noch höherer Reiz diesen Zwang besänftigen: Die Resonanz einer anderen Frau und damit die höchste Anerkennung, die ich erfahren kann. Da ist jemand, der mich mag – bei meinen ehemaligen Partnerinnen war ich mir dessen nach Jahren nicht mehr sicher. Ganz gewiss blieben sie nur noch wegen des Hauses oder der Kinder, redete ich mir ein.

Unglaublich gerne mochte ich die Buchhändlerin. Warum wir nicht zusammenkamen? Vielleicht weil sie ein Kind hatte? Das hätte ich meinen Kindern nicht antun können. Vielleicht, weil sie einen Laden vor Ort hatte? Ich hätte nicht mehr in unserer Kleinstadt leben wollen. Oder deswegen nicht, weil von Montag bis Samstag das Geschäft im Vordergrund gestanden hätte – Monat für Monat, jahrein, jahraus? Ich glaube, dass ich auch davor Angst hatte. Vielleicht aber deswegen, weil ich zu diesem Zeitpunkt nicht die Kraft besaß, mich von der Familie zu trennen und zu Lasten der Familie womöglich glücklich zu sein.

Ich habe lange darüber nachgedacht, aus welchen Gründen diese Bekanntschaft für mich so verlockend war. Abgesehen von der Persönlichkeit war es auch wohl der Beruf. Schon als Kind war ich wegen unserer Nachbarin, einer Mitarbeiterin der Stadtbibliothek, häufig in der Bücherei und in Bücher vernarrt. In der Depression greifst du dankbar nach Befreiungsmöglichkeiten.

Solltest du gehässig sein, könntest du jetzt entgegnen, ich hätte dar-

an gedacht, eine Beziehung zu instrumentalisieren, um mich zu befreien. Nein, so ist es nicht, denn das Leben kann nur dann »schön« sein, wenn wir in zweckfreier Absicht Menschen finden, die zu uns passen, die kompatibel sind, um es neudeutsch zu formulieren.
In der Chance, solche übereinstimmenden Menschen zu begegnen, liegt seit »ewigen« Zeiten meine Hoffnung. Das sind Möglichkeiten, aus der Dunkelheit, in der sich der Depressive befindet, zumindest hin und wieder ans Tageslicht zu kommen.
Ich ahnte, dass ich die Ehe nicht mehr lange aufrecht erhalten konnte. Ich wollte aber einen Schnitt machen, um noch einmal neu beginnen zu können. Das bedeutete auf jeden Fall einen Ortswechsel – ich musste raus aus dem Kreis, in dem ich mir immer beißender klein und mickrig vorkam; jemand, der nicht mehr in der Lage ist, berufliche Anforderungen zu erfüllen. In dieser Verfassung sprach ich Anfang 1989 eine Frau an, die mir wegen ihrer Ausstrahlung aufgefallen war – eine Dekorateurin aus meinem Wohnort (wann ergriff ich in den vielen vorangegangen Jahren schon mal die Initiative?). Zuvor hatte ich Pablo Neruda gelesen: *»... ausgestattet mit der wertvollen Fracht unüberlegter Verrücktheit.«* War es nicht verrückt, Kinder, Frau (die es nicht verdient hatte) und Haus wegen einer neuen ungewissen Partnerschaft preiszugeben? Ich mochte Margit, die später meine Frau werden sollte, sehr, doch wäre Pablo Nerudas »wertvolle Verrücktheit« nicht in meinem Kopf gewesen, hätte ich den Sprung in ein neues Leben (ich sah es als letzte Chance) nicht geschafft.
Die Suizid-Verrücktheiten, die neue Verliebtheit mit ihren Risiken und eine mögliche traurige Trennung von meiner Frau, die ich noch mochte und den Kindern, die ich liebte, saugten die letzten Reserven aus mir. Ich rettete mich in die Klinik Wittgenstein[489] im Sauerland. Der erste Aufenthalt dort dauerte von Anfang Juni bis Ende Juli 1989.

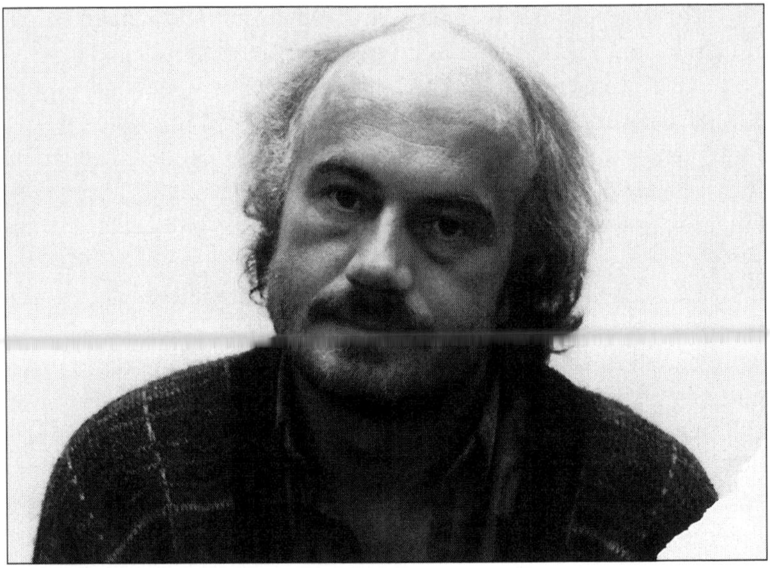

Mit der Hoffnungslosigkeit beginnt der wahre Optimismus: der Optimismus dessen, der nichts erwartet. (Jean-Paul Sartre)

Während des Klinikaufenthaltes führte ich kein Tagebuch, zog danach aber ein siebenseitiges Resümee. Daraus zitiere ich einige Passagen:

- *Es ist legitim, nicht nur an die Kinder, sondern auch an sich selbst zu denken; gleichwohl quälen mich die Schuldgefühle gegenüber Kathrin und Henning ganz furchtbar.*
- *Lange hoffte ich, meine Frau würde mich vor die Tür setzen oder jemanden kennen lernen, der besser wäre als ich – und das, obwohl ich sie noch mag.*
- *Was ich mir gar nicht vorstellen konnte, realisierte ich nun: Auszug mit wenigen Dingen, Trennung von den Kindern, unglaubliches Mitleid mit meiner Frau. Fühle mich furchtbar mies, hässlich, rücksichtslos, verantwortungslos. Ich kann nicht mehr, ich hasse mich. Ich glaube nicht mehr daran, auf Kosten anderer glücklich werden zu können.*
- *Unmittelbar nach dem Ende des Aufenthaltes verspüre ich kaum*

Grausen im Beruf: vier erfolgreich durchstandene Wochen liegen hinter mir.

Einige Wochen später, Mitte September 1989, ist das alte Leiden wieder da: Es kann nicht sein, dass man mich mag, mich liebt, ich bin allen ein Übel: Schülern, meiner neuen Freundin, meiner »Ex« und den Kindern.
Ich bin ein Zwerg: geistig, moralisch, ästhetisch. Zudem machte mich ein Brief der Ehefrau eines ehemaligen Studienfreundes »schier verrückt«: Sie schrieb mir in die Klinik, dass nur ein toter Vater besser sei als so einer, wie ich es bin. Sie mag Recht mit ihrer Annahme gehabt haben.
Der Suizid-Versuch mit Schlaftabletten und Autoabgasen gefiel mir, wenn ich das mal so salopp formulieren darf. In Erinnerung ist mir die absolute Entspanntheit. Ich beschloss, das zu wiederholen. Ich fuhr in den so genannten »Neuenburger Urwald«; am Ortsausgang an einem Forstweg sollte es geschehen. Schlauch einlegen, Wagen abdichten, Alkohol, Schlaftabletten. Eine kleine Option wollte ich mir dieses Mal offen halten: Kurz vor Einsetzen des langen Schlafes wollte ich versuchen, Hilfe herbeizutelefonieren. Rettungswagen, Einlieferung ins Krankenhaus, Behandlung – nichts von dem bekam ich mit. Am nächsten Tag kam ich zu mir – an Armen und Beinen fixiert. Ich flehte, mich von den Fesseln zu befreien, denn für einen Klaustrophobiker ist das äußerst beklemmend. Nach zwei Tagen wurde ich entlassen.
Angesichts dieses Rückfalles willigte ich zu einem zweiten Aufenthalt in der Klinik Wittgenstein ein (Ende September bis Mitte November 1989).
Bei diesem Aufenthalt führte ich Tagebuch:

– *Hab' mir vorgenommen, beim ersten Waldspaziergang, den ich alleine machen darf, von jedem Pilz, den ich finde, ein Stück abzubeißen; beim Fliegenpilz fiel mir das anfangs schwer – ein ganz neues Roulettespiel, das mir ohne gezieltes Nachdenken in den Sinn kam; dramatische Folgen hatte es keine, erzählt habe ich es nicht.*

- *Gefühlsstaus/Gefühlsblockaden könne ich nach Meinung des Therapeuten nur durch Handeln beseitigen (Suizidversuche, Trennungen); es fiele mir schwer, mir vorweg Gefühlssituationen und Konsequenzen vorzustellen – ich lernte nur aus konkreten Konfliktsituationen.*
- *Woher der Drang zu permanenten Veränderungen? Möglicherweise deswegen, weil jeder Ruhezustand zu mir selbst führe; ich sei auf der Flucht vor mir selbst; erstmals wurde eine Psychoanalyse in Betracht gezogen.*
- *Der Therapeut meint, ich hätte ein unerträgliches Ideal in mir: Der stets geduldige, nette, liebe, friedliche Wolfgang; vielleicht führe ich mich gegenüber Frau und Kindern so auf, um mich hassen zu müssen; ich wolle die unerreichbare Idealvorstellung zerstören, um mich dann selbst bestrafen zu dürfen (Freitodversuche).*
- *Mir wird geraten, mich weder für die Ehefrau noch für die neue Bekannte zu entscheiden und stattdessen eine Zeitlang ohne regelmäßige Kontakte alleine zu leben. Ich müsse mich mit mir selbst beschäftigen und dürfe nicht in die eine oder andere Beziehung flüchten. Dieses Flüchten bedeute, dass ich mich dort selbst vor mir verstecken wolle und das riefe ein »Gefangensein-Gefühl« hervor, aus dem ich auch wieder ausbrechen werde.*
- *Der Therapeut glaubt, dass es mich quält, vor einem Handeln, vor einer Entscheidung, Klärungen in mir vollziehen zu müssen. Schuldgefühle, auch gegenüber den Kindern, lenken von einer Beschäftigung mit mir selbst ab, weil es dabei um Dritte ginge; lieber würde ich ständig Scherben fegen, als dass ich mich mit mir selbst beschäftigen wolle.*
- *Wenn ich für alle Lebensbereiche versuche, ein Ideal zu erreichen und den Idealzustand für normal halte, dann hätte ich eine überhöhte Vorstellung von »normal« – weil ich diese selbstgestellten Anforderungen nicht erfüllen könne, müsse es zwangsläufig zu Minderwertigkeitskomplexen kommen (Selbsterhöhung und Gefühl der Minderwertigkeit liegen eng zusammen, den Begriff »Narzisst« erwähnte er nicht); die Gefahr des »Absturzes« sei besonders groß, zum einen durch den enormen Kräfteverzehr, zum anderen durch die Neigung zur Selbstzerstörung.*

- *Kurz vor der Entlassung aus der Klinik befinde ich mich auf dem Nullpunkt: ich hasse meine Psyche; ich hasse mich, weil ich Trauer verbreite; was für einen Scheiß verbreite ich für viel Geld (Studienrat, A 13) in der Schule? Wenn ich äußerst niedergeschlagen war und ich am Sinn und Wert meiner Arbeit zweifelte, dann war ich überzeugt davon, dass es keinen Unterschied gäbe zum Unterrichten von Postleitzahlen (und deren Auswendiglernen).*
- *Ich schaute mir verständnislos die Kollegen an, die sich besonders wichtig vorkamen und wähnte mich in einem absurden Theaterstück.*
- *Erzähle von der »Messer ins Herz-Vorstellung«; der Therapeut sieht das im Zusammenhang mit meinem Idealbild: Bloß nicht den »normalen« Suizid, sondern eine gesteigerte Form der Selbstbestrafung (zu dieser Suizid-Aktion sollte es im Frühjahr 1992 tatsächlich kommen).*

Die mir empfohlene und nach langem Hin und Her bewilligte Psychoanalyse brach ich nach sechzehn Sitzungen im Frühjahr 1990 ab: Als der Analytiker meinte, wir hätten noch nicht einmal richtig angefangen und ich hörte, es könne unter Umständen Jahre dauern, verlor ich die Geduld.
Keine Ausdauer hatte ich auch in anderer Hinsicht. In der Klinik empfahl man mir dringend, den Partner-Status quo nicht aufzugeben. Mit anderen Worten: Ich solle weder mit der Freundin zusammenziehen noch der Ehefrau zum jetzigen Zeitpunkt ein Versprechen abgeben. In der Zeit des Alleinlebens sollte ich versuchen, die Ursachen für mein Untreueverhalten zu ergründen. Der Therapeut bemerkt die Tendenz, der status quo-Situation aus dem Weg gehen zu wollen und meint, wenn ich mich frühzeitig für die eine oder andere Frau entscheiden würde, begäbe ich mich lediglich in einen bequemen Sicherheitsrahmen, in den ich mich aus Angst vor dem Alleinsein hineinzwängen würde. Der nächste Ausbruch oder der Wunsch zur Selbstzerstörung ließe unter diesen Umständen nicht lange auf sich warten.

Der Analytiker empfahl ebenfalls, derzeit keine Lebensgemeinschaft einzugehen. Er argumentierte aufgrund meines Tagebucheintrages so: *»Eine Psychotherapie sei nichts für mich, weil die Therapeuten lediglich den angerichteten Konflikten hinterherliefen. Durch eine Psychoanalyse müsse vielmehr herausgefunden werden, warum es überhaupt zu diesen Konflikten käme. Voraussetzung sei aber, dass ich den status quo beibehielte.«*
Die Analyse brach ich bekanntlich ab und verließ im Februar 1990 Frau, Kinder und Haus. Gemeinsam mit meiner neuen Lebensgefährtin hatte ich ein Häuschen zur Miete in Aurich gefunden.
Dieser Veränderung ging allerdings der prophezeite Wunsch nach Selbstzerstörung voraus. Ich bin mir aber nicht mehr sicher, ob ich es tatsächlich zu einem sehr ernsthaften Suizidversuch kommen lassen wollte. Es hätte auch eine demonstrative Selbstbestrafung sein können. »Schaut her, ich bin ein schlechter Vater, ein übler Ehemann und überhaupt kein guter Mensch – ich werde mich bestrafen.« Ich war überzeugt davon, ein moralisches Gleichgewicht herzustellen: hier meine »Trennungstat« und in der anderen Waagschale »Selbstbestrafung«.
Der Umgang mit seinem Aggressionspotential ist für den depressiven Menschen eine kaum lösbare Zwickmühle. Wie kann er aggressiv sein, wenn er voller Verlustangst und so auf Zuneigung angewiesen ist? Folglich richtet sich die Aggression gegen die eigene Person. Tragisch ist die Selbstzerstörungstendenz, sofern sie aus ehemals berechtigten Hassgefühlen der Kindheit herrührt. Diese verzehrenden Gefühle durften als Kind nie geäußert werden, weil sich meine Situation dadurch nur verschlimmert hätte. Die Neigung zum Gutsein-Wollen stellte sich bei mir recht früh ein. Die dahinter steckende Absicht gilt heute wie damals: die Sehnsucht nach konfliktfreier Harmonie. Kein Wunder, dass ich mich nie offensiv wehrte, denn ich wollte mich selbst nicht als böse erleben.
Wer keine Möglichkeit sieht, Druck abzulassen, um Affekte loszuwerden, muss alle negativen Gefühle als Selbstbestrafung gegen sich selbst richten.
Ohnmächtige Wut und Hassgefühle, die früh unterdrückt werden mussten, machen auch im späteren Leben noch depressiv. Der ät-

zende Keim wird in der Kindheit angelegt, weil die stark negativen Gefühle wegen der Abhängigkeit und Hilflosigkeit nicht gezeigt und schon gar nicht zugelassen werden durften.
Gekonnte, weil gelernte Aggressivität ist ein wesentlicher Bestandteil des Selbstwertgefühles, des Gefühls für Würde und für gesunden Stolz. Das geringe Selbstwertgefühl Depressiver hat eine wichtige Wurzel in ihrer nicht gewagten Aggressivität.[490] Wohl deshalb verspürte ich bei riskierten Suizidaktionen eine derart tiefe Erleichterung.
In seinem Roman »Das Glück in glücksfernen Zeiten« lässt Wilhelm Genazino eine Romanfigur sagen: *»Lange bevor man tot ist, durchlebt man Phasen der Tödlichkeit.«*[491] Es ist seltsam. Der Satz löste sofort etwas in mir aus, denn so empfinde ich: Jede Selbstbestrafung ist ein kleiner Tod. Und Phasen tiefster Depression leiten dieses »Sterben« ein. Weil ich mit der Bestrafung dafür büße, dass »ich bin« (dass ich so bin?), findet auf diesem Wege eine »Entschuldigung« statt. Ich bin erleichtert.
Eine Entlastung ganz anderer Art ist das Sterben von Erwartungen und Sehnsüchten. Du weißt, dass ich Hoffnungen und Träume begraben musste. In diesen Zeiten durchlebte ich zunächst Düsternis und Verzweiflung. Sobald jedoch der Tod der einen oder anderen Illusion verkraftet war, erblickte ich einen hauchdünnen Silberstreif am Horizont. Von Mal zu Mal werden die Streifen breiter: Mit dem Kommen und Bewältigen dieser »Phasen der geistigen Tödlichkeiten« lernte ich, meine unerfüllbaren Ansprüche an das Leben zu reduzieren.
Dann aber ein neues Desaster: Zwanghaft stellte ich mir mein Ableben in der Nähe meines langjährigen Freundes Dieter Jäntsch an der Hessischen Bergstraße vor. Dort, in irgendeinem kleinen Ort im geliebten Odenwald, wollte ich mich einquartieren und eine Überdosis Schlaftabletten mit Alkohol einnehmen. In Lorsch suchte ich eine Arztpraxis auf, gab an, ein Feriengast zu sein, der unter Schlafstörungen litt. Ich bekam das gewünschte Rezept für stärkere Tabletten mit Durchschlafqualität. Bevor ich mir ein Quartier suchte, um zur Tat zu schreiten, rief ich in einem Anfall von Skrupel leider oder Gott sei Dank meine Lebensgefährtin an, um mich zu erklären. Sie

sagte, die Polizei sei inzwischen alarmiert, eine Fahndung würde laufen und ich müsse damit rechnen, eventuell – um mich vor mir zu schützen – in eine Psychiatrie eingewiesen zu werden. Sollte ich mich jedoch bei der Kontaktperson der Polizei telefonisch melden, bräuchte ich keine Zwangsmaßnahmen zu befürchten. Ich rief dort an und fuhr schamerfüllt den langen Weg zurück. Meinem nichtsahnenden Freund gestand ich später meine »schräge« Unternehmung. Dieser Ausbruchsversuch beflügelte mich, anstehende Belastungen auszuhalten und sogar aktiv nach Lösungen zu suchen. Die schlimmste Belastung ergab sich aus der Forderung meiner Ex-Frau, ein Zusammentreffen der Kinder mit meiner Lebensgefährtin zu vermeiden. Die in Kauf genommene Trennung von den Kindern war zu dieser Zeit das Kernproblem. Allein, aber auch mit Margit konnte ich mit dieser Trauer und dem Schuldgefühl nicht fertig werden. Ich suchte Hilfe bei der Familienberatungsstelle des »Paritätischen«. Margit und ich gingen gemeinsam in die Beratung. Sogar meine Ex-Frau erklärte sich glücklicherweise zu einem Gedankenaustausch in dieser Einrichtung bereit. Der Experte, Werner Meyer-Deters, brachte das Kunststück fertig, dass wir tatsächlich mit den Kindern etwas unternehmen durften und dass es seitens der Mutter geduldet wurde, dass Kathrin und Henning bei uns übernachteten. Meine quälenden Selbstvorwürfe, ich hätte den Kindern mit der Trennung etwas ganz Fürchterliches angetan, wurde aber auch von »meinem« Neurologen die schmerzende Schärfe genommen. Ich wollte trotz der Scheidung nicht auf die Kinder verzichten – es reicht, dass ich Holger »verloren« habe! Kathrin war seinerzeit neun Jahre und Henning sieben Jahre alt (1981 und 1983 die Geburtsjahre). Wenn ich mich nicht täuschen sollte, dann dürfte ich zum heutigen Stand die Beziehung der Kinder zu mir als »prima« bezeichnen. Gleiches gilt für das Verhältnis der Kinder zu Margit. Ich bin den Göttern dankbar.

Zum Sorgen machenden Lebensbereich Schule: Der Schulleiter, den ich beim Wechsel an die andere Berufsschule vorfand, sorgte durch sein cholerisches Verhalten für ein angespanntes und demotivierendes Klima an der Schule. Nachdem er in den Ruhestand entlassen war, bekamen wir eine Schulleiterin. Diese Frau brachte unaufgeregte

Bestimmtheit, Charme und Engagement mit. Ich werde nie vergessen, wie sie meinem Kollegenfreund Edgar und mir half, den Wunsch nach einer Schülerbibliothek umzusetzen (die Idee dazu kam mir während meines Klinikaufenthaltes). Musste ich dem vorherigen Schulleiter noch entrüstet vorwerfen, nur zu demotivieren, so liefen Edgar und ich bei ihr offene Türen ein: Sie sorgte für die Ausstattung, rückte mit uns die Bücherregale und half hemdsärmelig bei der Endreinigung. Nun hatte ich, dank Edgar und der neuen Schulleitung »doch noch meinen kleinen Buchladen«. Als Kollegen sich einmischten und begannen – ganz bestimmt berechtigt – die Schülerbibliothek EDV-mäßig zu verwalten, zog ich mich aus dem Projekt zurück. Mit Computerisierung wollte ich, so es sich vermeiden ließe, nichts zu tun haben.
Der guten Beziehung zur Leiterin tat das keinen Abbruch: Stundenplantechnisch half sie mir in schlimmen depressiven Phasen und stand mir bei der Trennung von der Familie zur Seite. Heute sind wir gute Freunde. Das berechtigt übrigens auch zur Zuversicht: Selbst in tiefster Depression kannst du Freundschaften schließen.
In der manischen Phase nach dem »Odenwald-Unterfangen« beschlossen Margit und ich, an einer zweijährigen Montessori-Ausbildung in Münster teilzunehmen. Nachdem feststand, dass wir zusammenleben wollen, erhielt Margit über eine gute Bekannte von mir die Möglichkeit, als Erzieherin in einem Montessori-Kindergarten zu arbeiten. Voraussetzung allerdings: das Montessori-Diplom. Warum ich mitmachte? Zum einen war es eine Chance, unsere noch junge Freundschaft durch Arbeit am gemeinsamen Bildungsziel zu festigen; zum anderen war ich scharf darauf, Ansätze der Montessori-Reformpädagogik auf meine Berufsschularbeit zu übertragen. Ich versprach mir davon einen für beide Seiten befriedigenderen Unterricht. Fast jedes Wochenende ging es mit kleinem Gepäck nach Münster oder zu Orten, an denen Hospitationen in Kindergärten oder Schulen stattfanden.
Die Ausbildung schloss mit einer theoretischen und einer praktischen Prüfung ab. Für die Theorieprüfung hatte ich die Erlaubnis, die gestellten pädagogischen Fragen mit Bezug auf das Jugendalter und die berufsbildende Schule zu beantworten. (Maria Montessoris Über-

legungen galten auch dem pubertierenden Jugendlichen). Diesen Prüfungsteil bestand ich sehr gut – hätte ich es nur dabei belassen! Nein, übermütig stellte ich mich auch der praktischen Prüfung mit dem speziellen Montessori-Lehrmaterial für die Sprach- und mathematischen Lernbereiche. Weil ich – was die praktische Kindergartenarbeit mit dem Montessori-Material anging – abgeschaltet hatte, wurde mein hilfloses Agieren vor der Prüfungskommission zu einem peinlichen Desaster. Nichts klappte. Die Herausforderung, die Grundsätze der Montessori-Pädagogik auf die kaufmännische Berufsschule zu übertragen, hatte für mich dennoch etwas Gutes. Ich schrieb das Buch »Die neue Berufsschule – Maria Montessori in der beruflichen Bildung«. Endlich konnte ich meinen Frust über die »alte« Berufsschule in Positives verwandeln: Ein neuer kreativer berufspädagogischer Ansatz war formuliert. Wer mag da noch behaupten, Schöpferisches sei in der Depression nicht möglich? Das berechtigt zur Zuversicht.

Aus dem darauffolgenden Jahr 1991 prägten sich mir drei Ereignisse ein. Mein Kollege Edgar und ich waren als Einzige dieser großen Schule bereit, mit unseren Klassen vor einem Bundeswehrstützpunkt gegen den Golfkrieg zu demonstrieren. Angesichts der Präsenz anderer Schulen schämten wir uns für unsere schwache Vertretung.

Im Sommer erlitt ich einen Kreislaufkollaps und verbrachte eine Woche im Krankenhaus. Und das dritte Geschehen: Wegen meines schlimmer werdenden Asthmas bekam ich eine vierwöchige Inselkur verschrieben. Leider nahm ich auf die Insel, wie schon in die Kliniken, viel zu viele Klassenarbeiten zum Korrigieren mit. Dann die Hiobsbotschaft: Die Schulleiterin teilte mir telefonisch mit, sie hätte mich aus der Fachklasse »Verwaltungsfachangestellte« herausnehmen müssen. Ich unterrichtete dort das Unterrichtsfach »Haushalts- und Kassenrecht«. Nur für kurze Zeit nahm ich ihr den »Rauswurf« übel. Ich bin durch meine Fehlzeiten nicht mehr verlässlich einsetzbar gewesen. Und als unzuverlässiger Kollege unterrichtest du dann Fächer und Klassen, die niemand gerne bearbeitet. Die große Angst, die alle Lehrer im Hinterkopf haben: Wenn du als älterer Lehrer des Öfteren krank sein solltest, was ja nicht unwahrscheinlich ist, bekommst du Fächer und Klassen, die dich vollends fertig

machen. Für einen Depressiven am Rande des Ausgebranntseins ist das eine Katastrophe, wie seelische Grausamkeit, Mobbing …
Da ist aber noch etwas Zersetzendes. Präsent und zerstörerisch: die Eifersucht. Bei allen Frauen war ich eifersüchtig auf die Männer, mit denen sie vorher zusammen waren. Bei meiner Ex-Frau war dieses quälende Gefühl schon ziemlich ausgeprägt, doch bei meiner neuen Freundin wütete die Eifersucht am kräftigsten. Es hätte nicht viel gefehlt, und wir hätten uns deswegen getrennt. Manchmal denke ich, ich hätte so heftige Gründe für die Eifersucht herbeigedacht, um mir den Rückweg zur Familie freizuhalten. In einer Aufzählung der »Eigenschaften einer Depression« las ich diesen absolut stimmenden Satz: *»… vernichtende und verworrene Gedanken, die wie Giftpfeile ins Hirn einschießen und nicht mehr vergehen. Und böse Gedanken, die wie ein Fegefeuer brennen. Denken müssen und mit dem Denken nicht mehr aufhören können.«*[492] So wirkte die Eifersucht!
Die unglaubliche und unheimliche Kraft der Gedanken wird auch durch diese Aphorisme unterstrichen:

Das Glück deines Lebens hängt von der Beschaffenheit deiner Gedanken ab.
(Marc Aurel, 121–180 n. Chr., römischer Kaiser und Philosoph)

Es ist doch nicht zu fassen, denkst du entrüstet. Ausgerechnet er, der es mit der Treue nie so ernst nahm, maßt sich an, die Frau, die ihm vertraut, mit übelsten Eifersuchtsvorwürfen zu beleidigen. Vielleicht ist dieses Verhalten eine Folge meines Begehrens gewesen. Begehren kann uns unbeherrschbar über uns selbst hinausheben. Sexualforscher konstatieren, dass die Fähigkeit, rational zu denken und zu handeln, verloren geht und dass das »Liebesobjekt« einen hohen Grad an Angst und Verstörung auslösen kann.[493] Möglicherweise habe ich meine Partnerinnen deshalb mit Eifersucht gequält: Aus Angst davor, mit den Ex-Partnern nicht konkurrieren zu können oder gar aus unbewusster Verärgerung darüber, dass ich wegen dieser neuen Partnerin bereit bin, meine Familie aufzugeben und eine unsichere neue Partnerschaft einzugehen. Auch könnten diese erniedrigenden

Eifersuchtsvorwürfe mir geholfen haben, Stress abzubauen und durch das Leiden meines »Opfers« von eigener Schuld abzulenken.[494] Ich mag es mir kaum eingestehen, doch irgendwie ist es sadistisch, einer geliebten Person Schuldgefühle aufzudrängen, um von sich selbst abzulenken.

Ich will mich nicht rechtfertigen, sondern lediglich etwas verdeutlichen: Die Eifersucht wird proportional stärker, je mehr wir von einem Partner abhängig sind und Angst haben, ihn zu verlieren. Heute, fast 20 Jahre später, glaube ich, es mit mir selbst aushalten zu können. Aber damals wäre ich nicht in der Lage gewesen, das Alleinsein zu ertragen. Mit meinen Eifersuchtsszenen riskierte ich es aber, von der »Freundin« verlassen zu werden. Dann hätte ich sie und möglicherweise meine Familie verloren. Mir ging es schon des Öfteren durch den Kopf, ob ich das totale Verlassenwerden nicht provoziert haben könnte, um einen Grund mehr zu haben, endlich aus dem Leben zu scheiden. Soweit ich mich erinnere, waren das keine bewussten und berechnenden Überlegungen, aber unbewusst hätte das ein Motiv sein können.

Wenn ich schon bei spekulativen Überlegungen bin: Von meiner Mutter erhielt ich keine Gewissheit, keine Verlässlichkeit der »Mutterliebe«. Menschen, denen dies wichtig und widerfahren ist, leiden häufig unter Eifersucht[495]: Kann sein, dass ich diese Kindheitserfahrung auf meine Partnerinnen übertragen habe.

Die Emotion »Eifersucht« ruht in jedem von uns, jedoch versagt ihr die Hirnrinde günstigstenfalls die Entfaltung. Bei mir war es auf jeden Fall so, dass ich nicht in der Lage war, kraft meiner Vernunft diesem hässlichen Gefühl Paroli zu bieten.

Ich glaube, dass die dramatische Phase dieses eifersüchtigen Argwohns fast zwei Jahre dauerte. Wie glücklich bin ich seitdem darüber, dass meine jetzige Frau die Nerven und die Größe hatte, bei mir zu bleiben. Ich schäme mich immer noch!

Der durch das Beziehungsglück gespeiste Akku verlor allerdings binnen recht kurzer Zeit seine Energie. Freitod-Gedanken bemächtigten sich wieder meiner. In der Klinik »Wittgenstein« tauchte erstmals die Vision auf, mir selbst ein Messer in die Herzgegend zu stoßen. Das wollte ich kombinieren mit Schlaftabletten, Alkohol und

Kälte. Alles in mir drängte danach, diesen Wunschtraum zu realisieren. Es war im März 1992, im Harz herrschte noch Winter. Ich musste es tun! Am Montag, 16. März, startete ich, ohne eine Nachricht zu hinterlassen, nach Schierke, der Stadt am Fuße des Brockens. Über diese »Harz-Reise« führte ich in einem Vokabelheft eine Art »Protokoll«. Wegen der Unmittelbarkeit habe ich mich entschlossen, dir die handschriftlichen Eintragungen einzuscannen.
Vorweg lese bitte meine Tagebucheintragungen von Anfang Januar, die dir demonstrieren, in welcher seelischen Verfassung ich mich befand und wie sich mein Gehirn (mein Ich?, mein Selbst?) bereits auf die »Harz-Reise« vorbereitete:

Tagebucheintrag (Vokabelheft) vom Sonnabend, 11. Januar 1992
Es friert. Raureif. Erfrieren ist besser als die berufliche Zukunft. Eine unerträgliche Ungewissheit und Plackerei läge vor mir. Diese Energie bringe ich nicht mehr auf. Der Berufsschuljob hat mich aufgezehrt wie eine Krebskrankheit. Bin alle. Enttäuscht von mir und ohne Selbstvertrauen.
Überhaupt den verkehrten Beruf und die letzten 6–7 Jahre wissend, den für mich total verkehrten an den Berufsbildenden Schulen. Durch die familiären »Affären« von Schuldgefühlen zernagt und finanziell erledigt.
Die Depression, die Kleinheit, das Nichtsnutzgefühl sorgen für den Rest – bzw. haben mich da z. T. reingebracht – in den teuflischen Kreis.
Makulatur, gespielter Optimismus halten mich aufrecht; geben mir eine Fassade – ich bin ein potemkinsches Haus. So belüge ich meine Umwelt, die mir Vertrauen schenkt. Kommendes kann nur noch finsterer werden, und ich reiße andere mit hinein.
Bin lediglich eine kleine Rangierlok, der aber ständig – unabkoppelbar – bergauf neue schwere Güterwaggons angehängt werden. War ja auch bemüht, die Last zu ziehen, doch nun drehen die Räder durch – es geht einfach nicht mehr! Ich rolle, rase rückwärts ins tiefe Tal.
Ein anderes Bild: Vollgehängt mit Bleigürteln; bekomme die Gürtelschnallen nicht auf. Muss tragen, schleppen, aufrecht gehen. Kann nicht länger so tun, als wären es Luftballons!

Sonntag, 12. Januar 1992
Nach Konsultation meiner Ärzte hat mich der Amtsarzt nun auf 16 Unterrichtstunden reduziert; wie stark wird der Druck bleiben? Und wenn am Ende zwölf Stunden stehen sollten – wie kommen wir dann finanziell über die Runden?
Ich sagte Edgar schon am Dienstag, zwölf verhasste Stunden würden mich auch zerstören, doch klammere ich mich an die Hoffnung, dass es nicht so sein wird. Was soll ich denn sonst machen?
Bin schon wieder total resigniert, weil ich überhaupt keinen anderen Ausweg sehe! Ich kann schulisch so nicht weitermachen! Ich muss da raus!
Seit vielen Jahren klingen mir die Worte des Regierungsschuldirektors in den Ohren: »Sie werden es nicht durchhalten, mit diesem Anspruch, diesem Ideal in die Klassen zu gehen!«

Das nun folgende »Tagebuch« ist eigentlich ein situationsbegleitendes Stundenbuch, d. h. es ist nicht im Nachhinein aus dem Gedächtnis protokolliert, sondern fast zeitgleich mit den jeweiligen Handlungen geführt worden. Um die Wirkung der Unmittelbarkeit zu erhalten, habe ich dir das Original eingescannt:

Mo, 16.3.92 **DIE HARZREISE**

Ich bin bereit für die große Ruhe!

Hoffentlich schaffe ich den kleinen großen Kick! Ich bin doch sonst auch an die Grenze gegangen. Ich will es! Es muß 'raus aus dem Kopf. Seit ein paar Jahren habe ich die Idee – sie verschwand, kam langsam wieder und ist seit einem halben Jahr wieder voll da! Drangsaliert, quält, beherrscht mich ganz, alles Schöne ist mir nur Makulatur; Schnee, Kälte, Nässe beherrschen mich. Ich gebe nach: für mich, meinen Frieden. Es kann nicht weiter gehen.

Ich hoffe, ich schaffe es: etwas nur für mich, nicht an Frau, Kinder, Eltern denken, nicht für andere stark sein; für mich will ich stark sein!

Ruhig dasitzen; Stille; Nacht; denken; Taschenlampe, lesen; trinken, Tabletten, frieren, schlafen. Ich will!

Es gibt nichts, über das ich mich so freute; bitte, bitte, keine Angst keine Skrupel, keine Schuldgefühle: für mich!

Immer wieder wurde mir eingetrichtert, ich sei für mich verantwortlich; soll tun was mir gefällt; soll mich lieben lernen. Ich möchte <u>es</u> aus Liebe zu mir tun; Geist, Seele, Körper nicht mehr so quälen; ganz tief ruhen!

Frei sein von der Last der Komplexe, der Verantwortungen; Ängste, Schuldgefühle, der potenzierenden positiven Selbstdarstellung!

Frei und leicht und egoistisch.

Ich bin auf Gratwanderung; endlich wieder; lange ~~ich~~ nicht gewesen. Will die Extremsituation bis in die letzte Grenzensmöglichkeit nutzen; hat Axel Zimmermann das auch so getan?

Bewusstseinserweiterung bis zum Verlieren des Bewusstseins!

Was ich mir so oft wünschte: bin jetzt im verschneiten Harz, in der Nähe des Brockens, mit ausreichend Tabletten für den langen Schlaf.

12³⁰ noch 1000 m bis zum Brockenwirt. Bin total kaputt aber auch euphorisch; habe durchgehalten. Bin den Königsweg, die Loipe, durch z.T. knietiefen Schnee, 1 km bergan gestapft. dachte es zerreißt mir die Lunge.

14⁰⁰ Brockenwirt; lese im neuen Buch; tolle Theorie; seit mindestens 1½ Jahren sehne ich die jetzige Situation herbei; ausgestattet mit allem; grundsätzlich bereit; ich werde es wohl nicht tun; was mir sonst so leicht fiel, warum tue ich es jetzt nicht?!

Warum tue ich es nicht? Morgen werde ich es wieder bereuen; die Scheiße geht doch weiter! Ich kann kaum noch etwas ändern ?! Die einzige Hoffnung daß sich beruflich doch noch etwas tut! Eine aufgebaute Illusion, um es nicht zu tun ?! Bin verzweifelt!

15³⁰ Habe ein Bier mitgenommen sitze unterhalb des Wirtshauses in einer Schutzhütte und nehme einige Tabletten.

Nehme 2 Tabletten; komme auf den Trip; es regnet richtig.

Hoffe ich eine kleine Verletzung mit dem Messer im Herzbereich, sozusagen als Vorbereitung für vielleicht das nächste Mal, den Stoß!

Zigarette, Bier

ein seltsames Protokoll

Jetzt im Graupelschauer über.

Nicht abkühlen, Messer raus, Jacke auf, Pullover hoch!

Es wird Schnee; noch 1½ Fußmarsch auf glattem Schnee; wenn's was wird überhaupt; doch ja, ich will!

Zigarette!
Mein Gott wie einfach!
Was für ein fieses Geräusch.
Wie lustig. Jetzt zum Auto! Es schmerzt.
Mein Blut!

Ich tanze, bin glücklich!
wie noch!

Jetzt fährt noch ein
Ambulanzwagen vorbei:
Was für Zufälle!
Ahnen tut etwas
weh!

Ich spüre damit einen
meiner Abschnitt:
Einen freien Geist durch
Selbstgeißelung.
Was für eine neue
Facette!

18^30 Sitze in der Pizzeria von
Braunlage. Mein Gesicht brennt,
die Wunde brennt.
Gedanken an Krankenhaus verworfen – das geht mir nicht
etwas an!
Ich finde es so gut, das getan
zu haben. Die Messer-[illegible]
schleppe ich seit Wolfsburg mit
mir herum. Jetzt habe

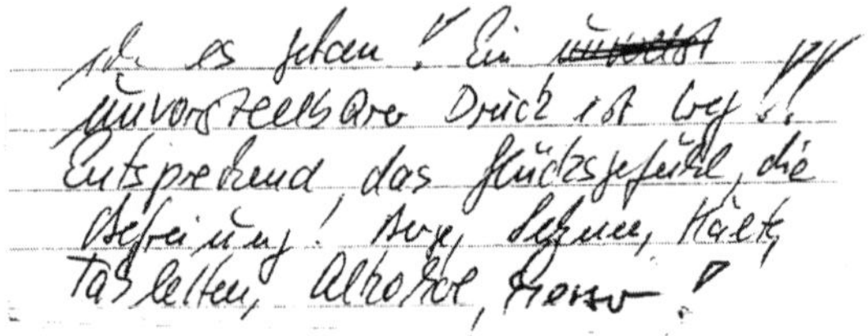
ich es getan! Ein unvorstellbarer Druck ist weg!!! Entsprechend das Glücksgefühl, die Befreiung! Angst, Schmerz, Kälte, Tabletten, Alkohol, Horror!

Ich hatte die Rippen abgetastet – »nicht viel drauf« – und dann im Herzbereich mit einem zuvor gekauften Tomatenmesser zugestoßen. Es ging vier Zentimeter tief. Ich hatte nicht den Mut, das Messer weiter durchzudrücken. So, nun habe ich mich auch hierzu bekannt. Es fällt mir wirklich nicht leicht, diese Aussetzer ans Licht zu bringen.

Auch diese Gedanken bloßzulegen fällt mir schwer: Jahrzehntelang verfluche ich den Tag meiner Geburt und fühle mich den Anforderungen des Lebens nicht gewachsen. Lebensmüde bin ich. Ich bewundere die mutige Konsequenz depressiver Selbsttöter. Ich meine, als immer noch Lebender in deren Pflicht zustehen. Als depressiver noch Lebender befinde ich mich in einer Glaubwürdigkeitsfalle. Bei jedem Suizid, der bekannt wird, sehe ich vorwurfsvolle Blicke auf mich gerichtet: Du bist unehrlich – warum lebst du noch? Warum belastest du uns mit deiner Depression, wenn es zum Sterben noch nicht reicht? So schäme ich mich, immer noch zu leben.

Wie es nach der Harzreise weiterging? Nach meiner Rückkehr suchte ich meine Schulleiterin auf und erklärte, die Nerven seien mit mir durchgegangen – ich würde eine Krankmeldung nachreichen. Sie reagierte verständnisvoll.

Anfang Mai 1992 hatte ich ein Gespräch mit dem für mich zuständigen Amtsarzt. Die Bezirksregierung stellte die Frage: »Fristverlängerung der Stundenreduzierung oder Eintritt in den Vorruhestand?« in den Raum.

Mitte Mai dann – auch für mich überraschend – der plötzliche Entschluss zu einem neuerlichen »Russisch Roulette«. So kurz hintereinander war es noch nie passiert! Dass diese Variante irgendwann kommen musste, war mir jedoch klar. Denn seit meiner Kinder- und früher Jugendzeit habe ich ein Faible für Jäger- bzw. Försterhochsitze. Denkbar ist, dass ich durch die Lektüre der Försterbücher darauf gekommen bin. In dem Buch »Herbstfreuden im Försterhaus« (für Jungen und Mädchen von 8 Jahren an) heißt es über Horst, dessen Onkel Förster ist: *»... oft schon hatte Horst oben in der Wildkanzel unter den überhängenden Kiefernzweigen gesessen und das heimliche Leben belauscht. Er fand es herrlich, hier ungesehen beobachten, träumen und grübeln zu können. Vor ihm lag aufgeschlagen das Buch der Natur, in dem er so gern las.«*[496] Ich fühlte wie Horst. Seit über 30 Jahren habe ich jedoch beim Anblick von Hochsitzen hässlich-schöne Hintergedanken: Ich möchte auf einem Ansitz in der Szenerie des geliebten Waldes sterben.

Am Montag, 11. Mai 1992, überkam es mich dann. Ich packte meinen Schlaftablettenvorrat und einige Flaschen Bier in meine Fahrradtasche und fuhr am späten Nachmittag in einen nahe gelegenen Wald. Mir war kein bestimmter Ansitz bekannt – ich wusste nur, dass es irgendwo am Waldrand oder an einer Lichtung einen geben musste. Dieses Herumsuchen, letztlich nicht mehr zu wissen, wo ich mich befinde, gehörte zu den erschwerten Bedingungen des Roulettes.

Ich entdeckte einen Sitz unmittelbar an einer Schonung gelegen. Etwas davon entfernt stellte ich mein Rad ab. Das Suchen hatte gedauert, doch ich konnte noch die einsetzende Abendstimmung genießen. Ich hatte Folgendes mit mir abgemacht: Zwei Schachteln zu je 30 Stück eines chloralhydrathaltigen Durchschlafmittels in Verbindung mit Reise-Dragees mit Schlucken aus den Bierflaschen in Ruhe zu mir zu nehmen und wenn ich merke, dass mir die Sinne schwinden, vom Ansitz zu klettern und zu versuchen, aus dem Wald herauszukommen.

Ich war überhaupt nicht in Panikstimmung, vielmehr herrschte eine melancholisch-paradiesische Atmosphäre: Abendstimmung, Maigrün, Vogelstimmen, eine besondere romantisch-unwirkliche Ruhe. Tablette, Schluck, Tablette, Schluck ... Ich schrieb nicht, ich las nicht. Ich saß und staunte über die groteske Situation. Surreal. Als mir »ganz schummrig« wurde, stieg ich unsicher hinab, schob mein Rad, ja, und dann weiß ich nichts mehr.

Um 23 Uhr begann die Gegenbehandlung mit medizinischer Kohle – das bekam ich eine Zeitlang mit. Dann setzt die Erinnerung aus. Am nächsten Vormittag erwachte ich angeschnallt auf einem Krankenbett und geriet in Panik. Um die Mittagszeit führte ich ein freundliches Entlassungsgespräch. Mit einem Arzt? Einem Psychologen? Ich weiß es bis heute nicht. Ich weiß aber den Rechnungsbetrag: 365,00 DM. Was ich nicht weiß: Wie bin ich überhaupt in dieser Mainacht zum Krankenhaus gekommen? Was ich wiederum weiß: Margit hielt unerschütterlich zu mir. Danke, mein Schatz!
Ich habe mir mit der Frage nach dem Warum den Kopf zermartert. Wenige Tage zuvor endete der Montessori-Lehrgang mit der letzten Prüfung. Hatte nur der zweijährige Druck mich aufrechtgehalten? War es doch die Enttäuschung darüber, das »Diplom« nicht geschafft zu haben (vordergründig legte ich im Lehrgangsverlauf keinen Wert mehr darauf)? Hatte ich »insgeheim« vielleicht eine berufliche Alternative darin gesehen, als Montessori-Erzieher mit Margit im Montessori-Kinderhaus arbeiten zu können (kann ich mir – ehrlich gesagt – nicht vorstellen)? Eher wahrscheinlich: Beruflich hatte ich mit nicht einmal fünfzig Jahren das Ende der Fahnenstange erreicht – so sehr ich mir wünschte, aus der verhassten Schule herauszukommen, so wenig konnte ich mir ein Scheitern in Form eines »vorzeitigen Ruhestandes« vorstellen. Wollte ich deshalb die Flinte ins Korn werfen?
Der bereits zitierte Wirtschaftspädagoge Dörschel macht ausdrücklich darauf aufmerksam, dass das Phänomen »Beruf« nicht nur rational begreifbar ist. Beschreibungen wie Berufstrieb, Berufsziel als Lebensziel, Berufsglück, Berufsgesinnung, Berufsethos und Berufsenttäuschung machen deutlich, dass auch irrationale Bezüge zum »Beruf« hochbedeutend sind. Daher gründet Versagen gerade im Erzieherberuf niemals nur im intellektuellen, sondern auch in der personalen Bedingtheit des Pädagogen. Der Berufserfolg basiert ganz bestimmt auch auf fruchtbaren sozialen Interaktionen. Ich als einer der Akteure war von Angst zerfressen. Dörschel meint, der Erzieherberuf sei nur als Dienst am anderen Menschen greifbar und nicht als Machtausübung oder als Verführung.[497] Von Ängsten und Komplexen gequält, musste ich aber Herrschaft über meine Klassen ha-

ben und die Schüler zugleich derart verführen, dass es ihnen leicht falle, mich zu mögen. So tanzte ich jahrelang, Unterrichtsstunde um Unterrichtsstunde, als nicht Schwindelfreier auf einem Drahtseil über dem fürchterlichen Abgrund. Im Nachhinein nehme ich an, dass die Ängste während der Referendarzeit weniger Befürchtungen wegen der permanenten Prüfungssituationen waren, sondern vielmehr Ängste vor den Menschen gegenüber dem Lehrerpult.
Du weißt, dass ein depressiver Mensch auf andere Menschen in besonderer Weise angewiesen ist, weil er (noch) nicht gelernt hat, sich selbst emotional zu betreuen. D. h. er kann sich nicht selbst genügen und kümmert sich daher um andere, in der Hoffnung, geliebt zu werden. Bedingungs- und erwartungslos kann der Depressive nicht lieben, da er sich selbst zu wenig mag. Ich fühle mich auch hier total zerrissen: Ich will allein und eigentlich doch nicht allein sein. Ich scheue Kontakte und sehne mich dennoch danach. Die extremste Kontaktsituation ist für mich das Unterrichten. Auch hier erwünsche ich Zuwendung, Respekt und Anerkennung als Echo auf meinen Einsatz sowie Dank für meine Überwindungen (von deren Ausmaße die Schüler sicherlich nichts merken). Zugleich deutest du jede Abweichung von der erwarteten Mimik, Gestik und der sprachlichen zwischenmenschlichen Äußerung als soziale Geringschätzung.
Wir erleben die Welt nicht, wie sie ist, sondern wie wir selbst sind: Ich fühle mich minderwertig – also suche ich Signale, die meiner Auffassung von mir entsprechen. Das ist die sich selbst erfüllende Prophezeiung: Guckt ein Schüler mich uninteressiert mit leeren Augen an, dann führe ich das auf meinen langweiligen Unterricht oder auf meine »Nicht-Liebenswürdigkeit« zurück. Hab' ich's nicht gewusst? Depression und Unterricht oder depressiv und leitender Angestellter, das ist ungefähr so, als würde ein Verdurstender Salzwasser trinken.
Daneben gab (und gibt es abgeschwächt immer noch) einen weiteren wunden Punkt, der sehr schmerzt: Dem narzisstisch Strukturierten liegt es nicht, andere nachzuahmen.[498] Folglich »gierte« ich zum einen nach einem eigenen pädagogischen Ansatz. Zum anderen war ich neidisch und eifersüchtig auf Schulbuchautoren, deren Bücher ich als Lehr- und Lernmedien im Unterricht einzusetzen hatte. Dieser

Druck führte zur Herausgabe des schmalen Lehrbuches »Kritische Wirtschaftslehre« und zur Formulierung eines »eigenen« reformpädagogischen Ansatzes. Freude und der Stolz waren allerdings nur Strohfeuer. Aber das hätte ich wissen müssen.

Nach dem riskierten Freitodversuch auf dem Hochsitz hatte ich so viele kurz aufeinander folgende Termine bei meinem Neurologen und Therapeuten wie niemals zuvor. Jedes »Russisch Roulette-Manöver« war für mich auch eine Demonstration der existentiellen Notwendigkeit der Veränderung meiner Lebensumstände. Während des Suizid-Rituals war ich in der Lage, mich äußerst auf das Wesentliche zu konzentrieren.

Es war immer auch mein kleiner Weg zur Erleuchtung. Das Resultat: Mitte Juni 1992 teilte ich dem Therapeuten mit, den Schuldienst verlassen zu wollen. Es folgten letzte Untersuchungen/Gespräche mit dem Amtsarzt. Mit Ablauf des Monats Dezember 1992 wurde ich in den Ruhestand versetzt. Für meine treuen Dienste wurden mir Dank und Anerkennung ausgesprochen. Die berufliche »Phase der Tödlichkeit« war damit beendet.

Aber ich konnte die Berufsschule nicht »einfach so« verlassen, als Gescheiterter. Da musste etwas Bleibendes folgen. Die Anregungen, die ich durch die Montessori-Ausbildung erhielt, transformierte ich zu einem pädagogischen Ansatz für die berufliche Erstausbildung. »Die neue Berufsschule – Maria Montessori in der beruflichen Bildung« lautet der Titel des knapp hundertseitigen Büchleins. Damit du einen Eindruck von der Intention meiner Überlegungen bekommst, zitiere ich hier einige Textstellen:

Es sind nämlich Menschen, nicht die Maschinen, der Maßstab für unternehmerisches Handeln. Das Humankapital entscheidet letztlich über Erfolg oder Mißerfolg eines Unternehmens.
Um das zu verstehen, ist eine ganzheitliche Sicht des Menschen notwendig: Rationale und emotionale Tendenzen sind in Einklang zu bringen: Zum Beispiel müssen kognitive Führungsqualitäten - wie konzeptionelles problemlösendes Denken und Abstrahieren - mit affektiven Qualitäten - wie Kommunikations-, Kooperations- und Integrationsfähigkeit - verknüpft werden können.
Die Unternehmensführung wird in einer aufgeklärten, informierten Gesellschaft nicht nur den Nutzen der eigenen Firma im Auge haben dürfen, sondern muß ihr Unternehmen im globalen Zusammenhang der Mit- und Umwelt sehen.[6]

So muß die Schule das Ziel verfolgen, die Schüler verantwortliche Beteiligung im potentiell konfliktgeladenen Zusammenleben und zweckgerichtetete Selbsttätigkeit erfahren zu lassen. Menschliche Anteilnahme und Initiative werden als notwendige Elemente der Gemeinschaft erfahren. Klar ist dabei wohl soviel, daß bei jeder Erziehung das Bemühen um die Überwindung von Zwang und Gewalt, der Weg von weniger zu mehr Freiheit und Selbstbestimmung über den Wert und die Kraft der Erziehung entscheidet. Selbständigkeit setzt jedoch voraus, daß man die eigenen Möglichkeiten und Grenzen erfährt. Je vielschichtiger und je differenzierter die Menschen um ein Individuum herum sind, umso schneller und umso intensiver lernt man durch das Zusammenleben die eigene Persönlichkeit kennen und die anderer zu respektieren (der Weg vom egoistischen Individuum zur individuellen Persönlichkeit).
"Selbst tun" in der Schule heißt für die Lehrer, Wissen nicht bloß zu übermitteln, sondern ein Problem so vorzubereiten, daß seine Lösung wissenswert wird. Selbst zu tun, heißt für die Schüler, neugierig zu sein auf den Weg in Neuland und Experiment: Jeder soll durch kreative Eigenarbeit entdecken, daß er etwas kann: Zum Beispiel Erfolg haben oder Mißerfolg ertragen können...

... Objektives Wissen durch stures Pauken einfach übernehmen zu müssen - wie es sich an Berufsbildenden Schulen leider geradezu anbietet - ist für jeden Schüler eine Qual.[7] Und folgerichtig kann ich aus einem Zeitungsbericht zitieren: "... Zudem herrscht in der Berufsschulzeit ein besonderer Leistungsdruck, da in kurzer Zeit ein sehr umfangreicher Stoff behandelt wird ... Der Unterricht wird stärker noch als an anderen Schulen als lästige Pflicht empfunden.

Das Buch erschien im Frühjahr 1994, also ein Jahr nach meiner Versetzung in den Vorruhestand. Bei Kultusministerien, Studienseminaren und Organisationen der Berufspädagogen machte ich intensiv Werbung für das Buch und bot mit Unbehagen Seminare für Berufsschullehrer an. Glücklicherweise gab es in der Zeit nach dem Erscheinen nur eine Lehrerfortbildung, zu der ich eingeladen wurde, und zwar in Sachsen. Ich hatte so eine Angst, alleine zu dieser Veranstaltung zu fahren, dass ich allen Mut zusammennahm, meine ehemalige Schulleiterin zu bitten, meinen Kollegenfreund Edgar Harms mitreisen zu lassen. Sie kam dieser Bitte nach. Alleine hätte ich mich nicht getraut, die mehrtägige Veranstaltung durchzuführen. Bezeichnend für meinen damaligen Angst-Zustand war wohl, dass ich bei einen gemeinsamen Waldspaziergang spontan auf einen Hochsitz kletterte und dort eine Weile verharrte. Um Kraft zu schöpfen, brauchte ich wohl die »Russisch-Roulette-Erinnerung«. Im Gegensatz zu einem Montessori-Seminar, das ich später an der Uni Münster im Beisein des Lehrstuhlinhabers abhalten durfte, war die Sachsen-Veranstaltung ein Erfolg. Ohne Vertrauten in der Nähe war ich in Münster vor Angst zunächst wie gelähmt und im weiteren Verlauf unkonzentriert und nervös.

Natürlich wollten die Lehramtstudenten von mir erfahren, wie ich die Chancen für pädagogische Innovationen einschätzen würde. Ich wusste zwar um die Diskrepanz zwischen Bildungsanspruch und berufsschulischer Wirklichkeit, doch noch vor Ende des zweistündigen Seminars verlor ich die Contenance und gestand den angehenden Lehrern kleinlaut, Fatalist geworden zu sein. Was für ein blamabler, unrühmlicher Abgang. Ich erwies meiner »Montessori-Mission« einen Bärendienst.

Weil ich mit meiner Selbstdemontage schon so richtig in Fahrt gekommen bin, will ich dir auch von weiteren leidvollen Seminarerfahrungen berichten:

Der an anderer Stelle bereits erwähnte französische Autor und Philosoph Houellebecq charakterisiert den Hund deswegen als sympathisches Wesen, weil sein Ego so klein sei, dass er die Fähigkeit habe, zufrieden zu sein. [499]

Es ist die Unzufriedenheit, die mich quält. Ich beklage mich jedoch nicht darüber, materiell zu kurz gekommen zu sein. Vielmehr geht es mir – wie du weißt – um die Wertschätzung durch meine Mitmenschen. Ich möchte »einen Namen haben«, Ansehen erlangen, persönlich und fachlich eine Autorität sein, etwas gelten, »Duftmarken« in meinem beruflichen Umfeld hinterlassen, denn wenn ich schon auf der Welt bin, dann möchte ich auch mit Respekt und Zuneigung aufgenommen werden.
Der Schiller-Biograph J. Aufenanger beschreibt den von mir gemochten Schiller so: *»Schillers Glück und Wohlbefinden war immer von der wohlwollenden, ja liebenden Gegenwart eines anderen abhängig gewesen – alleine fühlte er sich klein und nichtsnutzig.«*[500]
Möglicherweise hat mich diese Ambitionierung getrieben, Lehrer zu werden. Studienrat an einer Berufsschule. Leider nicht Lehrer an einem Gymnasium, einer Fachhochschule oder Universität. Dieses Bedauern spricht Bände, ist Ausdruck meines Lechzens nach Reputation. Meine Begierde nach Anerkennung konnte ich mit Veröffentlichungen in Fachzeitschriften ein wenig befriedigen.

Ich habe kein' Stachel, die Seiten meines Wollens anzuspornen, als einzig Ehrgeiz. (Shakespeare, Macbeth)

Mangelndes Selbstwertgefühl und die Überzeugung, minderwertig zu sein, das sind die Stachel, die tief in der Seele sitzen. Eine andere Kraft will sich mit diesen Defiziten jedoch nicht abfinden: der Narzissmus. Er ist das abgrundtiefe Begehren und die unstillbare Profilierungssucht.

Wenn du nach Ehre strebst, die dir die Welt soll geben, so musst du, statt dir selbst, ihr zu Gefallen leben; nicht was du selber willst, was die Ehre will, musst du sein.

(Rückert, Weisheit des Brahmanen)

Was ich im Grunde genommen selbst nicht gewollt und gekonnt habe und was mich zutiefst ängstigte, waren die Seminarangebote, die den Publikationen folgten.

Wer sein Herz dem Ehrgeiz öffnet, verschließt es der Ruhe.
(Chinesisches Sprichwort)

Um bei der Aphorisme zu bleiben: Mein »Herz« wollte sich ganz gewiss nicht diesen Auftritten stellen – aber meine »ver-rückte« Psyche verweigert mir den Widerstand gegen solche Herausforderungen. Das Angebot an sich war wohl Balsam für die Seele und Honig für mein unzufriedenes Ego. Doch von einer nachhaltigen Stärkung meines Selbstbewusstseins kann nicht die Rede sein. Im Gegenteil, wie du an diesem Beispiel sehen kannst: In einem berufspädagogischen Fachblatt veröffentlichte ich Mitte der neunziger Jahre einen Beitrag zur »Literatur im Deutschunterricht an berufsbildenden Schulen«. Daraufhin erhielt ich vom Germanistik-Lehrstuhl der Uni Hamburg eine Einladung zu einem Referat anlässlich der »didacta« in Hannover. Während der Fahrt zur Veranstaltung fühlte ich mich bereits, als führe ich zu meiner Hinrichtung (»Tödlichkeit«). Furchtbar. Noch schlimmer aber war, dass im ausgewiesenen Vortragsraum ein Kommen und Gehen war. Jedes »Gehen« eines Besuchers sah ich als persönliche Niederlage. Ich klammerte mich verzweifelt an meinen Overhead-Projektor, fühlte mich unsterblich blamiert, disqualifiziert, ausgeliefert, nicht ernst genommen. Oscar Wilde scheint Recht zu haben, wenn er sagt:

Ehrgeiz – Die letzte Zuflucht des Versagers/des Misserfolgs.

Sicherlich gingen nicht alle am Thema Interessierte, sobald sie meiner ansichtig wurden. Manch einer mag angeregt meinen Ausführungen gefolgt sein. Nach meiner »Theorie«, die ich mir zur Selbstberuhigung gebastelt hatte, hätte ich damit zufrieden sein müssen. Aber die Neuronen des Mandelkerns, der Emotionsinstanz des Menschen, spielten mir wieder einmal einen üblen Streich: Sie warnten vor den »bösen« Menschen, die nur gekommen wären, um mich abzuqualifizieren. An sich ist die Warnfunktion des Mandelkerns sinnvoll – nicht nur evolutionsgeschichtlich. Erhöhte Aufmerksamkeit gegenüber wütenden/zornigen Menschen ist angebracht, denn von diesen gehen potentiell Gefahren aus. Daher ist eine bestimmte

Patientengruppe, die der Menschen, die am »Williams-Beuren-Syndrom« (WBS) erkrankt sind, nur bedingt »alltagstauglich«. Extreme Kontaktfreudigkeit ist ein Symptom dieser Genmutation. Zum ungewöhnlichen Wesenszug der Betroffenen gehört, dass sie äußerst neugierig auf Menschen sind. Ursache dafür ist eine Fehlschaltung des Mandelkerns. Er kann keine Skepsis gegenüber den Mitmenschen erzeugen. WBS-Patienten haben ein unerschütterliches Vertrauen in das Gute der Welt. So, wie es für sie das soziale Böse nicht zu geben scheint, verhalten sie sich auch: außerordentlich freundlich, friedfertig und einfühlsam.

»Gäbe es mehr von diesen Menschen, ginge es der Menschheit besser«, wird ein behandelnder Arzt zitiert. Diese wunderbaren Attribute dürfen jedoch nicht darüber hinwegtäuschen, dass die meisten WBS-Betroffenen auf lebenslange Fürsorge angewiesen sind. Das Beispiel zeigt einmal mehr, dass unsere Psyche im Wesentlichen hirnbiologisch beeinflusst ist.[501]

Meine Sozialphobie verhält sich diametral zum WBS-Syndrom. Ich kann mir vorstellen, dass die WBS-Patienten sich ihrer »Schwäche« gar nicht bewusst sind und folglich auch nicht gegensteuern können. Ich dagegen kann mir zumindest Gedanken über meine Phobie machen und kleine Schritte unternehmen, diese Schwäche in den Griff zu bekommen (»wenn nur einer der Besucher erreicht worden ist, war ich nicht ganz erfolglos«).

Jedes noch so kleine Wagnis, jedes noch so geringe Hinausschieben der selbstgezogenen engen Grenzen eröffnet die Chance, sein Potential kennen zu lernen. Auch im Mut, das Scheitern in Kauf zu nehmen, kann man über sich hinauswachsen. Was uns nicht umbringt, das macht uns stärker. Ist das nicht auch ein Anlass für etwas mehr Zuversicht? Tot werden wir lange genug sein!

Ich musste unbedingt ein wenig Geld hinzuverdienen – mit den Angst machenden Seminaren ging das auf keinen Fall. Ich nutzte meine Schreib-Leidenschaft: Viele Fachaufsätze konnte ich gegen Honorar veröffentlichen. Nach etlichen Aufsätzen zur Theorie und Praxis des kaufmännischen Unterrichts, die ich in der Hauszeitschrift des Schulbuchverlages Winklers/Darmstadt veröffentlichte, brachte ich im Verlag die Idee ein, eine neue Schulbuchreihe zu kreieren. Es sollten kritische, schülerorientierte und preiswerte Lehrbücher (Lern- und Arbeitsbücher) für den »etwas anderen« Berufsschulunterricht werden. Ich legte dem Verlag das Konzept eines ersten Buches für den Wirtschaftslehre-Unterricht vor (Deutsch, Sozialkunde und Betriebswirtschaftslehre-Bände sollten folgen). Dieser Entwurf wurde akzeptiert und im Herbst 1999 erschien der Titel »Kritische Wirtschaftslehre«.[502]

Dieser Kurzbeschreibung des Buches kannst du entnehmen, dass es mir nicht nur um die Anhäufung von Begriffswissen geht, sondern auch um Zusammenhangsdenken sowie um die Aneignung von personalen und sozialen Kompetenzen (ganz im Sinne von Maria Montessori):

ISBN 3-8045-

Wolfgang Schade

Kritische Wirtschaftslehre – Brennpunktthemen aus Wirtschaft und Politik

72 S. A4, zweifarbig, 1. Aufl., 1999 .... **3308**-6 15,80 DM 8,08 €

Dieses Arbeitsbuch soll dazu beitragen, die (Wirtschafts-) Welt besser zu verstehen und zahlreiche Zusammenhänge zu erkennen. Die vorgeschlagenen Lehr- und Lernformen haben zum Ziel, eigenständiges Lernen zu fördern, der Lerngruppe Verantwortung zu übertragen, den Gruppenzusammenhalt zu festigen und die Arbeitsfreude zu steigern. Die Stärkung der Urteils- und Entscheidungsfähigkeit ist die beste Vorbereitung auf zukünftige Anforderungen im Alltag, Studium und Beruf. Jedes Kapitel besteht aus drei Teilen: Einführender Text – Fachartikel – Bearbeitungsvorschläge.

Inhalt: Bevölkerungswachstum – Produktionsfaktor „Arbeit" – Konflikt „Ökonomie – Ökologie" – Kinderarbeit – Technischer Fortschritt – Wind als alternative Energiequelle – Der EURO, die Europäische Währungsunion – Geringfügige Beschäftigungsverhältnisse – Zinsen.

Die erste Auflage über 1000 Exemplare verkaufte sich recht schnell. Doch der Winklers-Verlag verschmolz mit einem anderen Verlagshaus und »mein« Projekt, »Das kleine, etwas andere Schulbuch«, wurde nicht weiter verfolgt.

Zwar intendierte ich mit dieser Buchidee auch pädagogische Ziele, doch hielt sich mein Bedauern in Grenzen: Immerhin hatte ich den Traum realisiert, ein »eigenes« Lehrbuch zustande zu bringen. Finanziell brachte diese 1. Auflage keinen durchschlagenden Erfolg: nicht einmal die Kosten wurden gedeckt. Der Wunsch, vom Schreiben leben zu können, erfüllte sich trotz aller Anstrengungen nicht. Immerhin aber war ich entbunden von dem gefürchteten und daher gehassten Berufsschulunterricht. Und die finanzielle Knappheit kann ich trotz bestehender Konsumwünsche immer noch besser ertragen als die Berufsschultätigkeit.

Mit dem VWL-Buch konnte der fordernde Narziss in mir zunächst zufrieden sein. Ich berichtete dir schon an anderer Stelle, dass mich zuweilen eine schöpferische Manie packt – nach dem Eintritt in den Vorruhestand hatte ich einige dieser anstrengenden produktiven Phasen: besser so als das vorherige autoaggressive Verhalten. Vom letzten Suizid-Roulette bis zum Herbst 2003 trat der Freitod-Wunsch in den Hintergrund.

Im Oktober 1992 wurde meine Ehe geschieden. Das Kinder-Besuchsrecht war großzügig geregelt. Eigentlich war ich nun ein freier Mensch – eine Lebenssituation, die mir schon als Jugendlicher vorschwebte. Als junger Mensch hatte ich eine unglaubliche Angst vor den Anforderungen des Erwachsenenlebens. Ich wäre gerne in null Komma nichts alt gewesen. Im Alter erhältst du Freiheiten, wie nur ein Kind sie haben kann.

Meine Schulleiterin gab mir ein Gedicht von Eichendorff mit auf den Weg:

Schläft ein Lied
in allen Dingen,
die da träumen
fort und fort –
und die Welt fängt
an zu singen,
triffst du nur das
Zauberwort.

Ich bin felsenfest davon überzeugt, dass ich mein Zauberwort nun kenne: Freiheit!

Du erinnerst dich, dass ich einige Seiten zuvor fragte, ob ich mei-

nem Leben in den letzten Jahren ein Ende setzen wollte, weil ich mich mit dem Scheitern im Beruf nicht abfinden konnte? Angesichts der Flut von Veröffentlichungen (u. a. auch für die Halbjahresschrift der Deutschen Montessori-Gesellschaft) denke ich schon, dass ich versuchen wollte, dieses Scheitern zu kompensieren. Aber umbringen wollte ich mich deswegen sicherlich nicht! Vielmehr erkannte ich im Ende der Berufsschulzeit die Chance für einen Neuanfang. Sah ich vorher keine Zukunft, so eröffneten sich nun Möglichkeiten. Die Zeit der Folterung der Seele war vorbei.
Dieses Zitat gibt mein Empfinden nach der Befreiung sehr gut wieder:

Ich liebe den Moment nach der Entscheidung, nach dem Wählen eines Weges, wenn es kein Zurück mehr gibt und alle Energien in eine Richtung fließen. Dieser Moment der Freiheit, der noch im Schatten der Angst steht, dass ich die falsche Entscheidung getroffen habe, dieser Moment beansprucht alle Kraft, damit Raum entsteht, in dem Leben sich ausdehnen kann.
Dieses Vertrauen mit dem ganzen Wesen, dieses Glauben, dass ich beteiligt bin an den Entschlüssen, die Leben fördern, dieses Lebendigsein, diese Freiheit, liebe ich.
(Autor und Quelle unbekannt)

Warum ich möglicherweise bereit war, so oft den Freitod zu riskieren? Reinigung durch diese absolute Konzentration und symbolischer Neubeginn; Suche nach Gewissheit und Schlussstrich unter die Selbstzweifel; Selbstbestrafung und damit Erlass der Schuld; Zeugnis von Reue ablegen; dokumentieren, dass ich »dieses« Leben nicht mehr leben könne und zugleich die Notwendigkeit von Veränderungen rechtfertigen; Zeugnis darüber ablegen, dass ich mich im moralischen Sinne zutiefst verabscheue; aber auch: ich wollte nicht mehr Geisel dieses mich überfordernden Lebens sein.
Wie gesagt, bis Ende 2003 müssen mich die veränderten Lebensumstände derart besänftigt haben, dass ich nicht einmal in Versuchung geriet, das »Russisch-Roulette-Spiel« wieder aufzunehmen. Ein bedeutsamer Indikator für die neue Kraft und Zuversicht ist aber auch,

dass ich seit nunmehr 18 Jahren so gut wie keinen Alkohol mehr trinke – und ich habe nicht das Gefühl, auf etwas verzichten zu müssen.

Gerade eben merkte ich an, dass es bis zum Herbst 2003 keinen Freitod-Wunsch gegeben hätte. Richtig ist, dass dieses Erlösungsdenken immer da ist, wenn auch im Hintergrund schlummernd. Richtig ist aber auch, dass mich bis heute kein konkreter Wunsch nach dem »Suizid-Roulette« mehr quälte.

Dieses »Vakuum« scheine ich ausfüllen zu müssen: Ich engagiere mich für die Legalisierung der aktiven Sterbehilfe und die konsequente Respektierung der Patientenverfügung. Ich glaube, es hat für mich etwas Tröstliches, mich mit meinem Sterben/Tod zu befassen. Intensiv setze ich mich beispielsweise mit der Friedwald-Idee auseinander und ich habe mich für den Friedwald bei Hude/Oldenburg entschieden. So konfrontiere ich mich ganz konkret mit der Endlichkeit meiner Mühen und erfahre dadurch Ermutigung zum Weitermachen. Das ist eine Erkenntnis, die sich mit den Dignitas-Erfahrungen deckt: Die Option eines selbstbestimmten begleiteten Freitodes ermuntert nicht wenige Betroffene, noch eine Weile durchzuhalten.

Mir ging es ab Ende 2003 bis zu Beginn des Jahres 2006 psychisch katastrophal. Ich glaubte, über keine Kraft mehr zu verfügen, die Traurigkeit auszuhalten.

Zwar stellte mein Neurologe die Medikation auf die akute Situation ein (zu Decentan und Amitriptylin hinzu: Zoloft, Gladem), doch ich hatte die Hoffnung auf Besserung verloren. Blieben die quälenden objektiven Umstände nicht dieselben?

Nehmen wir mal an, ein bissiger Kampfhund käme immer näher: Da hilft es doch auch nichts, das Fernglas umzudrehen, um die Bestie weiter entfernt scheinen zu lassen! Mit anderen Worten: Trotz der Psychopillen bleibt die Bestie »Alltag« bestehen; die »Chemie für die Seele« schafft keine Umwelt, mit der ich besser klar käme. In dieser Situation fokussierte sich meine Hoffnung ganz auf Dignitas. Ich bat »meinen« Sterbehilfeverein flehentlich, mir zu helfen, mich von der Bürde des Daseins zu erlösen:

Lieber Herr Minelli,
dieses ist eine leidenschaftliche Bitte, weil ich das Leben nicht mehr ertrage! Seit meinem 15. oder 16. Lebensjahr – ich bin jetzt fast 63 Jahre alt – lebe ich mit dem dringenden Wunsch, nicht mehr leben zu müssen. Ich erlernte einen kaufmännischen Beruf, den ich bald hasste. Meine Lehrfirma bot mir nach Beendigung der Lehre an, in Madrid zu arbeiten – was eine Auszeichnung war. Meine Frau und das Kind – wir waren grad' zwanzig Jahre alt, kamen nach. Zwei Jahre blieben wir – in Spanien fühlte ich mich unglücklich und überfordert.
Wieder in dem ungeliebten Ort, in dem ich aufwuchs, studierte ich an der Fachhochschule »Betriebswirtschaft« und schloss mit dem »Diplomkaufmann« ab. Ich hatte eigentlich meine Leistungsgrenze erreicht. Gleichzeitig wusste ich, dass ich kein »Kaufmann« sein konnte. Ich versuchte, mich mit Autoabgasen zu vergiften. Wanderer fanden mich. Danach begann eine Psychopharmaka-Behandlung, die bis heute andauern sollte. Ich stieg bei einer amerikanischen Firma nach einem Jahr wieder aus und bewarb mich für den Schuldienst (Kaufm. Berufsschule.) Nach einem weiteren Studium der Politikwissenschaft, der Volkswirtschaftslehre und der Wirtschaftspädagogik sowie nach einem anschließenden Referendariat, wurde ich Studienrat für den Berufsschuldienst. Im Laufe der Jahre entwickelte ich eine Panik davor, einen Klassenraum zu betreten. Die Sozialphobie verstärkte sich; ich begann zu trinken. Bald »experimentierte« ich mit Alkohol und Schlaftabletten.
Alkohol und Todessehnsucht führten zu Scheidungen. Dadurch, und auch wegen der verlassenen Kinder, entstanden Schuldgefühle. Der Hass auf mich selbst wuchs ins Unendliche. Psychopharmaka und Psychotherapie änderten an diesem Leben im tiefsten Schwarz so gut wie nichts.
Klinische stationäre Behandlungen der Depression brachten auch keinen Durchbruch. In immer kürzeren Abständen nahm die Zahl der Selbstbeschädigungen, mit dem bewussten Risiko zu sterben, zu. Der Schuldienst wurde immer unerträglicher.
Noch nie war mein Selbstwertgefühl so gering, die Minderwertigkeitskomplexe behinderten mich im Umgang mit anderen von Kind-

heit an. Zwei Häuser gingen durch mein unstetes Leben verloren. Die Schulden wuchsen.
Trotz einer dritten, als glücklich zu bezeichnenden Ehe, hörte ich mit den »Russisch-Roulette-Selbstbeschädigungen« nicht auf. Auch aus Angst davor, nun auch die jetzige Ehefrau unglücklich zu machen, möchte ich mit dem Leben abschließen. Vor acht Jahren wurde ich dienstunfähig geschrieben, bin nun als Beamter im Vorruhestand und fühle mich wertloser als jemals zuvor.
Suizid-Versuche möchte ich keine mehr unternehmen, weil ich eine panische Angst davor entwickelt habe, als Schwerbehinderter und als Hilfloser zu überleben.
Mein ganz tiefes Anliegen: Ich möchte mit der Hilfe von Dignitas von dem verhassten quälenden Leben erlöst werden. Bitte teilen Sie mir mit, ob dieses Verlangen erfüllt werden könnte.

In Hoffnung
Mit herzlichem Gruß

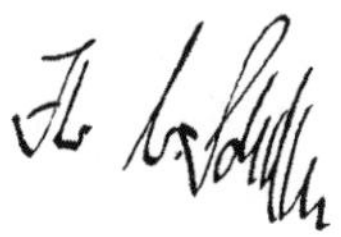

31. 1. 2004

In meiner zutiefst depressiven Situation, die mich aber nicht in einer juristisch relevanten Urteilsfähigkeit einschränkte, hatte ich wohl insgeheim gehofft, den Koffer für Zürich packen zu können. Das Antwortschreiben von Dignitas war insofern enttäuschend. Aber lies bitte selbst:

DIGNITAS

Menschenwürdig leben

Menschenwürdig sterben

Postfach 9
CH-8127 Forch
Telefon national 01 980 44 59
international +41 1 980 44 59
Telefax national 01 980 14 21
international +41 1 980 14 21
E-Mail dignitas@dignitas.ch
Internet www.dignitas.ch

Exp.: Postfach 9, CH-8127 Forch

Herrn
Wolfgang Schade
Stallingslust 351
DE-26605 Aurich

11. Februar 2004

Sehr geehrter Herr Schade,

Wir danken für Ihren ausführlichen Brief vom 31. Januar 2004; in der Beilage lassen wir Ihnen unsere Unterlagen zugehen.

Allerdings müssen wir Ihnen sagen, dass zur Zeit Schwierigkeiten vorhanden wären, wenn wir für Sie eine Freitod-Begleitung vorbereiten müssten: Weil gegen einen Arzt, der Personen ohne körperliche Krankheiten Rezepte geschrieben hat, ein staatliches Verfahren im Gange ist, ist es auszuschliessen, dass bis zur rechtskräftigen Entscheidung jenes Verfahrens ein anderer Arzt mit einer solchen Rezeptausstellung seine Approbation auf Spiel setzen würde.

Falls Sie bei uns Mitglied werden, würden wir Sie aber auf die Liste jener Mitglieder setzen, die wir bei einem positiven Entscheid informieren werden.

Nach der Lektüre Ihres Briefes kommen wir allerdings auch zur Auffassung, dass praktisch alle Ihre bisherigen Suizid-Versuche appellatorischen Charakter aufgewiesen haben könnten: Ihr Hinweis darauf, dass Sie im Wald sich zu einem Krankenhaus durchschlagen wollten, ist der Auslöser dieser Überlegung.

Eigenartigerweise berichten Sie nicht davon, dass Sie jemals den Versuch gemacht hätten, Ihre Probleme psychotherapeutisch in den Griff zu bekommen. Gab es das nicht, oder haben Sie vergessen, uns darüber zu berichten? Auch für das Problem Ihrer Angst vor dem Stundengeben meinen wir, sollten Sie professionelle Hilfe in Anspruch nehmen.

Vielleicht wenden Sie sich einmal an Herrn A. J , Am Tiergarten A , Tel. . Er gehört zu den sogenannten «System-Therapeuten»; wenn Sie mehr darüber wissen möchten, finden Sie im Internet unter der URL «http://www.dgsf.org/» den Zugang.

Eines sollten Sie auf jeden Fall unterlassen: weitere eigene Suizid-Versuche. Sie können sich damit nur schädigen; statistisch kommt nur ein vollendeter Suizid auf fünfzig Versuche.

Sie können uns gerne auch anrufen, wenn Sie mit uns noch bestimmte Fragen besprechen möchten.

Mit freundlichen Grüssen

DIGNITAS
Der Generalsekretär

Ludwig A. Minelli

Wie ich schon sagte: Allein die Tatsache, einen Adressaten für den Sterbewunsch zu haben, nimmt den Druck von mir. Der Überdruck ist mit dem Öffnen des Ventils »Hilferuf an Dignitas« gewichen.
Nehmen wir trotzdem an, meiner Bitte wäre entsprochen worden: Dann wäre ich auf eigenen Wunsch friedlich eingeschlafen. *»Wenn du tot bist, weißt du nicht, dass du tot bist«* – das klingt furchtbar naiv, doch ich meine es ernst.
Die Antwortschreiben von Dignitas und der niederländischen Ärztevertretung (s. nächste Seiten) haben mich zum noch stärkeren Engagement für die Sterbehilfe inspiriert und in mir einen Aufschub bewirkt. »Aufgeschoben ist nicht aufgehoben« – mal sehen, was die abermalige »Fristverlängerung« mit sich bringt.
In den folgenden Wochen und Monaten brachten einige Aktivitäten ein wenig Licht in die Dunkelheit: Im März 2004 flog ich mit Sohn Hänk nach New York; dort trafen wir uns mit Tochter Kathrin, die zu einem Sprachurlaub dort weilte. Ostern machten Margit und ich einige Tage Ferien auf unserer Lieblingsinsel Langeoog und im Som-

mer verreisten wir nach England, unserem neuen Lieblingsurlaubsziel.

Einer der glücklichsten Momente im Leben eines Menschen scheint mir der Aufbruch zu einer weiten Reise zu sein. Indem er mit einer gewaltigen Anstrengung die Fesseln der Gewohnheit, das bleierne Gewicht der Routine, den Mantel zahlreicher Sorgen und die Sklaverei seines Zuhauses abschüttelt, fühlt der Mensch sich wieder froh.
(Sir Richard Francis Burton)[503]

Und dennoch: Am 25. August 2004 schreibe ich ins Tagebuch: *»Ich kann nicht mehr; meine Energien sind erschöpft.«* Zoloft wird auf 200 Milligramm verdoppelt. Im Oktober: *»Ich hab' so vom Unterrichten*[504] *die Schnauze voll, dass ich lieber sterben möchte!«* Im Dezember d. J.: *»Jeden Sonntag habe ich mehr Angst und Trauer vor dem Beginn einer langen Woche.«*
Danach ging es immer rasanter hinab in die Finsternis. Ende Februar 2005 eskalierte die Mutlosigkeit und ich schrieb diesmal nicht an Dignitas, sondern voller Hoffnung an den holländischen Arztverein KNMG, der in Fragen der Euthanasie Ansprechpartner ist. Bitte lese meinen Brief und das Antwortschreiben des KNMG:

Wolfgang Schade
Dipl.-Kfm.

Stallingslust 35i

D-266o5 Aurich

27. II. o5

KNMG Groningen

Rijksstraatweg 239

9752 CB Haren

Sterbehilfe - "Euthanasie bei sozialem Leiden"

Sehr geehrte Damen und Herren,

zunächst bitte ich zu entschuldigen, dass ich diesen Brief in deutscher Sprache an Sie richte: der Inhalt, mein Anliegen, ist so privat-intim, dass ich ihn nicht übersetzen lassen wollte. So hoffe ich, dass Sie sich dennoch mit mir beschäftigen werden.

Dann vorweg noch eine Anmerkung zu der Berufsangabe: ich will damit aussagen, dass ich nicht naiv-emotional an die Sterbehilfe herangehe und auch nicht aus einem seelischen Empfinden aus dem Augenblick heraus. Als Kaufmann bin ich es gwohnt, auch rational an ein Problem heranzugehen. So ist mein hier vorgetragener Wunsch wohlüberlegt.

Seit meinem frühesten Jugendalter habe ich keine Freude an meinem Leben. Mein Wunsch tod zu sein, ist übergroß, weil das Leben an sich mich total überfordert. Seit meinem 2o. Lebensjahr werde ich medikamentös gegen die Depressionskrankheit behandelt. Jetzt bin ich 58 Jahre alt. Therapien und Klinikaufenthalte habe ich hinter mir - und gelte als therapieresistent. Ich fürchte mich vor den Menschen und vor dem Alltag. Mein Beruf, Lehrer für Ökonomie, macht mir täglich angst. Ich fürchte mich vor jedem neuen Tag - die Wohnung, der Schlaf, sind mein Schutz und meine Sehnsucht.

Einen Suizid-Versuch habe ich hinter mir. Es folgtn mehrere Roulettespiele, bei denen ich hätte sterben können. Auch, wenn ich lange Zeit keinen Selbsttötungsversuch mehr unternommen habe: ich denke täglich ans Sterben - will aber keine Versuche mehr unternehmen, weil ich befürchte, schwerbehindert weiterleben zu müssen und die Entscheidungsfähigkeit für mich selbst zu verlieren.

Wolfgang Schade
Aurich, 27.II.o5 - 2 -

Organisationen, die sich um die legale Möglichkeit, seinem Leben mit Hilfe ein Ende zu setzen, bemühen, sind meine große Hoffnung. Daher bin ich Mitglied bei der "Gesellschaft für humanes Sterben (DGHS)" und bei "Dignitas. Vor einem Jahr bat ich Herrn Minelli von Dignitas, mir zu helfen, mich von meinem Seelenkrebs zu erlösen. Er antwortete mir, Sterben aus eigenem Wunsch bei psychischen Leiden sei derzeit in der Schweiz nicht möglich.

Nun lese ich schon zum zweiten Mal in der von mir abonnierten Süddeutschen Zeitung von den niederländischen Intentionen (Niederländische Vereinigung für ein freiwilliges Lebensende), auch bei psychisch-sozialem Leiden sein Leben beenden zu dürfen. Auch ich sehe in der Euthanasie ein Menschenrecht und bin ebenfalls der Meinung, die Frage nach dem persönlichen Sinn des Lebens gehöre nicht in den medizinischen Bereich.

Ich bitte Sie ganz herzlich und eindringlich zu prüfen, ob es bei meinen nun unerträglichen seelischen Schmerzen möglich wäre, auch einem deutschen Staatsbürger in den Niederlanden Sterbehilfe zukommen zu lassen. Wäre das möglich, möchte ich gerne Gebrauch davon machen und einen niederländischen Arzt um Beistand bitten.

Bitte, bitte informieren Sie mich über das notwendige procedere.

Mit herzlich Dank und freundlichem Gruß

Dhr.Wolfgang Schade
Dipl.Kfm.
Stallingslust 239
D-26605 AURICH

KNMG-Bezirk XX der KNMG Groningen
J.J. Boskamp, Vorsitzender
Rijksstraatweg 239
9752 CB Haren
Die Niederlande

Groningen, 14. März 2005

Betrifft: Euthanasie bei sozialem Leiden

Sehr geehrter Herr,

Vielen Dank für Ihren Brief vom 25. Februar, in den Sie uns bitten Wege zu finden Sterbehilfe zu bekommen oder zumindest Empfehlungen wie man sich die beschaffen kann. Sie haben Ihre Bitte an die nördliche KNMG-Abteilung geschickt. Dieser Arztverein hat sich zur Aufgabe gemacht das Funktionieren der Ärzte im weitesten Sinne zu ermöglichen und ergreift dazu u.A. Initiativen zur gesetzlichen Verankerung der Hilfe bei Euthanasie.
Sie schreiben uns dass Sie bereits von jugend an am Leben leiden und deshalb Ihren Euthanasiewunsch erfüllt sehen möchten.
Bis jetzt bietet das holländische Gesetz dazu noch keine Möglichkeiten. Die Diskussion über psychisches Leiden und die Sterbefrage läuft schon eine Weile und es sind sogar bereits Prozeße geführt worden. Sie verweisen darauf in Ihrem Brief.
Der holländische Verein für freiwillige Euthanasie (N.V.V.E) bemüht sich dazu. Dies ist eine Schwesterorganisation der von Ihnen erwähnte Gesellschaft für Humanes Sterben (D.G.H.S). Dieser Verein kann Sie über die letzten Entwicklungen auf dem Laufenden erhalten.
Für den Arztverein KNMG fängt eine Bitte um Sterbehilfe damit an, daß man die Frage besprechen wird mit Ihrem Vertrauensarzt. Dieser Arzt wird dann die Möglichkeiten untersuchen und sich bei z.B. Kollegen in der Psychiatrie beraten. Die Frage ob es einem holländischen Arzt möglich sein wird Ihrem Wunsch zu erfüllen, kann ich leider nicht beantworten. Dieser Arzt wird verpflichtet sein die holländische Gesetze und Regeln einzuhalten.
Ich werde Ihre Frage an die Rechtsabteilung unseres zentralen Arztvereins weiterschicken. Ich werde sie bitten Sie und mich hierüber mehr Klarheit zu bieten.
Wir wünschen Ihnen viel Kraft in Ihrer Suche nach dem Sinne des Lebens und des Sterbens.

Herzlichen Gruß,

J.J. Boskamp, Hausarzt
KNMG-Bezirk XX Vorsitzender

Ende April 2005 stirbt meine Mutter nach einer Hüftoperation überraschend im Krankenhaus. Ich kann nicht recht trauern, nicht weinen und schäme mich dafür.
Im September-Tagebuch: *»Verdammte Scheiße, warum musste ich geboren worden sein? Ich halte es kaum noch in mir aus! Zum Suizid fehlen mir jetzt der Mut und die nötige Skrupellosigkeit.«* Im Dezember: *»Die letzten 14 Tage ging es mir wieder sehr schlecht; tief traurig! Ich ertrage es nicht mehr lange, die Last der Geburt und des Lebens in meiner Haut auszuhalten!«*
Anfang März 2009 verbrachte ich einige Tage auf der Insel Langeoog, um das Manuskript zu diesem Buch zu korrigieren. In der Ruhe dieser Idylle dachte ich nochmals über mein Verlangen nach Zuwendung und meine gestörte Mutterbeziehung nach: Das extreme Bedürfnis nach Vergewisserung durch das andere Geschlecht kann durchaus auch auf das frühkindliche Herausfallen aus der mütterlichen Geborgenheit verursacht sein. Diese Mängelerlebnisse lassen den depressiven Menschen nur schwer zu einer reifen Liebe finden, denn unsere frühe Muttererfahrung ist von entscheidender Bedeutung für die Entwicklung unserer Liebesfähigkeit. Meine Mutter war kriegsverletzt und die schwere häusliche Arbeit in den frühen fünfziger Jahren eine enorme Anstrengung für sie. Ich erinnere mich, wie sehr sie über ihre schmerzende Hand klagte und fühlte mich als eine Ursache für ihre Belastung. Diese Schuldgefühle, die Überzeugung, eine Belastung zu sein und die aus dieser Sicht folgerichtigen Schläge meiner Mutter müssen diese Distanzierung ausgelöst haben.
Wie extrem sich das Gefühl des Abgelehntwerdens auswirken kann, siehst du an meinem Selbsthass, der letztlich zur bewussten oder unbewussten Selbstzerstörung führen kann. Wer das Unglück hatte, eine ablehnende Mutter in sich abbilden zu müssen, hält sich für nicht liebenswert. Es wird lange Zeit und viel neue soziale Erfahrungen brauchen, um glauben zu können, man sei trotzdem liebenswert. Die Suche nach immer neuen Bestätigungen ist bei mir zu einem Lebenselixier geworden. In allen denkbaren Begegnungen ist die große Angst vor Ablehnung präsent.[505]

Eine Woche vor Heiligabend 2005 habe ich einen Nottermin bei meiner Hausärztin. *»Ich kann nicht mehr!«* und bekomme als Erste Hilfe »Frisium« verschrieben. Anfang Januar 2006 dann der Termin bei meinem Neurologen. Er meinte, nur eine Elektrokrampftherapie (EKT) könne in dieser verzweifelten Situation helfen. Es heißt, die EKT böte sich als Ultima ratio an, wenn alle Medikamente versagt hätten und die Depression therapieresistent geworden sei. Warum jedoch die Behandlung hilft, ist letztlich noch ungewiss. Es ist aber offenbar das wirksamste Mittel bei sehr schweren Depressionen. Die Wirkung könne an der resultierenden vermehrten Ausschüttung von Botenstoffen wie Serotonin liegen.[506]
Professor Folkerts von der Klinik für Psychiatrie und Psychotherapie in Wilhelmshaven erläuterte mir zu Beginn des Jahres 2006 verschiedene Optionen einer Behandlung: Eine Elektrokrampftherapie in Narkose bei stationärem Aufenthalt oder die transcranielle repetitive Magnetstimulation unter ambulanten Bedingungen (12 Behandlungen). Bei der Magnetstimulation wird über eine Spule, die außen an den Kopf gelegt wird, mittels Strom ein Magnetfeld hergestellt, welches tiefere Hirnstrukturen erreicht, dort einen Stromfluss bewirkt und somit vermutlich eine Depolarisation von Neuronen bewirkt. Ursprünglich wurde diese Technik verwendet, um Hirnfunktionen zu untersuchen.
Weil ich mich auf gar keinen Fall nochmals der deprimierenden Atmosphäre einer Psychoklinik aussetzen wollte, entschied ich mich für die ambulante Magnetstimulation in Verbindung mit therapeutischen Gesprächen und einer teilweisen Umstellung der antidepressiven Medikation (Decentan, Amitryptylin, Sertralin und nun Cymbalta 60 statt Gladem).
Ich denke, dass dieser eruptive Ausbruch der Depression etwas mit der von mir ersehnten magischen Altersgrenze »60 Jahre« zu tun hatte. Zwar werde ich am Schluss des Buches der Frage nach dem Sinn der Depression nachgehen, doch soviel möchte ich jetzt schon verraten: Die Depression hat mich zu sich genommen, weil ich mich aus Angst vor dem Leben zurückziehen musste. Die dunkle Depression ist meine Höhle und mein Schneckenhaus. Damit ich trotz dieses Hauses mobil bleiben kann, nehme ich Therapien in Anspruch.

Das Leben ist Sorge schlechthin. Wenn ein glückliches Leben in der Freiheit von Sorgen liegt, dann erhoffte ich mir ab dem sechzigsten Lebensjahr ein bisschen »glückliches Leben«. Das Rentenalter wünschte ich mir über vierzig lange Jahre herbei, voller Ungeduld. Ich kämpfte mich von Rettungsboje zu Rettungsboje (immer neue Bildungsziele, neue Frauen, neue Berufsvisionen, finanzielle Entspannung und finanzielle Krisen) und zum Schluss, kurz vor diesem Ziel, hatte ich das Gefühl, es doch nicht mehr zu schaffen. Die Magnetstimulation holte mich aus diesem gruseligen Verlies heraus. Die Kinder haben ihre (gute) Ausbildung beendet, meine Bank ermöglichte eine Umschuldung auf einen längeren Zeitraum, ich unterrichte nur noch sporadisch minimal und habe die Kunst als Ausdrucksform (und Therapie?) entdeckt. Inspiriert durch regelmäßige Kunsthallenbesuche (phantastisch die Kunsthalle in Emden) male ich just for fun in Acryl, modelliere mit einem speziellen Ton und gestalte Objektrahmen.
Zudem passiert seit fünf Jahren etwas ganz Entscheidendes: Ich arbeite an diesem Buch; auch das ist Therapie, denn ich gehe mein komplettes Leben noch einmal durch und reflektiere meine Befindlichkeiten, meine Verhaltensweisen und meine weitreichenden Entscheidungen.
Ich erzählte soeben, dass ich die Kunst als Ausdrucksform für mich entdeckt habe. Dieses Kapitel möchte ich mit einem Ausdrucksmittel beenden, das ich vor allem in meiner Jugendzeit verwendete: Ich versuchte, meine Empfindungen in Versform wiederzugeben. Vor dreißig Jahren schrieb ich mein letztes »Gedicht«. Wäre ich vom Schreibhandwerk dazu in der Lage gewesen, hätte ich eine »psychologische Ballade« geschaffen. Aber ich denke, meine Seelenlage spiegelte sich auch so wider:

Das Elementare

Ist denn der Himmel
ohne Sonne
denkbar?

Ist denn das Leben
ohne Liebe, Gefühl,
Selbstsein
denkbar?

Wie kommt es, dass
so vieles im
menschlichen Leben
unmenschlich ist?

Es gibt Milliarden Existenzen
und nur wenige Leben –
gehört nicht zum Sinnerfüllten
die Selbstverwirklichung?

Es wird dahingelebt
und nicht erlebt –
die Lebensuhr läuft
ohne Unterbrechung,
doch woher die Kraft
zur selbstbewussten
Kreativität?

Woher die Kraft
zum eigenen Ich?
Die eigene Mitte
zu finden, wenn
die innere Stimme zwingt:
Lebe dich!

Mangelt es dem Leben
an diesem Elementaren,
ist die Versuchung,
ihm entrinnen zu wollen,
stets groß, denn
dem Himmel fehlte
die Sonne!

Von der Ethik der aktiven Sterbehilfe und von der Theorie des Suizids

Nicht den Tod sollte man fürchten, sondern dass man nie beginnt zu leben. (Marc Aurel)

Ich habe nicht mehr die Angst vor der Zukunft wie vor vierzig, dreißig, zwanzig oder zehn Jahren. Die Zeit des anstrengenden Aufbaus der eigenen Lebenswelt, die zersetzende Kraft des angsterfüllten tätigen Erwachsenenlebens – alles das ist Vergangenheit.
Die Angst vor dem Kommenden wird dadurch gemindert, dass ich felsenfest davon überzeugt bin, am Tage X in den Genuss der aktiven Sterbehilfe oder der vorsorgenden Patientenverfügung zu kommen.
Anlass zur Hoffnung gibt mir unter anderem dieser Schriftsatz:

Aus dem Beschluß des Oberlandesgerichts München

Aktenzeichen: V BerL 5/87, vom 31. Juli 1987:

„Hinsichtlich lebensverlängernder Maßnahmen bindet der vom urteilsfähigen Patienten ausgesprochene Verzicht den Arzt auch dann, wenn der Patient im voraussehbaren Verlauf seiner Krankheit das Bewußtsein verliert und keine wesentliche Veränderung der seiner Erklärung zugrunde liegenden tatsächlichen Umstände erkennbar ist..., weil die Entscheidung gerade auch für dieses Stadium getroffen wurde, wie auch umgekehrt die Einwilligung zum Heileingriff nicht ihre rechtfertigende Wirkung mit Eintritt der Bewußtlosigkeit verliert." (S. 26)

„Ob dabei die Entscheidung des freiverantwortlichen Patienten aus der Sicht des Arztes vernünftig oder unvernünftig ist, ist kein Maßstab für die Gültigkeit oder Ungültigkeit der Entscheidung des Patienten, weil, wie der Bundesgerichtshof ... zutreffend ausgeführt hat, sich niemand zum Richter in der Frage aufwerfen darf, unter welchen Umständen ein anderer vernünftigerweise bereit sein sollte, seine körperliche Unversehrtheit zu opfern, um dadurch wieder gesund zu werden." (S. 27)

„Verweigert der freiverantwortliche, in Todesgefahr schwebende Patient in Ausübung seines Selbstbestimmungsrechts die Einwilligung in die Vornahme dringend gebotener ärztlicher Eingriffe, so entfällt das aus dem Arzt-Patient-Verhältnis abgeleitete Behandlungsrecht und die auf den Lebensschutz zielende Behandlungspflicht des Arztes, er wird zum Begleiter im Sterben und bleibt nur noch Garant für die Basisversorgung des Patienten. ... Das Selbstbestimmungsrecht des Patienten begrenzt damit die prinzipiell vereinbarungsabhängige Garantenschutzverantwortung des Arztes ..." (S. 27)

Nun lege ich aber nicht die Hände in den Schoß und hoffe passiv, sondern ich werde aktiv, indem ich mit meinem Anliegen an die Öffentlichkeit gehe. Mit diesen Leserbrief-Aktionen verfolge ich die Absicht, Stimmung pro »Aktive Sterbehilfe« zu machen:

Dank todkrankem Briten

Betr.: TV-Doku-Sterbehilfe, ON vom 12./13. Dezember

Nun ereifern sie sich wieder, die Gegner der aktiven Sterbehilfe. Solange es kein legales begleitetes Sterben gibt, freue ich mich über jede öffentlich wirksame Sterbebegleitung. Das als Voyeurismus oder Sensationsgier zu verteufeln, entspricht der Scheinheiligkeit und dem Zynismus der Gegner der Sterbehilfe.

Bundesjustizministerin Zypries entschuldigt, schließlich gäbe es ja den legalen Weg, sich selbst zu töten. Ist der Freitod unter unwürdigen Umständen etwa nicht unhuman? Was ist mit den Ärmsten, die selbst nicht mehr in der Lage sind, Hand an sich zu legen? Geht nicht das Gerücht, Papst Paul wäre das Sterben zumindest erleichtert worden?

Der alte griechische Tragiker Sophokles klärte ein für allemal: „Der Tod ist noch das Schlimmste nicht, vielmehr den Tod ersehnen und nicht sterben dürfen." „Aktive Sterbehilfe ist Humanität" – das ist das Motto der Bürgerrechtsbewegung „Pro Sterbehilfe". Wer im christlichen Sinne geduldig warten möchte, bis der Herr ihn gnädig vom Leiden erlöst, kann das ja tun, doch die Kirchen mögen bedenken, dass es neben den Christen auch Menschen gibt, die sich ein eigenverantwortliches Bild vom „Sterben in Würde" machen.

Um andere Menschen in ihrem Wunsch nach einem humanen Tod zu unterstützen, wäre auch ich gerne beizeiten bereit, mein sanftes, begleitetes Sterben öffentlich zu demonstrieren. Das ist mitnichten menschenverachtend, sondern zutiefst ethisch begründet.

Wolfgang Schade
Stallingslust 35i
Aurich

ON
16.XII.08

Selbstanzeige
Ich bekenne, gesündigt zu haben, weil ich im Geiste einem fürchterlich Leidenen aktive Sterbehilfe leistete. Welches Recht haben Politik, Kirche und Bild-Zeitung, mir diese Schuld aufzuladen, zumal ein Grundrecht darin besteht, in Würde zu leben; und ohne Zweifel gehört ein Sterben in Würde dazu! Lasst uns für eine Patientenverfügung ohne Wenn und Aber kämpfen! Unterstützen Sie den MdB Joachim Stünker. Schreiben Sie ihm oder Ihrem MdB. Deutscher Bundestag, Platz der Republik 1, 11011 Berlin. Mehr Info's? Wolfgang Schade, Tel. (04941) 67441

Politik, Kirche und die
Mehrheit der Ärzteschaft verweigern uns das elementarste Freiheits- und Persönlichkeitsrecht: den Anspruch auf einen selbstbestimmten Tod. Wir sind dabei, ein bundesweites Netzwerk gegen diese Bevormundung zu gründen. Wer macht mit? Dipl.- Kfm. Wolfgang Schade Tel. (04941) 67441

Die Resonanz auf diese Publikationen war äußerst enttäuschend. Zwar ist mittlerweile ein Gesprächskreis zustande gekommen, doch von einer »Bewegung« kann nicht die Rede sein. Mein Optimismus liegt jedoch darin begründet, dass die meisten Menschen in der persönlichen Unterhaltung den Wunsch nach einem unterstützten »humanen Sterben« äußern. Die Gewissheit einer Zustimmung vermitteln mir auch einige wenige Ärzte und Pflegedienstmitarbeiter. Da tut sich was![507]

Damit sich jedoch noch viel mehr tut, habe ich in meinem Buch »Gedankenflüge« zwei Beiträge zum Thema »Sterben« veröffentlich.[508]

Freitod

Auf grausamere Art und Weise kann man wohl nicht Abschied vom ungeliebten Leben nehmen als sich den Löwen zum Fraß vorzuwerfen!

Was mag die Liebe zum Leben verhindert haben? Unerträglicher körperlicher Schmerz, Einsamkeit, Angst vor Arbeitslosigkeit und sozialem Abstieg, Erwartungsdruck, Angst vor einer unheilbaren Krankheit oder vor jahrelangem Siechtum, fehlendes Selbstwertgefühl, Alkohol- oder Drogenprobleme, Verlust eines geliebten Menschen, Hoffnungslosigkeit, Wahnvorstellungen, Depressionen...?

Wie groß muss das Glück der Menschen sein, denen das Schicksal solche Erlebnisse und Gefühle erspart hat oder wie zufrieden müssten diejenigen sein, die kräftig genug sind, solche Erfahrungen zu ertragen.

Ungezählt jedoch sind die Mitmenschen, die ihr Leben nur noch aushalten, weil sie eine Strategie gefunden haben, ihr Unglücklichsein zu kompensieren: rastlos hetzen die einen von einem Ereignis zum anderen, flüchten in Kaufrausch, andere stürzen sich auf Medikamente, Alkohol und Drogen, wieder andere gleichen ihr Unglücklichsein dadurch aus, dass sie sich abhängig machen von der Anerkennung durch ihre Mitmenschen. Nicht wenige halten dieses fremdbestimmte Leben, diese Jagd nach Befriedigung und nach einem bisschen Glück nicht lange durch: sie befinden sich in einem tiefen, schwarzen Loch, aus dem ein Auftauchen nicht mehr möglich erscheint. Sie retten sich in die tröstende Geborgenheit der letzten Ruhestätte und gelangen erst durch Selbsttötung zur Freiheit von körperlichem und seelischem Druck.

Der Tod ist noch das Schlimmste nicht, vielmehr den Tod ersehnen und nicht sterben dürfen
Sophokles, Elektra

Ich denke, dass eine Gesellschaft erst dann human ist, wenn sie ihren leidenden Mitmenschen gestattet, mit Würde aus dem ungeliebten, quälenden Leben zu scheiden. Kein Pfarrer, kein Arzt, kein Ethiker, kein Jurist, kein Politiker darf es sich anmaßen, mit akademischen Begründungen diesen letzten befreienden Wunsch zu verwehren.

Solange aber die humane Freitoderlösung verweigert wird, müssen sich Menschen würdelos selbst um ihr Leben bringen: "Das hat ausgeschaut wie mehrere Kilostücke Fleisch, verpackt im eigenen Gewand", berichtet ein Zugführer, nachdem ein Lebensmüder sich von seinem Zug hat überrollen lassen. Aber so manche Verzweifelte überleben schwerverletzt, wie die Frau, die sich kürzlich in Rumänien selbst verbrennen wollte. Zu bedauern sind auch die, die ins Leben zurückgeholt werden und fortan mit bleibenden Schäden dahinsiechen müssen.

Nicht nur das Leben, auch der eigene Tod muss in Würde vollzogen werden dürfen. Für die am Leben derart Verzweifelten und zur Selbsttötung Entschlossenen wünsche ich ein Sterbe-Gasthaus, in dem sich der Lebenskreis ohne entwürdigende Umstände schließen könnte.

Für diejenigen, die die Sinnfrage des Lebens für sich positiv gelöst haben, sicherlich eine ungeheure Vorstellung - doch mit Toleranz, Respekt und Einfühlungsvermögen könnten wir versuchen, Verständnis für den letzten Wunsch des Lebensmüden aufzubringen; denn Würde darf es nicht nur im Leben geben! Zudem darf nicht vergessen werden, dass unter der Obhut eines solchen Hauses Wunder geschehen könnten: möglicherweise gibt manch einer diesen Wunsch auf - was unter anderen Umständen nicht geschehen wäre - und kehrt (vorerst) zum Leben zurück!

Seit über zehn Jahren sammle ich Artikel zu den Themen »aktive Sterbehilfe« und »Patientenverfügung«. Ich habe mittlerweile den Eindruck, diese Informationen nur zusammenzutragen, um mich über die Schacherei so genannter gesellschaftlich relevanter Gruppen um die Sterbeethik empören zu können. Ich benötige die Informationen nicht deswegen, um mir eine Meinung über die Legitimation von Patienten und deren Sterbehelfern zu bilden; schließlich stehe ich zu der Überzeugung, in eigener Verantwortung mein Leben beenden zu dürfen, seit meiner Jugend. Der begleitete Freitod ist unter dem Umstand der eigenen Hilflosigkeit ein gerechtfertigter Suizid.

Menschen, die bereit sind, diesen Freitod aktiv zu begleiten, sind die wahren Humanisten – sie helfen, das Recht auf den eigenen erlösenden Tod zu realisieren.
Die üble Nachrede beispielsweise gegen die Helfer von Dignitas ist ein Ärgernis, das mich auf die Palme bringt. Diejenigen, die aus religiöser Anschauung Sterbehilfe verachten, praktizieren keine Nächstenliebe. Die, die als staatliche Institution (z. B. als Verteidigungsminister) bereit sind, Militärpfarrer todbringende Kriegseinsätze segnen zu lassen, andererseits aber im Kabinett die aktive individuelle Sterbehilfe den Leidenden verweigern, sind erbärmliche, rücksichtslose, religiös verblendete Pharisäer.
Gestatte mir bitte, dass ich dir nun eine subjektive kleine Auswahl meiner Pressemappe »Sterbehilfe« präsentiere. Kurz zur Methode: Inhaltlich gehe ich aus Platzgründen nicht auf die ausgewählten Artikel ein, sondern präsentiere dir lediglich die aussagekräftigsten und zwiespältigsten Überschriften:

- Helfen um jeden Preis? Das Recht auf Leben als Lebenspflicht? (die tageszeitung, 30. 6. 1996)
- Kultur des Todes. In Amerika wächst die Bewegung für humanes Sterben (Der Spiegel, 12/1996)
- Ärzte lehnen Sterbehilfe ab (Frankfurter Rundschau, 30. 9. 1996)
- Tod am Computer. Legale aktive Sterbehilfe in Australien (Ostfriesische Nachrichten, 27. 9. 1996)
- Erforschung des Willens. Bundesgerichtshof zieht Grenze zwischen legaler und illegaler Sterbehilfe (Der Spiegel, 49/1996)
- Dammbruch bei der Sterbehilfe. Selbsthilfegruppen kritisieren die Sterberichtlinie der Bundesärztekammer (die tageszeitung, 10. 5.1997)
- Eine Analogie, die zum Tode führt – wie ein Oberlandesgericht dazu kam, dass Richter die aktive Sterbehilfe genehmigen dürfen (Süddeutsche Zeitung, 24. 7. 1998)
- Endstation Zürich. Ein unheilbar kranker Brite ließ sich Sterbehilfe in Schweiz gewähren (SZ 1/2003)
- Todbringende Spritzen sind keine Antwort. Auf der Bundestagung der Hospiz-Vereinigung lehnt Bundespräsident Horst Köhler aktive Sterbehilfe ab (SZ, 10. 10. 2005)

- Uniklinik lässt Sterbehilfe zu. In Lausanne erhalten Mitglieder von Sterbehilfeorganisationen Zutritt zu Patienten, die sich selbst töten wollen (SZ, 19. 12. 2005)
- Nationaler Ethikrat für Straffreiheit bei unterlassener Hilfe beim Selbstmord. Tötung auf Verlangen soll aber weiter geahndet werden (SZ, 14. 7. 2006)
- Hauchdünne Grenze zur aktiven Sterbehilfe. Die Mehrheit der Strafrechtler will den ärztlich assistierten Suizid auch in Deutschland durchsetzen (SZ, 22. 9. 2006)
- Tödliches Mitleid. Von der NS-Euthanasie zur aktiven Sterbehilfe (SZ, 8. 12. 2006)
- Kommission lobt Gesetz zur Sterbehilfe. In den Niederlanden ziehen Ärzte und Mediziner-Ethiker nach fünf Jahren positive Bilanz (SZ, 12. 5. 2007)
- Sterben dürfen. Eine schwer kranke Spanierin hat sich das Recht auf den eigenen Tod erkämpft – die Kirche ist empört (SZ, 5. 3. 2007)
- Kirche warnt vor Legalisierung der Sterbehilfe (das Katholische Büro der Deutschen Bischofskonferenz) (ON, 8. 12. 2008)
- Keine Sterbehilfe für Krebspatienten. Französische Justiz lehnt Antrag ab (Nordwest-Zeitung, 18. 3. 2008)
- Das Leiden der Anderen. Ärzte in Deutschland erfüllen im Verborgenen die Sterbewünsche ihrer Patienten (Der Spiegel, 48/ 2008)
- Bundestag streitet heute über den letzten Willen. Parlament berät über Entwurf zu Patientenverfügungen. Vorbehalte bei Ärzten und Kirchen (ON, 26. 5. 2008)
- Patientenverfügung künftig verbindlich (ON, 19. 6. 2009)

Dieses Hickhack ist kaum noch zu ertragen. Diese abgehobenen Einwände, diese Kälte in der Diskussion, diese Herzlosigkeit der moralischen Vertreter Gottes auf Erden. Diese arroganten Ärztevertreter mit ihrem formalen Menschlichkeitsgetue unter Berufung auf Hippokrates (die wahren Hippokratiker hielten sich in der Therapie zurück und ließen hauptsächlich die Heilkraft der Natur wirken).

Das aufkommende Gefühl der Ohnmacht musste ich mit zusätzlichen Aktionen niederringen.

Ich richtete diesen Appell an die Justizministerin des Bundes, Frau Zypries:

Wolfgang Schade
Dipl.-Kfm.
Stallingslust 35i
26605 Aurich

24. Februar 2007

Bundesministerium der Justiz
Frau Ministerin
Brigitte Zypries
Mohrenstraße 37
10117 Berlin

Aktive Sterbehilfe - Bitte um "pro-Unterstützung"

Sehr geehrte Frau Zypries,

"Nach langem Leiden endlich erlöst", das ist oft in Sterbeanzeigen zu lesen und von Mitmenschen zu hören. Und immer häufiger ist zu vernehmen, dass eine furchtbare Angst vor langem Siechtum und schrecklichem Sterben vorhanden ist. Da hilft kein Beschwichtigen mit der Aussicht auf Morphium und Gnadenbrot im Hospiz/Palliativzentrum. Und ein Gottesbezug lässt sich in unserer säkularisierten Gesellschaft ohnehin nicht mehr konstruieren.
Damit wird das Sterben ja nicht beliebig -"Mord und Totschlag" hat nichts mit Sterben auf Wunsch zu tun - und Euthanasie schon gar nicht.
Dass gerade eine Ministerin aus sozialdemokratischem Hause sich gegen die Menschenwürde und gegen das ebenfalls verfassungsmäßige Recht auf körperliche Unversehrtheit stemmt, ist beschämend.
Immer mehr Menschen werden sich gegen das Diktat einer sog. Ethikkommission wehren, das ein würdiges Sterben untersagt! Wobei den Tieren der Gnadenschuss zugebilligt wird - wer kann mir befehlen, zu glauben, dass Leiden etwas spezifisch Menschliches sei - der "Herr" sei schließlich auch leidend am Kreuz gestorben. Gibt es etwa ein heimliches"Konkordat", das Ihre Handlungsfreiheit einschränkt?!
Wenn ich von einem massiven psychischen oder physischen Leiden beherrscht werde, wer - außer mir - könnte sagen, ob das noch zu ertragen sei?! Diese Macht gibt es weder auf Erden noch im Himmel!

Das hat nichts mit einem "Laissez-faire" - mit einem rechtsfreiem Raum zu tun, in dem nach Lust und Laune gestorben wird - das ist ein fundamentales Menschenrecht auf Freiheit und Selbstbestimmung. Alles andere bedeutet: quasi-Folter, Entmündigung, Treiben in den Suizid, Verleitung von liebenden Menschen zur Beihilfe zur Tötung, d.h. Unterstützung des Leidenden zur Realisierung des Todeswunsches. Können Sie das besser mit Ihrem Gewissen vereinbaren?!
Wieviel Chuzpe, emotionale Kälte, religiöse Borniertheit , Inhumanität gehören dazu, extrem Leidenden den Wunsch auf endlich Totsein vorzuenthalten?!
Ethische und geistreiche Kommentare Ihrer Politikerkollegen, Theologen, Juristen, Philosophen, Mediziner und Theologen sind nicht mehr "vox populi" - das sind blutleere akademische und sicherlich feige Vorschläge (feige, weil wohl niemand sich aus der Deckung der "Experten"-Gruppe traut!).

Liebe Frau Ministerin, bitte, bitte sorgen Sie im Laufe der Koalitionszeit dafür, dass zumindest die Patientenverfügungen Wort für Wort eingehalten werden - es finden sich auch Ärzte, die barmherzig sind und Freunde, die wirklich Freunde sind.

Ach so, ich möchte Verfassungsbeschwerde gegen die staatliche Bevormundung (grundgesetzwidrig) einlegen - können Sie veranlassen, mich aufzuklären, was ich bei diesem Schritt zu beachten hätte? Danke schön!
Ich danke für Ihre Aufmerksamkeit und Geduld mit mir!

Mit freundlichem Gruß

Dieser Brief an die Ministerin war nicht nur Aktionismus, sondern beabsichtigte auch eine appellative Wirkung. Dieser Appell sollte durch seine Emotionalität rüberkommen. Gefühlsbetontes wühlt eher auf und damit erhöht sich die Chance, dass das Anliegen des Briefes in der Tiefe des Gehirns abgespeichert wird und bei konkreten Anlässen in das bewusste Handeln einfließt. »Der kleine Depressive will die Ministerin manipulieren«, könnte ich das süffisant selbstironisch kommentieren.

Eher rational gehalten ist Monate später die Verfassungsklage. Ich war mir schon im Klaren darüber, dass die Klage nicht angenommen werden würde, doch auch hier gilt: Ich musste zu dieser Zeit etwas unternehmen. Und am besten kann ich meine Aufmerksamkeit auf etwas richten, wenn ich einen Adressaten habe: hier das Bundesverfassungsgericht. Ich griff alle mir zugänglichen Sachargumente auf, um mich dem Thema rational nähern zu können. Insgeheim (und verschämt/narzisstisch) hoffte ich, durch diese Klage bekäme das Anliegen »aktive Sterbehilfe« eine große Presse: Ich schickte Kopien der Klage an die Süddeutsche Zeitung und an meine Lokalzeitung. In beiden Fällen keine Reaktion – waren meine Erwartungen denn so unrealistisch?

Hier also die Klageschrift:

per Einschreiben mit Rückschein

Wolfgang Schade
Stallingslust 35i
26605 Aurich

3. Mai 2007

Bundesverfassungsgericht
z.Hd. Herrn Präsidenten
Prof. Dr. Hans-Jürgen Papier
Herrenstraße 45a
76133 Karlsruhe

Verfassungsklage
zur Person:
ich bin deutscher Staatsangehöriger, geb. am 18.7.47, nicht entmündigt
Klagegegenstand:
Verfassungsklage gegen die Bundesrepublik Deutschland wegen Verstoßes gegen den § 216, Abs. 1 und 2, StGB mit dem verfassungsrechtlichen Bezug auf die Artikel 1 und Artikel 2 des Grundgesetzes und mit Berücksichtigung des § 133 BGB

Sehr geehrter Herr Prof. Dr. Papier,

ich bitte um Annahme dieser Klage, d.h. Würdigung der nachfolgend aufgeführten Argumente, die auf eine Abänderung des § 216 StGB (Tötung auf Verlangen) im Sinne einer aktiven Sterbehilfe abzielen.

Die Bitte um Annahme der Klage ist begründet mit dem Art.93 Abs. 1 Nr. 4a des Grundgesetzes: Jedermann kann Verfassungsbeschwerde mit der Behauptung erheben, durch öffentliche Gewalt in einem seiner Grundrechte verletzt zu sein.
Begründung: Wenn ich mich vor allem auf den Art. 1, Abs.1 GG beziehe, dann kann mein unter Umständen (zu definieren) möglicher Sterbewunsch i.S. § 216 nicht realisiert werden, weil die beschriebene Freiheitsstrafe per se vereitelt, jemanden Kompetenten zu finden, der mir in definierten Fällen (Patientenverfügung) helfen würde, meinen Sterbewunsch umzusetzen.

Ich wende mich auch i.S. des § 90 (1) und § 90 Abs. 2, Satz 2 Bundesverfassungsgerichtsgesetzes an das Bundesverfassungsgericht, weil in meinem Klagefalle die Ausnahme gelten dürfte, dass meine Verfassungsbeschwerde von allgemeiner Bedeutung sei.

Diese Verfassungsbeschwerde wird nicht nur wg. der Verletzung des Art. 2, Abs. 1 und 2, GG erhoben, sondern auch wg. Verletzung meiner Rechte gegenwärtig und zukünftig durch die Vorgabe des aktuellen § 216, Abs. 1 und 2, StGB.

Meine Argumente bzw. Argumente, die ich mir zu eigen gemacht habe, die für die Legalisierung der aktiven Sterbehilfe plädieren:

1) § 216 (1 und 2) verstößt gegen die Regel des § 133 BGB (Auslegung einer Willenserklärung) und gegen den Art. 2 GG

2) Die Verweigerung von aktiver Sterbehilfe in den vom Patienten in dessen Patientenverfügung beschriebenen Situationen, kommt einer Folterung durch Zwangseinnahme von Medikamenten und Zwangsanwendung von medizinischen Gerätschaften gleich; zudem werden durch die Behandelnden seelische Schmerzen wg. Nichtbeachtung der Patientenverfügung zwangsweise zugefügt. Diese"Folter" verstößt gegen den Art. 2, Abs. 2, GG.

3) Ethikkommissionen, die Regelungen zur aktiven Sterbehilfe und der Verbindlichkeit der Patientenverfügung interpretieren, unterliegen dem Einfluss der Religionsgemeinschaften. Nach Art. 4, Abs.1, darf ich als Atheist nicht von dieser eingeschränkten Säkularisierung betroffen sein. Die Werte, die hierdurch vermittelt werden, z.B. Vertrauen auf Gottes Willen oder auf ein Ende der Schmerzen durch Gottes Gnade, muss ich mir nicht und auch nicht qua Gesetz zu eigen machen.

4) Nach § 219 (1) StGB (Beratung der Schwangeren) hat das Ungeborene in jedem Stadium der Schwangerschaft der Schwangeren gegenüber ein eigenes Recht auf Leben. Ein Schwangerschaftsabbruch kann z.B. nur in Betracht kommen, wenn der Frau durch das Austragen des Kindes eine Belastung erwächst. Unter diesen Umständen wäre nach § 218 a STGB Schwangerschaftsabbruch nicht rechtswidrig.
Wenn das ungeborene Kind, das ein Recht auf Leben hat, u.U. getötet werden darf (de facto auch, wenn ihm eine schwere Behinderung droht), dann klage ich für mich dasselbe Recht ein, mir in von mir definierten Lebenssituationen Anspruch auf aktive Sterbehilfe (straflose Tötung auf Verlangen) zuzu gestehen.

5) Von theologischer Seite wird der Begriff der Menschenwürde (Art. 1, Abs. 1 GG) aus der Gottesebenbildlichkeit des Menschen unter Betonung göttlicher Gnade begründet. Christlich begründet gibt es die Vorstellung der Erlösung von den Schmerzen durch den Tod von Gottes Gnaden. Als Atheist klage ich auf höchstrichterliche Feststellung, dass dieses "Warten auf den Gnadentod" für ein atheistisches menschliches Individuum nicht zumutbar ist und daher gegen Artikel 1, Abs. 1, GG verstößt

6) In Mitgliedsstaaten der EU (Belgien, Niederlande) existiert ein im Vergleich zur BRD weiter gehendes Recht auf Sterbehilfe (außerdem in der Schweiz); hier sehe ich eine durch die BRD verursachte Ungleichbehandlung und klage auf gleiches Recht für mich als Bundesbürger.

7) Nach § 4, Abs.1, Tierschutzgesetz kann ein Wirbeltier in bestimmten Lebenssituationen unter Betäubung zur Vermeidung von Schmerzen getötet werden. Als schmerzempfindendes Wesen mit eigener Bewusstheit und Einsichts- und Willensfähigkeit klage ich auf gleiches Recht wie das der Wirbeltiere.

8) Nach Art. 1, Abs.1, GG ist die Würde des Menschen unantastbar. Sie zu achten und zu schützen ist Verpflichtung aller staatlichen Gewalt.
Wesensmerkmal der Würde ist die Individualität, die Freiheit und Unverletzlichkeit des Menschen und damit ein bindender Rechtstitel innerhalb der menschlichen Gemeinschaft.
Die Würde des Menschen fußt auf den Ideen der Autonomie und der Freiheit des Subjekts; wobei die Person andererseits auch der Gemeinschaft verpflichtet ist. D.h. es ist dem Menschen zu ermöglichen, sich selbst zu bestimmen <u>und</u> auf seine Umwelt verantwortlich einzuwirken.
Meine Klage strebt die individuelle Selbstbestimmung auf ein Sterben in Würde durch strafloses Töten bei Verlangen an.
Mir geht es auch darum, höchstrichterlich feststellen zu lassen, dass diese individuelle würdevolle Selbstbestimmtheit der Gemeinschaft gegenüber <u>nicht</u> unverantwortlich ist; d.h. es gilt festzustellen, dass Verpflichtungen der Person der Gemeinschaft gegenüber <u>nicht</u> vernachlässigt werden.

Der Bezug auf die Verpflichtung der Gemeinschaft gegenüber soll mit der nächsten Begründung vertiefend hergestellt werden:

9) Im Zusammenhang mit einer Legalisierung der aktiven Sterbehilfe wird fälschlicherweise die Euthanasie als Gegenargument angeführt. Hier wird das selbstbestimmte (individuelle) Recht auf Leben und Tod verglichen mit einer gemeinschaftlichen (staatlichen) Regelung zur Definition dessen, was nicht lebenswert sei.
Die menschenverachtende Euthanasie-Ideologie hat nichts gemein mit dem humanen, individuellen, autonomen und nichtnormierten Wunsch nach "Tötung auf Verlangen" in einer in der Patientenverfügung persönlich definierten Lebenssituation.
Ich klage dahingehend, höchstrichterlich festzustellen, dass der zutiefst persönliche Wunsch nach einem "Tod in Würde" in keiner Weise durch das Argument "Euthanasie" verwehrt werden dürfe.

1o) Zivilisation und Kultur unterliegen einem Wandel; sind nicht statisch, sondern verhalten sich dynamisch: Ausdruck dieser Wandlung sind die geschätzten 8 bis 9 Millionen Patientenverfügungen und mittlerweile möchten vier von fünf Deutschen selbst entscheiden, unter welchen Umständen sie sterben möchten (Studie des Institutes für Psychogerontologie der Universität Erlangen-Nürnberg).
Ich bitte das Verfassungsgericht, sich diesem kulturellen Wandel nicht zu verschließen und der aktiven Sterbehilfe höchstrichterlichen Beistand zu leisten.

11) Meine Patientenverfügung gilt vor allem für den Fall, dass ich nicht mehr einwilligungsfähig bin. Ich will darauf vertrauen können, dass lebenserhaltende/lebensverlängernde Maßnahmen - also Zwangsmaßnahmen - unterbunden werden. Tötung auf Verlangen muss daher straffrei bleiben. Straf- und Zivilrecht hätten sich am (novellierten) Verfassungsrecht zu orientieren.
Die straflose Ermöglichung eines Todes in Würde und Schmerzfreiheit hätte ein höherwertigeres Rechtsgut zu sein als die Aussicht, unter "Vernichtungsschmerzen" noch eine Zeitlang zu "vegetieren".

12) Ich klage auch, weil ich in einer unerträglichen Lebenssituation (definiert in meiner Patientenverfügung) nicht von Interpretationen der Bundesärztekammer abhängig sein möchte; unabhängig von der Ethik,den Würde-Interpretationen und Definitionen der Unversehrtheit von Standesorganisationen möchte ich zukünftig das verfassungs und strafrechtsgemäße definierte Recht auf einen selbstbestimmten Tod im Sinne meiner Patientenverfügung haben; auch unter dem Umstand der straffreien Tötung auf Verlangen.

13) Ich klage, weil der § 216 StGB die Grundgesetzartikel 1 und 2 unzulässig aushebelt. § 216 StGB wäre m.E. verfassungskonform, legalisierte er die aktive Sterbehilfe als gewollte lebensbeendende therapeutische Maßnahme. Ich sehe hier die Analogie zu den §§ 218 - 219 StGB; die nachvollziehbare Tötung von Leben durch einen situationsgerechten Schwangerschaftsabbruch.

14) Ich klage auf Änderung des m.E. grundgesetzwidrigen § 216 StGB, weil das "moralische Recht zur Selbstvernichtung das erste und fundamentalste aller Rechte" ist (hier in Anlehnung an den Wiener Philosophen Rudolf Bürger, "Die Freiheit zum Tode", in Süddeutsche Zeitung v. 27.4.o7). Jemand - in den meisten Fällen Ärzte/Pflegepersonal - muss straffrei bleiben, wenn er/sie einem leidenden Menschen i.S. dessen Patientenverfügung beim Sterben hilft.

15) In den Grundsätzen der Bundesärztekammer zur ärztlichen Sterbebegleitung werden die Patientenverfügungen als verbindlich erklärt, sofern sie sich auf konkrete Behandlungssituationen beziehen. Die Verunsicherung der Ärzte ist - zu Lasten der leidenden, sterbenskranken aber einwilligungs- und handlungsunfähigen Kranken - nicht gewichen.
Ich klage auf Unterlassung des Hinweises "auf konkrete Behandlungssituationen", weil der medizinische Laie in seiner Patientenverfügung außerstande sein dürfte, "konkrete Behandlungssituationen" allumfassend zu antizipieren.

Verfassungsklage
Wolfgang Schade Seite 6

In Anlehnung an Horst Dreier (Hrsg.),Grundgesetz Kommentar. Bd. I Präambel, Artikel 1 - 19, 2. Auflage Tübingen 2oo4, S.222, plädiere ich stattdessen für die Verwendung der Formulierung "... bei Vorliegen bestimmter Krankheitskonstellationen lebensverlängernde bzw. lebenserhaltende medizinische Maßnahmen (auch aktiv; der Kläger) verbindlich auszuschließen"; diese Beschreibung ist wg. ihrer Generalisierung auch von einem Laien in seiner Patientenverfügung formulierbar und schließt eine (foltermäßige) Zwangsbehandlung des Patienten aus.
Das Recht auf u.U. einen selbstbestimmten Tod bei Straffreiheit Helfender (z.B.auch des Patientenanwaltes) muss die Pflicht für z.B. Ärzte zweifelsfrei erfüllbar machen, dem Patienten straflos einen würdigen Tod zu ermöglichen. Dieses Recht hat Priorität vor der "Schutzpflicht des Staates für das Leben".

Ende der Argumentation

Ich bitte nochmals, diese Klage anzunehmen, die Kette der Argumente zu überprüfen und die Legislative durch Ihr Urteil in die Lage zu versetzen, den § 216 zugunsten eines weitergehenden Selbstbestimmungsrechtes des Leidenden auf Basis dessen Patientenverfügung und vor dem Hintergrund des kulturellen Wandels anzupassen.

Diese Klageschrift habe ich ohne Druck von außen und im Vollbesitz meiner geistigen Kräfte verfasst und unterzeichnet.

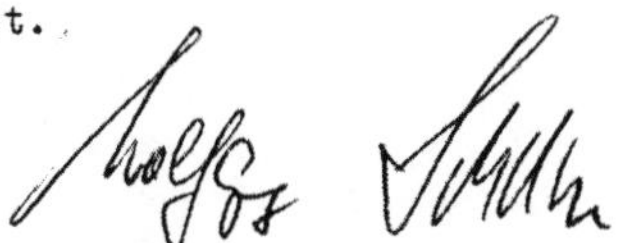

(Wolfgang Schade, Dipl.-Kfm., StRat i.R.)

Die Klage wurde aus formalen Gründen (Frist) abgelehnt.
Mit Datum vom 3. August 2007 erhielt ich von Dignitas die Nachricht, dass das Schweizerische Bundesgericht auch bei mentalen Erkrankungen eine Freitodbegleitung gewähren würde. Weil diese Mitteilung für depressive Menschen so bedeutend ist, habe ich den Text in dieses Kapitel aufgenommen:

DIGNITAS

Menschenwürdig leben

Menschenwürdig sterben

Postfach 9
CH-8127 Forch
Telefon +41 44 980 44 59
Telefax +41 44 980 14 21
E-Mail: dignitas@dignitas.ch

Abs: Postfach 9, CH-8127 Forch
Herrn
Wolfgang Schade
Stallingslust 35i
26605 Aurich
Deutschland

Forch, 3. August 2007
ABG0254458.doc

Freitodbegleitungen bei mentalen Erkrankungen

Sehr geehrter Herr Schade

Gerne teilen wir Ihnen mit, dass das Schweizerische Bundesgericht in einem Urteil vom 3. November 2006 das Recht eines Menschen, Art und Zeitpunkt der Beendigung seines eigenen Lebens zu bestimmen, als europäisch garantiertes Grundrecht anerkannt hat. Gleichzeitig gewährt das Schweizerische Bundesgericht grundsätzlich Psychischkranken denselben Anspruch wie allen anderen Menschen, sofern sie urteilsfähig sind.

Das Bundesgericht hielt dabei unter anderem wörtlich fest:

- «Es ist nicht zu verkennen, dass eine unheilbare, dauerhafte, schwere psychische Beeinträchtigung ähnlich wie eine somatische ein Leiden begründen kann, das dem Patienten sein Leben auf Dauer hin nicht mehr als lebenswert erscheinen lässt. Nach neueren ethischen, rechtlichen und medizinischen Stellungnahmen ist auch in solchen Fällen eine allfällige Verschreibung von Natrium-Pentobarbital nicht mehr notwendigerweise kontraindiziert und generell als Verletzung der medizinischen Sorgfaltspflichten ausgeschlossen. Doch ist dabei äusserste Zurückhaltung geboten: Es gilt zwischen dem Sterbewunsch zu unterscheiden, der Ausdruck einer therapierbaren psychischen Störung ist und nach Behandlung ruft, und jenem, der auf einem selbst bestimmten, wohlerwogenen und dauerhaften Entscheid einer urteilsfähigen Person beruht („Bilanzsuizid"), den es gegebenenfalls zu respektieren gilt. Basiert der Sterbewunsch auf einem autonomen, die Gesamtsituation erfassenden Entscheid, darf unter Umständen auch psychisch Kranken Natrium-Pentobarbital verschrieben und dadurch Suizidbeihilfe gewährt werden.»

- 2 -

- «Ob die Voraussetzungen dazu gegeben sind, lässt sich wiederum nicht losgelöst von medizinischen – insbesondere psychiatrischen – Spezialkenntnissen beurteilen und erweist sich in der Praxis als schwierig; die entsprechende Einschätzung setzt deshalb notwendigerweise das Vorliegen eines vertieften psychiatrischen Fachgutachtens voraus.»

Das bedeutet im Klartext: Auch Psychischkranke können ab sofort ein Gesuch um Freitodbegleitung an DIGNITAS richten – vorausgesetzt, dass sie urteilsfähig sind und **im Sinne der Erwägungen des Bundesgerichts ein entsprechendes Gutachten eines Facharztes der Psychiatrie vorlegen.**

In der Beilage finden Sie ein von uns verfasstes Schreiben hinsichtlich dieses psychiatrischen Gutachtens, welches Sie Ihrem Psychiater vorlegen können.

Sollten Sie noch offene Fragen haben, sind wir gerne schriftlich oder zu den üblichen Bürozeiten telefonisch für Sie da.

Mit freundlichen Grüssen
DIGNITAS
Menschenwürdig leben - Menschenwürdig sterben
Der Generalsekretär
i. V.
Ludwig A. Minelli

Die menschliche Psyche ist ein ungeheuer starkes Kraftwerk. Motivation ist die enorme Triebkraft, Dinge zu tun oder zu unterlassen und damit dem Leben jedes Einzelnen entscheidende Wendepunkte zu bescheren. Es ist nicht zu fassen, wozu Menschen sich entwikkeln können. Welcher Facettenreichtum möglich ist, zeigen allein diese Pole: Da ist Kroll, der furchtbare Serienkiller, da ist aber auch der Humanist Albert Schweitzer; da ist das Monster Adolf Hitler, da ist aber auch der Philanthrop Henri Dunant, der Gründer des Internationalen Roten Kreuzes; da sind die Menschen, die nie die Grenze ihres Dorfes überschritten, da sind aber auch Forscher und Entdecker, die uns die Welt erschlossen haben; da ist der kleine Angestellte, der kaum mehr als seinen Fachbereich kennt, da ist aber auch der Global Player, der in unglaublichen Zusammenhängen denkt; da ist der romantische Mond- und Sternengucker, da sind aber auch Astrophysiker, die unsentimental Berechnungen zu Schwarzen Löchern und dem Urknall anstellen; da sind Menschen, die sich wegen der Erbsünde selbst kasteien und ihr Leben betend verbringen, da sind aber auch diejenigen, die frei vom religiösen Korsett sind und dankbar der Kraft der Natur huldigen; da ist der quietschvergnügte Tausendsassa, da ist aber auch der introvertierte Depressive, für den das Leben an sich eine quälende Herausforderung ist ...

Seit Beginn des Lebens auf der Erde herrscht das »Recht des Stärkeren«, allerdings auch das Prinzip der Anpassungsfähigkeit. Im Allgemeinen trachtet der Mensch danach, sein Leben zu retten. Das ist evolutionsbiologisch anders gar nicht vorgesehen. Der »Lebensmüde« bildet da eine Ausnahme: Er ist bereit, sein Leben geplant zu beenden. Die Psyche des »Selbstmörders« ist stark genug, den »natürlichen« Willen zur Erhaltung des Lebens siegreich zu bekämpfen.

Wenn meine Psyche den wohl nicht wegtherapierbaren Wunsch verspürt, doch nicht mehr leben zu wollen, möchte ich dem nachgeben können, denn meine Psyche, das »bin Ich selbst«. Mein »Ich-Selbst« ist so sehr auf Autonomie und Authentizität bedacht, dass die Anpassung an die herrschenden gesellschaftlichen Notwendigkeiten als äußerst belastend angesehen wird. Auch darauf habe ich mit »Suizid-Roulette-Spielen« reagiert. Nun, im fortgeschrittenen Alter, sehe ich den assistierten Freitod bei eigener Hilflosigkeit als die würdigste aller Sterbemöglichkeiten.

Für den Fall, dass ich mein Leben aus eigener Kraft als »Bilanzfreitod« beenden möchte, habe ich mir den kanadischen »Exit-Bag« besorgt. Nähere Einzelheiten über den Suizid mit Kunststoffhülle möchte ich nicht darstellen. Du kannst dich aber bei der »Deutschen Gesellschaft für Humanes Sterben« (DGHS, Augsburg) darüber informieren.

Über meine Einstellung zum Freitod habe ich dich in Kenntnis gesetzt und meine Suizid-Handlungen sind dir ebenfalls bekannt. Was noch nachzutragen wäre, ist die Auseinandersetzung mit grundlegenden Überlegungen zur Option »Selbsttötung«.

Auch hier stelle ich dir fünf Bücher vor, deren Autoren nicht von vornherein den »Selbstmord« verteufeln, sondern in ihm die Freiheit zum Tode sehen:

1. Freiwillig aus dem Leben, Jo Roman, 1983. Kurzinhalt: Das Buch ist eine Auseinandersetzung mit den Aspekten des Freitodes und ein leidenschaftlicher Appell für die gesellschaftliche Anerkennung, ja, Förderung dieser Möglichkeit, das Leben ohne Qual und mit Würde zu beenden. Die Autorin widmet das Buch u. a. jedem, der die Menschheit von Ignoranz und verblendenden Glaubenssystemen befreien möchte. Jo Roman starb auf die geplante friedliche Weise: Sie schlief in den Tod hinüber.
   Ein Satz, der mich beeindruckt: *»Wenn man weiß, dass man ein gutes Mittel hat, das Leben zu beenden, verschwendet man das Leben nicht mit der Angst vor einem schlimmen Ende.«* (S. 104 f.)

2. Wenn es dunkel wird. Zum Verständnis des Selbstmordes, Kay Redfield Jamison, Berlin 1999. Kurzinhalt: Jamison untersucht das Phänomen des Selbstmordes unter vielfältigen Blickwinkeln: Sie gibt den Stand der medizinischen, neurologischen, genetischen und psychologischen Forschung wieder. Sie diskutiert Gründe, Methoden und Schauplätze von Selbstmorden ebenso wie die Erkennung von suizidalem Verhalten, die öffentliche Aufklärung und die medizinische Prävention.
   Ein Satz, der mich beeindruckt: *»Viele Neurotransmitter und Hormone regeln die Stimmungen und aktivieren die Verhaltensweisen, die am Selbstmord beteiligt sind. Mit Serotonin verbundene Funktionsstörungen können am suizidalen Verhalten beteiligt sein. Bei niedrigem Serotoninspiegel kann das Aggressions- und Risikoverhalten übermäßig groß werden.«* (S. 179, 181)

3. In Würde sterben. Praxis Sterbehilfe und Selbsttötung, Derek Humphry, Hamburg 1992. Kurzinhalt: Es gibt Menschen, die vergeblich versucht haben, sich selbst zu erlösen, und nach ihrem Fehlversuch hatten sie sogar noch schlimmer als vorher zu lei-

den. Hat nicht der Mensch das Recht, mit Hilfestellung aus seinem Leben zu scheiden, wenn ein unter Qualen erwarteter Tod ohnehin die einzige Perspektive ist? Wem nützt der langsame Tod? Ein Dahinsiechen nützt niemandem etwas! Das Gesetz müsste es einem »aufgeklärten« Arzt gestatten, einem Menschen, der einen letzten Ausweg sucht, zu helfen. Das Buch soll dazu beitragen, einen Tod in Würde für jene zu ermöglichen, die dies wünschen. (aus dem Vorwort, S. 9–13).
Ein Satz, der mich beeindruckt: *»Durch den ungeheuren Massenmord der Nazis, der ›Vernichtung lebensunwerten Lebens‹, ist das Wort ›Euthanasie‹ in Deutschland in Verruf geraten; dabei bedeutet es nur ›schöner Tod‹ und meinte bereits in der Antike ein schnelles, leichtes und schmerzloses Lebensende.«* (S. 52).

4. Die Freiheit zum Tode, Paul Moor, Hamburg 1977. Kurzinhalt: Der Autor kämpft in diesem Buch für das Grundrecht des hoffnungslos leidenden Menschen, sein eigenes Sterben zu wählen, und er plädiert für die Freiheit zum Tode.
   Ein Satz, der mich beeindruckt: *»Die Kirche hält es für wünschenswert, dass man die Sterbenden nicht ohne schwerwiegende Gründe ihres Bewusstseins beraubt. Wenn die Natur es will, muss der Mensch es hinnehmen. Da unser Erlöser den Tod bei vollem Bewusstsein erleiden wollte, wollen die Christen ihm auch darin nacheifern. Anästhesie sei eine aus erzreligiöser Sicht bedauerliche Praxis.«* (S. 242).

5. Selber schuld. Wer früher stirbt, ist länger tot. Die Endlichkeit des Lebens in ganzheitlicher Betrachtung, Heinrich P. Koch, Wien 2004. Kurzinhalt: Das Buch ist in erster Linie eine Bestandsaufnahme und damit eine Art Kulturgeschichte des jahrtausendelangen Mühens der Menschheit, auf die Frage nach dem ultimativen Schicksal des eigenen Todes eine plausible Antwort zu finden.
   Ein Satz, der mich beeindruckt: *»Platon (427–347 v. Chr.) warnte die Ärzte davor, den Menschen ein langes und elendes Dasein zu schaffen: ›Wer siech am Körper ist, den sollen sie sterben las-*

sen, wer an der Seele missraten und unheilbar krank ist, den sollen sie sogar töten.‹« Anmerkung: Platons Haltung zum Umgang mit seelisch kranken Menschen teile ich nicht. Doch psychisch Kranke müssen dasselbe Recht wie die körperlich Kranken haben: sie auf eigenen Wunsch sterben zu lassen. *»Seine Seele schrie nach ewigem Schweigen.«*[509] Wie gut ich diese Sehnsucht verstehen kann!

Jean Amery, der große Vordenker des Suizids, Autor des Grundlagenwerkes »Hand an sich legen«, erweiterte den Aspekt des freien Willens (so es diesen überhaupt geben kann) um den der Selbsttötung. In seinem Diskurs über den Freitod rief er aus: *»Ich gehöre endlich mir selber.«*[510] Wenn ich fürchterliche Schmerzen erleide oder mein Verstand mich soweit verlassen hat, dass ich mich und meine Umwelt nicht mehr erkennen kann, dann gehöre ich nicht mehr mir selbst. Dann wäre es für mich höchste Zeit, Abschied zu nehmen. Das ist auch eine Frage der Identität: die Erkenntnis des Selbst. Wenn mein Selbst hinter dem Schmerz verschwindet, wenn mein Geist um das Selbst nicht mehr weiß, dann möchte ich sterben. Insofern erfülle ich meine Natur, denn ich bekenne mich zu ihrer Regung in meinem Innern. Welcher Theologe, welcher Arzt darf mir das streitig machen? Daher ist es einleuchtend, warum ich mich nicht nur für die Respektierung des Freitodes einsetze, sondern auch für die aktive und passive Sterbehilfe: Jedes Individuum strebt nach Anerkennung seiner Identität, und wenn ich mein Lebensende wünsche, weil mir mein Selbst immer mehr entgleitet, dann möchte ich, dass meine Definition von Lebensqualität von anderen anerkannt wird. Subjektive Identität bedeutet notwendig Autonomie zur Selbsteinschätzung und zur Selbstdeutung. Bei aller Gebundenheit des Subjekts an soziale Normen[511]: Bitte überlasst die Entscheidung über mein Ende meinem Dafürhalten. Ich als Selbst definiere, welche Belange mir bedeutsam erscheinen. Meine Identität ist untrennbar mit der Benennung dessen verbunden, was mir wichtig ist. Das hat nicht nur etwas mit meinem Wohlbefinden zu tun, sondern mit meinem Sein. Damit ist auch der Horizont meiner moralischen Welt beschrieben: Leben und Sterben in Würde hat für mich höchste Wertigkeit.

Zum Begriff »Subjekt« möchte ich in diesem Zusammenhang doch noch etwas hinzufügen: Ein Subjekt ist das erkennende, mit Bewusstsein ausgestattete Ich. In der französischen Übersetzung »sujet« bedeutet die Vokabel soviel wie »unterworfen; untertan; gebunden an …«. Ich habe den Eindruck, dass Politik und Kirche weniger das »für sich« erkennende Subjekt sehen, sondern mit Begeisterung auf das französische »sujet« verweisen: Wir diktieren, was für euch Untertanen »in Würde sterben« heißen soll.

Ich denke, dass ich diese Argumentation »pro Suizid/Sterbehilfe« nicht nur emotional angegangen bin. Kritiker aber könnten einwenden, dass ich als Depressiver mit narzisstischer Persönlichkeitsstörung gar nicht rational argumentieren könne! Wie ließe sich Narzissmus mit diesen Gedankengängen überhaupt in Verbindung bringen? Da wären die Größenphantasien, die Minderwertigkeitsgefühle und die Tendenz zur omnipotenten Kontrolle.[512] Größenphantasie: Ich bin Herr über mein Leben und meinen Tod; Minderwertigkeitsgefühl: Ich will dagegen angehen, von anderen wie ein kleines Kind gesagt zu bekommen, was ich auszuhalten hätte; omnipotente Kontrolle: Ich möchte so einflussreich sein, dass ich sogar mein Leben auf eigenen Wunsch beenden dürfte.

Möglicherweise erwiderst du, ich könne als Kranker doch gar nicht objektiv über Krankhaftes urteilen. Da würde ich dir gerne zustimmen; aber – Hand aufs Herz – sind meine Bedürfnisse, was das Sterben angeht, nicht eigentlich selbstverständlich und angemessen?

Ich möchte dieses Kapitel versöhnlich beenden:

Kann sich Natur so freundlich von dir trennen? So trifft uns Tod wie Händedruck des Liebsten, schmerzlich und doch ersehnt.

(Shakespeare)

Vom Sinn der Depression

Über den kommenden kleinen Ausflug in die Ornithologie wirst du dich wundern, aber warte nur ab. Stellen wir zunächst nur fest, dass es Hühner gibt, die weiße Eier legen und solche, die braune Eier produzieren. Und halten wir ferner fest, dass es aufgrund genetischer Besonderheiten so etwas wie verschiedene Hühner-Persönlichkeiten gibt. Und jetzt wird es faszinierend: Die Weißleger pickten einander nur selten und wenn, dann nur zart. Anders die Braunleger: Sie blieben enger und ängstlicher zusammengekuschelt und zeigten ausgeprägtes Federpicken. An Verhaltensunterschieden bei Meisen, was deren Umwelterkundung angeht, bemerkten Wissenschaftler, dass eine spezielle Gen-Variante (DRD 4) entsprechend verantwortlich ist. Und genau das Fehlen dieser Gen-Variante verstärkt bei den Hühnern das neurotische Federpicken! Auch eine weitere charakterbestimmende Gen-Variante ließ sich eindeutig häufiger bei den Federpickern nachweisen![513] Der Clou ist, dass diese zweite Variante beim Menschen das Auftreten von Depressionen und die Neigung zum Freitod bei seelischer Belastung ganz offensichtlich begünstigt. Du fragst zu Recht, was diese Erkenntnis mit dem möglichen »Sinn der Depression« zu tun habe. Das Motiv für das Federpicken und auch die Ursache dafür mögen bekannt sein, doch einen Sinn erhält das Federpicken dadurch noch nicht. Will sagen, dass eine Gen-Variante, die zu einer Verhaltensauffälligkeit führt, nicht unbedingt einen Sinn ergeben muss, abgesehen vielleicht von einer mit darwinistischen Erkenntnissen begründeten Selektionstheorie: Der nicht gruppenfähige, von Minderwertigkeitsgefühlen blockierte Depressive könne nicht überlebensfähig sein.

Lassen wir das Ironisch-Zynische beiseite: Weder in einer genetisch noch in einer durch die Umwelt verursachten Depression sehe ich zunächst einen Sinn. Zu einer anderen Aussage komme ich jedoch, wenn ich in der schwärzesten Melancholie und tiefsten Traurigkeit eine Chance sehe, das Leben bewusster und intensiver anzugehen oder überhaupt das Leben auszuhalten: Der Philosoph S. Zizek wird im Zusammenhang mit Freud zitiert: *»Der Todestrieb sorge für die Aufrechterhaltung der fürs Leben nötigen Spannung.«*[514] Mit anderen Worten: *»Der Mensch lebt im Spannungsfeld zwischen Angst und Lust«*, wie ich irgendwo las. Der Depressive denkt mehr und intensiver über den Tod nach als andere Menschen, weil das Leben in grässlicher Schwermut kaum zu ertragen ist, und das vollkommen unabhängig vom Alter. Diese Angst vor dem neuerlichen Sturz in die Dunkelheit und diese Sehnsucht nach dem Tod kann jedoch abgelöst werden durch optimistisch-manische Phasen. In diesen produktiven Perioden kannst du aktiv sein, kannst etwas bewegen, dann habe ich das Gefühl, nützlich zu sein und etwas Gutes tun zu können. Unter dem Aspekt des Narzissmus: Ich erlange ein wenig Bedeutung, indem ich mich z. B. mit solchen Texten einmische[515]:

Sterben gehört zu unserem Leben dazu

Das Thema "Tötung auf Verlangen" ist mit einem Tabu belegt. Daher soll es hier in den Brennpunkt gerückt werden.

Es ist eine banale Bemerkung, aber in diesem Zusammenhang muss erwähnt werden: jeder Mensch ist zunächst - aus seiner Sicht - unfreiwillig auf der Welt - hat er Glück in seinem Leben, den rechten Glauben an den Sinn des Lebens oder sonstige Motive, wird aus der Unfreiwilligkeit ein willkommenes Dasein.

Ist dagegen jemand psychisch oder physisch so krank, dass Leben trotz ärztlicher Hilfe eine einzige Qual ist, muss ihm die Möglichkeit eingeräumt werden, freiwillig aus dem Leben zu scheiden. Denn der Sinn des Lebens kann meines Erachtens nicht im quälenden Leiden liegen. Sollte der Kranke zu einem Suizid nicht mehr in der Lage sein, müsste ihm von Ärzten und Angehörigen (Lebensgefährten, Freunden) ohne Angst vor einer Bestrafung dabei geholfen werden können, aus dem Leben zu scheiden.

Weil viele Kranke in ihrem Zustand solche Entscheidungen nicht mehr treffen können, sollte frühzeitig in gesunden Tagen eine entsprechende Verfügung verfasst und bei einem Notar hinterlegt werden -sofern man Sterbehilfe haben möchte. Und der engste Vertraute kann darüber hinaus zum Patientenanwalt, der über die Einhaltung des Wunsches des Kranken wacht, bestimmt werden.

Diese bei Bewusstsein abgegebenen Willenserklärungen wären zu respektieren, weil das Grundgesetz ausdrücklich das Recht auf freie Entfaltung der Persönlichkeit anerkennt (Art 2, Absatz 12).

Und so lässt das Gesetz auch solche vorsorgenden Verfügungen zu: man kann bestimmen, wie man in einer entsprechenden Unglückssituation behandelt werden möchte - dass etwa eine Verzögerung des Sterbevorgangs oder Verlängerung des Leidens nach einem schweren Unfall zu unterbleiben hat. Ärztliche Hilfe darf sich dann nur noch auf schmerzlindernde Maßnahmen beschränken. Das entspricht einer indirekten "Tötung auf Verlangen" (passive Sterbehilfe). Dagegen die "aktive Sterbehilfe" (Tötung auf Verlangen nach § 216 (1) StGB): ist jemand durch das ausdrückliche und ernstliche

Verlangen des Getöteten zur Tötung bestimmt worden, so ist auf Freiheitsstrafe von sechs Monaten bis zu fünf Jahren zu erkennen. Diese Regelung ist bedauerlich, weil sie den Kranken entmündigt.

Jeder Mensch hat das Recht auf Leben und körperliche Unversehrtheit (Grundgesetz Artikel 2, Absatz 2). Heileingriffe, wie Operationen, können deshalb gegen den Willen des Kranken nicht erzwungen werden. Für den Fall dauernder Bewusstlosigkeit oder einer unheilbaren, zum Tode führenden Krankheit, kann bestimmt werden, dass eine Anwendung mit Hilfe der "Apparatemedizin"" unterbleiben soll. Wie gesagt, über die Einhaltung solch einer Verfügung kann ein Patientenanwalt wachen.

Leide ich an Krankheiten, die eine aktive und bewusste Teilhabe am Leben nicht mehr zulassen und eine ungeheure psychische und finanzielle Belastung für engste Vertraute bedeuten, will ich in der Lage sein können, diesem für mich würdelosen "Vegetieren" ein Ende zu setzen. Sollte ich dazu nicht mehr fähig sein, müsste eine Bezugsperson dieses straffrei tun dürfen. Diese Hilfe könnte zum Beispiel in einer unterlassenen Hilfeleistung bestehen. Leider ist dies im Falle einer Sterbehilfe immer noch mit einer Freiheitsstrafe bis zu einem Jahr oder mit Geldstrafe zu ahnden (§ 323 c StGB).

Hierzulande geistert sofort der Begriff "Euthanasie" und verhindert menschenwürdigere Neuregelungen. Dabei bedeutet er doch "Sterbeerleichterung" und meint hier keine unheilvolle allgemeine menschenverachtende Regelung, sondern ist mein ganz individueller Anspruch auf ein Leben und einen Tod in Würde (selbstbestimmtes Sterben). Dass die Würde des Menschen unantastbar ist, kann im Grundgesetz Artikel 1, Absatz 1, nachgelesen werden.

Zur Entscheidungs- und Willensautonomie des Menschen gehört auch die Möglichkeit, gegenüber sich selbst auf das eigene Leben zu verzichten, solange man in der Lage ist, darüber verantwortlich zu urteilen und danach zu handeln (man muss also noch in der Lage sein, eine Sterbehilfeverfügung anzufertigen). Sterbehilfe gehört demnach zu den unabdingbaren Menschenrechten. In diesem Sinne versteht sich z. B. die "Deutsche Gesellschaft für humanes Sterben" (DGHS) als eine Bürgerrechtsbewegung, die Sterbehilfe als Lebenshilfe in der letzten Lebensphase leistet.

Ich selbst trage einen Patientenschutzbrief (Schutz vor unwürdigem Leben und Sterben) sowie die Adresse meines Patientenanwaltes ständig bei mir. Diese realistische Einschätzung und Vorbeugung nimmt mir die Angst vor einem "endlosen" Siechtum. Ich betrachte eine etwaige Sterbequalität als Teil meiner jetzigen Lebensqualität. Ich bin beruhigter.

Einschlafen dürfen, wenn man müde ist,
und eine Last fallen lassen dürfen,
die man sehr lange getragen hat,
das ist eine köstliche, eine wunderbare Sache.

Das ist ein Beispiel für die Spannung zwischen Lähmung und Aktivität. Eine belebende Erregung erfahre ich auch in erotisch-sexueller Hinsicht: Phasen der Unlust und dann wieder Zeiten der Begierde und der Erfüllung. Am bedeutendsten aber ist wohl der Dualismus »Todessehnsucht« und »Daseinsfreude«.

Der Sinn des Lebens und darin die antagonistische Depression (Sterben wollen) erschließen sich mir zwar immer noch nicht, doch kann ich mittlerweile zumindest Sinnstiftendes und Chancen erkennen. Wir Menschen richten allein durch unsere Existenz und den damit verbundenen Egoismus und das Böse Unheil an. Dieses Schlechte verringern zu helfen, ist im Ansatz der bescheidene Sinn meines Daseins. Das wäre – wenn du so willst – der soziale Aspekt des Sinns der Depression: Die Sensibilität, gesellschaftlich relevante Dissonanzen wahrzunehmen und dazu beizutragen, die Welt etwas besser zu machen – in Phasen der Lust und Aktivitäten.

Zurückgeworfen auf mich selbst, die Umwelt ein wenig in den Hintergrund stellend, sieht es mit dem »Sinn der Depression« weniger positiv aus. Aber ich möchte hier ein bisschen differenzieren: Meine Arbeit machte mich todunglücklich und verursachte Disstress. Es gibt sehr viele Menschen, die allein durch diese außergewöhnlichen Belastungen in eine Depression hineingeraten. Oft kommt es dadurch

auch zu psychosomatischen Beschwerden: Hörsturz, hoher Blutdruck, Magenerkrankungen, Hautirritationen etc. sind Indikatoren für das Überschreiten der Belastungsgrenze.
Wenn ich jetzt nach dem Sinn der Depression und vielleicht nach dem Sinn meines Hörsturzes frage, dann erkenne ich sehr wohl eine tiefere Bedeutung: Die Betroffenen müssten hierin Auslöser für dringend fällige Veränderungen sehen. Diese Krisensituationen müssten einen innehalten lassen und zwingen, das eigene Leben noch einmal zu überdenken.[516] Die Depression, die exogene vor allem, als Indikator: Das ergibt einen Sinn.
In einer endogenen Depression, womöglich auch in einer genetisch bedingten oder durch eine frühkindliche Erfahrung ausgelösten Depression einen Sinn zu sehen, fällt mir als derart Betroffenem schwer. Dabei bin ich jedoch kein Nihilist, denn ich sehe in jeder Depression, wie schon erwähnt, durchaus die Chance, manches zu reflektieren, was einem Gesunden gar nicht nachdenkenswert erscheinen mag. Einige Aussagen meines Lieblingsphilosophen Seneca sollen das verständlich machen. Hier liegen Chancen:

Den Menschen kann man glücklich nennen, der kein größeres Gut kennt als das, was er sich selber geben kann.

Man sollte das Glück soweit wie möglich herab auf die Ebene des Alltäglichen verlegen.

Es ist besser, aufgrund schlichter Lebenseinstellung herabgesetzt als wegen dauernder Verstellungsanstrengung gequält zu werden. Man muss wieder zu sich selbst zurückfinden.[517]

Wenn du dich vertiefend mit dem beschäftigen möchtest, was den Sinn deines Lebens ausmachen könnte, dann empfehle ich dir den Philosophen Günter Ropohl, der einen »Sinnbaukasten« entworfen hat.[518]
Der Depressive hat die Aussicht, von seiner Krankheit zu profitieren, denn er erfährt u.U. Wahrheiten über sich selbst *(die Depression ist die verzehrende Sehnsucht nach sich selbst,* so Alice Miller*)*. Die

»schlechten« Gefühle (sich böse, klein, zu anspruchsvoll fühlen ...) für sich selbst können Einsichten vermitteln und tragen dazu bei, sein Leben von innen heraus zu verstehen.
Die Auseinandersetzung mit der Depression ist wie Trauerarbeit. Dieses Tun fördert die Selbstfindung, ja, es ist sogar Voraussetzung dafür. Ich kann von mir sagen, dass ich durch das Joch der Depression und die Reflexion darüber dahin gekommen bin, mich nach und nach meinem wahren Selbst zu nähern. Ich begann tapfer, authentischer zu werden, und zwar peu à peu unabhängig davon, ob ich Anerkennung bekomme oder nicht.
Vielleicht führte diese minimale, aber stetig zunehmende Verankerung im eigenen Selbst dazu, Zugang zu meinen eigenen wirklichen Bedürfnissen und Gefühlen zu finden und sie auch zu artikulieren. Die Depression ist also insofern gewichtig, als sie ein Signal des Selbstverlustes ist – sie ist ein Notschrei, weil eigene Gefühle aus Angst vor Liebesverlust verleugnet werden.
Was die Auseinandersetzung mit der Depression aber nach fast fünf Jahrzehnten bei mir nicht vollbringen konnte, möchte ich anhand eines Zitates von Alice Miller verdeutlichen: *»Man ist aber frei von Depressionen, wo das Selbstwertgefühl in der Echtheit der eigenen Gefühle wurzelt und nicht im Besitz bestimmter Qualitäten.«* Gemessen an dieser Aussage bin ich immer noch nicht frei von der Depression, weil mein Selbstwertgefühl zu kümmerlich ist, um überhaupt belastbare Wurzeln schlagen zu können und weil ich immer noch nicht über ausreichend mentale Qualitäten verfüge, z.B. über Angstfreiheit gegenüber anderen Menschen.[519]
Die radikalste Chance in der Depression liegt darin, wenig Widerstand zu spüren, dem deprimierenden Leben selbst ein Ende bereiten zu können. Diese mächtige Verfügungsgewalt, die auch mit Hoffnung verbunden ist, lässt mich ab und an tatsächlich euphorisch werden. Viele therapieresistente Depressive mit einer endogenen Depression erleben ihre Krankheit mit Hassgefühlen und als persönlichkeitsfremd. Ich dagegen sehe sie als Teil meiner Persönlichkeit; was ich hasse, das ist die Weißfleckenkrankheit. Nicht Hass auf mich, jedoch Wut, empfinde ich wegen meines geringen Selbstwertgefühles/Minderwertigkeitskomplexes. Ich kann mich zwar nicht gut

leiden; ich hasse mich jedoch nicht. Aber ich hasse es, auf der Welt zu sein und ich hasse es, wie brutal Menschen miteinander und mit der Natur umgehen.

Ich habe die Depression in mein Leben eingegliedert – vielleicht verspüre ich auch deswegen kein Selbstmitleid. Schwarzer Humor, Ironie und Selbstironie helfen mir, den Depressionsdruck abzufedern. Die Frage nach dem Sinn und vorläufige Antworten darauf sind ebenfalls hilfreich (»vorläufig« wegen der Dynamik des Lebens). Die Depression ist ein Missempfinden und verursacht Missempfinden. Ein solches Empfinden ist die Sozialphobie. Die Depression lehrt mich, depressionsfördernde Sozialbedingungen zu verändern. Der vorgezogene Ruhestand bedeutet zwar, enorme finanzielle Einbußen hinzunehmen, doch war ich zu diesem Schritt bereit, weil nur so eine Veränderung der Sozialkontakte möglich war. Der Sinn der Depression kann demnach darin gesehen werden, die verletzliche Persönlichkeitsseite zu schützen.

Wir Depressive sind »anders gestrickt« als die Nichtdepressiven – das gilt besonders für die endogen bedingte »Schwermut«: Die Befindlichkeit unserer »Seele« zwingt uns oft Kurskorrekturen auf, revidiert Einstellungen, führt zu erhellenden Einsichten (s. die Philosophie Senecas), motiviert zu einer passenderen Lebenshaltung und kann Ausgangspunkt für eine neue erfüllendere persönliche Entwicklung werden. Als Kaufmann müsste ich sagen: »Eine Depression kann unglaublich produktiv sein!« Produktiv im Sinne von »hervorbringen, schöpferisch und fruchtbar« kann die Depression dann sein, wenn noch ein klitzekleiner Antrieb vorhanden ist, seine psychische Situation reflektieren zu können:

- Es ist unproduktiv, die Gedanken anderer Menschen lesen zu wollen und geradezu »heiß« darauf zu sein, negative Botschaften für sich zu entdecken.
- Das Streben nach Überlegenheit mag wohl die wichtigste Antriebskraft sein, doch sich im Vergleich mit anderen selbst herabzusetzen, ist unnötig selbstzerstörerisch – es genügt allein die Beantwortung der Frage: »Wie schaffe ich es, dass ich mich selbst aushalte?«

- Wenn wir denn als Depressive ein besonderes moralisches Empfinden haben sollten, dann kann das aber nicht bedeuten, sich Geboten zu unterziehen, die gar nicht existieren (notabene: Der Mensch ist sowieso eine Zumutung).
- Alle Menschen tragen ein individuelles Schema in sich, eine Art Brille, mit der sie sich und ihre soziale sowie physische Umwelt wahrnehmen. Lass' uns versuchen, eine andere Brille auszuprobieren, z.B. eine, die die Maßstäbe verändert und so unseren Drang nach inhumanem Perfektionismus (Vollkommenheitsstreben) korrigiert – mit dem möglichen Ergebnis, Versagensängste, Mutlosigkeit und Unzufriedenheit zu reduzieren.[520]

Das gilt umso mehr als der »tiefschürfende« depressive Mensch eher einen Zugang zum Unbewussten hat als der gesunde, z.B. über die »Kunst«. Das Unbewusste ist für das menschliche Leben von großer Bedeutung: Unsere Verhaltensweisen werden weitgehend durch unbewusste Motive beeinflusst, weil verdrängte Bewusstseinsinhalte dynamisch weiter wirken und nach Befriedigung rufen. Depressive, hier meine ich endogen depressive Mitmenschen, leiden besonders unter der Zwiespältigkeit und Konflikthaftigkeit des Lebens. Angesichts ihrer starken Emotionalität schaffen sie es nicht, mittels der Vernunft bewusst einen Ausgleich herbeizuführen; oft ängstlich verzichten sie – ohne das Problem rational angehen zu können – auf die Befriedigung des konflikthaften Antriebs. Sie verdrängen und vermeiden Angstmachendes.[521]
Angesichts dieser Problematik muss nach dem Sinn der Depression gefragt und nach einer Antwort gesucht werden (in einer exogenen Depression, ausgelöst zum Beispiel durch einen Todesfall, sehe ich als nichtreligiöser Mensch dagegen keinerlei Sinn!).
Welchen Sinn ich in meiner Erkrankung sehe?
- Durch Ausleben meiner Emotionen in manischen Phasen lebe ich intensiver (aber auch riskanter)
- die Intimität zu mir selbst/mit mir selbst erhöht meine Authentizität / Wahrhaftigkeit
- ich entdecke mehr Seiten, auch Schattenseiten, meines eigenen Selbst

- meine Erlebensfähigkeit steigt durch die leidensbedingte Sensibilität
- ich lebe weniger oberflächlich
- Menschen vertrauen mir, weil ich mir erlaube, menschlich zu sein
- ich denke, dass ich durch selbstkritische Reflektion tendenziell menschlicher bin als vernunftgeleitete (berechnende) Menschen

Also bedeutet Depression einerseits »große Verzweiflung«, andererseits ist sie aber auch Zugang zu einem gefühlvolleren Sein. In Phasen tiefster Traurigkeit, aber auch in Zeiten erregter, aktiver, manischer Verhaltensweisen bin ich zwar Sklave des »Seelenkrebses«; es gibt allerdings auch Zeiträume, in denen ich das Leben mit geschärften Sinnen intensiver erlebe als mancher gesunde Mensch.[522]

Von der Depression, der Kunsttherapie und der Kraft des kreativen Gestaltens

Über die Depression gelangte ich zu einer sinnlichen Erfahrung der ganz besonderen Art: Anlässlich meiner stationären Klinikaufenthalte wurde mein Interesse an kreativem Gestalten geweckt. Seit einigen Jahren bemale ich mit Acrylfarben leinenbespannte Keilrahmen, forme mit einem speziellen Ton, der kein Brennen erfordert, Plastiken und arrangiere in Holzkörpern mit unterschiedlichsten Gegenständen Installationen, die wie dreidimensionale Skulpturen wirken. Wolfgang Boesner, Inhaber des Boesner Großhandels für Künstlerbedarf, schreibt in seinem Katalog:[523]
Für die Kunst gibt es keine Nebensächlichkeiten und Banalitäten. Sie hilft den kleinen unterdrückten Dingen gegen uns aufzustehen und uns zu fragen: Warum verleugnet ihr uns, habt ihr vergessen, dass wir Teil von euch sind?
Wenn ich in der Natur bin und Materialien für das nächste Projekt sammle, dann erhalten diese »einfachen« Dinge (Steine, Muscheln, Baumrinde, ein Vogelschädel ...) in ihrer neuen Umgebung eine ganz spezifische Bedeutung; diese kreative Transformation, aus dem »Nichts« etwas anderes zu schaffen, ist eine Kraftquelle, die ich ger-

ne nutze. Und diese Konzentration auf eine Sache, das *»neugierige Herangehen, das fragende Nachdenken, das Wahrnehmen«*[524] – alles das wirkt beruhigend und führt von der Depression in eine Welt, die in diesem Augenblick nur mir gehört; denn das Künstlerische ist eine befreiende Kraft und gibt dem unbewusst Drängenden Raum. Ohne die Depression hätte ich keinen Kontakt zur Kunst bekommen – sie bot mir die Chance und ich nutze sie als kreatives Ausdrucksmittel. Gerne würde ich mich als Impressionisten darstellen, wenn es nicht so vermessen klingen würde. Den Wunsch, einer zu sein, möchte ich dennoch begründen: In meinen Kreationen finden sich zufällige (?) Ausschnitte aus der Wirklichkeit, die persönliche Umwelteindrücke (z. B. Erfassen von Natureindrücken) und tiefste Empfindungen differenziert wiedergeben. Nach dieser klassischen Definition gehe ich tatsächlich impressionistisch vor.

Solltest du dich in der Kunsttheorie besser auskennen als ich, würdest du sicherlich die abgebildeten Installationen dem Expressionismus zuordnen. Wenn du damit die »subjektive Ausdruckssteigerung« meinen solltest, müsste ich dir Recht geben: das Objekt »Zerrissenheit« ist im Ausdruck ebenso subjektiv gesteigert (verfremdet) wie die Büste »determiniert?«.

Ob nun die Wiedergabe der Wirklichkeit oder die subjektive Ausdruckssteigerung: Beide Varianten geben mir die Möglichkeit, Gefühle auszudrücken, die ich anders nicht offenbaren könnte oder aussprechen würde. Unter dem Druck der Depression kommt es gerade auf dieses Artikulationspotential an – das damit zugleich eine Befreiungsmöglichkeit ist.

In der Depression, vornehmlich der endogenen, liegt neben der möglichen Sinnstiftung also auch die Chance des kreativen Ausdrucks. Hirnforscher sind sich nicht einig in der Frage, ob wir tatsächlich in Wörtern denken oder ob dieser an sich naheliegende Umstand nicht Einbildung sei. Fakt ist, dass wir in vielen Situationen nicht in der Lage sind, unser Anliegen in Worte zu fassen. »Da bin ich sprachlos« heißt es dann.

So geht es mir in den depressiven Phasen – dann, wenn ich so richtig heftig »den Blues habe«. Ich kann in dieser Seelennot nicht die Worte finden, die nötig wären, mein Empfinden eins zu eins wiederzugeben.

Die Kunst, die Kunsttherapie, ermöglicht es, das Innerste nach außen zu kehren. Ohne überhaupt von Kunsttherapie gehört zu haben, fertigte ich im schulischen Werkunterricht das Holzrelief »Authentizität/Wahrhaftigkeit hinter der Maske« (s. S. 449) an.
Sicherlich unbewusst schuf ich damit als Sechzehnjähriger eine Figur, der ich gestattete, endlich die Maske abzunehmen. Die Maske, das war die Anpassung, die Verleugnung des Selbst und die unterdrückte Wut auf alles, was mich einengte. In dem ZEIT-Artikel »Masken, die demaskieren« (8. 4. 2010) sieht Autor H. Rauterberg die Maske allerdings aus einer anderen Perspektive: *»Menschen suchen in den Masken nach Authentizität ... In der Maske bleiben die Rollen zurück, zutage tritt der Mensch.«* Dass Menschen temporär und situationsbedingt eine Maske tragen, um in eine Ich-nähere Rolle schlüpfen zu können, mag wohl sein. Ich dagegen wünsche den Mut zu haben, im Zwischenmenschlichen ohne Maske auszukommen – wobei ich überhaupt nicht weiß, woher ich die Kraft für die neue Ehrlichkeit nehmen könnte.
Fünfundzwanzig Jahre später stellte ich in einem Volkshochschul-Töpferkurs diese Tonmaske her. »Lachen/Weinen« war das selbst gewählte Motiv. Ich weiß, dass ich nicht mit dem Vorsatz in den Kurs ging, diesem Motto Gestalt zu geben. Es entstand »einfach so«. »Manie/Depression« – besser hätte ich meine inneren Zustände nicht versteh- und nachfühlbar machen können. Und ich kann mir gut vorstellen, dass es damals eine Wohltat war, mit Hilfe dieses Handwerks einerseits zu kommunizieren und andererseits Entspannung zu erreichen.
Rechtzeitige (kunst-)therapeutische Gespräche über diese Expression des Unbewussten hätten möglicherweise helfen können, mein chaotisches manisch-depressives Denken zu ordnen, Ursachen aufzudecken und Lösungen nahe zu kommen.

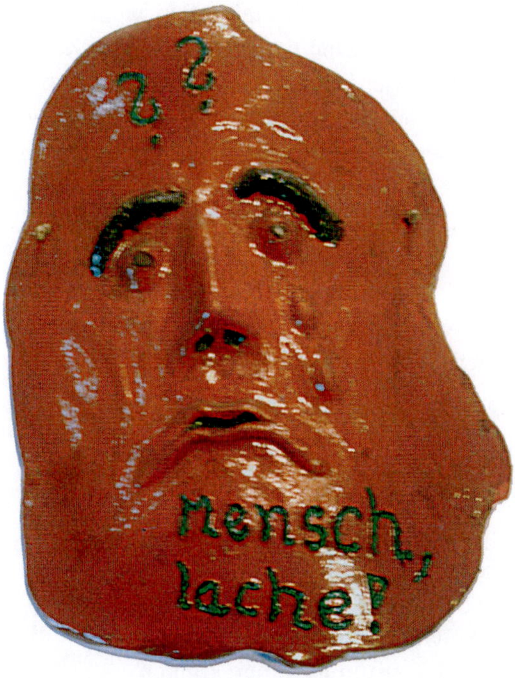

»Mensch, lache!«. Objekt: »Weinen/Lachen«, Wolfgang Schade, Foto: Heike Heims, Aurich

Wie zu Schülerzeiten auch hier die Maske als Ausdrucksmittel. Die Maske ist ein Symbol für Theater; das Leben – welch' ein Theater! Eine Tragödie (Tränen) allemal, aber auch mit einen Anteil Komödie, Posse (Mensch, lache!).

Diese Kopfplastik entstand während des Aufenthaltes in der Psychoklinik Wittgenstein/Bad Berleburg während der kunsttherapeutischen Behandlung. Bezeichnend die gequälten Gesichtsausdrücke. Das Innere kehrt sich nach außen. Ein lachender Anteil ist hier nicht auszumachen. Bemerkenswert ist, dass manche Depressionspatienten die Gefühle, die sie mit ihrem »Kunstwerk« ausdrücken müssen, nicht auf Anhieb entdecken. Ihnen bleibt eine Zeitlang der Zugang zu dem Geschaffenen verborgen.

Mir dagegen waren meine Gestaltungen nicht fremd. Rückerinnerungen konnte ich zulassen und Verborgenem wollte ich mich stellen. Die Ursprünge der Qualen, die meine Plastiken ausdrücken, liegen in einem weiten Spektrum. Ganz neu – und von mir als eine Ursache mit einer gewissen Erleichterung aufgenommen – die Annahme, ich hätte es nicht ertragen können, Söhne zu erziehen, weil ich den Vaterhass verinnerlicht hätte. Trieb mich die Befürchtung aus den Ehen, meine Söhne sollten unter mir nicht ebenso leiden, wie ich unter der väterlichen Erziehung litt? Die tiefsitzende Qual, meine Kinder verlassen zu haben, hätte ich allein mit Worten nicht äußern können. Dazu bedurfte es der Medien »Kunst« und »Therapeut«.
Nur etwa zehn Prozent dessen, was im Gehirn vor sich geht, artikuliert sich in verbalen Prozessen. Ein Großteil dessen, was den Menschen bewegt, sind seine Empfindungen. Und das, was du in der manisch-depressiven Erkrankung verspürst, gehört zu dem, was kaum zu verbalisieren ist. Es ist das Unsagbare.
Der kreative Schaffensprozess ist ein erlebtes Gefühl. Im gestalterischen Wirken werden Emotionen wahrhaftig/authentisch ausgedrückt; sie werden strukturiert und können analysiert werden. Kunst ist nonverbale Psychotherapie. Die Auseinandersetzung mit dem z.B. in Ton modellierten Gefühl kann unter Umständen die zerstörerische Kraft der Emotionen und der Triebe abbremsen. So erhält der psychisch Kranke die Chance, Ängste zu verstehen (z.B. die Angst, die Kinder zu verlieren) und dadurch halbwegs in den Griff zu bekommen.
Außerdem wurde ich ein bisschen von dem beißenden Schuldgefühl den Kindern gegenüber entlastet. Das bringt ein Quäntchen Freiheit zurück. Und weil ich mich weniger schuldig fühle, verliert das Minderwertigkeitsgefühl ebenfalls ein wenig an Intensität. Im gleichen Maße steigt das Selbstbewusstsein. Das erschöpfte Ich kann ein wenig regenerieren.
Das Gestalten gehört mittlerweile zu meinem Alltag. Kunsttherapeuten sehen in solchen kreativen Aktivitäten den Versuch, das »Ich« neu aufzubauen. Ich gehe noch einen Schritt weiter und spreche lieber von der Selbstfindung, denn sich selbst zu finden ist meines Er-

achtens höherwertiger als sich selbst aufzubauen, zu strukturieren. Unumstritten ist dagegen, dass sich das mächtige Unbewusste in der Kunst artikulieren und abreagieren kann.

Ich glaube, die Kunst ist die einzige Tätigkeitsform, durch die der Mensch als Mensch sich als wahres Individuum manifestiert.
(Marcel Duchamp 1887–1968)

Von der quälenden Vorstellung, ein Computer zu sein

Vom großen Zeh bis zur äußersten Haarspitze bestehen wir komplett aus Materie, aus Myriaden Molekülen. *»Ein isoliertes Stück Hirngewebe kann sogar außerhalb des Körpers Erinnerungen konservieren – ähnlich wie ein externer Arbeitsspeicher eines Computers«,* dies ist das Ergebnis eines Experimentes mit Ratten, das Neurowissenschaftler durchgeführt haben.[525] Einzig die Seele ist nicht nachweisbar, weil nicht stofflich. Die Energie aber ist messbar, die da in uns oszilliert. Diese Schwingungen könnten Psychisches sein – möglicherweise in Verbindung mit Säuren und Eiweißen.
Ich bin ein Agnostiker, was die Leugnung des Göttlichen oder Übersinnlichen angeht. Esoterik und Spiritualität sind mir ein Gräuel. Aber dass hinter der sinnlich erfahrbaren, natürlichen Welt etwas liegen mag und dass die letzten Gründe und Zusammenhänge des Seins noch nicht erschlossen sein dürften, muss ich allerdings erkennen. »Ich weiß, dass ich nichts weiß«: Es ist schon deprimierend, einmalig auf dieser Welt zu sein und zugleich kaum etwas von diesem Sein zu verstehen.
Der Mensch besteht aus Materie und zwar überwiegend aus Wasser. Dieses Nass ist Hauptbestandteil der tierischen und pflanzlichen Organismen. Es ist für den Ablauf der Lebensvorgänge unentbehrlich, da sich physiologisch-chemische Vorgänge in wässrigen Lösungen abspielen. Von 1000 Gramm Erwachsenengehirn sind 774 Gramm Wasser.[526] Das gesamte Universum besteht zu 90% aus Wasserstoff.

Ein anderer unabdingbarer Stoff auch für den menschlichen Organismus ist die organische Materie, wie z.B. die Aminosäure. Bausteine der Aminosäuren sind im Weltall nachgewiesen worden.[527] Wir sind Sternenstaub. Sucht der Mensch deswegen seit alters her Verbindungen zum Kosmischen? Lässt sich so der Mythos um den im Matthäus-Evangelium erwähnten Weihnachtsstern erklären oder das irrationale Äußern von Wünschen beim Anblick von Sternschnuppen, das Metaphysische der Astrologie oder die transzendente Verbindung des Planeten Saturn mit der Melancholie?

Die Aminosäuren sind die Bausteine der Proteine. Aus den Genen des Menschen ergeben sich 500.000 verschiedene Eiweißmoleküle.[528] Diese kleinsten Teile einer chemischen Verbindung erfüllen wichtige Aufgaben, z.B. als Hormone und Botenstoffe (Transmitter) wie das Serotonin, ein hormonähnlicher Stoff, der Wohlbefinden auslöst.

Die Aminosäuren sind »nur« die Bausteine der Proteine. Die Gene jedoch enthalten die entscheidenden Baupläne, nach denen aus diesen Bausteinen bestimmte Proteine herzustellen sind. Eine Determiniertheit, eine zwangsläufige Technisierung des Lebewesens, ergibt sich einerseits dadurch, dass Gene vererbt werden und andererseits dadurch, dass die Information, ob eine Zelle diese Gene benutzen soll oder nicht, ebenfalls weitergegeben wird.[529]

Weil für uns Depressive nicht nur das Serotonin so wichtig ist, sondern auch das Oxytocin, will ich auf diesen Botenstoff (und dieses Hormon) wegen seiner Bestimmtheit nochmals eingehen: Dieser biochemische Schalter (hier: Andockstelle für Oxytocin) kann bei romantisch-melancholischen Gefühlen, bei der Vertrauensbildung und bei großzügigen Verhaltensweisen eine Rolle spielen.[530]

Man könnte angesichts dieser Technikakzente die Frage nach der Perfektionierbarkeit auch des Menschen (wie schon in der Nutztierhaltung) stellen. Die neuere Literatur spricht hier von Enhancement und meint damit die Verbesserung, die Steigerung, die Optimierung des an sich Natürlichen.[531] Könnte man hier überhaupt unterscheiden, wäre ich wohl für einen Eingriff zugunsten der Steigerung des Glücksgefühls oder die gezielte Verbesserung der depressiven Situation. Sollte es aber auch nur ansatzweise um die Optimierung des

Produktionsfaktors Arbeit gehen, würde ich Enhancement strikt ablehnen – weil wir Menschen dann dem Nutzvieh gleichgesetzt würden.
In Physik und Chemie liegen begründet, dass Äußerungen aller Lebewesen materiellen Ursprungs sein müssen. Die »Schöpfungen« bestehen zu 100 Prozent aus Materie. Instinkt, Verstand und Emotion sind demnach ausschließlich auf Materielles zurückführbar. Mit anderen Worten: Alles ist eine Frage der Moleküle. Auf einem ganz anderen Blatt steht das ungelöste Problem, wie »zum Teufel« der »Geist« in die Materie kommen könnte. Gibt es eine Hardware »Gehirn« und eine geistige Software »Psyche«? Wie kann Irrationales wie Talent, Intuition, Ästhetik, Traum, Suizidwunsch, Kreativität, Assoziationsvermögen, Spiritualität, Vorurteil, Altruismus usw. binär kodiert sein? Wie kann ein aus einem Zeichenvorrat von nur zwei Situationen (»geladen/nicht geladen«) bestehender Code dazu führen, dass ein menschliches Individuum zuverlässig oder untreu sein kann? Diese Fragen können derzeit von niemandem auf der Welt beantwortet werden.
Die Zellkerne sind das Steuerzentrum. Sie enthalten alle Erbinformationen und lenken damit den Aufbau der Proteine. Die Kraftwerke der Zellen sind die Mitochondrien. Sie dienen der Energiegewinnung. Die Energieerzeugung ist die zentrale Funktion des Stoffwechsels. Er funktioniert durch biochemische Umwandlungen. Bei diesen Umsetzungen entsteht Elektrizität. So ist es auch kein Wunder, dass der Direktor des Max-Planck-Instituts für Psychiatrie, Florian Holsboer, die Depression als eine Störung des Hirnstoffwechsels sieht.[532] Das harmoniert mit der Erkenntnis, dass negativ geladene Ionen den Gemütszustand des Menschen beeinflussen und in extrem manischen Phasen sogar zu Suizidhandlungen führen können. Die Ionen treten bei der Elektrolyse auf. Zu den biologisch wichtigen Elektrolythen zählen die schon oft erwähnten Aminosäuren.
Gedanken, Bilder, Gefühle, Erinnerungen und Ideen entstehen durch das Miteinander von chemischen Botenstoffen und eben diesen elektrischen Impulsen. So erstaunt es wenig, dass es extrem leidende Depressionskranke gibt, die ihre Stimmung mittels im Gehirn implantierter Elektroden regulieren.[533]

Eine mögliche Ursache der Depression könnte auf eine Störung der synaptischen Plastizität des Gehirns zurückgehen. Durch den steten Umbau der neuronalen Verknüpfungen passt sich das Gehirn seiner Umgebung an. Das depressive Gehirn verhält sich dagegen statischer, d.h. die Kommunikation zwischen den Nervenzellen ist schwach ausgeprägt. Ergebnisse aus Versuchen mit Ratten zeigen jedoch, dass diese Kommunikation mit chemischen oder elektrischen Reizen positiv verstärkt werden kann.[534]

Das Gehirn besteht aus 100 Milliarden Nervenzellen und jede hat bis zu 10.000 Kontaktstellen. Das ist kaum noch vorstellbar. Wahrnehmung, Denken, Erinnerung entstehen dadurch, dass in diesem Gewusel mit 16 Nullen Nervenzellen mit anderen Zellen kommunizieren – mit Gammawellen im Millisekundenbereich. Das gigantische Nervennetz im Gehirn sehe ich als unsere Hardware. Die Zentraleinheit enthält das Steuerwerk, das Rechenwerk und den Hauptspeicher. In der Zentraleinheit ist eine Reihe von Festspeichern enthalten. Dieser Speichertyp behält seinen Inhalt grundsätzlich unverändert bei (entspricht also der Feststellung, dass unsere Eigenschaften bis zu 50 Prozent genetisch weitergegeben wurden). Jeder EDV-Anwender weiß, dass es zweckmäßig sein kann, den Inhalt des Festspeichers zu ändern. Diese Programmierbarkeit eines Festspeichers lässt sich mit der Plastizität des Gehirns vergleichen (persönliche Lebenseindrücke verändern ja auch das nervliche Netzwerk mit seinen synaptischen Verknüpfungen). Dementsprechend wird im Computer über ein Individualprogramm der Festspeicher inhaltlich variiert.

Kommandos werden mittels der Maus gegeben – die Bewegung der Maus wird in elektrische Impulse umgewandelt und löst damit die Bearbeitung auch kompliziertester Funktionen aus. Die Funktionen werden im Menü aufgezählt, ebenso wie die Kommandos, die diese Funktionen bewirken. Bei einem Computer bezieht sich der Begriff »Funktion« sowohl auf die Hardware und ihre Abläufe als auch auf die Programme und das, was sie bewirken: Bei uns Menschen ist das Menü sowohl gegeben als auch durch Lebensumstände beeinflusst – ich denke an die Motive, die z.B. durch Sozialisation generiert werden.

Menübefehle können durch entsprechendes Anklicken mit der Maus aktiviert werden.[535] Bezogen auf den Menschen sind das dessen Sinne: Sehe ich beispielsweise in meinem Gegenüber einen arroganten Menschen, löst dieses »Anklicken« in mir die Menü-Funktion »Minderwertigkeitskomplex und Rückzug« aus.

Die Kybernetik spricht vom Regelkreis. Das Modell des Regelkreises ist auch in der Biologie von Bedeutung, es spielt also auch bei Gehirnaktivitäten eine Rolle. In technischen Systemen kann eine Regelung vollautomatisch stattfinden, wie z.B. die Regelung der Wärme in einem Raum durch einen Thermostaten, der sich an der augenblicklichen Temperatur orientiert und die Wärmezufuhr verstärkt oder einschränkt, je nachdem, welche Soll-Temperatur eingestellt wurde. Auch wir tragen einen solchen Thermostaten in uns.

Grundsätzlich besteht ein Regelkreis aus einer Regelstrecke, nämlich dem zu regelnden Prozess. Der gerade beschriebene Prozess der Wärmeregulierung lässt sich exemplarisch auf die Regelung des menschlichen Alltagslebens übertragen. Die Führungsgröße bestimmt die Ausgestaltung des zu regelnden Alltags: Die depressiven Eingebungen beeinflussen die Reaktion auf Alltägliches. Der Regler, also das Gehirn, beurteilt die Abweichung von den Sollwerten und greift über sogenannte Effektoren (Steuerdaten) ein.

Die technische Einrichtung »Effektor« lenkt und modifiziert unser alltägliches Auftreten. Der Regler, das Gehirn selbst, kann definiert werden als ein Nervensystem, das über Synapsen mittels Hormonen miteinander kommuniziert. Die Gene, die die Qualität dieser Kommunikation maßgeblich ausmachen, wären ein Teil der Führungsgrößen. Sie definieren, wie religiös, aggressiv oder depressiv jemand ist. Lenkend wirken ebenfalls die Effektoren: Steuerdaten, die wir durch die Sinneseindrücke gewinnen. Mittels elektrischer Energie und biochemischer Größen haben diese Steuerdaten ebenfalls Einfluss, z.B. lenken sie das Minderwertigkeitsgefühl, die Sehnsucht nach Anerkennung und das Konsumverhalten.

Als dritte Einflussgröße treten sogenannte Störgrößen auf (beispielsweise Irritationen durch die Umwelt), die Konfliktsituationen hervorrufen: z.B. erlitt ich eine recht restriktive Erziehung, infolge dessen ertrage ich keine autoritär auftretenden Personen, was mich nicht selten in Schwierigkeiten brachte.

Führungsgrößen, Steuerdaten und Störgrößen sind durch die Depression regelrecht verseucht. Zudem bestimmen genetische Erbinformationen, welche Daten zum Zuge kommen und welche nicht. Dagegen können wir uns aus uns selbst heraus gar nicht wehren. Hinzu kommen u.U. erschwerend die negativen Wirkungen aus der erfahrenen sozialen Umwelt. Letzteres bedeutet dann, dass sich Umwelteinflüsse physiologisch und selbstverständlich auch physisch auswirken.[536]

Zu den Inputs aus der Umwelt zählt zwangsläufig auch die Ernährung. So sollten beispielsweise eiweißreiche Lebensmittel vermieden werden, weil sie das Serotonin unterdrücken. Dieses Gute-Laune-Hormon wird aus Tryptophan, einer Aminosäure, gebildet. Wenn diese Säure mit anderen aus Eiweiß und Fett konkurriert, kann Serotonin nicht ins Gehirn gelangen. Die Ernährungswissenschaft empfiehlt schwermütigen Menschen, Bananen zu essen, denn diese enthalten Vitamin B_6, das maßgeblich an der Herstellung von Serotonin beteiligt ist. Nimmt man außerdem Haferflocken und Reis zu sich, wird dem Körper Selen zugeführt, das sich ebenfalls positiv auf die Stimmungslage auswirken soll.

Gleiches wird der Omega-3-Fettsäure zugeschrieben, sie kann u.a. der manisch-depressiven Erkrankung die Heftigkeit nehmen. Dann wäre da noch die Schokolade, die ich so gerne nasche, dass ich unbedingt den Tag mit ihr beginnen muss: Die Kohlenhydrate aus der Schokolade setzten Insulin frei, mit dessen Hilfe mehr Serotonin im Gehirn ankommt.[537]

Dass die Ernährung eine wichtige Rolle bei der Depressionsbehandlung spielt, ist ein zusätzliches Indiz dafür, dass sich die Zufuhr von Materie (hier die Lebensmittel) auf die Psyche auswirkt. Auf die Frage, wie denn nun der Geist in die Materie komme, könnte eine Teil-Antwort lauten: Körpereigene biochemische Prozesse wirken wie soziale Ereignisse auf die »Schwingungen der Befindlichkeit«. Nach diesem Exkurs zum Thema »Essen« zurück zur Computer-Problematik: Maßstab für unser Denken und Handeln sind die Soll-Größen, die jeder als Kriterienkatalog mit sich herumträgt und als Orientierungshilfe nutzt. Ich habe mich ein Leben lang an zu ehrgeizigen aufgezwungenen Sollgrößen orientiert und bin daran zerbrochen. Die Rückkopplung in meinem Regelkreissystem konnte zu keinem befriedigenden Gefühl führen, weil die Trias aus Führungsgröße, Störgröße und Effektoren wie ein Marionettenspieler mein Gehirn (das ja eigentlich mein wohlwollender Regler sein sollte) dirigiert.

»Entweder man lebt, oder man ist konsequent«, heißt es bei Erich Kästner. Das Monster »Depression« hat mich dermaßen konsequent im Griff, dass ein Leben, nämlich eines in Freiheit, nicht möglich war und ist (trotz jahrzehntelanger Zufuhr von Psychopharmaka). Nicht ohne Grund stelle ich eine Verbindung zum Computer und zur Kybernetik her: Mein mentales System wird mit »Depressionschips« verschiedenster Schaltkreise (vom Minderwertigkeitsgefühl über den Konsumzwang bis hin zur Sozialphobie) gesteuert. Ich lebe nicht, sondern werde konsequent-depressiv gelebt: Unbeirrbar und aus den physiologischen Bedingungen logisch-zwingend sich ergebend.

Wie das im Gehirn funktionieren könnte, zeigen Laborversuche: Es werden Schaltkreise entwickelt, die aus organisch-biologischen Stoffen bestehen. Dabei handelt es sich um Proteine und Nukleinsäuren, die sich bei Anlegung von elektrischer Spannung oder von magnetischen Feldern wie Halbleiter verhalten – es sind also Prototypen von Biohalbleitern. Diese Halbleiter haben eine Ähnlichkeit mit den DNS-Molekülen, die in den Körperzellen von Lebewesen die Übertragung von Erbinformationen ermöglichen.[538] Computer funktionieren über Schaltkreise, also ist mit den Biohalbleitern der Nachweis erbracht, dass wir im Prinzip wie Computer funktionieren.

Das betrifft jedoch nicht nur die Erbinformationen, denn auch Umwelteinflüsse wirken sich – wie gesagt – physiologisch aus: Es gibt Gene, die durch elektrische Impulse gesteuert werden, sogenannte eGene. Das ist eine ganz besondere Software, die in uns installiert ist. Positive und negative Ereignisse wirken zurück auf die biologische »Maschine« da oben im Kopf. An die tausend elektrisch gesteuerte Gene sind in Nervenzellen nachgewiesen. Eine falsche Verschaltung kann beispielsweise Autismus verursachen, ebenso wie die verminderte Fähigkeit, mit anderen angstfrei zu kommunizieren – hier denke ich an meine Sozialphobie.[539]

Die quälende Frage nach dem unverfälschten Ich, dem wahren Selbst oder dem authentischen Leben stellt sich mir dringender denn je: Das Gehirn (Hardware und Software) – ein autarkes neurotechnisches Rückkopplungssystem? Ich befürchte, dass es so ist!

Andererseits: Es ist erwiesen, dass es meditierenden Menschen gelingen kann, sich so zu beherrschen und zu entspannen, dass die Gehirnströme beeinflusst werden: Die Aktivität in einem für Emotionen zuständigen Hirnbereich ist dann viel höher als bei Menschen ohne Meditationserfahrung. Die Folgen: Meditierende sind weniger ängstlich, weniger stressanfällig und weniger depressiv.[540] Meine Versuche, über die Zen-Meditation innere Distanz zu entwickeln und zu mir selbst zu finden, sind fehlgeschlagen, vermutlich wegen meiner Skepsis: Ich bin zutiefst überzeugt davon, dass ich die realen Probleme dieser Welt und meines Lebens nicht wegmeditieren, wegtherapieren oder wegmedikamentieren kann (eine zeitweise Ruhigstellung mag wohl möglich sein). Das Gehirn arbeitet ununterbrochen und interpretiert sich dabei selbst – auf äußere Reize ist es gar nicht angewiesen. Mein Gehirn repräsentiert mein schwaches Ich-Selbst. Ich komme aus dem Teufelskreis des Marionetten-Seins und der negativen Deutung meiner »Person« nicht heraus.[541]

Noch einmal möchte ich Marc Aurel zitieren: *»Das Leben ist das, was deine Gedanken daraus machen.«* Mit dem, was meine Sinnesorgane mir melden und was mein »depressiver Kopf« daraus macht, bin ich ohne Unterlass beschäftigt, und dieses Denken löste meine Verhaltensweisen aus.

Auch wird mein Gedankenkarussell durch die Inspirationen in Schwung gehalten, die aus der unergründlichen Tiefe des Unbewussten hervorsprudeln. Das sind die depressiven giftig-galligen Schwarzfärbungen, die mein Leben prägen.

Die Gedanken werden vom »Hirncomputer« digital bearbeitet und im Hirn gibt es sicherlich einen Code, der alles das umschreibt, was Depression ausmacht. Diese Chiffre beruht auf dem binären Prinzip: Eine Stelle im Hirnnetzwerk wird leitend oder nichtleitend geschaltet (Strom fließt oder fließt nicht). Im Computer werden die Bits über Adern in die Zentraleinheit übertragen: Im Gehirn laufen die Informationen in Picosekunden (billionster Teil einer Sekunde) mittels Transmittern über die Nervenbahnen und passieren die

Synapsen (oder nicht, wenn nichtleitend). An diesen Umschaltstellen zwischen Nervenfortsätzen werden nervöse Reize von einem Neuron auf ein anderes weitergeleitet und bewirken entsprechende Gedanken, Gefühle und/oder Verhaltensweisen, zum Beispiel dann, wenn die Informationen ins limbische System geraten (von diesem gehen gefühlsmäßige Reaktionen auf Umweltreize aus). Umgekehrt kann es aber auch sein, dass eine biochemische Botschaft in einen elektrochemischen Impuls umgewandelt wird, beispielsweise dann, wenn in einer Stresssituation vom Nebennierenmark Adrenalin freigesetzt wird.[542]

Maria Montessori, die Ärztin und große Reformpädagogin, sprach vom absorbierenden Geist des Menschen. Im Grunde genommen saugen alle Lebewesen die Einflüsse der Welt in sich auf, reagieren situativ und verändern sich. Die Umweltstimulanzien wirken wie die Computer-Eingabetastatur oder wie ein Scanner: Die Umweltsignale werden in das System »Hirn« eingegeben und von den Nervenzellen aufgenommen und verarbeitet.

Botenmoleküle sind Träger von Gedanken und Gefühlen. Alle menschlichen Eigenschaften entsprechen einem bestimmten molekularen Muster: Bist du hilfsbereit und glücklich, kann das an deinem Dopamin-Spiegel liegen. Fühlst du dich einsam und bist du ängstlich, liegt das vielleicht am Melatonin. Bist du eher sozial-skeptisch eingestellt, kann das am verminderten Oxytocingehalt liegen und bist du unzufrieden-suchend oder gar lebensmüde, stimmt dein Serotonin-Haushalt womöglich nicht.

Neue Forschungsergebnisse des Max-Planck-Institutes für Psychiatrie in München weisen eine molekulare Programmierung mittels des hormonellen Botenstoffs »Vasopressin« nach. Die Funktionsweise des binär-codierten Ein- bzw. Ausschalters ließ sich mit einem Mäuseexperiment demonstrieren: Mäusejunge, nach der Geburt vom Muttertier getrennt, zeigten als Folge lebenslang erhöhte Stresshormone und eine verminderte Stresstoleranz. Das Stresshormon kann sich erhöhen, weil im Mäusehirn das Eiweißmolekül »Vasopressin« überproduziert wird. Diese Überproduktion ist ein Schlüsselfaktor u.a. für die Steuerung von Emotion und Sozialverhalten. Und in diesem Kontext entscheidend: Das Mehr an Vasopressin ist der

Wegbereiter für schwere Depressionen. Es gibt einen Genabschnitt, der die Aktivierung des Vasopressin-Gens hemmt. Bei den gestressten Tieren fehlte dieser hemmende Einfluss, d.h. die Vasopressin-Produktion kann nicht ausgeschaltet werden: das bedeutet eine lebenslange Überproduktion von »Vasopressin«. Die Forscher übertragen diesen Mechanismus auf den Menschen: Nach einem frühkindlichen Trauma könne auch ein Mensch für die Depression programmiert werden.[543]

Nicht nur die emotionalen Qualitäten, sondern auch die intellektuellen Fähigkeiten sind an Moleküle gebunden. Myriaden Transmitter-Moleküle (Botenstoffe) düsen durch unseren Zellhaufen und generieren Gedanken, Problemlösungen, Zweifel, kreatives Schaffen und lösen Verhaltensweisen aus. Hier sitze ich nun, eine ominös-depressive Zellansammlung mit der letztlich unergründlichen Fähigkeit zu fühlen, zu denken, zu reagieren und zu agieren.

Wir sind Kreationen der Erbanlagen, der Sozialisation, unvergesslicher Ereignisse, forschenden Grübelns und immerwährender Selbstreflexion. Diese unvermeidbaren Einwirkungen machen unsere Persönlichkeit aus. Unser Ich und unser Selbst. Diese Molekülmasse wünscht Identität, Selbstverwirklichung, Würde, Akzeptanz, Liebe, Lebensfreude oder auch den Tod.

Ich bin Körper, Ratio und Emotion. Ich bin sowohl die Summe molekularer Abwandlungen als auch ein geistiges Wesen. Das wäre mehr als ein Computer zu leisten vermag. Und dennoch: Es kann nicht anders sein, als dass über unsere Sinnesorgane und über unseren Stoffwechsel der Input in das Gehirnnetzwerk erfolgt und dort biochemisch und physikalisch (Elektrizität, Digitalisierung) verarbeitet wird. Abgerundet wird das Ganze durch den genetischen Code (Eiweiße) in den Zellen.

Das klingt einleuchtend, wirft aber Fragen auf: Wenn ich beispielsweise lache, werden von Nerven im Gehirn elektrische Impulse ausgelöst. Diese führen zu chemischen Reaktionen im Gehirn und es wird der Befehl ans Hirn gegeben, Beruhigungsmittel abzusondern. Wer herzhaft lachen kann, ist besser gegen Depressionen gewappnet, ist kreativer und versetzt sich in die Lage, Probleme besser lösen zu können.[544] Diese Wirkung ist vielleicht noch nachvollziehbar, weil Lachen ein physiologischer Vorgang, also etwas Materielles ist. Betrachten wir eine andere Lebensäußerung: Nehmen wir einmal an, Arthur Schopenhauer philosophierte über die radikale Besinnung auf innere Werte – auf das, was einer ist und nicht auf das, was einer besitzt oder nur zu sein vorgibt. Was einer ist, sei zwar weitgehend von der Natur bestimmt, lasse sich jedoch durch »geistige Genüsse« ein wenig beeinflussen.[545] Hier gerät mein materialistischer Ansatz ins Wanken: Wie kann dieses kreative Reflektieren rein biologisch-physikalisch generiert sein?

Andererseits verunsicherte mich eine Besprechung des Buches »Epigenetik« (Autor Bernhard Kegel): *»Die Epigenetik geht davon aus, ... dass auch die lebenswichtige Information vererbt wird, ob die Zellen die Gene benutzen sollen oder nicht. Die Steuerung erfolgt über biochemische Schalter, die nicht zuletzt durch die Einflüsse der Umwelt programmiert werden. Erfahrungen verändern die Hardware des Genoms.«*[546]

Zurück zu Schopenhauer. Da saß er also und dachte vor sich hin. Es ist nicht zu fassen, was für diese »simple« Tätigkeit zur Verfügung steht: 768.000 Kilometer Nervenfasern, 20 Milliarden Nervenzellen in der Groß- und Kleinhirnrinde, die Gesamtzahl der Synapsen beträgt die vierzehnte Potenz von 10 und die Anzahl der möglichen Kombinationen aller synaptischen Verbindungen beim Menschen ist höher als es Atome im Universum gibt.[547] Schopenhauer empfiehlt als einzigen Weg zum erträglichen Leben die konsequente Vermeidung von Unglück durch die Verneinung des Willens.[548] Aber wie könnte ich dem ungeheuren Apparat »da oben« – der weitgehend autonom arbeitet – meinen Willen aufzwingen? Und wie kann ich wissen, ob es tatsächlich »mein« Wille ist? Bin »Ich« nicht das nanokleine Objekt im klebrig-stabilen Spinnennetz des Nerven-Synapsen-Systems meines Gehirns? Ist nicht mein depressives »Nano-Selbst« der allgegenwärtigen, gierig-lauernden »Hirnspinne« ausgeliefert?

Wie kräftig-dominant das Nervensystem sein kann, möchte ich dir an vier Beispielen demonstrieren:

– Beispiel 1: Entgegen dem elementaren Selbsterhaltungstrieb ist der Mensch imstande, sich selbst das Leben zu nehmen.

- Beispiel 2: Kraft der Gedanken ist ein behinderter Mensch in der Lage, seine Prothese zu steuern.[549]
- Beispiel 3: Ein katholischer Theologe erlebte die spirituelle Kraft der tibetisch-buddhistischen Meditation: *»Ich denke nicht. Ich denke nicht einmal, dass ich nicht denke.«*[550] An sich ein Unding!
- Beispiel 4: Dass die Spiritualität aber auch eine katastrophale Stärke haben kann, erfuhren wir durch den Massenselbstmord von Sektenmitgliedern (so im texanischen Waco 1993).

Hannah Arendt sah den Menschen von seinen Möglichkeiten her, nicht von seinen Grenzen, und sie sah den Menschen begabt mit der Freiheit zum Handeln.[551] Diese umfassende »Selbst-Bestimmung« erkenne ich nicht. Ich sehe da vielmehr unsere Physik, Chemie und die daraus resultierende Determiniertheit. Beispielsweise so: Bei den chemisch-physikalischen Vorgängen in uns muss es zu Schwingungen mit höchst differenzierten Frequenzen kommen bzw. zu Takten (Taktgefühl?) mit variierenden Zeitmaßen. Liebe, Neid, Depression, Trauer usw. könnten Umschreibungen für bestimmte Frequenzen oder Takte sein, die in uns den Ton angeben und auf die wir justiert sind. Beispiele? Ich stelle mir vor, dass der Extrovertierte »unter Strom« steht und bei dem mit der Sozialangst könnte es so sein, dass er bei entsprechender Hertzzahl »nicht richtig tickt«. Ist das der geheimnisvolle Geist in der Materie? Was für ein Phänomen!

Von den Perspektiven in der Depression

Wenn jemand unheilbar erkrankt ist und nur noch eine begrenzte Zeit zu leben hätte, dann wünschte ich diesem Menschen für die ihm verbleibende Zeit neben der Schmerzfreiheit entspannende und erfreuliche Ereignisse.

Gleiches gilt im Prinzip auch für die Depression. In tieftraurigen Tagen wünschst du dir nichts mehr als den erlösenden Tod – in solchen Phasen tut es gut, ganz weit hinten in der Schwärze ein kleines Licht zu sehen. Das kann ein »Kunstwerk« sein, das du erschaffen hattest oder eine Idee, bislang Verdrängtes endlich zu realisieren. Du kannst es trainieren, selbst in der Leidenszeit Positives für dich

zu ergattern – und wenn es nur die Aussicht auf notwendige und realisierbare kleinste Veränderung ist.
So eine kleine Veränderung könnte dadurch geschehen, dass ich mir im Sprachgebrauch intensivere Gedanken um die Bedeutung der Wörter mache. Seit gar nicht langer Zeit versuche ich, statt »man« das Pronomen »ich« zu verwenden. Das kommt mir sehr oft schwer über die Lippen! Nun wurde ich durch die Lektüre des Ratgebers »Ja, aber ...«, geschrieben von der Psychotherapeutin Lelia Kühne de Haan, auf die Wichtigkeit von fünfzehn Formulierungen hingewiesen, die eine verschleiernde Funktion haben. Die Bandbreite reicht von »Ja, aber ...« bis »Ich verlasse mich total auf dich«. Der unbewusste Sprachgebrauch kann negativen Einfluss auf unser Leben und soziales Erleben haben. So heißt es auch im Untertitel des Ratgebers »Die heimliche Kraft alltäglicher Worte und wie man durch bewusstes Sprechen selbstbewusster wird.«
Auch wenn das wie ein »Abrakadabra« anmutet, habe ich aus der Liste das Wörtchen »mehr« ausgewählt, weil ich glaube, hin und wieder zu sagen/zu denken, »ich hätte gerne mehr Selbstvertrauen«. Das ist ein Beispiel für unbedachten Wortgebrauch, weil ich eigentlich und bewusst denke, über kein Selbstvertrauen zu verfügen. L. Kühne de Haan könnte mir nun helfen, weil sie weiß, wie verräterisch Sprache sein kann. Denn wenn ich wünsche, mehr Selbstvertrauen haben zu wollen, dann teile ich unbewusst mit, dass ich zumindest ein bisschen davon habe – ich will nur mehr davon. Dann ist das jedoch keine Frage der Qualität, sondern vielmehr ein mengenmäßiges Problem.[552]
Daraus will ich für mich ableiten: Ich akzeptiere, dass ich nur gering »selbstvertraut« bin, freue mich darüber, dass mein Unbewusstes mich überhaupt als »selbstvertraut« taxiert und ordne dieses Faktum als Charaktereigenschaft »introvertiert« ein. Also nicht mehr als ein Teil meiner psychischen Krankheit. Wenn mir das gelingen sollte, dann werde ich versuchen, diese Herangehensweise auch auf meine Schwächen »Selbstliebe«, »Selbstwertgefühl« und letztendlich »Selbstbewusstsein« zu übertragen.
Du stehst in der finstersten Nacht der Depression an einem Abgrund, die Selbsttötung liegt nahe – aber bevor du stirbst, könntest du noch

ein bisschen Leben in dich aufnehmen, auch wenn es nur ein winzig kleiner positiver Gedanke sein sollte. Du wirst aus der engen düsteren Talsohle herauskommen, weil da ja die bescheidene Perspektive ist. Das Verharren in der Tiefe der Talsohle kann Wochen und Monate dauern, betrachte diese Zeit als Auszeit, um Kraft für den Aufstieg zu sammeln. Versuche, die dafür notwendige Energie aus dem Chancenreichtum und dem Sinn der Depression zu gewinnen. Es wird ein Zyklus folgen, der dir (und damit deinen Mitmenschen) Freude bereiten kann.
Vergiss aber bitte nicht, dass wir therapieresistent sein könnten und womöglich unter einer rezidivierenden (wiederkehrenden) Depression leiden. Unser Leben gleicht daher einer Achterbahnfahrt, aber wir sind nun mal keine Achterbahnfreaks. Wir können aber lernen, viele Sekunden dieser minutenlangen Fahrt zu genießen. Und sollten wir irgendwann vorzeitig aus einer Kurve getragen werden, dann haben wir zumindest diese »schönen« Sekunden (Tage, Monate, Jahre) dieses schweren einmaligen Lebens auskosten können.
Denke nicht zu lange und zu nachgiebig über die Sinnlosigkeit der menschlichen Existenz nach, denn dann wirst du möglicherweise wie bei Samuel Beckett endlos auf »Godot« warten. In diesem Drama spiegelt sich die Absurdität und Ausweglosigkeit des menschlichen Daseins wider. »Godot« ist das Nichts, die Leere: Warte also nicht wie Becketts Landstreicher auf das Phantom »Godot«. Suche den Sinn in dir selbst, in deinem kleinen Mikrokosmos! Wie wichtig es ist, die Sinnsuche auf sich und sein engeres soziales Umfeld zu konzentrieren, leite ich aus dem Resumée des großen französischen Ethnologen Claude Lévi-Strauss ab. Lévi war fest davon überzeugt, dass das Leben keinen Sinn habe, dass nichts einen Sinn habe. Einzig im Buddhismus gäbe es Zuversicht: Hier läge in der Abwesenheit des Sinns – nämlich im Nicht-Sinn – die letzte Wahrheit. Suche sie für dich!
Vielleicht helfen uns diese Aphorismen bei der Bezwingung der Tretmühle »Leben«:

Du musst das Leben nicht verstehen. Dann wird es werden wie ein Fest. (Rainer Maria Rilke, 1875–1926)

Wenn du ein glückliches Leben willst, verbinde es mit einem Ziel, nicht aber mit Menschen oder Dingen.

(Albert Einstein, 1879–1955)

Das Leben lässt sich nur in Form weitestmöglicher Vermeidung ertragen.

(Wilhelm Genazino, geb. 1943, deutscher Schriftsteller)

In Zeiten finsterster bleischwerer Depression beginnt jeder Tag mit der Angst vor der feindlichen Wirklichkeit. Das tägliche Aufstehen ist eine ständige Wiederholung der Vertreibung aus dem Paradies des Schlafes. Wie ist unter diesen Umständen Zuversicht möglich? Welchen Sinn kann ich bei dieser Mühsal in der Depression sehen? Die einzige Chance sehe ich darin, selbst die geringsten Glücksmöglichkeiten des Alltags erkennen zu wollen und diese dann auszuschöpfen. Voraussetzung dafür wäre allerdings, die psychische Behinderung anzuerkennen, sie als besonders tiefgehende Sensibilität zu akzeptieren und somit den Wunsch nach totaler Vollkommenheit endlich aufzugeben.
Ich arbeite daran, meine Begrenztheit anzuerkennen und das erschöpfende Streben nach dem Rundum-Glück aufzugeben. Ein Attribut der Depression ist der Selbstzweifel. Ich will versuchen, diese Zweifel umzupolen in Zweifel an den mich beherrschenden Perfektionsidealen. Das Streben nach vermeintlich zwingender hundertprozentiger Sollerfüllung treibt mich immer weiter in die Resignation. Menschlichere Maßstäbe will ich mir setzen und mich fairer behandeln. Dazu gehört vor allem, suggerierte Idealvorstellungen zu tilgen und durch authentische Richtwerte zu ersetzen. Dieser Paradigmenwechsel lässt meiner oft unkontrollierbaren, maßlosen, aber auch wesensgemäßen Seelenarbeit und damit auch meinen Ängsten Raum. Dass es dann zu Verletzungen und schmerzhaften Erfahrungen kommen kann, möchte ich ohne den bislang für unausweichlich gehaltenen Zwang zur Selbstaufgabe hinnehmen können.
Bis heute erkenne ich mich selbst als das geborene Schuldgefühl. Sobald privat oder beruflich etwas nicht »rund läuft«, sobald in meinem Umfeld die Harmonie aus dem Gleichgewicht gerät – eigent-

lich bei allen Abweichungen vom Soll – fühle ich mich schuldig. Das hat gewiss mit meinem Narzissmus und mit dem damit einhergehenden Wunsch zu tun, in allem souverän zu sein.
Ich will lernen, mich nicht für alle negativen Vorkommnisse verantwortlich zu fühlen. Und ich muss erkennen, dass ich andere mit diesem »ich-bin-für-alles-verantwortlich-Anspruch« entmündige.
Ich habe mir angewöhnt zu denken, dass wir potentiell sechzig Jahre Zeit haben, einigermaßen kraftvoll und autonom unser Leben zu gestalten. Das ist eine relativ lange, tatsächlich aber kurze Zeitspanne. Daher wünschte ich mir unser Dasein als Arkadien: als Schauplatz eines glückseligen idyllischen Lebens. Eher als Lustspiel und weniger als ernstes Geschehen – zumal der Ernst, das einschränkende Alter und der Tod, dem Treiben sowieso ein Ende bereitet.
Den Sinn der Depression könnten wir beide darin sehen, uns die Endlichkeit des Hierseins viel bewusster zu machen und aus dieser Einsicht heraus Strategien zu entwickeln. An der Spitze der Hierarchie im Gehirn steht das Belohnungssystem. Finden wir heraus, mit welchen Reizen wir es nachhaltig aktivieren könnten. Sofern diese Stimulanzien nicht das Wohlbefinden unserer Mitmenschen einschränken und uns auch keinen Schaden zufügen (z.B. durch zerstörerische Verschuldung), sollten wir uns mit ihnen beglücken.
Auch die Suche nach dem Glücklichmachenden gehört zum Selbstfindungsprozess – und er kann durch die Depression initiiert werden. Ich will es mal ironisch formulieren: Meine Dankbarkeit für die Depression hält sich in Grenzen, doch ohne diese Krankheit hätte ich die unglaubliche Vielfalt an Lebenserfahrungen nie kennengelernt.
Meine Zuversicht mag in deinen Ohren wie das Pfeifen des Ängstlichen im nachtdunklen Wald klingen, doch ich denke, mit diesen Gewissheiten die nächste Stufe eines Entwicklungsprozesses erklommen zu haben.

Ich wünsche Dir alles Gute!

Anmerkungen

[1] Hebbel, Friedrich, in: Aphorismen von A – Z, Das große Handbuch geflügelter Definitionen, Lothar Schmidt, Wiesbaden 1985.

[2] Hebbel, ders.

[3] Hesse, Hermann: Demian, Frankfurt/M. 1974.

[4] Eisler, Rudolf: Kant Lexikon, Hildesheim 2008.

[5] Neruda, Pablo: Ich bekenne, ich habe gelebt, Darmstadt/Neuwied 1974.

[6] Richard Ellmann, Vier Dubliner: Wilde, Yeats, Joyce, Beckett, Frankfurt 1990

[7] Freud, Sigmund, in: Reimer, Hinrichs: Freuds Werke, Göttingen 1994.

[8] Alle Aphorismen (Nemeth, Laslo; Weber, Karl-Julius; Pavese, Cesare; Jünger, Ernst) in: Philips Apothekenkalender 2003.

[9] Sartre, Jean-Paul, in: Enzyklopädie der Philosophie, Augsburg 1992.

[10] Jaspers, Karl, in: Enzyklopädie der Philosophie, Augsburg 1992.

[11] Jörg Aufenanger: Friedrich Schiller, Düsseldorf/Zürich 2004.

[12] Peters, Uwe: Wörterbuch der Psychiatrie und medizinischen Psychologie, Augsburg 1997.

[13] Stern 28/2005 über Michael Jackson.

[14] McDermid, Val: Ein kalter Strom, 2008.

[15] Textor, A. M.: Sag es treffender, Reinbek, 2000.

[16] Walter, H., Philosoph und Psychiater, Focus 7/04.

[17] Metzinger, Th., Philosoph, Focus 7/04.

[18] Immer der Nase nach bei Entscheidungen, Ostfriesische Nachrichten (im Folgenden: ON) v. 3. 6. 2005

[19] Apotheken Umschau, 12/07: Eine gute Entscheidung stimmt gefühlsmäßig.

[20] Pfaus, J., Neurobiologe, Focus 8/2004.

[21] Peters, Uwe: Wörterbuch der Psychiatrie, a.a.O.

[22] Süddeutsche Zeitung (im Folgenden: SZ), Zeitangabe nicht möglich.

[23] Jörg Aufenanger, Friedrich Schiller, a.a.O.

[24] SZ, Zeitangabe nicht möglich.

[25] Mit freundlicher Genehmigung der Bild- und Textagentur GmbH Picture Press, Hamburg, vom 20. Januar 2010

[26] Jörg Aufenanger, Friedrich Schiller, a.a.O.

[27] Stern Nr. 25/2003 (i.V. mit 25).

[28] Psychologie heute, Compact, Heft 6, 2001.

[29] Franck, G.: Ökonomie der Aufmerksamkeit, München o.J.

[30] SZ v. 23. 12. 2000.
[31] Peters, Uwe: Wörterbuch der Psychiatrie, a.a.O.
[32] Süddeutsche Zeitung Magazin, 27. 2. 2003. Alle Aussagen, zu denen keine Quellenangaben gemacht wurden, sind der Süddeutschen Zeitung entnommen.
[33] Glaubitz, Sabine über Eugène Ionesco, ON 26. 11. 2009.
[34] Holzheider, Hans, SZ v. 6. 3. 2004.
[35] Schulte, Markus C., SZ über den amerikanischen Hirnforscher Adrian Raine.
[36] Der Spiegel Nr. 31 v. 30. 7. 2007.
[37] ebd.
[38] Bieri, Peter; Mechsner, Franz, Quellenangaben nicht möglich.
[39] Dignitas, Ludwig A. Minelli, Postfach 10, CH-8127 Forch.
[40] Enzyklopädie der Philosophie, Augsburg 1992.
[41] Hochkeppel, W. über den Philosophen Daniel C. Dennett, SZ v. 8.5.2007.
[42] Geist und Gehirn, Amsterdam 1994.
[43] Stern 3/2008, Wie Sucht funktioniert.
[44] Innovate! 3/2006, eine Publikation der Philip Morris Stiftung.
[45] Laufmann, Peter: Die Kraft der Angst, Natur + Wissen, 2/2007.
[46] Schwarz, Gaby: Pflanzen für die Psyche, Weyarn 2000.
[47] Ratey, John. J.: Das menschliche Gehirn, Düsseldorf/Zürich 2001.
[48] Zehentbauer, Josef: Chemie für die Seele, Frankfurt/M. 1992.
[49] McDermid, Val, a.a.O.
[50] Tietze, Henry S.: Entschlüsselte Organsprache, Genf 1994.
[51] Jörg Aufenanger: Friedrich Schiller, a.a.O.
[52] Roth, Gerhard, Philosoph und Biologe, Direktor Institut für Hirnforschung Uni Bremen, Quelle unbekannt.
[53] Was ist Was, Das Gehirn, Nürnberg 1999.
[54] Eccles, J. in: Das Gehirn, von Thompson, Richard F., Heidelberg, Berlin 2001.
[55] Bauer, W.; Dümotz, J.; Golowin, S.; Röttgen, H.: Lexikon der Symbole, Wiesbaden 1980.
[56] Geist und Gehirn, a.a.O.
[57] ebd.
[58] Enzyklopädie der Philosophie, a.a.O.
[59] ebd.
[60] ebd.
[61] ebd.
[62] Anregungen zu diesem Absatz: Thomas Assheuer, Rezension des Bu-

ches »Der Mut zur Wahrheit« von Michael Foucault (französischer Philosoph, 1926–1984), Zeit v. 29. 4.2010.

63 Facchini, Fiorenzo: Die Ursprünge der Menschheit, Stuttgart 2006.

64 Rolf Hochhuth lässt in dem Drama »Die Hebamme« die Protagonisten sagen: »Mit einer Wohnung kann man einen Menschen erschlagen wie mit einer Axt.«

65 Enzyklopädie der Philosophie, a.a.O.

66 ebd.

67 Freud, Sigmund: Abriss der Psychoanalyse, Frankfurt/M. 1974.

68 Filtersystem für unerwünschte Erinnerungen. SZ v. 9. 1. 2004.

69 Milton Friedman: Kapitalismus und Freiheit, 1976.

70 Ottomeyer, Klaus: Ökonomische Zwänge und menschliche Beziehungen, Reinbek 1977.

71 Gerke, Prof. für Bank- u. Börsenwesen, Universität Erlangen-Nürnberg, ON v. 5. 2. 2005.

72 Stenbock, Alexander Graf: Deutschland von unten, Reisen durch die proletarische Provinz 1930, Luzern/Frankfurt/M. 1980.

73 Sarno, Louis: Der Gesang des Waldes. Mein Leben bei den Pygmäen, Frankfurt/M. 2002.

74 Henry David Thoreau: Walden oder Leben in den Wäldern, Köln 2009.

75 Canetti, Elias: Die Stimmen von Marrakesch, 1968.

76 auf einen Blick, Nr. 32 v. 29. 7. 2004.

77 Faerber, Regina: Die Ästhetik des Alltags, Genf 1993.

78 Richard Ellmann, Vier Dubliner: Wilde, Yeats, Joyce, Beckett, Frankfurt 1990

79 Auster, Paul: Eine Stadt aus Glas, 1987.

80 Haubl, Rolf: Neidisch sind immer nur die anderen. Über die Unfähigkeit, zufrieden zu sein, München o.J.

81 Grün, Anselm: Akzeptiere dich, wie du bist, Freiburg o.J.

82 Quelle: Kalender Bellaprint GmbH Austria 2010

83 Kreye, A., Kriminell schön, in SZ v. 10. 7. 2004.

84 Überschrift eines Zeit-Artikels v. 21. 1.2010

85 Der schwarze Block. Zeitmagazin Nr. 15 v. 8. 4. 2010.

86 Horgan, John: Der menschliche Geist, Frankfurt/M. 2001.

87 Mann, Thomas: Der Zauberberg, Frankfurt/M. 2004.

88 Ehrenberg, Alain: Das erschöpfte Selbst, Frankfurt o.J.

89 Botton, Alain de: Statusangst, Frankfurt/M. o.J.

90 Muensterberger, Werner in: Psychologie heute, April 2001.

91 Scherhorn, Gerhard in: Psychologie heute, Januar 1993.

[92] Frankfurt, Harry G., SZ v. 26. 3. 2005.
[93] Hertzer, Karin in: Psychologie heute, April 2005.
[94] Theiler, Jürg, Dikè oder die Kunst, das Richtige zu tun, Düsseldorf/Zürich 2000.
[95] Safranski, Rüdiger, SZ v. 14. 5. 2005.
[96] Schade, Wolfgang: Maria Montessori in der beruflichen Bildung, Frankfurt/M. 1994.
[97] Markl, Hubert in: Chemie und Geisteswissenschaften, Hrsg. Mittelstraß, J. und Stock, G., Berlin 1992.
[98] Jörg Aufenanger, Friedrich Schiller, a.a.O.
[99] Greenfield, Susan A.: Reiseführer Gehirn, Heidelberg/Berlin 2003.
[100] Langbein, H., Martin, H.-P., Weiß, H.: Bittere Pillen, Köln 2004.
[101] Lewis, Thomas, SZ-Magazin N. 27 vom 8. 7. 2005.
[102] Servant-Schreiber, David: Die Medizin der Emotionen. Gesund werden ohne Medikamente, München o.J.
[103] Baron-Cohen, Simon: Vom ersten Tag anders. Das weibliche und das männliche Gehirn, München o.J.
[104] Redfield, Jamison, Kay: Wenn es dunkel wird. Zum Verständnis des Selbstmordes, Berlin 2000.
[105] Roth und Singer, Hirnforscher, in: Willenloser Hirnapparat von Kiesow, Rainer Maria, SZ vom 3. 5. 2007.
[106] Habermas, J.: Zwischen Naturalismus und Religion. Philosophische Aufsätze, Frankfurt/M. 2005.
[107] Langbein, H., Martin, H.-P., Weiß, H., a.a.O.
[108] Fessmann, Meike, SZ v. 28. 7. 2005.
[109] Schwab, Reinhold, in: Apotheken-Umschau 8/2005.
[110] Alle Zitate aus: Eberhard Puntsch: Zitatenhandbuch, München.
[111] Zehentbauer, Josef, a.a.O.
[112] Thompson, Richard F.: Das Gehirn, Heidelberg, Berlin 2001.
[113] Glasser, William als Interview-Partner, Brigitte 24/1994.
[114] Enzyklopädie der Philosophie, a.a.O.
[115] Philosophen, Bindlach 2003, Hobbes, Thomas.
[116] Allman, William F.: Mammutjäger in der Metro, Wie das Erbe der Evolution unser Denken und Verhalten prägt, Heidelberg, Berlin 1999.
[117] Magazin der Süddeutschen Zeitung (SZ) vom 30. 9. 2005.
[118] Maslow, Abraham H.: Motivation und Persönlichkeit, Reinbek 2005, S. 65.
[119] Glaubitz, Sabine zitiert Eugène Ionesco, ON 26. 11. 2009.
[120] Allman, William F., a.a.O.

[121] Störig, H.-J.: Kleine Weltgeschichte der Philosophie, Stuttgart 1961.

[122] Nasaw, Jonathan: Die Geduld der Spinne, München 2005.

[123] Allman, William F., a.a.O.

[124] Maelicke, Alfred in: Was wissen wir, wenn wir das menschliche Genom kennen?, Hrsg. Honnefelder, VORNAME? und Propping, Peter, Köln 2001.

[125] Anhäuser, Marcus: Der wahre Egoist kooperiert – über Richard Dawkins«, SZ v. 26. 10. 2006.

[126] Zons, Achim: Die Sache mit der Leidenschaft – über den Verhaltensforscher Karl Grammer, SZ v. 24. 11. 2005.

[127] Anhäuser, Marc: Auf gute Zusammenarbeit, Hilfsbereitschaft und Evolution, SZ vom 8. 12. 2006.

[128] Rögener, Wiebke: Die Essenz des Menschseins, Einblicke ins Erbgut des Neandertalers, SZ v. 16. 11. 2006.

[129] Breuer, Hubertus: Die Wanderkarte im Erbgut, SZ v. 9. 2. 2007.

[130] Karcher, Eva interviewt Anselm Kiefer, SZ ohne Datum.

[131] SZ v. 12. 5. 2007 Psycho-Erbgut.

[132] SZ v. 25. 5. 2007, Labor des Lebens, zum Tode des Chemikers Stanley Miller.

[133] Mertens, Wolfgang, Leserbrief in SZ v. 15. 11. 2006: Gehirn ohne Beziehungen.

[134] Het, Serkan und Wolf, Oliver: Steroidgaben und Angstreaktionen, Apotheken-Umschau ohne Datum.

[135] Buber, Martin, 1878–1965, jüdischer Religionsphilosoph.

[136] Müller, Burghard: Was nicht ertragen werden kann und doch ertragen werden muss. Was ist Schmerz?, SZ v. 5. 4. 2007.

[137] Was ist Was? Die Gene. Nürnberg 2001.

[138] Laufmann, Peter: Die Kraft der Angst, Natur + Wissen 02/2007.

[139] Westerhoff, Nikolas: Die Hollywood-Fahnder, Profile von Serienmördern erstellen, SZ v. 26. 1. 2007.

[140] Rode, Thomas: Liebling, es sind die Gene, Lust auf Sex angeboren?, SZ v. 17. 6. 2006.

[141] Peymann, Claus: Gottvater geht. Zum Tod von George Tabori, SZ v. 25. 7. 2007.

[142] Seneca, L. Annaeus: Über die Ausgeglichenheit der Seele, Stuttgart 1995.

[143] Rögener, Wiebke: Aus dem Erbgut eines Taugenichts, SZ v. 28. 8. 2007.

[144] Neruda, Pablo: Ich bekenne, ich habe gelebt, Darmstadt/Neuwied 1987.

[145] Wiswede, Günter: Soziologie abweichenden Verhaltens, Stuttgart 1973.

146 ders.
147 Enzyklopädie der Philosophie, a.a.O.
148 Lütkehaus, Ludger: Natalität – Philosophie der Geburt, Kusterdingen 2006.
149 Douglas, John, Olshaker, Mark: Anatomie des Mörders, Augsburg 2001.
150 Love, Brenda: Enzyklopädie der ungewöhnlichsten Sexpraktiken, Flensburg 1997.
151 Kiesow, Rainer Maria: Willenloser Hirnapparat, SZ v. 3. 5. 2007.
152 Was is Was? Die Gene, a.a.O.
153 Gen der Depressiven, SZ v. 26. 7. 2006.
154 Rief, Winfried: Weniger Rückfälle durch Verhaltenstherapie. Seelische Leiden – eine Frage der Moleküle, Leserbrief SZ 13. 6. 2006.
155 Apotheken-Umschau 1. 11. 2006: Depressionen –Hilfe für die Seele.
156 Glücklich kämpfen – Aggression setzt Hormon Dopamin frei, ON v. 17. 1. 2008.
157 Irmer, Juliette:, Nerven ohne Anschluss, SZ v. 23. 1. 2007.
158 Blawat, Katrin: Schneller Stimmungsaufheller, SZ v. 10. 8. 2006.
159 Das Böse im Guten – Die Biologie von Moral und Unmoral, Spiegel 30. 7. 2007.
160 Dee, Regine: Dirigenten für unser Denken, Innovate 3/06, Philip Morris Stiftung.
161 Steinfest, Heinrich: Ein sturer Hund, München 2007.
162 Apotheken-Umschau 02/2006: Funktionen des Hormons Oxytocin.
163 Fahrpläne im Sinn, Autisten- und Männerhirne ähnlich, SZ v. 4. 11. 2005.
164 Apotheken-Umschau 01/2006: Drogenfahndung im Gehirn – Neurochemie.
165 Borderline: Leben am Abgrund, auf einen Blick Nr. 14 v. 29. 3. 2007.
166 Blawat, Katrin: Affen mit Gefühl – Gemeinschaft braucht Empathie, SZ v. 1. 3. 2006.
167 Berr, Christina Maria: Zu schön, um von Dauer zu sein, Heirat und nachhaltiges Glücksgefühl, SZ v.12. 4. 2005.
168 McGinn, Colin: Wie kommt der Geist in die Materie?, München 2004.
169 Der Sex und das Ich, Spiegel Nr. 18, v. 20. 4. 2006.
170 Trinker-Gene machen süchtig, Focus 19. 12. 2005.
171 Wichtiger Schritt zur Behandlung von Depressionen, Transport von Antidepressiva ins Hirn, ON 11. 1. 2008.
172 Apotheken-Umschau 11/2006: Liebe – was ist das?
173 Apotheken-Umschau 09/2005: Stärken Sie Ihr Ich.

[174] Apotheken-Umschau 04/2008: Problem Schilddrüse.
[175] auf einen Blick, o. Datum, Prader-Willi-Syndrom.
[176] Mittelstraß, J., Stock, G.: Chemie und Geisteswissenschaften, Berlin 1992.
[177] Was wissen wir, wenn wir das menschliche Genom kennen?, a.a.O.
[178] Allman, William F., a.a.O.
[179] Bernhart Ruso: Von der Savanne ins Paradies – Evolutionspsychologische Aspekte der Landschaftswahrnehmung. In: Lietke, Max: Naturrezeption, Graz 2003.
[180] Das große ADAC Alpenbuch, München 1995.
[181] Die großen Berge der Welt, GEO Special Nr. 6, Dez. 2004.
[182] In: 3 Sat Kulturzeit, 3. 12. 2009.
[183] Das große ADAC Alpenbuch, a.a.O.
[184] Die großen Berge der Welt, a.a.O.
[185] Der Sex und das Ich, Spiegel, Nr. 18, a.a.O.
[186] ebd.
[187] Hatte Freud doch recht?, Hirnforscher entdecken die Psychoanalyse, Der Spiegel Nr. 16, 18. 4. 2005.
[188] Der Sex und das Ich, Spiegel, Nr. 18, a.a.O.
[189] Ferber, Rafael: Philosophische Grundbegriffe, München 1994.
[190] Pfeiffer, Hans: Der Zwang zur Serie – Serienmörder ohne Maske, Augsburg, Leipzig 1995.
[191] Schuld – was ist das?, in: Chrismon 06/2009.
[192] Delf, Georg-Lauer, Hackenesch, Lemcke: Jugendlexikon Philosophie, Reinbek 1988.
[193] Rehmann, Heiko: Worte, die das Hirn verändern, SZ 21. 10. 2005.
[194] Kunsch, Konrad, Kunsch, Steffen: Der Mensch in Zahlen, Erftstadt/Heidelberg 2005.
[195] Was is Was? Die Gene, a.a.O.
[196] Sprockhoff, Harald von: Bewusstsein, Geist und Seele, Die Evolution des menschlichen Geistes, Frankfurt/M./Leipzig 1996.
[197] Bauer, Joachim: Das Gedächtnis des Körpers, Wie Beziehungen und Lebensstile unsere Gene steuern, München 2005.
[198] Tietze, Henry G.: Entschlüsselte Organsprache – Krankheit als SOS der Seele, Genf 1994.
[199] Bauer, Joachim, a.a.O.
[200] Apotheken-Umschau 10/2005, Lernen – Denken – Erinnern.
[201] Apotheken-Umschau 03/2008, Wie Gefühle den Körper prägen.
[202] Brandauer, Klaus-Maria in einem Interview mit der SZ, ohne Datum.

203 Bonnafont, Claude: Die Botschaft der Körpersprache, Genf 1990.
204 Landau, Terry: Von Angesicht zu Angesicht – Was Gesichter verraten und was sie verbergen, Reinbek 1995.
205 Petra Oelker, Brigitte Dossier 24/1994, Wie normal sind Depressionen?
206 Fromm, Erich: Authentisch leben, Freiburg i.B., 2006.
207 ders.
208 Weeks, David, James, Jamie: Exzentriker; Über das Vergnügen, anders zu sein, Reinbek 1997.
209 Fromm, Erich: Authentisch leben, a.a.O.
210 Mangold, Ijoma: Bitte fühlen Sie sich gut, in: Zeit 3. 12. 2009.
211 Angelika Overath in: Zeit 14. 1. 2010.
212 Apotheken-Umschau 12/2007: Eine gute Entscheidung stimmt gefühlsmäßig.
213 Herrmann, Sebastian, Verdientes Unglück – Männer empfinden mehr Schadenfreude als Frauen, SZ 20. 1. 2006.
214 Apotheken-Umschau 07/2005: Das einfühlsame Gehirn.
215 Berndt, Christina, Menschen – Affen, SZ 5. 5. 2005.
216 ebd.
217 Apotheken-Umschau 04/2006: Wie das Gehirn denkt und lernt.
218 Schönbohm-Wilke, Wiebke: Kobold und Elfenkind – über das Williams-Beuren-Sydrom, SZ ohne Datum.
219 Feinberg, Todd E.: Gehirn und Persönlichkeit, Kirchzarten bei Freiburg 2002.
220 Kraft, Ulrich, Mönche in der Magnetröhre – Meditation als Neuroexperiment, SZ 23. 3. 2005.
221 Notz, Klaus-Josef: Lexikon des Buddhismus, Wiesbaden 2002.
222 Maslow, Abraham H., a.a.O.
223 Willenbrock, Harald: Das Dagobert-Dilemma – Wie die Jagd nach Geld unser Leben bestimmt, München 2006.
224 Maslow, Abraham H., a.a.O.
225 Gierer, Alfred: Im Spiegel der Natur erkennen wir uns selbst, Reinbek 1998.
226 Edelmann, Gerald M.: Das Licht des Geistes – Wie Bewusstsein entsteht, Reinbek 2007.
227 In Massen unerträglich. Hirn-Botenstoff Serotonin macht Heuschrecken zur Plage, ON 30. 1. 2009.
228 Holland, Merlin: Das Oscar-Wilde-Album, München 1998.
229 Bild der Wissenschaft. Bauchentscheidungen. Die Intelligenz des

Unbewussten und die Macht der Intuition, Gerd Gigerenzer, o. Datum.
[230] Ledoux, Joseph: Das Netz der Persönlichkeit – Wie unser Selbst entsteht, München 2006.
[231] Peters, Uwe: Wörterbuch der Psychiatrie und der medizinischen Psychologie, a.a.O.
[232] Ledoux, Joseph, a.a.O.
[233] Roth, Gerhard, Apotheken-Umschau 4/2006: Gehirn und Geist. Warum das Unbewusste so wichtig ist.
[234] Appleyard, Bryan: Der halbierte Mensch. Die Naturwissenschaften und die Seele des modernen Menschen, München 1992.
[235] Deneke, F.-W.: Psychische Struktur und Gehirn. Die Gestaltung subjektiver Wirklichkeiten, Stuttgart 2001.
[236] Solms, Mark, Turnbull, Oliver: Das Gehirn und die innere Welt. Neurowissenschaft und Psychoanalyse, Düsseldorf/Zürich 2004.
[237] Deneke, F.-W., a.a.O.
[238] Knaurs Großer Bibelführer, München 1999.
[239] Pongs, Hermann: Lexikon der Weltliteratur, Salzburg o.J.
[240] Faerber, Regina: Die Ästhetik des Alltags – Über Sinn und Wesentlichkeit unseres Tuns, Genf 1993.
[241] Howarth, Enid, Tras, Jan: Unvollkommen lebt sich's besser, Freiburg/Basel/Wien 1999.
[242] Erni, Margrit: Sich selber finden, Düsseldorf 1991.
[243] Schwendter, Rolf: Tag für Tag – Eine Kultur und Sittengeschichte des Alltags, Hamburg 1996.
[244] Lusseyran, Jacques: Gegen die Verschmutzung des Ich, Stuttgart 1972.
[245] Peters, Uwe: Wörterbuch der Psychiatrie und der medizinischen Psychologie, a.a.O.
[246] Jopp, Klaus E.: Finden Sie Ihren Persönlichkeits-Code!, Freiburg i. Br. 2002.
[247] König, Karl: Mit dem eigenen Charakter umgehen, Düsseldorf und Zürich 2001.
[248] Alice Miller, Das Drama des begabten Kindes und die Suche nach dem wahren Selbst, Frankfurt/M. 1979.
[249] Aebischer-Crettol, Ebo: Aus zwei Booten wird ein Floß, Suizid und Todessucht, Zürich 2000.
[250] ders.
[251] Psychologie heute, 12/2001 (Melancholie).
[252] Jones, Steven, Hayward, Peter, Lam, Dominic: Aus den Fugen – Zwischen den Extremen: leben mit Bipolarität und manischer Depression, Zürich 2004.

[253] Enzyklopädie der Philosophie, a.a.O.
[254] Hoffe, Otfried (Hrsg.): Lexikon der Ethik, München1980.
[255] Seybold, Sieke (Hrsg.): Das Böse, All about Evil, Mainz 2007.
[256] Razac, Oliver: Politische Geschichte des Stacheldrahts, Zürich/Berlin 2003.
[257] Quelle: amnesty journal, 05/2008.
[258] Ottomeyer, Klaus: Ökonomische Zwänge und menschliche Beziehungen, Reinbek 1977.
[259] Love, Drenda: Enzyklopädie der ungewöhnlichsten Sexpraktiken, a.a.O.
[260] Ditfurth, Hoimar von: So lasst uns denn ein Apfelbäumchen pflanzen, München 1900.
[261] Seybold, Sieke (Hrsg.): Das Böse, a.a.O.
[262] Breuer, Hubertus: Das Gehirn vor Gericht, SZ v. 20. 3. 2007.
[263] Steinberger, Karin: Das Böse – Eine Reise in die Abgründe der Seele, SZ-Wissen 06/2005.
[264] Geduhn, Thomas: Wo sitzt die Moral?, Rheinischer Merkur v. 29.3.2007.
[265] Steinberger, Karin, a.a.O.
[266] Breuer, Hubertus, a.a.O.
[267] Blech, Jörg, Bredow, Rafaela von: Das Böse im Guten – Die Biologie von Moral und Unmoral, Der Spiegel, Nr. 31 v. 30. 7. 2007.
[268] Anmerkung: aus »Sonnenfinsternis und Schneesturm – Adalbert Stifter erzählt die Natur«, Frühwald, Wolfgang (Hrsg.), Köln 2005.
[269] Glavin, Terry: Warten auf die Aras. Frankfurt 2008.
[270] Die Zeit, KinderZeit, Jan. 2009.
[271] Wuketis, Maria und Franz: Humanität zwischen Hoffnung und Illusion – Warum uns die Evolution einen Strich durch die Rechnung macht, Stuttgart 2001.
[272] »Gewalt lässt Spuren im Gehirn«, ON v. 02/2009.
[273] Medina, John: Am Tor zur Hölle – Die Biologie der sieben Todsünden, Heidelberg/Berlin 2002.
[274] Rapoport, Anatol: Konflikt in der vom Menschen gemachten Umwelt, o.J.
[275] Eco, Umberto: Die Geschichte der Hässlichkeit, München 2007.
[276] ders.
[277] Schmidt, Lothar: Aphorismen von A-Z, Wiesbaden 1985.
[278] Markowitsch, Hans in einem Spiegel-Interview, Der Spiegel Nr. 31 v. 30. 7. 2007, mit Jan Philipp Reemtsma und Beate Lakotta.
[279] Janus, Ludwig: Der Seelenraum des Ungeborenen – Pränatale Psychologie und Therapie, Düsseldorf 2007.

[280] Schuld – Was ist das?, in: Chrismon 6/2009.
[281] Zehentbauer, Josef: Psycho-Pillen, München 1998.
[282] Was ist Glück? Ein Symposion, Carl Friedrich von Siemens Stiftung, München 1978.
[283] Helmke-Hausen, Monika: Lebensquell Schüßlersalze, München 2003.
[284] Koch, Klaus: Zucker mit erwünschter Nebenwirkung – Mediziner beginnen zu verstehen, wie Placebos Leiden lindern, SZ v. 27. 9. 2005.
[285] Irmer, Juliette, Nerven ohne Anschluss – Nach einer neuen Theorie entstehen Depressionen, wenn Hirnzellen nicht mehr richtig kommunizieren, SZ v. 23. 1. 2007.
[286] Blawat, Katrin: Schneller Stimmungsaufheller, SZ v. 10. 8. 2006.
[287] Mittler, Dietrich: Wenn Einkaufen zur Sucht wird, SZ v. 6. 8. 2003.
[288] Deckstein, Dagmar: Das hält man ja im Kopf nicht aus, Hirnforscher Gerhard Roth zur Ausschüttung endogener Opiate, SZ v. 9. 10. 2006.
[289] Glücksgen sorgt für rosa Brille, ON v. 26. 2. 2009.
[290] ebd.
[291] Riemann, Fritz: Grundformen der Angst, München 2009.
[292] Roth, Gerhard: Happy-Thalamus, Gesprächsprotokoll Sebastian Wehlings, Quelle nicht bekannt.
[293] Kissler, Alexander: Das ist mein Fleisch, in SZ, Datum unbekannt.
[294] Zons, Achim: Die Sache mit der Leidenschaft, SZ v. 24. 11. 2005.
[295] Rehmann, Heiko: Worte, die das Hirn verändern, SZ v. 21. 10. 2005.
[296] Das Dasein wird seziert, Der Spiegel Nr. 30/1994.
[297] Westerhoff, Nikolas: Datenschutz für Gedanken, SZ v. 25. 7. 2007.
[298] Hermann, Sebastian: Vorahnung des schlechten Geschmacks, SZ, Datum unbekannt.
[299] Nozick, Robert: Vom richtigen, guten und glücklichen Leben, München Wien 1991.
[300] Glück kann man lernen, ON v. 12. 9. 2007.
[301] Rühle, Alex: Überleben, ohne töten zu müssen, SZ v. 26. 4. 2007.
[302] Eilert, Bernd: Was Menschen verbindet, SZ v. 12. 3. 2002.
[303] Lehnen-Beyel, Ilka: Singende Männer sind begehrt, Evolutionärer Nutzen der Musik, in ON v. 25. 8. 2007.
[304] Gut drauf sein, Stern Nr. 15/94.
[305] Klein, Stefan: Die Glücksformel oder Wie die guten Gefühle entstehen, Augsburg/Reinbek 2002.
[306] Der Charme des Leichtsinns, Brigitte 22/92.
[307] Seneca, Vom glücklichen Leben, Stuttgart 1995.
[308] Bauer, Joachim: Biologisch gut – unser Gehirn ist auf Zuneigung angelegt, Chrismon, Nr. 11/06.

309 Sinn und Unsinn des Leistungsprinzips. Ein Symposion, München 1975.
310 Hesse, Hermann: Demian, Frankfurt/M. 1974.
311 ebd.
312 Verein zur Verzögerung der Zeit, A-9020 Klagenfurt.
313 Peale, Norman Vincent: Die Kraft des positiven Denkens, Glattbrugg/ Zürich.
314 Knaurs Großer Bibelführer, München 1999.
315 Rühle, Alex: Gott beweist: Darwin ist tot, in SZ v. 30. 6. 2007.
316 Meyers Großes Taschenlexikon, Mannheim 1983, Stichwort »Hinduismus«.
317 Stammel, H. J.: Indianer, Legende und Wirklichkeit von A-Z, Gütersloh, Berlin 1992.
318 Kuckenburg, Martin: Als der Mensch zum Schöpfer wurde – An den Wurzeln der Kultur, Stuttgart 2001.
319 ders.
320 Knaurs Großer Bibelführer, a.a.O.
321 ebd.
322 Höffe, Otfried (Hrsg.): Lexikon der Ethik, München 1980.
323 Meyers Großes Taschenlexikon, a.a.O.
324 Poller, Horst: Die Philosophen und ihre Kerngedanken, München 2007.
325 Wößmann, Ludger: Bildet Euch! Zusammenhang von Protestantismus und wirtschaftlichen Erfolg, Zeit v. 23. 12. 2008.
326 Poller, Horst, a.a.O.
327 Cavendish, R., Ling T.O.: Eine illustrierte Weltgeschichte der Mythologie, Köln o.J.
328 Drobinski, Matthias: Das gefährliche Wort – Ein Plädoyer für die Anrufung Gottes in der Europäischen Verfassung, in SZ v. 6. 10. 2003.
329 Soviel PSI war nie, Der Spiegel Nr. 52/1994.
330 Mertes, Erich: Lügt die Bibel? Weißenhorn 2001.
331 Schmidt-Salomon, Michael: Manifest des evolutionären Humanismus, Plädoyer für eine zeitgemäße Leitkultur, Aschaffenburg 2005.
332 Cavendish, R., Ling T.O., a.a.O.
333 Onfray, Michel: Wir brauchen keinen Gott – warum man jetzt Atheist sein muss, München 2006.
334 Urban, Martin: Die Bilder unserer Kindheit – Ehrfurcht vor dem Heiligen?, in SZ v. 4. 6. 2005.
335 Cavendish, R., Ling T.O., a.a.O.
336 Schmidt-Salomon, Michael, a.a.O.
337 Oeser, Erhard: Das selbstbewusste Gehirn – Perspektiven der Neurophilosophie, Darmstadt 2006.

[338] Warum glaubt der Mensch?, GEO Nr. 1, Januar 2006.
[339] ebda.
[340] Gebete der Menschheit – Aus allen Religionen, Völkern und Kulturen, Kreuzlingen/München 2005.
[341] Bauer, W., Dümotz, J., Golowin, S., Röttgen, H.: Lexikon der Symbole, Wiesbaden 1980.
[342] Hall, Judy: Heilsteine, Augsburg 2005.
[343] Warum glaubt der Mensch?, a.a.O.
[344] Boyer, Pascal: »Das Hirn, dein Gott«, Zeit 23. 12. 2008.
[345] Peters: Wörterbuch der Psychiatrie und medizinischen Psychologie, a.a.O.
[346] Schulz, Matthias: Als Jesus noch ein Guru war, Der Spiegel 13/2008.
[347] Alter, Anna, Cherchève, Perrine: Der sudanesische Schmetterling – eine kleine Geschichte der Liebestechniken, Frankfurt/M. 2006.
[348] Burghardt, Peter: Kondome bleiben Teufelszeug, in SZ v. 21. 1. 2005.
[349] Puntsch, Eberhard: Zitatenhandbuch, a.a.O.
[350] Die Große Freundin-Umfrage: Wie es uns gefällt. Eine Entdeckungsreise ins Reich unserer Lüste, Datum unbekannt.
[351] Animalische Liebe, Leserbriefe in der SZ v. 21.6.2005 zu Papst Benedikt »Banalisierung des Körpers«.
[352] Poller, Horst, a.a.O.
[353] Schädlich, Ulrike: Da kann ich nicht hinsehen – Über das Phänomen des Fremdschämens, »Freundin", Datum unbekannt.
[354] Roche, Charlotte: Feuchtgebiete, Köln 2008.
[355] Wagner, Beatrice: Der sanfte Bruch mit sexuellen Tabus, Medical Tribune, Juli 2007.
[356] Urban, Martin: Bis jetzt ist alles gut gegangen – Warum die Wissenschaft vom Geist nur eine Naturwissenschaft sein kann, in SZ v. 13. 8. 2006.
[357] Rode, Thomas: Liebling, es sind die Gene, in SZ v. 17. 6. 2006.
[358] Tange, Ernst Günter: Zitatenschatz für Aktionäre, Frankfurt/M. 2000.
[359] Schmidt, Susanna (Hrsg.): Anstöße zum Glücklichsein – Was die Zehn Gebote heute bedeuten können, Ostfildern 2000.
[360] Wie du mir, so ich dir – Ratten helfen Artgenossen, wenn sie Hilfe bekamen, ON v. 3. 7. 2007.
[361] DGB-Chef Michael Sommer in seiner Rede zum 1. Mai 2009.
[362] Anhäuser, Marcus: Auf gute Zusammenarbeit – Hilfsbereitschaft als Vorteil im Wettstreit der Evolution, SZ v. 8. 12. 2006.
[363] Ottomeyer, Klaus, a.a.O.

364 Napoleoni, Loretta: Die Zuhälter der Globalisierung, München 2008.

365 Steinbrück, Karl: Mensch – Technik – Zukunft, Reinbek 1973.

366 Fischer, Peter: Philosophie der Technik, München 2004.

367 Mitchell, Lawrence E.: Der parasitäre Konzern – Shareholder Value und der Abschied von gesellschaftlicher Verantwortung, München 2002.

368 ON v. 22. 7. 2008.

369 Hickel, Rudolf, Priewe, Jan: Finanzpolitik für Arbeit und Umwelt, Köln 1989.

370 Forrester, Viviane: Der Terror der Ökonomie, Wien, 1997.

371 Derber, Charles: One World – Von globaler Gewalt zur sozialer Globalisierung, Hamburg 2003.

372 ders.

373 Deckstein, Dagmar: »Die Helden der Woche, SZ v. 17. 5. 2005.

374 Müller, Albrecht: Die Reformlüge, Denkfehler, Mythen und Legenden, mit denen Politik und Wirtschaft Deutschland ruinieren, München 2004.

375 Für Volkswagen geht es steil nach oben – Gewinnsprung, ON v. 24. 7. 2008.

376 Lindgren, Henry Clay: Psychologie des Geldes, Zürich 1999.

377 Anregungen zum Exkurs »Lüge« erhielt ich durch das Buch: Die Lüge – Ein Alltagsphänomen aus wissenschaftlicher Sicht, Hrsg. Jörn Müller/Hanns-Gregor Nissig, Darmstadt 2007.

378 ebd.

379 Zehentbauer, Josef, Rott, Alfred: Das Liebe-Prinzip – Reich werden durch Verschwenden, München 2005.

380 dies.

381 Paasilinna, Arto: Der wunderbare Massenselbstmord, Bergisch-Gladbach 2002.

382 Zehentbauer, Josef, Rott, Alfred: Das Liebe-Prinzip, a.a.O.

383 Hildebrand; Axel: … dann musst Du mit einer fristlosen Kündigung rechnen, Stern 32/2008.

384 Zehentbauer, Josef, Rott, Alfred: Das Liebe-Prinzip, a.a.O.

385 Geschäft mit Nebenwirkungen – Indien entwickelt sich zur größten Pharmaversuchsanstalt der Welt, Stern 32/2008.

386 Die Anregung zu diesem Absatz erhielt ich durch das Interview von Arno Link mit Eric Hobsbawm, Stern 20/2009.

387 *ZEIT*PUNKTE Nr. 6/96, Ökonomie heute, Wolfgang Zank über den Ökonomen Bertram Schefold: Der Humanist.

388 Piper, Nikolaus in SZ v. 25. 1. 2005 über das Wirtschaftsforum in Davos.

[389] Hickel, Rudolf: Privater Reichtum, öffentliche Armut. Über John Kenneth Galbraith, SZ v. 14. 10. 2003.

[390] Gray, John, englischer Historiker, über die Folgen eines Turbo-Kapitalismus in einem SZ-Interview vom 13. 2. 2000.

[391] Johannes Paul II in einer Botschaft zu den Gegenwartsproblemen, SZ, Datum nicht bekannt.

[392] Rifkin, Jeremy, US-Ökonom: Langfristig wird die Arbeit verschwinden, Interview mit der SZ, SZ online v. 17. 9. 2006.

[393] Malik, Fredmund: ‚Eine Karikatur von Wirtschaft, SZ v. 10. 1. 2005 und Deckstein, Dagmar über das Wirtschaftsbuch: Die andere Intelligenz, SZ, Datum nicht bekannt.

[394] Reim, Martin: Mit stumpferem Bleistift rechnen. Über den Wirtschaftsethiker Ulrich Thielemann, in SZ v. 10. 4. 2004.

[395] SZ Beitrag v. 22. 7. 2003 über dem US-Ökonomen A. Greenspan, Autor nicht bekannt.

[396] Door, Reinhard, Apotheken-Umschau v. 1. 8. 2008, Der Vorsprung zählt, ein Beitrag zur Hirnforschung.

[397] Tange, Ernst Günter: Zitatenschatz für Aktionäre, a.a.O.

[398] Paasilinna, Arto: Der wunderbare Massenselbstmord, a.a.O.

[399] Radowitz, Bernd,:Agonie des Amazonas, SZ v. 4. 1. 2004.

[400] Grella, Steph: Zuckerrohr in den Tank, Robin-Wood-Publikation Nr. 98/3.08.

[401] Wachsende Todeszonen in Weltmeeren, ON vom 14. 8. 2008.

[402] Kissler, Alexander: Lob der Scham: Erinnerung an ein vergessenes Gefühl, in SZ v. 21. 6. 2002.

[403] Seghers, Jan: Die Braut im Schnee, Reinbek 2007.

[404] Richter, Regine: Atomkraft-Klimaschutz: Der Richtungskampf, in ROBIN WOOD Magazin Nr. 98. 3. 2008.

[405] Bangert, Yvonne: Yelirrie- Stätte des Todes – Was der Uranbergbau den Ureinwohnern Australiens hinterlässt, in: Bumerang – Zeitschrift für gefährdete Kulturen, 1/2008.

[406] Meyers Enzyklopädisches Lexikon, Mannheim 1979, Stichwort Technik.

[407] Graupner, Heidrun: Von der Schöpfung zur Wertschöpfung – lukrative Patentierung von Pflanzen und Tieren, in SZ v. 22. 12. 1999.

[408] Genmaisgegner als Staatsfeinde, in SZ vom 10. 8. 2006.

[409] Umweltrecht, München 1995, hier: Gentechnikgesetz.

[410] Zimmerli, Walther Ch.: Dürfen wir, was wir können? Zum Verhältnis von Recht und Moral in der Gentechnik, in: Schriftenreihe der Juristischen Studiengesellschaft Hannover, Heft 13, 1985.

411 Maurer, Thomas: Wirtschaft und Ökologie, in: Wochenschau für politische Erziehung Sozial- und Gemeinschaftskunde, Nr. 3/4 Ausgabe SEK II, Schwalbach /Ts. 1996.

412 Die Lektüre des Buches: Leben durch Zerstörung – über das Leiden in der Schöpfung, Hrsg. Hans Kessler, Würzburg 2000, regte mich zu diesem Exkurs an.

413 Amery, Jean: Hand an sich legen, Stuttgart 1976.

414 Deutschland 2030: Lebensqualität wichtiger als Lebensstandard, in ON v. 27. 8. 2008.

415 Willmann, Urs: Die beseelte Zoologie, Zeit v. 26. 11. 2009.

416 Dresdner Bank gibt es bald nicht mehr – 9000 Jobs auf Streichliste, ON v. 2. 9. 2008.

417 Die Gene, Was ist Was, Nürnberg 2001.

418 Juan, Stephen: Geheimnisvoller Körper, Köln 2005.

419 Janus, Ludwig: Der Seelenraum des Ungeborenen, a.a.O.

420 Sommer, Achim/Ohlsen, Nils: Eduard Munch: Bilder aus Norwegen, Ostfildern/Kunsthalle Emden 2004.

421 Janus, Ludwig: Der Seelenraum des Ungeborenen, a.a.O.

422 ders.

423 Jünger, Friedrich Georg: Der Knopf, in: Deutschland erzählt, Frankfurt /M. 1979.

424 Vollmar, Klausbernd: Träume als Wegzeichen auf der Reise des Lebens, München 2002.

425 Howarth, Enid, Tras, Jan: Unvollkommen lebt sich's besser, a.a.O.

426 dies.

427 Erni, Margrit: Sich selber finden, Düsseldorf 1991.

428 Hagner, Michael: Primärverformung – das neuronale Netzwerk, SZ v. 30. 11. 2004.

429 Freisleder, Franz Joseph: Risikokinder, in SZ v. 26. 2. 2006.

430 Kriz, Gila: Erziehung durch Beziehung – Experten machen Front gegen autoritäre Parolen, in ON v. 4. 5. 2008.

431 Bauer, Joachim: Das Gedächtnis des Körpers. München 2005.

432 Greenfield, Susan: Reiseführer Gehirn, a.a.O.

433 Er hasste seine Eltern, Zeit-Magazin Nr.1, 1993, über den Schriftsteller Arno Schmidt (1914–1979).

434 Erpenbeck, Jenny in einem Interview zu ihrem Buch: Wörterbuch, Quelle nicht bekannt.

435 Gruen, Arno, Psychoanalytiker, in einem Interview des SZ-Magazins Nr.43 v. 22. 10. 2004.

[436] Pater Anselm Grün und der Schauspieler Peter Lohmeyer in einem Interview in: »Chrismon« Nr. 9/2005.

[437] Tarr, Irmtraut: Sehen und gesehen werden – Wie man Beachtung und Anerkennung findet, Freiburg i. Br. 2005.

[438] Romankiewicz, Brigitte: Urbilder des Vaters, Waiblingen 1998.

[439] Aufruf des preußischen Ministers Graf v. d. Schulenburg nach der Schlacht von Jena (1806).

[440] Romankiewicz, Brigitte:, a.a.O.

[441] auf einen Blick, Nr. 22 v. 20. 5. 2009.

[442] Bedürftig, Friedemann: Im Gleichschritt, Rezension des Buches: Jugend im Dritten Reich, in SZ v. 8. 3. 2004. Quelle: Spiegel, 11.2008.

[443] Augstein, Franziska: Was wussten die Deutschen von der Vernichtung der Juden?, in SZ v. 27. 1. 2005.

[444] Bönisch, Georg, Leick, Romain, Wiegrefe, Klaus: Morden für das Vaterland, Spiegel 11/2008.

[445] Ebd.

[446] Gerbert, Frank: Dreh dich zur Wand, dann siehst du nichts; Wurden die heute 60–75-Jährigen Deutschen als Kriegskinder traumatisiert?, in Focus10/2004.

[447] Ebd.

[448] »auf einen Blick«, 9/08.

[449] Brinch, Christine: Gute Scheidung, schlechte Scheidung – Auch ohne Schlammschlacht der sich trennenden Eltern sind meist die Kinder die Leidtragenden, in SZ v. 28. 1. 2006.

[450] Schmidt, Hans: Der Stoff, aus dem die Zukunft ist – Über das Wesen des Vertrauens, Wissen Mai 2005.

[451] Astrologie PC, Computerprogramm 1983.

[452] Lütkehaus, Ludger: Natalität – Philosophie der Geburt, Kusterdingen 2006.

[453] ebd.

[454] ebd.

[455] ebd.

[456] Kierkegaard, Sören: Philosophische Schriften, Neu-Isenburg 2007.

[457] Im Sinne des Theologen Karl Philipp Moritz (1756–1793): »Mühe und Arbeit allein machen uns das Leben erträglich«, Puntsch, Zitatenhandbuch.

[458] Interview im Spiegel Nr. 16, 18. 4. 2005.

[459] Geier, Manfred: Die Toten bleiben unter uns – über die Realität der Vergangenheit, Rezension des Buches: Wahrheit und Vergangenheit, in SZ. V. 14. 12. 2005.

[460] Gerbert, Frank: Wer bin ich? – Persönlichkeitsfaktoren und Selbstbild, in Focus Nr. 42/2002.

[461] Ödön von Horvath zitiert aus dem Buch: Zur schönen Aussicht.

[462] Die Personalpsychologen Dierce und Jane Howard, in Gerbert Frank: Wer bin ich?, a.a.O.

[463] Bisky, Jens: Lebendiges, allverbunden – Potsdamer Manifest: Wissenschaftler fordern neues Denken, in SZ v. 16. 10. 2005.

[464] Hauptmann, Gerhart: Bahnwärter Thiel, Stuttgart 2001.

[465] May, Ina: Achtung Nebenwirkung! Wemding 1983.

[466] ebd.

[467] Zehentbauer, Josef: Chemie für die Seele, a.a.O.

[468] Enzyklopädie der Philosophie, a.a.O., hier Jean-Paul Sartre.

[469] Delf, H., Georg-Lauer, J., Hackenesch, Chr., Lemcke, M.: Jugendlexikon Philosophie, Reinbek 1988.

[470] Edelmann, Gerald M.: Das Licht des Geistes – Wie Bewusstsein entsteht, Reinbek 2007.

[471] Klein, Stefan: Erinnern Sie sicht? – Ein Gespräch mit der Neurobiologin Hannah Monyer, Zeit-Magazin Nr. 3/2009.

[472] Kalle Matthias, Lebert, Stephan: Das Glück der Verdrängung – ein Gespräch mit dem Psychoanalytiker Wolfgang Schmidbauer, Zeit-Magazin v. 19. 3. 2009.

[473] Bierach, Barbara: Freiheit für Büro-Insassen, Rezension des Buches: Finde den Job, der dich glücklich macht!, SZ v. 30. 4. 2005.

[474] Lebert, Andreas u. Stephan: Das Stinktier-Prinzip, Zeit-Magazin v. 5. 3. 2009.

[475] Enid Howarth, Jan Tras: Unvollkommen lebt sich's besser, a.a.O.

[476] Richert, Friedemann: Kleine Geistesgeschichte des Lachens, Darmstadt 2009.

[477] Dörschel, Alfons: Einführung in die Wirtschaftspädagogik, München 1971.

[478] ders.

[479] ders.

[480] Pongs H.: Lexikon der Weltliteratur, Salzburg o.J.

[481] Gieler, Uwe: Die Haut als Spiegel der Seele, München 2007.

[482] ders.

[483] Goetz, Bernhard: Albert Schweitzer – Ein Mann der guten Tat, Göttingen 1955.

[484] Eissele, Ingrid, Hauser, Uli: Lehrer – Höllenjob auf Lebenszeit, Stern Nr. 22, 19. 5. 2004.

[485] Apotheken- Umschau, Mai 2006
[486] Schäfer, Susanne: Gefährliches Lächeln, SZ-Wissen 08/2006.
[487] Geisler, Anika: Wie die Seele das Herz krank macht, Stern 46/2008.
[488] Seneca – Philosophische Schriften; hier: Von der Kürze des Lebens, Wiesbaden 2004.
[489] Fachkrankenhaus für psychosomatische, psychoanalytische und sozialpsychiatrische Medizin in Bad Berleburg (im Volksmund »Meisenburg« – was mir sehr peinlich war).
[490] Riemann, Fritz: Grundformen der Angst, a.a.O.
[491] Genazino, Wilhelm: Das Glück in glücksfernen Zeiten, München 2009.
[492] Eigenschaften der Depression: Vom Gefühlsleben bis körperliche Störungen, Quelle unbekannt.
[493] Duncker, Patricia: Der tödliche Zwischenraum, Berlin 2003.
[494] Seneca: Über die Ausgeglichenheit der Seele, Stuttgart 1984.
[495] ders.
[496] Kloss, Erich: Herbstfreuden im Försterhaus, München o.J.
[497] Dörschel, Alfons: Einführung in die Wirtschaftspädagogik, a.a.O.
[498] König, Karl: Mit dem eigenen Charakter umgehen, a.a.O.
[499] Stern, Ausgabe unbekannt.
[500] Jörg Aufenanger: Friedrich Schiller, a.a.O.
[501] Die Information über das WBS-Syndrom entnahm ich dem Beitrag: Kobold und Elfenkind von Wiebke Schönbohm-Wilke, Zeit, 1/2009.
[502] Schade, Wolfgang: Kritische Wirtschaftslehre, Darmstadt 1999.
[503] Weyer, Helfried: Hurtigruten – Mit dem Postschiff durch Norwegen, Steinfurt 1999.
[504] In einem Erwachsenenseminar.
[505] Rieman, Fritz: Grundformen der Angst, a.a.O.
[506] Heilsamer Elektroschock – Verpönte Therapie hilft manchmal gegen Depression, in SZ v. 13. 1. 2006.
[507] Verein demokratischer Ärztinnen und Ärzte, Kantstraße 10, 63477 Maintal.
[508] Schade, Wolfgang: Gedankenflüge, 1999.
[509] Anmerkung: Autor und Quelle sind nicht bekannt.
[510] Mattheus, Bernd: Sich endlich selbst gehören – Eine amerikanische Studie zu Selbstmord, Dunkelheit und Existenz, eine Rezension des Buches. Wenn es dunkel wird von Kay Redfield Jamison, in SZ v. 28. 10. 2000.
[511] Benoist, Alain de: Wir und die anderen, Berlin 2008.
[512] Peters, Uwe: Wörterbuch der Psychiatrie und medizinischen Psychologie, a.a.O.

[513] Schmidt, Walter: Blutiges Gepicke in der Freiheit, in ON v. 31. 12. 2008.

[514] Seitter, Walter: Es gibt Frauen, weil der Mann nicht völlig er selber ist; eine Rezension des Buches. Körperlose Organe von Slavoj Zizek, in SZ v. 30. 8. 2005.

[515] Aus: Schade, Wolfgang: Gedankenflüge, a.a.O.

[516] Gronwald, Silke: Heflik, Sehnsucht nach dem Neuanfang, Stern 2/2009.

[517] Seneca: Über die Ausgeglichenheit der Seele, a.a.O.

[518] Ropohl, Günter: Sinnbausteine für ein gelingendes Leben, Leipzig, 2003.

[519] Anregungen zu diesen Ausführungen erhielt ich durch das Buch von Alice Miller: Das Drama des begabten Kindes und die Suche nach dem wahren Selbst.

[520] Freemann, Arthur, De Wolf, Rose: Die 10 dümmsten Fehler kluger Leute – Wie man klassischen Denkfallen entgeht, München/Zürich 2004.

[521] Bondy, Curt: Einführung in die Psychologie, Frankfurt/M., 1971.

[522] Hell, Daniel: Welchen Sinn macht Depression? Ein integrativer Ansatz, Reinbek 2006.

[523] boesner-Künstlermaterial-Katalog 2008/2009, Witten.

[524] Boesner, Wolfgang: Kunst bewegt – Kunst schafft Nähe, Vorwort des boesner-Kataloges 2008/2009.

[525] Der Spiegel, 1/2010.

[526] Kunsch, Konrad, Kunsch, Steffen: Der Mensch in Zahlen, a.a.O.

[527] 3Sat-Dokumentation: Woher kommt die Welt, 19. 10. 2009.

[528] Kerbel, Barbara: Eine Frage der Moleküle, SZ v. 30. 5. 2006.

[529] Kegel, Bernhard: Epigenetik, Köln 2009.

[530] Empathie und Stressanfälligkeit, ON v. 17. 11. 2009.

[531] Die Fabrikation des Gefühls, Zeit, 5. 11. 2009.

[532] Kerbel, Barbara, a.a.O.

[533] Charisius, Hanno: Baustelle Kopf, SZ v. 3. 5. 2007.

[534] Irmer, Juliette: Nerven ohne Anschluss, SZ v. 23. 1. 2007.

[535] Schulze, Hans Herbert: PC-Lexikon, Reinbek 1996.

[536] Zeit Wissen Nr. 6, Oktober/November 2009.

[537] Apothekenmagazin 2/2005 und Pharma-Zeitung v. 18. 12. 2003.

[538] Schulze, Hans Herbert: PC-Lexikon, a.a.O.

[539] Zeit Wissen Nr. 6, a.a.O.

[540] Maurer, Sabine: Innere Distanz entwickeln, ON v. 5. 11. 2009.

[541] Herden, Birgit: Der Rhythmus der Gedanken, SZ v. 9. 1. 2007.

[542] Zehentbauer, Josef: Körpereigene Drogen, Düsseldorf und Zürich 1997.

[543] Gene lernen aus Stress, ON v. 9. 11. 2009.

[544] Juan Stephen: Geheimnisvoller Körper, Köln 2005.

[545] Rutenberg von, Josef: Arthur Schopenhauer, Zeit v. 12. 11. 2009.
[546] Mitgliedermagazin der WBG Darmstadt 1/10, S. 83.
[547] Kunsch, Konrad, Kunsch, Steffen, a.a.O.
[548] Rutenberg von, Josef, a.a.O.
[549] Gedanke steuert Prothese, ON v. 11. 11. 2009.
[550] Der Theologe Stephan Kulle in einem Interview mit Roger Willemsen, Zeit-Magazin v. 12. 11. 2009.
[551] Lau, Jörg über Hannah Arendt, Zeit v. 12. 11. 2009.
[552] Kühne de Haan, Lelia: Ja, aber ... Die heimliche Kraft alltäglicher Worte und wie man durch bewusstes Sprechen selbstbewusster wird, München 2009.

Namensregister

Eine subjektive Auswahl der im Buch zitierten/erwähnten Persönlichkeiten der Geschichte und Gegenwart, die wegen ihrer herausragenden Leistungen einem größeren Publikum mehr oder weniger bekannt sein dürften:

Neruda, Pablo, 1904-1973, chilen. Schriftsteller, kommunist. Lyriker, zeitweise Diplomat, Literaturnobelpreis, S. 35, 197, 243, 253

Nietzsche, Friedrich, 1844-1900, dt. Philosoph, lehnte das Christentum als Sklavenmoral ab, Erkenntnis, alle Wahrheit sei Illusion und alle moralischen Werte seien umzuwerten, S. 130, 247, 306, 468

Pascal, Blaise, 1623-1662, frz. Mathematiker, Physiker und Philosoph, ihm ging es um die Grenzen rationaler Erkenntnis und um das Recht intuitiver Gewissheit, um Elend und Größe des Menschen und um die Absolutheit des Christentums, S. 297

Paul, Jean, 1763-1825, dt. Schriftsteller, beschrieb die kleinbürgerliche Welt als fragwürdige Idylle und stellte Überlegungen zu einer Pädagogik der Selbstständigkeit an, S. 455

Piaf, Edith, 1915-1963, frz. Chansonsängerin, begann als Straßensängerin, »Spatz von Paris«, S. 384

Platon, 427-347 v. Chr., griech. Philosoph, Schüler des Sokrates, Kernfragen: Was ist das Wesentliche aller Dinge?, Was ist das wahre Sein?, die ethische Aufgabe des Menschen besteht darin, das Gute zu verwirklichen, entwarf die Konzeption eines Idealstaates, S. 42, 582

Rathenau, Walther, 1867-1922, dt. Industrieller und Politiker, Verfechter einer Planwirtschaft auf demokratischer Grundlage, von Rechtsradikalen ermordeter Reichsaußenminister, S. 477

Rilke, Rainer-Maria, 1875-1926, österr. Dichter, seiner Werke spiegeln die eigene Existenzproblematik, Angst, Verzweiflung und das Ungenügen wider, S. 612

Roth, Gerhard, Biologe und Hirnforscher, befasst mit u.a.: emotionaler Neurobiologie, Neurophilosophie, Direktor des Institutes für Hirnforschung der Universität Bremen, S. 210f, 290 f

Rousseau, Jean-Jacques, 1712-1778, frz. Schriftsteller und Philosoph, gedanklicher Wegbereiter der Franz. Revolution, »Der Gesellschaftsvertrag« wurde Vorbild für erste Verfassung der franz. Republik, Aufruf »Zurück zur Natur«, sein Erziehungsideal leitete die moderne Pädagogik ein; stellte dem Verstand das Ideal des Guten und des gefühlsbetonten Seins gegenüber, S. 238, 275

Russel, Bertrand, 1872-1970, engl. Mathematiker und Philosoph, Nobelpreis für Literatur, Erkenntnistheoretiker: alle Erkenntnis hängt von unbezweifelbaren, da in unmittelbarer Erfahrung gegebenen Daten ab; Pazifist, der sich gegen jede Form von Unterdrückung einsetzte, S. 388

Sartre, Jean-Paul, 1905-1980, frz. Philosoph und Schriftsteller, Vertreter des Existenzialismus, setzte sich intensiv mit der Freiheitsproblematik

Stichwortregister

Danke!

Wenn du dich als Ehemann entschließt, ein Buch zu schreiben, dann betrifft dein Projekt auch die Partnerin – und das umso mehr, als ein Depressiver über seine Krankheit in all ihren Facetten selbstbefreiend reflektiert. In Gedanken war ich lange Zeit zumeist beim Manuskript, über Jahre verbrachte ich täglich ruhebedürftig Stunden am Schreibtisch, die Haushaltskasse wurde durch die Anschaffung zahlloser Fachbücher strapaziert, die Lektüre dieser Literatur ging zu Lasten der gemeinsamen Zeit, die Aufarbeitung meiner Depressionsbiografie ging zuweilen heftig ans Gemüt – ich sehnte mich dann nach geduldiger Zuwendung, um aus der Schreibblockade herauskommen zu können, und wenn mir die häusliche Decke auf den Kopf fiel, war meine Frau damit einverstanden, dass ich mich zur Schreibarbeit auf unsere Lieblingsinsel Langeoog zurückzog. Zu guter Letzt: durch kritische Einwände zwang sie mich zu neuen Denkansätzen und zur Überprüfung von Argumentationsketten. Kurzum: ohne Rückendeckung und Unterstützung hätte ich dieses Buch nicht vorlegen können. Danke, Margit – Friedl!

Frau Dörthe Emig-Herchen, stellvertretend für den Verlag Haag + Herchen, und der Lektorin Christine Krokauer danke ich sehr herzlich für die engagierte Betreuung meines Buchprojektes.